刘 俊 主编

从零开始学中医
——中医入门十讲

化学工业出版社

·北京·

本书立足于临床实用，共分中医基础理论、中医诊断、中药学、方剂学、中医内科学、中医外科学、中医皮肤病学、中医儿科学、中医妇科学及针灸学十讲。中医基础理论章节，包括中医理论中的阴阳五行、脏象、气血津液、病因病机等；中医诊断中系统介绍了中医四诊诊法、辨证论治要点。中药、方剂篇中重点介绍了药物的性味、归经和功用，以及各种治疗大法的代表方剂。同时在内科、外科、皮肤科、妇科、儿科、针灸等临床学科中，重点介绍常见疾病的基本概念、病因病机和主要辨证论治方法，且列出了具体药物组成和剂量，并介绍了针灸、外治及其他简单易行的办法，方便读者参考学习。本书文理浅易，内容丰富，为中医初学者登堂入室之阶梯，亦可作为中医院校学员和中医临床工作者的参考资料。

图书在版编目（CIP）数据

从零开始学中医——中医入门十讲/刘俊主编. —北京：化学工业出版社，2015.1（2023.4重印）
ISBN 978-7-122-22338-8

Ⅰ.①从⋯　Ⅱ.①刘⋯　Ⅲ.①中医学-基本知识
Ⅳ.①R2

中国版本图书馆 CIP 数据核字（2014）第 268651 号

责任编辑：邱飞婵　　　　　　　　文字编辑：王新辉
责任校对：蒋　宇　　　　　　　　装帧设计：关　飞

出版发行：化学工业出版社
　　　　　（北京市东城区青年湖南街 13 号　邮政编码 100011）
印　　刷：北京云浩印刷有限责任公司
装　　订：三河市振勇印装有限公司
850mm×1168mm　1/32　印张 15¼　字数 495 千字
2023 年 4 月北京第 1 版第 16 次印刷

购书咨询：010-64518888　　　　　　　售后服务：010-64518899
网　　址：http://www.cip.com.cn
凡购买本书，如有缺损质量问题，本社销售中心负责调换。

定　　价：38.00 元　　　　　　　　版权所有　违者必究

编写人员名单

主　编　刘　俊

副主编　潘芳香　潘　圆

编　者　（以姓氏笔画为序）

邓叔华　刘　俊　杜中华　侯公瑾

曹丕钢　温　维　潘　圆　潘芳香

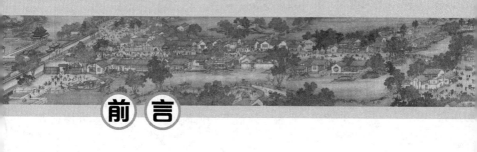

前　言

　　中医药学是中国传统文化中的特殊部分，是中国传统文化的瑰宝，是人类医学领域乃至思想体系的宝库。中医经过几千年的实践和发展，积累了大量的宝贵经验，形成了自己特有的体系，并流传至今。其特色鲜明，疗效独特，在当代医药学领域扮演着极其重要的角色。

　　随着人们对于中医防治疾病、保健养生的认识和了解，有很大一部分专业或者非专业人士对中医产生了浓厚的兴趣，希望能学习中医或者对中医有所了解。我们都知道《黄帝内经》是中医的经典著作，也是中医必学书籍，因此这些人多从《黄帝内经》入手，但当他们真正看了《黄帝内经》后才发现原来学习中医不是那么容易的。首先，《黄帝内经》为文言文，语言难懂，其次，《黄帝内经》主要讲述了中医的基本理论，涉及临床的特别是方药的内容很少，不能更为直观地应用于临床。

　　因此经常有人问我能不能推荐一本比较完整的中医入门的书籍，而且他们有一个共同的要求：就是希望一本书学完，且在较短时期内学得更好一些。如果告诉他们先看中医基础理论，再看中医诊断学，然后就是中药学、方剂学等十来本书，估计早被这一堆书"吓晕"。也源于此，我参考了相关书籍，挑选了临床实用性强的内容，整理成了这本针对中医入门人士的书籍，以便由此入门，逐步提高。

　　本书立足于临床实用，共分中医基础理论、中医诊断、中药学、方剂学、中医内科学、中医外科学、中医皮肤病学、中医儿科学、中医妇科学及针灸学十讲。中医基础理论章节，包括中医理论中的阴阳五行、脏象、气血津液、病因病机等；中医诊断中系统介绍了中医四诊诊法、辨证论治要点。中药、方剂篇中重点介绍了药物的性味、归经和功用，以及各种治疗大法的代表方剂。同时对内科、外科、妇科、儿科、针灸等临床学科中，重点介绍常见疾病的基本概念、病因病机和主要辨证论治方法，且列出了具体药物组成和剂量，并介绍了针灸、外治及其他简单易行的办法，方便读者参考学习。

本书文理浅易，内容丰富，为中医初学者登堂入室之阶梯，亦可作为中医院校学员和中医临床工作者的参考资料。本书从整理到付梓，时间仓促，书中的不足之处，恳请读者批评指正。

编　者
2014 年 8 月

目 录

第二讲 中医诊断入门——认识疾病的真面目 /079

第三讲 中药学入门——用来攻打疾病的"兵将" /127

第四讲　方剂学入门——调兵遣将攻疾病　/171

第五讲　中医内科学入门——内科疾病的全攻略　/227

第六讲　中医外科学入门　/287

第七讲 中医皮肤病学入门 /309

第八讲 中医儿科学入门 /325

第九讲　中医妇科学入门　/369

第十讲　针灸学入门——神奇的经络学说 /395

绪论：中医是什么

我从小就是一个"药罐子"，动不动就生病，我的童年基本上是伴随着"药"长大的。当时我们村里有个很有名的中医老爷爷，我们村方圆十多里都到他那里看病。当然，方圆十多里也只有他一个郎中，我是常客，经常去。老爷子很和蔼可亲，每次去就是问问情况，摸摸我的手，看看我的舌头，然后就是开药，尽管中药有些难喝，但比起打针，我还是情愿喝中药。因此，那个时候中医在我心中就是摸摸脉、看看舌的事情。

中医是什么？在很多人看来，中医就是药草、药罐，还有泛黄的古书；也有人认为，中医就是高深玄妙的理论，什么阴阳五行、经络穴位，不知所然；还有人认为，中医就是慢郎中，不吃个一年半载的中药，很难见效。其实这些只是中医的一部分，或者对中医不是很了解，下面从几个方面对"中医是什么"进行阐述。

中医是科学的。这个是任何一个想学习中医、想了解中医的人首先必须认同的一点。尽管中南大学张功耀教授极力反对中医，甚至还发起了"征集促使中医中药退出国家医疗体制签名公告"的签名活动，在当时产生了很大的影响力。这些人"煽动"反对中医，但中医依然坚强不倒，这是为什么？这是因为中医确实实能解决老百姓的实际疾苦问题，而且费用还很低廉。实践是检验真理唯一的标准，老祖宗几千年传下来的治病密码，也就不需要那些兔子、小白鼠再来"验证"了，这也正是中医科学性的所在。

中医是实践医学。这里的实践有三层意思：第一层的实践是讲中医发生和发展，是中国古代人民在生活中有意或者无意地吃了某些植物，碰到了某个石头，正好身上的某种不舒服好了，因此他们就记下来，这个植物或者刺激身体的这个部位能治疗某种疾病。久而久之，发现的越来越多了，也就成就了中药学和经络穴位针灸学。另外一个层次是，中医本身的实践性，我们说中医的生命力在于临床，中医之所以近千年来一直存在，是因为它能解决实际疾病。第三个层次是中医师的培养要注意实践性。中医是一门实践性很强的医学，在学校里把理论知识背得滚瓜烂熟出来了看不了病，而从来没有读过书的，跟师几年后治病很厉害，古人早就有言在先"熟读王叔和，不如临证多"。一个好的中医师必定是经历了千万次的成功与失败磨炼出来的，当然，如果既有很好的理论知识，同时又结合实践，那很快就能水到渠成。

中医讲究辨证论治。辨证论治是中医的核心思想，什么是辨证论治呢？简单地说就是具体问题具体分析。中医治疗疾病并不是一成不变的，而是根据病人的具体情况，采取相对应的治疗方法。打个简单的比方，一个感冒的病人，如果用西药，那么不管是男是女，是老是少，都可以用"快克""白加黑"等这一类的感冒药，只是在剂量上有些不同；而中医就不同了，同样是感冒，就有风寒感冒、风热感冒、虚人感冒等的不同，即使同样是风寒感冒，又因为每个人的体质不一样，治疗方法则有相应不同，甚至两个人的治疗方法完全相反，这就是中医的辨证论治。所以现在有些人开中药，一见到所谓的"炎症"就用中药的清热解毒药物，这其实是脱离了中医的核心思想，有些西医的"炎症"是要用中医的温阳药物，一味地用西医思想来指导中药的运用是不会收到好效果的。

中医讲究整体观念。整体观念也包括了三层意思。第一层是人体是一个整体，中医认为人的五脏六腑在生理上、病理上均相互影响，任何一个系统均不是独立存在的，而是受到其他组织器官的影响。在治疗上，也因为人体是一个整体，所以治疗局部病变，要从整体出发，确立治疗的原则、方法和措施。有人说西医是"头痛医头，脚痛医脚"，尽管这话有些过了，但确实也存在，如果是中医则不同，比如高血压肝阳上亢型头痛，中医可以用吴茱萸贴敷涌泉（位于足底部）来治疗，或许不能理解，病人明明是头痛，怎么治疗足底有效呢，这是因为中医的经络相通，也是整体观念的体现。

第二层面是人与自然界是统一的。人生活在自然界中，人对自然界有很大的影响，同时自然界也影响着人类。人体在一年四季中，随着自然界的气候变化，其身体中的阴阳气血也进行着相应的调节，这就是所谓的"天人相应"。如果人与自然界和谐相处，顺应自然，则能互利；如果人类违背自然规律，破坏自然环境，相应的也会得到自然界的惩罚。现在尽管工业水平发达，但水污染了、空气污染了、土壤污染了，因此癌症的发生率越来越高，一些疑难杂症也越来越多。另外，随着季节的不同或者年份的不同，也指导着疾病的治疗法则，比如同样是感冒，夏天不宜用大量发散药物，因为夏天毛孔已经打开，如果用大量发汗药物容易出现大汗淋漓不止，而冬天感冒由于毛孔闭塞，因此相应的发散药物剂量要稍大，才能达到去除邪气的目的。

第三个层面是人与社会环境是一个统一体。中医学在一开始就注意到了人的社会属性，重视精神意识思维活动与脏腑的联系。人的社会活动对精神意识有很大的影响，人的精神意识对身体健康有反作用。我们常常碰到情绪抑郁的人得病后不容易愈合，而情绪开朗的人即使有重病，甚至是癌症，也能长期生存。另外，社会政策、战争等均影响着人的健康。

综上所述，中医是一门科学的学科，从实践中来，去解决实实在在的疾苦问题，运用辨证论治和整体观念的理论体系，指导临床疾病治疗。

第一讲

中医基础理论入门

——进入中医的殿堂

第一节　阴阳学说不是迷信

一说起阴阳，有的人就会联想到旧社会专看坟地风水的"阴阳先生"。于是，在一些人的心目中，阴阳似乎成了封建迷信的同义语，中医的"阴阳学说"也被看成故弄玄虚的玄学。

其实，这完全是一种误解。在日常生活中，阴阳二字是经常使用的。拿地面来说，有阴湿，有向阳；拿天气来说，有阴雨天，有艳阳天；在物理学中的电极有阴极、阳极之分；在化学中有阴离子、阳离子之别；在医学中，检查身体要区分阴性体征、阳性体征，出化验报告则有阴性结果、阳性结果。

由此可见，阴阳作为相对的概念，是用来区分事物属性的。早在殷周时期已具雏形，不仅用来解释自然界的各种现象，而且成为中医独特理论的重要内容，几乎渗透到中医学的每一部分。

中医认为，阴阳可以代表两个相互对立的事物或势力，也可以代表同一事物内部所存在的相互对立的两个方面，用阴阳来概括事物或现象的对立关系，必具备两个方面，即对立事物或现象具有相关性和对立双方阴阳属性的规定性。阴阳学说认为"阳"代表着积极、进取、刚强等特性和具有这些特性的事物或者现象；"阴"代表着消极、退守、柔弱等特性和具备这些特性的事物和现象；一般来说，凡属温热的、上升的、明亮的、兴奋的、轻浮的、活动的、功能的、机能亢进的等方面的事物或现象，统属于"阳"的范畴；相反，凡属于寒冷的、下降的、晦暗的、抑制的、沉重的、静止的、物质的、机能衰退的等方面的事物或者现象，统属于"阴"的范畴（表1-1）。

表 1-1　事物、现象阴阳属性归纳表

属性	时间	性别	季节	温度	湿度
阳	昼	男	春夏	温热	干燥
阴	夜	女	秋冬	寒凉	湿润

从人体的组织结构来说，上部属阳，下部属阴；外侧属阳，内侧属阴；体表属阳，内脏属阴。每一内脏又有阴阳之分，如心有心阴、心阳，肾有肾阴、肾阳。从疾病的诊断治疗来说，诊断任何疾病，都要区

别阴阳，或者属于阴性病症，或者属于阳性病症；治疗任何疾病，都在于调整阴阳，恢复相对平衡。例如，人体的"阴"不足，人体的"阳"就会相对旺盛，因而形成阴虚阳亢的病理状态，出现头昏胀痛、面红眼赤、烦躁失眠、口干舌燥等症状。治疗的办法就是滋阴潜阳：把不足的"阴"补起来，把过亢的"阳"平下去，扭转阴阳失调的状态，使阴阳重新归于平衡。

恩格斯指出："不管自然科学家采取什么样的态度，他们还是得受哲学的支配"（《自然界辩证法、自然科学和哲学》），医学和其他自然科学一样，都要受一定的世界观的支配和影响，中医学理论体系形成过程中同样也受着中国古代唯物论和辩证法思想的深刻影响。中医用阴阳学说来说明生理病理，指导诊断治疗，充实、具体而富于变化。它既不神秘，也不玄妙，却显示出从宏观、整体的角度来说明各种医学问题的特点，所以被称为独特的医学理论。

第二节 有趣的五行学说

五行是指木、火、土、金、水五种物质的统称，又称"五材"。古人认为世界上的一切事物，都是由木、火、土、金、水五种基本物质的运动变化而生成的。同时，还以五行之间的生、克关系来阐释事物之间的相互联系，认为任何事物都不是孤立的、静止的，而是在不断的相生、相克的运动之中维持着协调平衡，所以说五行学说是很有趣的。

五行有其自己独特的特性，如木的特性："木曰曲直"，表现为生长、升发、条达舒畅；火的特性："火曰炎上"，表现为温热、升腾；土的特性："土爱稼穑"，表现为生化、承载、受纳；金的特性："金曰从革"，表现为清洁、肃降、收敛；水的特性："水曰润下"，表现为寒凉、滋润、向下（表1-2）。

五行学说的内容，包括了五行的正常关系相生、相克，和异常关系相乘、相侮、母子相及。

五行相生，是指某一事物对另一事物具有促进、助长和资生的作用。五行相生的次序是：木、火、土、金、水。这种相生的次序也就构成了五行学说中的"母子关系"，即木是火的"母"，火是木的"子"；火是土的"母"，土是火的"子"，依次类推。

五行相克，是指某一事物对另一事物的生长和功能具有抑制和制约

表 1-2　事物属性的五行归类表

五行	木	火	土	金	水
五脏	肝	心	脾	肺	肾
六腑	胆	小肠	胃	大肠	膀胱
五官	目	舌	口	鼻	耳
五体	筋	脉	肉	皮	骨
五志	怒	喜	思	悲	恐
五液	泪	汗	涎	痰	唾
五气	风	暑	湿	燥	寒
五色	青	赤	黄	白	黑
五味	酸	苦	甘	辛	咸
五方	东	南	中	西	北
五季	春	夏	长夏	秋	冬
五脉	弦	洪	缓	浮	沉
五化	生	长	化	收	藏

的作用。五行相克的次序是：木　土　水　火　金　木。在五行相克关系中，任何一行都具有"克我"和"我克"两方面的关系（图 1-1）。"克我"者为"所不胜"，"我克"者为所胜，所以五行中的相克关系又称作"所胜"和"所不胜"的关系。

以上是五行的正常运转情况，这种相生相克的关系，维持着整个五行系统的动态平衡，如果相生相克出现了问题，人体也就生病了。以下介绍几种五行的异常运转情况。

五行相乘，即是以强凌弱的意思。五行中的相乘，是指五行中某"一行"对被克的"一行"克制太过，又称为过克。比如木克土，在某种特殊情况下出现木克制土太过，从而出现相对的不平衡。常常有一句话"气得饭都不想吃"，为什么人生气的时候不想吃饭呢，如果从五行的角度来分析，就很容易解释了。中医认为生气是动了肝气，或者说是肝火旺，肝五行属木；如果肝木太过于旺盛，它就会过度克制脾土，而脾土是管理消化的，因此克制太过后导致脾土功能受损，自然不想吃饭。懂了这层关系之后，治疗上就要以疏肝解郁为主，而不是简单的消食化积。

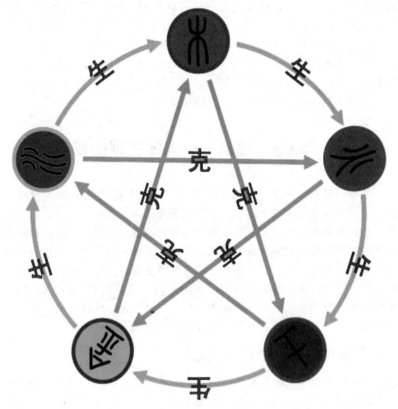

图1-1 五行相生相克

五行相侮，在这里是指"反侮"。五行中的相侮，是指由于五行中的某"一行"过于强盛，对原来"克我"的"一行"进行反侮。又称反克。例如，木本受金克，但在木特别强盛时，不仅不受金的克制，反而对金进行反侮（即反克），称作"木侮金"，这是发生反侮的一个方面。另一方面，也可由于金本身十分虚弱，不仅不能对木进行克制，反而受到木的反侮，称作"金虚木侮"。临床中遇到很多咳嗽病人，与情绪有关，往往在情绪激动或者暴躁的时候出现咳嗽，咳嗽呈呛咳，从五行的角度分析，这就是"木火刑金"的表现，由于肝火太过，反侮了肺金，治疗时就不能单纯止咳了，而应该清泄肝火，从根本上治疗肝火太过。

母子相及：及，影响所之意。母子相及是指五行生克制化遭到破坏后所出现的不正常的相生现象。包括母及于子和子及于母两个方面。母及于子与相生次序一致，子及于母则与相生的次序相反。如木行，影响到火行，叫作母及于子；影响到水行，则叫作子及于母。如肺气肿病人，长期咳嗽咳痰，日久肺气亏虚，进而影响到脾土，出现纳差、消瘦等表现，这就是肺金病变累及脾土，属于子病及母，治疗要补益脾胃，从而出现了有名的"培土生金"的治疗法则。

第三节　藏象——人体生理的秘密

藏象，听起来很奇怪，对于一个中医入门者单纯从字面上很难理解，感觉古人总是在咬文嚼字。有人说藏象不就是五脏六腑嘛，何必搞个藏象这么难懂的词语来形容。如果这样理解那你就错了。藏，是指藏于体内的脏腑组织器官，也就是我们所说的五脏六腑；象，是指表现于外的生理、病理现象。概括起来，藏象的意思就是人体的脏腑表现于外的生理、病理现象。所以中医的藏象不是西医所说的简单的五脏六腑，还包括了脏腑的生理、病理功能和现象。这种生理、病理现象对于中医的辨证论治、治疗用药起着很大的作用，下面分开论述。

一、五脏六腑的"大哥"——心

心，可以说是人最重要的器官，为什么重要，因为心脏能维持整个人体的血液循环，使人能生机勃勃地活着。很多急性病导致的死亡中，以心脏病最为常见、最为凶险，因此说心脏是最重要的脏器。前面讲了，中医的五脏六腑不仅仅只说单独的脏器，更重要的是说脏器的"象"，也就是这个脏器的生理功能、特性和联系。

1. 心的生理功能

先说心的生理功能，中医认为心的生理功能主要包括两个方面，第一是心主血脉，这个很好理解，我们都知道心脏是一个输血"泵"，通过自主的搏动使血液在血管中周而复始地流动，发挥血的濡养功能，这里的这个脉，事实上就是我们说的血管。而心脏之所以能搏动，西医认为是窦房结的放电，中医则认为是心气的推动，只有心气旺盛，心搏才有力气。

第二是心藏神，又称为心主神明或者主神志。首先解释这个神的意思，应该说，这里的这个神泛指人体生命活动的外在表现，通过人的眼神、表情、语言、动作等反应于外，或者说是人精神、意识、思维活动的总称。这个不太好理解，我们说一个人不聪明、笨，主要是说这个人脑子不好使，脑筋不灵活，认为是脑的原因。西医也认为人的精神、意识和思维活动是大脑的生理功能，但中医是把这种生理功能归纳于心的功能。

2. 心的生理特性

心的生理特性主要包括三个方面，第一是心主通明，通是相通、相应的意思，明是光明的意思，简单地说，就是心能够使身体的各个器官相互协调，维持人体的各种生理功能，是五脏六腑的"大哥"，所以中医有心明则为"五脏六腑之大主"的说法。

第二个生理特性是心为阳脏而主阳气，前面介绍了阴阳，凡是兴奋的、活动的、功能的属于阳，中医认为人的背为阳（所以冷风吹过来的时候我们喜欢用背来挡风），胸腹面为阴，而心的前面有肺，更贴近于背部，且心在五行属火，所以说心为阳脏。在生理上，心必须保持强大的阳气，才能温运血脉，振奋精神，温暖周身。很多人手脚冰凉不温，夏天如此，冬天更厉害，西医认为是手脚的血液循环不好，从中医来解释，其实就是心的阳气不足，不能推动血液到离心脏较远的手脚处，不能发挥温暖作用，因此出现手脚冰凉，我们可以看到很多心衰病人就是四肢冰凉，特别是临终的时候，治疗时就需要补益心的阳气。

第三是心与夏气相应，我们知道，夏季很热，是一年中阳气最旺盛的时候，而心为阳脏，因此心的阳气在夏季最为旺盛，了解这些对于疾病的发展变化有一定的意义，一般来说，心脏疾患，特别是心阳虚的患者，其病情往往在夏季缓解，而在冬季容易发作。

3. 心的生理联系

心在志为喜，心的生理功能与精神情志活动中的"喜"有关，喜乐愉悦，对人体属于良性刺激，有益于心主血脉等生理功能，但过喜亦能伤心。所以说心脏病病人应该保持心情愉悦，不能大喜大悲，我们经常听说某某因为打麻将赢牌哈哈大笑，最后突然倒地死亡，最后一查，是死于心脏猝死，这就是大喜伤心。

心在液为汗，汗液是人体津液经过阳气的蒸化，从汗孔排除的液体，我们喝进去的水，经过肠道吸收后进入人体血液，在某种情况下通过汗孔排出，所以中医又说"血汗同源"，如果心气虚损，可见到病人自汗，如果心气暴脱，可见到大汗淋漓，所以很多心脏病特别是心衰的病人临终前常常有大汗淋漓的表现。

心在窍为舌，也就是说舌为心的外候，通过舌的色泽可以看出气血的运行情况，如果病人气血亏虚，舌表现为淡白，如果血液运行不畅，舌表现为紫暗甚至有瘀斑；另外，心主神的功能异常，也会出现舌强、失语等症状，这也可以理解为什么人在紧张的时候，心跳加速，说话也结结巴巴的。

心在体合脉，也就是全身的血脉统属于心的意思，前面也讲了，心主血，同时也主脉，所以血脉是属于心的。其华在面，是说心的生理功能正常与否，可以反映于面部的色泽变化；华是荣华、光彩的意思，人们常常说的"你看起来脸色不好"，其实就是心的功能出现异常了，那些贫血的病人，脸色看起来是萎黄或者苍白无华的。

二、最容易受伤的脏腑——肺

肺是用来呼吸的内脏，肺在五脏六腑中位置最高，覆盖诸脏，故有"华盖"之称。下面介绍肺的生理功能、特性和联系。

1. 肺的生理功能

肺的第一个生理功能是肺主气，司呼吸。肺主气包括呼吸之气和一身之气两个方面。我们知道，肺是一个呼吸器官，通过呼吸运动，把体内代谢后的气体（主要是二氧化碳）排出体外，吸入新鲜的气体（主要是氧气）完成体内外气体的正常交换，从而维持着人体的新陈代谢和生命活动，这就是肺主的呼吸之气。肺还主一身之气，肺参与全身之气的生成，肺通过呼吸吸入自然界的清气后参与了宗气的生成；另外，肺还能调节气机，所谓气机，是指气的升、降、出、入运动，简单地说就是气的运动形式，肺的呼吸运动，其呼气的过程即是气的升、出过程，而吸气的过程即是气的入、降过程。

第二个生理功能是主宣降。宣即宣发，降即肃降。所谓宣发，是指宣布与发散，肺主宣发是指肺具有向上、向外升宣布散的生理功能；肺能宣发卫气，调节腠理的开合。卫气是水谷精气中的强悍之气，能抵御外邪，调节腠理（汗孔）的开合，调节汗液排出；另外，肺的宣发还能排除浊气，完成气体交换，如肺通过呼吸活动，将身体里产生的二氧化碳带出体外，吸入氧气。所谓肃降，即肃清、洁净和下降，肺主肃降，即肺气具有向下通降和使呼吸道保持洁净的生理功能。肺吸入自然界清气后能通过肺的肃降进入体内向下布散，肺还能布散水谷精微和津液，也就是脾胃吸收的营养成分，通过肺的肃降能营养全身；肺与大肠均属于金，所以肺与大肠相表里，肺的肃降功能还有利于大便的排出，所以临床上治疗便秘，常常加用紫菀等入肺经的药物，也就是这个用意；此外，肺通过肃降还能保持呼吸道清洁，促进痰液及异物的排除，保持呼吸道通畅，所以如果一个咳嗽的病人，如果有很多痰，这个时候千万不要强力止咳，这种咳嗽其实就是肺在清除痰液异物的一个过程，止咳后导致痰液不能出来，反而会加重病情。

第三个生理功能是肺朝百脉。朝是朝会、聚会的意思，也就是说全身的气血均通过静脉朝会于肺。这一点很好理解，静脉血回到右心后经过肺，参与氧气、二氧化碳的转化后，进入左心，然后营养全身，因此全身的血液是要通过肺的，也就是朝百脉的意思。

第四个生理功能是通调水道。事实上就是说肺参与身体的水液代谢，前面讲了，肺通过宣发能调节汗液的排泄，通过肃降能调节大便排出，这两者都能带走水分；此外，中医认为肺还能使上半身的水分向下输布于肾和膀胱，使生成的尿液排出体外，因此认为肺能通调水道。

2. 肺的生理特性

肺为娇脏，娇即娇嫩的意思，因为肺在五脏中位置最高，且通过气管直接与外界相连接，因此往往是最容易被外邪侵袭的脏腑，所以称为娇脏。2003 年的"非典"、这几年的禽流感均是以肺炎为主，受凉后也是出现气管炎咳嗽，而其他脏腑症状少见。

肺以降为顺，意思是说肺气以下降为好，如果肺气上升，就会出现咳嗽的临床症状，也因为如此，在治疗咳嗽的时候常常用肃降肺气的治疗方法。

肺与秋季相应，喜润恶燥，肺与秋季相对应，而秋季是气候干燥的时候，因此最容易损伤肺的津液，所以很多慢性支气管炎病人一进入秋季就出现干咳少痰，这就是因为秋季的燥气伤了肺，所以治疗的时候宜润肺，这也是为什么冰糖蒸雪梨治疗这种干咳少痰咳嗽有效的原因所在了。

3. 肺的生理联系

肺藏魄，魄是指与生俱来的、本能的、较低级的精神活动，比如新生儿啼哭、吸吮、非条件反射等。

肺在窍为鼻，肺通过鼻子可以进行呼吸，同时发挥嗅觉的功能，如果肺功能失调，就会出现鼻塞、流涕、喷嚏等。

肺在液为涕，适当的鼻涕能润泽鼻腔，有利于肺的呼吸，但如果出现病变，则会出现鼻塞流涕（如感冒），或者鼻干燥不适（如萎缩性鼻炎）。

肺在体合皮，其华在毛，肺对皮肤具有调节汗孔、温度和调节水液代谢的作用，另外，肺通过布散作用将营养物质输送到毫毛，提供营养，使其光泽黑亮。

三、后天之本的脾

我们会经常听说打架后脾脏破裂，或者车祸导致脾脏破裂大出血，只要抢救及时，西医外科行脾脏切除后，多能平安无事。脾脏在西医眼里只是一个最大的淋巴器官，但对于中医来说，脾脏是非常重要的，是饮食消化、吸收、传输的主要器官，食物通过消化吸收，转化为气血，为人体提供营养和动力。而消化吸收功能，需要脾脏来主持完成。中医学因此将脾称作"后天之本""气血化生之源"，是维持出生后身体机能的重要器官。

1. 脾的生理功能

脾的第一个生理功能是主运化。运就是运输的意思，化是消化、吸收、转化的意思。脾主运化包括运化水谷和运化水液两个方面。

第一是运化水谷。水谷是指吃进去的各种饮食，脾能够对饮食进行消化，吸收其中的精华物质，将这些精微物质转变为身体所需要的气血津液，并将这些气血津液运输到全身各个组织器官，以供使用，从而维持生命活动。所以只有脾脏的功能正常，才能消化吸收，为化生气血津液提供足够的养料。如果脾虚，运化水谷的功能减退，则导致腹胀、消化吸收功能失常，可出现面黄肌瘦、大便稀溏、神疲乏力等脾虚、气血不足的表现。

第二是运化水液。饮食中除固体食物外还伴有水分，脾在吸收其精华时，必然要同时吸收身体所需要的水分，又要把多余的水分排出体外，以达到体内水液代谢平衡。倘脾的功能失调，不但不能吸收其精微物质，而且使水分过多地潴留在体内，于是变生病态，因此，出现了"脾恶湿喜燥"的说法。水湿过多势必加重脾的负担，久而久之则伤脾。当然，水分的代谢不仅是脾所主，而且与肺、肾、三焦有关。临床上见到因不能摄取充分营养而发生的疾病（如营养不良性水肿），或因水湿过多潴留体内而变生的病态，都要从脾论治，就是基于此理。

脾的第二个生理功能是主统血。统是统摄、约束的意思。血是饮食中的精微物质，经过多次演变转化而成的。如果脾的功能失常，运化失调，血液的生成必然要受到严重的影响，由于血液的生成不良，血液的正常成分也就随之发生改变；一旦血液的成分发生改变，就容易发生出血性疾病，故有"脾阳虚不能统血，脾阴虚不能滋生血液"的说法。脾阳指的是运化过程中所具有的热能，脾阴指的是脾本脏的阴精。实际上，当脾功能失调时，应该被吸收入血液的精微物质不能被吸收入血，使生血之源断绝，是为脾阴虚；如果脾虽能吸收其精微物质，但脾不能有效地将其输送到各组织器官，致使血液不能按照正常顺序循行而发生出血性疾病，即统摄失权或血不归经是为脾阳虚，在临床上是不乏其例的。所谓"补脾摄血""引血归脾（经）"，就是治血先治脾的精神实质。现代医学中的脾是造血系统的重要器宜，与血液的关系颇为密切，有些出血性疾患与它有关，比如脾功能亢进症，对血小板清除速度加快，造成血小板减少，从而出现牙龈出血、皮下出血等症状，这就是为什么肝硬化病人并发脾功能亢进时容易出现出血的原因所在了。

脾的第三个生理功能是主升清。升是上升的意思，清是指清阳，为比较轻的营养物质。脾主升清的意思是脾能够运输一些比较轻的营养物质到头目、心肺，以及维持内脏的稳定。在病理状态下，脾气虚时，营养物质不能上升，因此会出现头晕眼花的症状，甚至晕倒。脾的升清还能托起内脏，如果脾气虚了，没有力气拖住内脏，那么内脏就会下垂，因此在临床中见到胃下垂、肾下垂、子宫下垂、直肠脱垂等的治疗常常是以补脾为主，常用的方剂为补中益气汤。

2. 脾的生理特性

脾宜升则健，就是说脾的气宜向上升。前面讲肺的时候说肺宜降，此处脾宜升，所以也形成了一个平衡。

脾喜燥恶湿，喜燥恶湿是脾的生理特性之一，与胃的喜润恶燥相对而言。脾之所以有喜燥恶湿的特性，与其运化水液的生理功能有关。脾气健旺，运化水液功能发挥正常，水精四布，自然无痰饮水湿的停聚，也不被痰饮水湿所困。水湿产生之后，又反过来困遏脾气，致使脾气不升，脾阳不振，称为"湿困脾"。外在湿邪侵入人体，困遏脾气，致脾气不得上升，也称为"湿困脾"。由于内湿、外湿皆易困遏脾气，致使脾气不升，影响正常功能的发挥，故脾欲求干燥清爽，即所谓"脾喜燥而恶湿"。临床上，对脾生湿，湿困脾的病症，一般是健脾与利湿同治，所谓"治湿不治脾，非其治也"。

脾与长夏相应，长夏指阴历六月，也就是说，长夏为夏季后的一季，时值阴历六月，也就是阳历七八月夏末秋初之时，其涵盖了小暑、大暑、立秋、处暑四个节气。长夏是一年之中，这个时候天气闷热，阴雨不断，空气中湿气较重，所以气候特征是湿热蒸腾。而五脏中的脾位于人体中央，属土，主运化水湿，所以脾与长夏相应。但脾脏喜燥而恶湿，湿为阴邪，好伤人阳气，尤其是易伤脾阳。因此，长夏是人体脾土最易受伤的季节，也是健脾、养脾、治脾的重要时期。

从临床来看，长夏当令，人们经常会觉得疲惫、精神不振、头晕。其原因是，此时湿热交困，湿性重浊，容易引起头身困重、四肢酸楚、倦乏沉重等症状。而湿邪易困脾土，尤其是老年人和体弱者抵抗力差，最容易出现脘腹胀满、食欲缺乏、口淡无味、胸闷想吐、大便稀溏，甚至水肿等湿困脾土之症。此时若认为只是胃口不好，自行服用多潘立酮（吗丁啉）、酵母片等帮助消化的药物，一定达不到很好的治疗效果。而中医从健脾燥湿、健脾利湿入手进行调解，往往能收到很好的疗效。

3. 脾的生理联系

脾在志为思，即思考、思虑，是人体精神意识思维活动的一种状态。正常的思考问题，对机体的生理活动并无不良影响，但思虑过度，所思不遂则伤脾。《素问》说："思则气结。"脾气结滞，则见不思饮食、脘腹胀闷，影响运化升清和化生气血的功能，而导致头目眩晕、烦闷、健忘、手足无力等。

脾在液为涎，涎为口津，唾液中较清稀的称作涎，它具有保护口腔黏膜、润泽口腔的作用，在进食时分泌较多，有助于食物的吞咽和消化。在正常情况下，涎液上行于口，但不溢于口外。若脾胃不和，则往往导致涎液分泌急剧增加，而发生口涎自出等现象，故说脾在液为涎。

脾在体合肌肉、主四肢。《素问》说："脾主身之肌肉。"脾主肌肉是指脾能维持肌肉的正常功能。而脾之所以能维持肌肉的正常功能，是与脾主运化的功能分不开的。脾主运化水谷精微和津液，以化生气血，并将其输送布散到全身各处之肌肉中去，以供应肌肉营养，保持肌肉活动所需的充足能量，使肌肉发达丰满，壮实有力。若脾的运化功能失职，肌肉失去滋养，则逐渐消瘦，甚则痿软松弛。临床上，对某些慢性病，特别是消化系统慢性病变，使身体逐渐消瘦者，大多根据"脾主肌肉"这一理论，从健脾益气入手治疗，往往能改善身体虚弱状态，取得满意效果。

四肢，相对躯干而言，是人体之末，故称为"四末"，四肢也需要脾气输送水谷精微，以维持其正常生理活动。当然，四肢活动和肌肉的强弱也有密切的关系。所以，脾气健运，营养物质充足，则四肢肌肉丰满，活动轻劲而有力。若脾虚，运化功能失职，四肢肌肉失养，则肌肉痿软，四肢无力，甚则产生痿证。

脾在窍为口，其华在唇。脾开窍于口，是指人的饮食、口味等与脾的生理功能有关。若脾气健运，则食欲旺盛、口味正常。反之，若脾有病变，则容易出现食欲的改变和口味的异常，如食欲缺乏、口淡乏味等。若湿困脾气，则可出现口甜、口黏的感觉。脾主肌肉，又为气血化生之源，口唇亦由肌肉所组成。因此，口唇的色泽不但是全身气血盛衰的反映，又与脾运化功能是否正常有密切的关系。脾失健运，气血旺盛，则口唇红润，有光泽。若脾虚不运，气血不足，则唇淡白不泽，或者萎黄。

四、刚强的肝

说到肝，我们经常会听到的一句话就是"你的肝火好大啊"，其实就是说这个人容易发火气，我们为什么会把这种情绪的变化归为肝呢？下面介绍完肝的功能、特性后问题就迎刃而解了。

1. 肝的生理功能

肝的第一个生理功能是主疏泄。所谓"疏泄"，指疏通、畅达、宣散、流通、排泄等综合生理功能。古代医家以自然界树木之生发特性来类比肝的疏泄作用。自然界的树木，春天开始萌发，得春风暖和之气的资助，则无拘无束地生长，舒畅条达。肝就像春天的树木，条达疏畅，充满生机。其舒展之性，使人保持生机活泼。现将肝主疏泄在人体生理活动中的主要作用分述如下。

（1）调节情志活动　人的情志变化，是大脑对外界刺激的反应。在中医理论中，人的情志活动，除了为心所主宰外，还与肝的疏泄功能有密切的关系。肝的疏泄功能正常，气机调畅，方能保持精神乐观，心情舒畅，气血和平，五脏协调。反之，若肝主疏泄功能障碍，气机失调，就会导致精神情志活动的异常，表现为以下两方面：一是肝的疏泄功能减退，导致人体气机阻滞不畅，不但出现胸胁、两乳胀闷疼痛，同时还可出现郁郁寡欢、闷闷不乐、情绪低沉、多疑善虑等病理现象，中医称之为"肝郁"，或"肝气郁结"；二是肝的疏泄功能太过，情志亢奋，出现头胀头痛、面红目赤、急躁易怒，甚则不能卧寐等症状，中医称之为"肝火亢盛"。

生活中可以发现，一个人心情不好，常常会见到两种不同的反应。一种人喜欢生闷气，把所有的不快憋在心里不讲；另一种人点火就着，遇到些不顺心的小事就暴跳如雷。这两种情况，都与肝的功能失常有关。第一种情况，主要是肝木疏泄的功能太弱了；当体内出现气的郁滞时，肝没有足够的能力，把郁滞消散开，气滞越来越严重，导致一些病症。中医把这种情况叫做肝气郁。对这样的肝木不及的情况，就需要用柴胡一类疏肝的药物，帮助肝来加强疏泄功能，把气滞散开。而对于第二种情况，原因主要是肝木的功能"太过强盛"了。中医把这种病症，叫做肝火旺。需要用龙胆一类清泻肝火的药物，把肝脏中过于亢盛的阳气清除一些，来维持肝脏自身的阴阳平衡。

（2）助消化吸收　人体的消化功能，包括对饮食物的受纳和腐熟、水谷精微的输布和吸收等生理、生化过程。这些生理活动，虽然主要由脾胃主管，但也需要得到肝主疏泄的促进，方能维持消化过程顺利进行。归纳起来，肝助消化的作用，主要体现在下述两个方面：一是肝能促进胆汁的生成和排泄；二是维持脾胃气机的正常升降。

胆附于右肝叶之后，胆内储藏胆汁，具有较强的消化饮食的作用。胆汁的生成、排泄都依靠肝之余气，通过疏泄作用，溢入于胆，聚合而成。肝疏泄功能正常，气机调畅，胆道畅通，胆汁方能顺利排入消化道，以起到帮助消化的作用。若疏泄失职，胆汁分泌和排泄功能异常，常出现黄疸、口苦、呕吐黄水、胁肋胀痛、食欲减退等症。这说明胆汁的分泌和排泄代表了肝疏泄功能的一个重要方面。

另外，肝助消化作用还表现在协调脾胃的正常升降方面。脾与胃同居中焦，脾主升，胃主降，只有脾升胃降协调，饮食的消化过程才正常。而脾胃的正常升降不仅与脾胃本身的生理活动有关，而且还与肝主疏泄的功能活动有密切联系。所以肝的疏泄功能正常，是脾胃正常升降，维持消化功能旺盛的一个重要条件。若肝的疏泄功能异常，则不但影响胆汁的生成和排泄，而且还会导致脾胃的升降功能紊乱。如脾不升清，在上发为眩晕，在下发为飧泄；如胃不降浊，在上则发为呕逆嗳气，在中则为脘腹胀满疼痛，在下则为便秘。前者称为"肝脾不和"，后者称为"肝气犯胃"，两者可统称为"木旺乘土"，对此临床常采用疏肝理气、调和脾胃的方法予以治疗。

（3）促进气、血、水的正常运行　气、血、水等物质在体内处于不停的流行状态。气、血、水流行通利状态，除了与心、肺、脾、肾等脏腑的生理活动有关外，还与肝的生理功能有密切的关系。例如，气的正常运行，要依靠肝的疏泄功能，因为疏泄功能直接影响气机的调畅。肝主疏泄，气运行通利，气的升降出入才能正常。若肝的疏泄功能失职，气机不畅，气的运行则发生障碍，可出现气滞不行的病理变化，出现胸、胁、乳房胀痛等症状，对此多采用疏肝、理气的方药治疗，常能获得满意的效果。

气是血的运行动力，气行则血行，气滞则血瘀。这里所说的气，除了与心气的推动、肺气助心行血、脾主统摄血行等作用有关外，还与肝主疏泄的功能有关。若疏泄正常，血液循环则保持通利状态。若疏泄失职，通利作用失常，则出现血瘀等种种病症，如胸胁刺痛、癥积肿块、月经不调等。

肝的疏泄通利作用在促进水液代谢、保持水液代谢平衡方面，也发挥着重要作用。肝调节水液代谢，主要体现在调畅三焦气机，维持三焦水道通畅，使水液易于流行等方面。如肝的疏泄失职，气机失调，不但影响到三焦水道的通利，使水液的输布排泄发生障碍，而且气滞则血瘀，瘀血阻滞脉道，进一步阻遏气机，而致水湿停留于人体某些部位，留而为饮，凝而为痰，痰气互结，又可形成痰核、瘰疬。如水湿停留于胸腹腔，则形成胸水和腹水症。

肝主疏泄的这三个方面相互之间是密切联系的。例如，情志障碍可影响胆汁的分泌和排泄，同样又可影响脾胃的消化功能。胆汁的分泌排泄功能障碍也可影响消化功能。情志不调，又可影响气血、水液的运行，反之，气血运行不利，也可影响情志活动。所以，这三个方面是不能孤立地看待的，只有互相结合全面去看，才能在临床实践中正确理解肝的疏泄功能。

肝的第二个生理功能是主藏血。肝藏血是指肝脏具有储藏血液和调节血量的功能。人体的血液由脾胃消化吸收来的水谷精微所化生。血液生成后，一部分运行于全身，被各脏腑组织器官所利用，另一部分则流入肝脏而储藏之，以备应急情况下使用。

在一般情况下，人体各脏腑组织器官的血流量是相对恒定的，但又必须随人体的功能状态及气候变化的影响，而发生适应性调节。例如，人体在睡眠、休息等安静状态下，机体各部位对血液的需求量减少，则一部分血液回归于肝而藏之。当在劳动、学习等活动量增加的情况下，人体对血液的需求量相对增加，肝脏就把其储藏的血液排出，从而增加其有效血循环量，以适应机体对血液的需要。

正因为肝有储藏血液和调节血量的生理功能，故又有"肝为血海"的说法。所以人体各部位的生理活动，皆与肝有密切关系。如果肝脏有病，藏血功能失常，不仅会出现血液方面的改变，还会影响到机体其他脏腑组织的生理功能。藏血功能失常，主要有两种病理变化：一是藏血不足，血液虚少，则分布到全身其他部位的血液减少，不能满足身体的生理需要，因而产生肢体麻木、月经量少，甚至闭经等；二是肝不藏血，则可导致各种出血，如吐血、咯血、衄血、崩漏等。

2. 肝的生理特性

肝的生理特性概括起来，主要有以下几个方面：第一是肝为刚脏，体阴而用阳。所谓"刚"，有刚强躁急之意。古人把肝比喻为"将军"，用将军的刚强躁急、好动不静的性格来形容肝的生理特性。正由于肝为刚脏，所以肝有病变时，则其气易动易亢。因此，又有肝"体阴而用阳"之说。所谓"体阴"，一是指肝为藏血之脏，血属阴；二是说肝属脏，位居于下，故属阴。肝的生理功能，依赖于肝的阴血滋养才能正常。肝为刚脏，非柔润不能正常。所谓"用阳"，一是说在生理上，肝内寄相火，为风木之脏，其气主升主动，动者为阳；二是说在病理上，肝阴、肝血易虚，肝阳易亢。当肝有病时，常可见到阳气亢逆及动风之象，如眩晕、筋膜拘挛，甚则抽搐等。另外，肝失疏泄，又可引起气滞血瘀。肝气郁久化火，耗伤肝阴、肝血，肝之阴血虚损又可引起肝阳上亢。一般而言，在病理过程中，诸脏之阳气皆易偏于虚，唯有肝之阳气易亢。而肝阴和肝血又常偏虚。所以又有"肝气、肝阳常有余，肝阴、肝血常不足"的说法。

第二是肝喜条达而恶抑郁。肝属木，应自然界春生之气，宜保持柔和、舒畅、升发、条达，既不抑郁也不亢奋的冲和之象，才能维持正常的疏泄功能。而暴怒或抑郁的精神状态、低沉的情绪，最易影响肝的疏泄功能。暴怒可致肝阳亢逆，出现面红目赤、头胀头痛；情绪低沉，则肝气郁结，气郁日久，又可化火生热，导致肝火、肝风等病变。

第三是肝与春气相应。人与天地相参，则肝应春气。春季万物复苏，欣欣向荣，有利于肝气升发、调畅。肝的病变，在春季得自然界少阳之气滋助，可逐渐好转。但如果春季自然界风气太盛，则可对肝产生不利影响。

3. 肝的生理联系

肝在志为怒，怒是人们在情绪激动时的一种情志变化。一般说来，当怒则怒，怒而有节，未必为害。若怒而无节，则它对于机体的生理活动是属于一种不良的刺激，可使气血逆乱，阳气升发。肝为刚脏，主疏泄，其气主动主升，体阴而用阳。故肝的生理病理与怒有密切关系，尤以病理为最。如大怒可伤肝，使肝的阳气升发太过而致病。反之，肝的阴血不足，阳气偏亢，则稍有刺激，便易发怒。

肝开窍于目。肝的经脉上连于目系，目的视力主要依赖于肝血的滋养。故《素问》指出："肝受血而能视。"由于肝与目有极为密切的关系，所以肝的生理功能和病理变化常常可以从眼目中反映出来。在临床实践中，很多目疾常从肝治疗。肝血不足则视物昏花或夜盲；肝阴亏耗，则双目干涩、视力减退；肝火上炎，可见目赤肿痛；肝阳上亢，可见目眩；肝风内动，可见目睛斜视和目睛上吊；肝胆湿热，可出现巩膜黄染等。

肝在液为泪。肝开窍于目，泪从目出，故泪为肝之液。泪有濡润眼睛、保护眼睛的功能。泪的过多和过少均属病态，且与肝有关。肝阴不足，泪液分泌减少，则两目干涩，甚可干而作痛；肝经风热而患风火赤眼，又可见目眵增多，或迎风流泪，悲哀伤感，或情绪骤变，累及于肝，可见泪液自流等。临床应用：眼泪分泌异常的病变，可以从肝论治。

肝主筋，其华在爪。筋，即筋膜，包括肌腱、韧带等组织结构。筋膜附于骨而聚于关节，是联结关节、肌肉，专司运动的组织。肝主筋，是说全身筋膜的弛张收缩活动与肝有关。中医学认为，人体筋膜的营养来源于肝脏。因此，肝的血液充盈，筋膜得养，功能才能正常，从而使筋力强健，运动有力，关节活动灵活自如。若肝有病变，肝血不足，筋膜失养，可引起肢体麻木、运动不利、关节活动不灵活或肢体屈伸不利、筋脉拘急、手足震颤等症。在热性病中，若邪热劫伤阴津、血液，筋膜失其滋养，则可引起四肢抽搐、角弓反张、颈项强直等，中医学称为"肝风内动"，故《素问》说："诸风掉眩，皆属于肝""诸病强直，皆属于风"。正因为风证与肝的关系最为密切，故又有"肝为风木之脏"的说法。

由于肝主筋，与运动有关，因此，又有"肝为罢极之本"的说法。

"罢极"，即指耐受疲劳之意。人的运动能力属于筋，又称之为"筋力"。因肝藏血，主筋，所以肝为人体运动能力的发源地。

爪，包括指甲和趾甲。中医学认为，爪甲是筋延续到体外的部分，故又称"爪为筋之余"，肝血的盛衰，常反映于爪甲。肝的阴血充足，筋膜得养，则爪甲坚韧，光泽红润，富有华色。若肝血不足，爪甲失其滋养，则爪甲苍白，软薄，或枯而色夭，容易变形，脆裂。故《素问》说："肝之合筋也，其华在爪。"在临床上即可根据爪甲色泽的荣枯等变化，来推论肝的气血盛衰。而爪甲的病变，也多从肝脏辨证论治。

五、先天之本的肾

人们经常开玩笑"你是不是肾虚"，实际上是将肾与生殖、性功能联系在一起。从中医的角度来说，肾虚是可以引起性功能障碍，但不是所有的性功能障碍都是肾虚引起的。

肾位于腰部，在脊柱两旁，左右各一，由于肾藏先天之精，为脏腑阴阳之本，生命之源，故称肾为"先天之本"。

1. 肾的生理功能

肾的第一个生理功能是藏精，主人体的生长发育与生殖。藏精，是肾的主要生理功能，即是说肾对于精气具有闭藏作用。肾所藏的精，包括"先天之精"和"后天之精"两部分。所谓"先天之精"，即禀受于父母的生殖之精，它是构成胚胎发育的原始物质，具有生殖、繁衍后代的基本功能，并决定着每个人的体质、生理、发育，在一定程度上还决定着寿命。在出生离开母体后，这精就藏于肾，成为肾精的一部分，它是代代相传、繁殖、生育的物质基础。所谓"后天之精"，即指脏腑之精，是饮食水谷所化生的各种精微物质。因为这精来源于出生后，依赖于脾胃所化生，故称之为"后天之精"，它是维持人体生命活动的营养物质，主要分布到五脏六腑、皮毛筋骨，以发挥其滋养濡润作用。其通过代谢平衡后所剩余的部分，则输注到肾脏，成为肾精的一部分。

肾藏精的生理功能十分重要，是生养身体的根本。而肾所藏之精属于物质，这种物质又可转化为功能，即肾精能化气，肾精所化之气，称为肾气。肾气保证了人体的健康功能。肾中精气的盛衰，决定着人体的生长、发育过程和生殖功能的旺盛与衰减。

肾主生殖。人体的生殖功能包括两个方面，即性功能和生殖能力，它是繁衍后代、代代相传的根本保证。中医学认为，人体的生殖功能主要和肾有关。一方面，肾藏精，肾精是人体胚胎发育的基本物质，是生命起源的物质基础。另一方面，肾精又能促进生殖器官发育，使生殖功能成熟并维持生殖功能旺盛不衰。

人在出生以后，由于先天之精不断得到后天之精的滋养，肾的精气逐渐充盛，发育到青春期，体内就产生了一种促进生殖功能成熟的物质，中医学称之为"天癸"，所谓天癸，乃是一种促进性腺发育成熟的物质。当天癸发展到一定水平时，则男子出现排精现象，女子按时排泄月经，男女性功能开始成熟，并已具备生殖能力。

肾主生长发育。人体的整个生长、发育过程，均和肾中精气的盛衰存在着极其密切的内在联系。人从幼年开始，肾中精气开始充盛，人体生长、发育迅速，生机活泼，在七八岁时，由于肾中精气的逐渐充盛，出现了齿更发长的生理变化。到了青壮年，肾中精气更加充盛，不仅具备了生殖能力，而且身体强壮，筋骨坚强，精神饱满，牙齿坚固，头发黑亮，处于人生中身体最强壮的时期。进入老年，由于肾中精气开始衰减，人的形体逐渐衰老，不仅生殖功能丧失，而且头发斑白，牙齿动摇，弯腰驼背，步履不稳，耳聋失聪，面憔无华。

既然肾中精气的盛衰，决定着人体的生长、发育，那么在肾中精气不足时，往往出现生长发育方面的异常。如在幼年时期，肾中精气不足，则可致生长、发育迟缓，智力低下，或"五迟"（立迟、行迟、齿迟、语迟、发迟）、"五软"（手足软、头软、颈软、肌肉软、口软）；在成年时期，如肾中精气亏损过度，则可未老先衰，表现为发脱齿摇、头晕耳鸣、记忆力减退、性功能衰弱。因此，临床上常采用补肾精的方法治疗，能获得一定疗效。另外，在肾主生长发育这一理论的指导下，对于抗衰老的预防，历代医家都极为重视调补肾脏，目前研制的抗衰老药物，尤以补肾者为多。

肾的第二个生理功能是主水液。肾主水液，主要是指肾脏具有主持和调节人体水液代谢的生理功能。人体水液代谢的调节，虽然与肺、脾、肝、肾等多个脏腑有关，但起主导作用的是肾，肾对水液代谢的调节作用，贯穿在水液代谢过程的始终。肾阳为一身阳气的根本，是各脏腑功能活动的强大动力，只有在肾中阳气的温煦和蒸化作用下，脾运化水湿，肺通调水道，肝疏泄水液，三焦司水道之决渎，以及膀胱适度开合等，方能并行不悖，各守其职，协调一致，维持水液代谢平衡。若肾有病变，失去主水之功能，往往会影响水液代谢，使之发生紊乱，出现尿少、水肿等病理表现。若肾阳不足，失去温化蒸腾作用，则表现为小便清长或尿量明显增多等症。

肾的第三个生理功能是主纳气。肾主纳气，是指肾具有摄纳肺所吸入之清气而调节呼吸的功能，防止呼吸表浅，保证体内外气体的正常交换。人体的呼吸虽然由肺主司，还必须有肾的参与才能维持正常。具体来说，由肺吸入之清气必须下达于肾，由肾来摄纳，方能保持呼吸运动的深沉和平稳，从而保证体内外气体得以正常交换。只有肺、肾协调一致，呼吸功能才会正常。实际上肾主纳气是肾的封藏作用在呼吸运动中的具体体现。因此，肾的纳气功能正常，则呼吸均匀和调。如果肾的纳气功能减退，摄纳无权，则肺吸入之清气上逆而不能下行，即可出现呼吸表浅，动则气喘，呼多吸少，或呼吸困难等病症。从临床实际来看，往往在慢性气管炎、肺气肿、肺源性心脏病等疾患中，可见到"肾不纳气"的征象，治疗常用补肾纳气的方法，多可获得较好的效果。

2. 肾的生理特性

肾的生理特性，主要有两个方面：第一是肾性潜藏，为固摄之本。在五脏之中，肾的位置最下，而在生理功能方面主藏蓄阴精，又主命火。肾精宜藏，最忌耗泄损伤，命火宜潜于水中，不宜升腾。所以，在古代以潜藏蛰伏之意比喻肾的生理特性。正是由于肾的封藏固摄作用，使体内精微物质得以保留，元阴元阳得以闭藏，人的生命力才能旺盛，身体才能健康。若肾有病变，使肾的封藏、固摄功能失职，就会引起阴精过度耗损妄泄，表现为遗精、带下、滑胎、尿浊、尿甜等。

第二是肾与冬气相通应。在五脏之中，肾属阴中之阴，而冬季阴气最盛，故肾与冬气相通应。表现在病理方面，肾的病变，在自然界之气的滋助下，在冬季易于好转，病人的自我感觉亦较为舒服些。当然，冬季气候变化过于剧烈，对肾也容易产生损害作用。

3. 肾的生理联系

肾主骨、生髓，实际上就是肾之精气具有促进机体生长发育功能的一个重要组成部分。中医学认为，肾藏精，精生髓，髓藏于骨腔之中，髓养骨，促其生长发育。因此，肾-精-髓-骨组成一个系统，有其内在联系。肾精充足，髓化生有源，骨质得养，则发育旺盛，骨质致密，坚固有力。反之，如肾精亏虚，骨髓化生无源，骨骼失其滋养。在小儿，就会骨骼发育不良或生长迟缓、骨软无力、囟门迟闭等；在成人，则可见腰膝酸软、步履蹒跚，甚则脚痿不能行动；在老年，则骨质脆弱、易于骨折等。

髓，有骨髓、脊髓、脑髓之分。藏于骨腔内之髓，称为骨髓。位于脊椎管内之髓，称为脊髓。位于颅腔中的髓，称为脑髓。这三种髓，均由肾精所化生。因此，肾中精气的盛衰，不仅影响到骨的生长与发育，而且也影响到髓的充盈和发育。中医学认为"脑为髓之海"，因为脊髓上通于脑，聚而为脑髓。肾精充沛，髓海满盈，脑得其养，则精力充沛，思维敏捷，耳目聪明，记忆力强。反之，若肾精不足，髓海失充，在小儿，则表现为大脑发育不全、智力低下；在成年人，多表现为记忆力减退、精神委顿、思维缓慢、头晕、眼花、耳鸣、失眠，严重者，则可发展成为健忘症。

牙齿属骨的一部分，故称"齿为骨之余"，既然牙齿与骨同出一源，所以牙齿也依赖于肾中精气所充养。肾精充足，则牙齿坚固、齐全。若精髓不足，则牙齿松动，甚或脱落。对于牙齿松动等病症，临床上亦常采用补肾的方法治疗，多能获效。

肾其华在发。"发"指头发。肾其华在发，是指肾的精气充盛，可以显露在头发上，即发为肾之外候。发的生长与脱落、荣润与枯槁，不仅与肾中精气的充盛程度有关，而且还与血液的濡养有关。所以，又有"发为血之余"的说法。但头发的生长，根本在于肾，这是因为肾藏精，精能化血而充养头发的缘故。因此，头发的荣枯、黑白等变化常随着肾中精气盛衰的变化而变化。从幼年时期开始，肾的精气开始充盛，头发开始生长；青壮年时期，肾的精气旺盛，因而头发乌黑发亮；到了老年，肾中精气渐衰，故头发变白，枯槁少华，容易断落。这些都属于正常的生理变化。在临床所见，凡未老先衰，头发枯萎，或早脱早白者，多与肾中精气亏损有关。

肾开窍于耳及二阴。肾窍和其余四脏之窍不同，它有上窍和下窍之分，在上开窍于耳，在下开窍于二阴。耳是听觉器官，听觉灵敏与否，与肾中精气的盛衰有密切关系。只有肾精充足，才能使听觉灵敏。若肾精不足，则可引起耳的听力减退，甚或耳聋。至于老年人的耳聋失聪等，则是由肾中精气生理性衰减所致。二阴，包括前阴和后阴。前阴，指外生殖器，具有排尿和生殖功能。尿液的排泄虽由膀胱所主，但仍靠肾的气化功能才能维持正常。因此，排尿异常的病症，如小便清长、尿频、遗尿、尿失禁、少尿、尿闭、尿余沥等，常责之于肾气虚。生殖系统功能也受到肾功能影响，如肾虚则会出现阳痿、遗精、早泄等症。后阴，即肛门，主要排泄大便。粪便的排泄，虽然主要与大肠、脾等有关，但也与肾的气化、温煦、封藏功能有关。因此，肾病时常影响到粪便的排泄。例如，肾阴虚，可见大便秘结；肾阳虚则大便溏泻；肾气不固，则久泄滑脱。

六、管理消化、排泄的六腑

（一）胆

胆附于肝，是一中空囊性器官。胆的主要生理功能，是贮存和排泄胆汁。胆汁是在肝内生成，由肝化生分泌。胆汁生成后，则流入胆囊，由胆囊贮存。胆汁又称精汁，故胆又称"中精之府"。

胆汁呈黄绿色，味极苦，有重要的消化作用。在进食后，通过肝的疏泄作用，胆汁排入肠道，协助脾胃，维持正常消化。由于肝胆关系密切，肝的功能正常，则胆汁化生有源，胆汁的排泄通畅，消化才能正常。若肝有病，则影响到胆汁的生成、排泄，使消化功能失常。例如，胆气上逆，胆汁上泛，则口苦；胆汁排泄障碍，不能顺利排入肠道，则出现厌食、腹胀、便溏等症状；胆病及胃，又可引起恶心、呕吐；若肝胆疏泄失职，胆汁不循常道，反而溢于肌肤，则可发为黄疸；若胆汁滞留，蕴而化热，湿热蕴结，进一步煎熬胆汁，又可形成沙石。

胆虽为六腑之一，但主藏精汁，为清净之府，又不直接接受水谷糟粕，与其他腑有异，所以胆又属奇恒之腑。

（二）胃

胃位于膈下，其上口名贲门，与食管相接，下口为幽门，通于小肠。胃又称胃脘，分上、中、下三部，上部为"上脘"，包括贲门；下部为"下脘"，包括幽门；上、下脘之间名"中脘"，即胃体部分。胃的主要生理功能，概括为以下两个方面。

第一是主受纳腐熟水谷。饮食物从口而入，经过食管，进入胃中，由胃容纳之，故又称胃为"水谷之海"，因机体的生理活动和气血津液的化生都需依靠食物的营养，故胃又称为"水谷气血之海"，因此，如胃有病变，就容易影响到胃的受纳水谷功能，出现纳呆、厌食等症状。"腐熟"，有初步加工消化的含义。饮食物在胃内，经过揉磨和消化作用，使之变为食糜，并下移于小肠，为进一步消化打下基础。胃的受纳、腐熟与脾的运化功能综合，称为"胃气"，"人以胃气为本""有胃气则生，无胃气则死"。

第二是主通降，以降为和。食物入胃，经过胃的腐熟作用后，进入小肠，进一步消化和吸收，其浊者下移大肠，形成大便，排出体外，所以说胃主通降，以降为和。降浊是胃继续受纳的前提。若胃不和降，食物滞留于胃，可出现胃脘胀痛、不欲饮食等症。若胃气上逆，则发生恶心、呕吐、嗳气、呃逆等症。另外，胃气不降还会影响脾气的升清作用。

（三）小肠

小肠位于腹中，上接幽门，与胃相通；下接阑门，与大肠相接。小肠的生理功能概括为以下两个方面。

第一是受盛和化物。受盛就是以器盛物，即接受的意思。小肠接受由胃初步消化的食物，故小肠是接受胃内容物的盛器。食物在小肠内停留时间较长，以利于进一步的消化，从而使水谷化为精微，以营养全身。如果小肠受盛饮食功能失常，可导致消化、吸收障碍，表现为腹胀、腹泻、便溏等。化物，有变化、消化、化生的意思，小肠的化物功能是将胃初步消化的饮食物进一步消化吸收。

第二是泌别清浊。所谓"清"，即指各种精微物质；所谓"浊"，即指饮食物经消化后剩余的残渣部分。小肠的泌别清浊功能具体来说包括以下三个方面：一是将经过小肠消化后的饮食物分别为两部分，即精微物质和糟粕；二是吸收水谷精微，并将食物残渣向大肠输送；三是小肠在吸收水谷精微的同时，也吸收了大量的水液，并将无用水液泌渗入膀胱而为尿。

由此可见，小肠的生理功能在食物的消化过程中，是十分重要的。小肠这一功能正常，清浊各走其道，精微物质输布全身，糟粕下归大肠，无用水液泌渗入膀胱。若小肠有病，不仅引起消化功能失常，出现腹胀、腹痛等症状，还会影响到二便的排泄，如小便短少、大便稀溏。对此，常采用分利之法，即所谓"利小便以实大便"。

（四）大肠

大肠亦居腹中，上接小肠，其交接处为"阑门"，大肠之末端为肛门，又称魄门。大肠的主要生理功能是传导糟粕。大肠接受小肠泌别清浊后下传的食物残渣，再吸收其中多余的水分，形成粪便，经肛门排出体外。

糟粕的传导通利，一方面依赖于大肠本身功能正常，另外又与胃的降浊、肺气肃降及肾的气化功能有关。因此，大肠有病，主要在粪便的排泄方面出现异常，如泄泻或便秘等。另外，大肠病变可影响胃、肺等脏腑，使之功能失常。

（五）膀胱

膀胱位于下腹腔内，为囊性器官，居肾之下，大肠之前。其上有输尿管与肾相通，其下有尿道，开口于前阴。在人体五脏六腑之中，膀胱位置最低，是水液代谢之后多余水液汇聚之处。膀胱的主要生理功能是贮存和排泄尿液。

人体饮入的水液通过肺、脾、肾等脏腑的综合作用，化为津液，分布于周身，发挥润泽营养作用。津液代谢后剩余之液，经三焦之道路，下达于肾和膀胱，变成尿液，贮存于膀胱内，当膀胱内尿液达一定量时，在肾的气化作用下，膀胱开启，及时自主地排出体外。

膀胱贮存和排泄尿液，全赖肾的气化功能。所谓膀胱气化，实际上隶属于肾的蒸腾气化。膀胱病变，主要表现为尿频、尿急、尿痛；或小便不利，尿有余沥，甚至尿闭；或遗尿，甚则小便失禁等。

（六）三焦

三焦是中医藏象学说中的一个特有名词，它是上焦、中焦、下焦的合称，为六腑之一，其经脉与心包经相表里。对其形态和实质，历代医家众说纷纭，至今尚未完全定论。但对其生理功能的认识还是一致的。在形态方面，一般认为三焦是包罗人体所有内脏的一个大腑，所以又称为孤府。三焦的生理功能可以从整体和局部两个角度来理解。从总体来说，三焦主持诸气，总司人体气化和运行水液等。

（1）主持诸气，总司全身的气机和气化　"诸气"，即全身所有之气，如脏腑之气、经络之气、呼吸之气、营卫之气等。三焦主持诸气，是指三焦和各脏腑、经络、组织器官的生理活动都有密切关系。三焦之所以能主持诸气，主要是源于元气。元气根源于下焦，发源于肾，由先天之精所化。但元气运行，只有借助于三焦之道路，方能布散、通达全身，从而激发、推动各个脏腑组织器官的功能活动，因而三焦起到了主持诸气的作用。"气机"，即气的运动，表现为气的升降出入。三焦是气升降出入的通道。

"气化"，是指各种物质的复杂变化，尤其是饮食水谷的受纳、消化，以及营养物质的吸收、布散和代谢后糟粕的传导和排泄等。气化过程是在多个脏腑参与下共同完成的，而三焦在气化过程中发挥着极为重要的作用。三焦是运化水谷、排泄糟粕的通路，为全身精气运行的始终。此外，三焦通行元气，为气化功能的动力源泉，促进人体新陈代谢。

（2）为水液运行之通道　三焦具有疏通水道、运行水液的作用，是水液升降出入的道路，是参与水液代谢调节的脏腑之一。三焦的主要功能是完成人体津液气化过程，保证水道通畅。若三焦有病，气机阻塞，则气停水停，可见水肿、腹水等症状。对此，常采用通利三焦之法治之。

（3）表明人体的三个部位及其各自的生理功能　在中医理论中，三焦也是划分躯体部位的一个概念，即膈以上部位为上焦，包括心、肺；膈以下、脐以上的部位为中焦，主要包括脾胃；脐以下为下焦，包括肝、肾、大肠、小肠、膀胱、女子胞等。其中肝脏，按其部位来说，应划为中焦，但中医学认为，肝肾同源，生理病理关系密切，故将肝、肾同划为下焦。由于上焦、中焦、下焦包括不同脏腑，所以其生理功能也各不相同。

① 上焦如雾："雾"，是指水谷精微物质的一种弥漫蒸腾状态。上焦如雾指上焦有宣发卫气，以雾露弥漫的状态营养肌肤、毛发及全身各脏腑组织的作用。故上焦的功能，实际体现为心、肺的气化输布作用，关系到营卫气血津液等营养物质的输布。故上焦功能的变异，也主要反映为心肺功能之异常，治则以调理心肺为主。

② 中焦如沤："沤"，在这里是指食物经腐熟和发酵状态的形象。中焦如沤是指中焦脾胃对水谷精微的运化。中焦的功能主要是指脾胃的生理功能，如水谷的受纳、消化，营养物质的吸收，体液的蒸化，化生精微为血液等。实际上中焦为气机升降之枢纽，气血生化之源。所以，中焦的功能被形容为"如沤"。中焦功能的变异，主要反映为脾胃功能的异常，治则以调理脾胃为主。

③ 下焦如渎："渎"，即水沟，为排水渠道之意。下焦主泌别清浊，排泄二便，这个过程实际上包括了肾、小肠、大肠、膀胱的功能。故下焦功能的变异，主要反映为肾与膀胱功能的异常，治则以调理肾与膀胱为主。

七、五脏六腑之外的奇恒之腑

奇恒之腑，包括脑、髓、骨、脉、胆、女子胞六个脏器组织。它们在形态上多为中空器官，与六腑相似，但在生理功能方面主藏精气，与五脏相同，所以称之为"奇恒之腑"

胆既是六腑之一，又属奇恒之腑。因为胆排泄的胆汁直接有助于食物的消化，所以为六腑之一；但胆本身并没有受盛和传化水谷的功能，且藏"精汁"，有"藏"的作用，故有别于六腑。所以胆又属奇恒之腑。奇恒之腑中除胆外，其余与五脏都无表里配合关系，但有的与奇经八脉有关。胆已在六腑中论及，故在此从略。

（一）骨

骨的功能可概括为两个方面：一是贮藏骨髓。由于骨为髓之府，髓对骨有滋养作用，所以骨的生长、发育和骨质的坚脆等都与髓的盈亏有关。二是支持形体，保护内脏。骨具有坚刚之性，能支持形体，为人体之支架，使人保持一定的体态。如骨有病变，将影响到人体的活动和体态，可见不能久立等症。骨骼有坚韧性，能防止外力对脏腑的伤害，对内脏有保护作用。

（二）脉

脉，即血脉、脉管。它密布全身，无处不在。脉与心、肺两脏的关系较为密切。心与血脉相通，构成一个相对独立的系统。而肺主气，朝百脉，助心行血，故心、肺两脏的生理、病理都和血脉的功能有密切关系。脉的生理功能主要概括为以下两个方面：一脉是气血运行的道路。气血在体内循环贯注，运行不息，是在血脉内流行的。血脉对气血有一定的约束力，使之循着一定的方向，按着一定的轨道而运行。二脉运载水谷精微，以布散全身。水谷精微物质，只有通过血脉才能营运周身，滋养脏腑，维持各脏腑组织器官的正常生理活动。血脉之所以能输送营养、运行气血，是与心、肝、脾及肺等脏腑功能活动有关的。所以，血脉的病变，实际上是上述脏腑病变的具体反映。若这些脏腑功能失常，则血脉的功能将受到影响，临床上可见到出血、瘀血和脉管变硬或弯曲等病变。另外，自然界的寒邪侵犯到血脉，可使血脉挛急，因而产生四末不温、肢体疼痛，甚至坏死等病症，如冻伤。

（三）脑

脑居颅内，由髓汇集而成，是人体内髓最集中之处，故名"髓海"。关于脑的生理作用，古人虽未明确，但已初步认识到以下两点：一是把脑与精神活动联系起来了。如明代李时珍明确提出"脑为元神之府"，指出脑是神的发源所在。二是认为脑与听觉、视觉、嗅觉及思维、记忆、言语等功能有关。

（四）髓

髓是分布于骨腔内的一种膏脂样物质。由于髓所在的部位不同，而名称也不相同，如骨髓、脊髓、脑髓。脊髓与脑髓上下相通，故合称为脑脊髓。髓的生成和先天之精、后天之精有关。从根本上来说，髓由肾精所化生，即肾藏精，精生髓。另外，饮食物所化生的精微，经过骨孔而补益骨髓，骨髓又不断地补益脑髓。所以，先天之精不足或后天之精失养，都可直接影响到髓的生成。

髓的生理功能，概括起来有三个方面：一是养脑，二是充骨，三是化血。髓补益脑髓，骨髓滋养骨骼，已于肾的功能中述及。关于髓化血，古典医籍中论述较少，但也有初步认识。临床上对于某些血液系统疾病如再生障碍性贫血，中医学认为其根本在于肾虚，故运用补肾阴、填肾精的方法治疗，可取得一定效果，这也是以精髓化血为理论依据的。

（五）女子胞

女子胞，又称胞宫，即子宫，位于下腹腔内，与阴道相连，为女性生殖器官。其生理功能，主要有以下两个方面。

第一是主持月经。月经属女性生理特征之一。一般而言，女子从十四岁开始到四十九岁为止的一段时期内，每月都有行经的生理变化，即"月事以时下"。而行经则属于子宫的生理功能之一。第二是孕育胎儿。一旦女性胞宫发育成熟，则月经规律，就具备了孕育胎儿的能力。如男女两性之精媾合，就能在胞宫中逐渐发育成胎儿，直至十月分娩，而胎儿的营养也要靠胞宫供给。

八、五脏六腑之间的关系

人体是一个对立的统一体。人的生命活动，就是脏腑之间既对立又统一，而又联系密切，相互协调所构成的复杂的生理活动的整体。五脏之间的关系是既相互制约、相互对立，又是在一定的条件下相互联结、相互依赖的。脏与腑的关系，实际上就是阴阳表里关系。由于脏属阴，腑属阳，脏为里，腑为表，一脏一腑，一阴一阳，一里一表相互配合，并有经脉相互络属，从而构成了脏腑之间的密切联系。如果五脏六腑之间的关系遭到破坏，就会出现疾病。所以，认识和掌握五脏六腑之间关系的规律，对指导临床辨证有很大的实践意义。

（一）心和肺

心主行血，肺主气而司呼吸，所以心与肺的关系，实际上是气和血相互依存、相互作用的关系。心主血和肺主气相互关联。肺主气，有促进心行血的作用。肺气正常是血液正常循行的必要条件，反之，正常的血液循环，是维持肺呼吸功能正常的基础，故有"呼出心与肺"之说。联结心之搏动和肺之呼吸两者之间的中心环节，主要是积于胸中的"宗气"。现代医学中因肺气肿导致的心功能不全，就是由肺病及心；因心功能不全而发生的肺水肿则是由心病及肺的例子。

（二）心和脾

心主血、脾统血，两者都与血有关。血的生成在于脾，脾虚则血液生成不良而发生心血不足，心主血的功能便会受到影响。心血不足也会使脾健运不全。脾功能正常时才能发挥统血功能，脾气虚可造成血不循经而妄行。因心影响到脾时，从前叫"火不生土"。临床上更多见的是"心脾两虚"，用归脾汤治疗可以奏效。

（三）心和肝

心主血，肝藏血。肝得到血的濡养，肝阳得以敛藏。肝的疏泄条达有助于心血的运行。如果血液不足则心无所主，肝无所藏，就会出现心肝同病的两经见证。心火旺盛可以引动肝风；肝火旺盛也能上扰于心而见心烦、目赤等症，从前叫"木生火"，重在泻肝之余火。

（四）心和肾

心居上焦，属阳；肾居下焦，属阴。心主火，肾主水。心和肾之间具有升降相因、阴阳相济的关系，借此维持生理上的相对平衡。就是说，心中的阳要下交于肾，温养肾阳；肾中之阴要上升至心，涵养心阴。通过阴阳水火的相互升降、协调，彼此交通，才能保持动态平衡，这就叫做"心肾相交"或"水火既济"。如果肾阴亏虚，不能上承于心，则心阳不受肾阴的制约，就可以导致心火亢盛而产生心烦、怔忡、失眠等心火炽盛的证候。如果心火内炽，不能下交于肾，反而下吸肾阴，也会造成"心肾不交"而出现心烦不寐、梦遗滑精、腰痛等症。前一种是因肾病累及心，主要矛盾在肾，治当以补肾之阴为主；后一种是因心病累及肾，重在治心火亢盛。还有一种是因为肾阳不足，开合失利，致使水气内停，不得下行反而上泛，抑遏心阳，是为"肾水凌心"。同样，由于心阳不足不能下交于肾，也可以引起肾阳不足。两者可以互为因果，医生治病就在于调整这些偏弊使之归于平衡。

（五）肺和脾

肺气的强弱有赖于水谷精微的供养，精微物质的生成要靠脾的健运，从前叫做"土能生金"。在病理情况下，脾失健运，饮食中的精微物质不能化生气血，反而变生痰饮，阻于肺中致肺气不利。故有"脾为生痰之源，肺为贮痰之器"的说法。治疗这类疾病，其重点应在健脾除湿佐以化痰止咳才能获效，倘专事止咳化痰是不能根除病源的。在治疗肺虚久咳时用"培土生金"之法是行之有效的。

（六）肺和肝

肝藏血，肺主气，气源于血，血赖气生，两者相因，相互为用。肺得肝之疏泄则肺气得以宣畅，津液得以输布，营卫和谐，疾病不生；肝得肺津，柔其刚性，其气方能伸展条达。如肝气郁结，则肺失肃降。临床上见到肝火旺盛，灼伤肺阴者叫做"肝火犯肺"，或"木火刑金""木扣金鸣"，治当"佐金伐木"。也就是清肝泻火，润肺化痰。

（七）肺和肾

肺主气、肾纳气已在五脏有关章节中讲过，现仅就水液代谢方面讲。水液经肺的肃降，下行通于水道而归于肾，这就是"肺为水之上源"的意思。在病理情况下，两者也是互相影响的。从前用五行学说解释，认为肺虚可以导致肾虚，叫做"母病及子"。相反，肾虚也导致肺虚，叫做"子病累母"。肺肾两虚的病人，在临床上是经常遇到的，多采用"肺肾同治"的方法获效。

（八）肝和脾

肝主疏泄，脾主运化。只有在肝疏泄条达，气机通畅的情况下，脾的运化功能才能得以正常发挥。肝所藏的血又赖脾运化水谷精微物质所资助，脾运化不良可以造成肝血不足。在临床上更多见到的是肝气横逆犯胃或肝强乘脾，从前称之为"木克土"。因此，《金匮要略》明确提出："见肝之病，知肝传脾，当先实脾"，不但对治病有意义，也包含着积极预防的意思。

（九）脾和肾

肾为"先天之本"，脾为"后天之本"，两者之间的关系，在五脏中已经讲过，可参阅有关部分。先天不足可以影响到后天，后天不足对先天也不利。临床上两脏多以虚弱的形式表现出来，故从这方面予以阐述。脾的运化功能，需依靠肾阳的温养，肾阳足则脾阳健，脾阳健则能够运化水谷精微和水湿，如果肾阳不足，必导致脾阳不振，运化失权。反之，当脾运化失权，生化源竭，肾失后天之济，便出现肾虚，肾气虚则开合不利，水湿内聚则为肿、为饮。五行学说称之为"土不制水"。当用健脾渗湿之法以获效。临床上还能见到一种"五更泄"——肾泻，就是因为肾阳衰弱而造成的，治宜温补肾阳收功。

（十）肝和肾

肝藏血，肾藏精。精和血的关系十分密切，故有"肝肾同源"的说法。肝疏泄条达，调节血量的功能，必须得到肾精对肝的濡养，倘若肝血不足，肝是无法发挥其正常功能的。另一方面，肾所藏的精又需要在肝血充分供应的情况下才能充盛起来。肾精不足，不能濡养肝即发生肝阴虚；肝血不足不能下济于肾，也影响到肾精的形成。只要两者之间此种关系发生了改变即为病态。高血压病中有一类型，是由于肾阴不足不能养肝（从前叫"水不涵木"，近日称之为"血不养肝"），造成肝阴虚，阴虚则阳不能潜藏，导致肝阳上亢，肝阳上亢又要过多地耗伤阴血；肝血不足又会影响到肾精的形成，造成恶性循环，治疗时采用平肝潜阳法，使肝阳潜藏不致伤阴，又要养血柔肝，方能奏效。病症虽然表现为肝之有余，实则来源于肾之不足。

（十一）心与小肠

心的经脉属心而络小肠，小肠的经脉属小肠而络心。因而心与小肠通过经络构成表里相合的关系。这表里相合的关系在病理情况下，表现更为突出。例如，心经实火通过经脉可以下传于小肠，引起小肠实热。这种病理变化称之为"心移热于小肠"，表现为小便灼热、赤涩，甚则尿血。反之，小肠有热，亦可循经上熏于心，使心火亢盛，表现为口舌生疮等。在治疗时，可采用清心火、利小便的方法。

（十二）肺与大肠

肺与大肠的经脉互相络属，从而构成脏腑相合的关系。在生理方面，肺与大肠互相配合，协调一致。肺居上焦，其气肃降，肺气降则有利于大肠的传导，则大肠传导排泄粪便的功能正常。大肠属腑居下焦，大肠腑气通畅，则有利于肺气的肃降，保持呼吸平稳。

肺与大肠不仅在生理上互相配合，而且在病理上又常互相影响。例如，肺有病时，其肃降功能失常，气机不利，津液不能下达，则大肠失其滋润，传导失职，从而出现大便干结、排出困难等病症。反之，如大肠功能失常，传导不利，则会影响到肺的肃降功能，使肺气不降，甚或上逆，表现为胸闷、咳喘、呼吸困难等。因此治疗肺与大肠的病变时，就应兼顾肺与大肠。治疗肺病，应注意通畅大肠腑气；治疗大肠疾病，亦应注意宣降肺气，这样就能提高临床治疗效果。

（十三）脾与胃

脾与胃同居中焦，有经络互相络属，从而构成脏腑相合的关系。胃主受纳，脾主运化；胃主降浊，脾主升清；胃属燥，脾属湿；胃喜润恶燥，脾喜燥恶湿。脾胃两者相反相成，共同完成饮食物的消化吸收及其精微的输布，从而滋养全身，故称脾胃为"后天之本"。如果脾为湿困，运化失职，清气不升，即可影响胃的受纳与和降，出现食少、呕吐、恶心、脘腹胀满等症。反之，若饮食失节，食滞胃脘，胃失和降，常可影响脾的升清与运化，出现腹胀、泄泻等症。

（十四）肝与胆

肝居右胁，胆附于肝之短叶间。肝胆经络互相络属，故互为表里。胆汁来源于肝，肝主疏泄，肝之余气生成胆汁，而胆贮藏并排泄胆汁。因此，肝与胆在胆汁的分泌、贮藏和排泄方面，存在着密切的联系，并都与消化功能有关。

肝与胆不但在生理上互相配合，而且在病理上常相互影响。例如，肝病，疏泄功能失常，可致胆道不利，胆汁的排泄受到影响。如果胆腑疏泄失职，胆汁排泄不畅，可致肝气机不畅，产生胸胁胀痛、口苦等肝郁病症。在临床上，肝胆辨证往往不能完全分开，两者临床表现常同时出现，如表现为黄疸、口苦的肝胆湿热证。

(十五) 肾与膀胱

肾居腰部，膀胱位于小腹，两者经脉互相络属，构成表里关系。肾主水液，贯穿于水液代谢的始终，为主水之脏。膀胱贮尿、排尿，为主水之腑，而膀胱的开合作用，取决于肾的气化功能。肾的精气充盛，固摄有权，膀胱开合有度，则排尿功能正常。如果肾的精气不足，气化不利，膀胱开合失司，则使水液代谢紊乱，出现排尿困难、小便失禁或遗尿等症状。从临床实践来看，肾与膀胱的病变往往互相影响。因此，治疗肾与膀胱疾病，就应互相兼顾。一般说来，实证者多责之于膀胱，以治膀胱为主；虚证者多责之于肾，治疗常从补肾入手。

第四节 气血津液

人体的生命活动，全依靠脏腑功能的正常活动，而脏腑功能的正常活动，又必须依赖于气、血、精、津、液作为物质基础。气、血、精、津、液的生成又是脏腑活动的结果。因此，脏腑和气、血、精、津、液便有相互依存、相互为用的不可分割的密切关系。单就气、血、精、津、液之间的关系而言，又是相辅相成、同出于一源的，为叙述方便，特分列于下。

一、气

有句俗话叫"人活一口气"，中医认为，气的含义有二：一是指在人体内流动着的营养物质，即水谷精微之气和呼吸之气。此种气沿经脉运行，内而滋润脏腑，外而温养腠理，输布于全身，故称它为流动着的精微物质。二是指脏腑的功能活动，即五脏六腑和经络之气。脏腑经络得到前一种气的供养、滋润，便产生了功能的活动，这种气就叫做"脏气"，如胃气、肺气、肾气、肝气等。另外，气又有"气化"的意思，如由一种物质转化为另一种物质，比如饮食与气血的生成有着密切的关系。

人体气的来源有先天和后天之别。先天之气来源于父母的精血，是先天之精化生而成的，称之为"原气"或"元气"。后天之气来源于饮食中的精微物质和呼吸之气，称之为"宗气"或"营卫之气"。先天之气和后天之气结合起来称之为"真气"或"正气"。

（1）原气（元气）　原气或元气是由父母精血结合后，产生人体出现生命的气。它发源于肾，是人体生化动力的根源，但它必须依赖后天摄入营养的不断滋养。两者结合后，推动全身各脏腑组织的正常活动。

（2）宗气　宗气是饮食中的精微物质与吸入的清气相结合，积于胸中的气。它的功能有二：一是上出喉咙而行呼吸，关系到言语、声音、呼吸的强弱。二是贯注于心脉而行气血。这就是"气行血行""气为血帅"的含义。所以，凡气血的运行、肢体的温凉以及活动能力的变化，都与宗气的盛衰有关。

（3）营气　营气也有称为荣气的。营含有营养或经营的意思。经营就是有"进"有"出"。"进"是营养物质的生成过程；"出"即营养物质生成后转输到全身各组织中以供需要。营气是饮食中的精微物质由脾化生而成的。关于营气的分布情况，饮食中的精微物质被吸收入血之后，随血运行于五脏六腑之中，四肢百骸，使各组织器官都能得到营养。也可以说营是血的前身，只要营气再经转化即可变成血，故常常是营血并称的。

（4）卫气　卫有捍卫、保卫的意思。人体之所以能够康泰，其中有一部分"功劳"是属于卫气的。卫气也来源于水谷中的精微，它能使肌肉温暖，皮肤充实柔润，还能使汗腺开合有节。将这些功能综合起来，形成了人体抵御外邪侵袭的第一道屏障。一般来说，外邪侵犯人体时，首当其冲的则是卫气，如发热恶寒就是卫气抗邪于表的防御反映。由于肺合皮毛，外感病又多见肺经症状，故将肺卫同时并称。

把以上四种气综合起来，就成为人体得以生存，抗御外邪（病邪）侵犯的"正气"——抗病能力，故有"正气内存，邪不可干""邪之所奏，其气必虚"的说法。证之于实践，是千真万确的。

二、血

血是人体内流动着的具有营养作用的红色液体，是饮食中的精微经过脾的运化，与津液结合起来，上输于肺、心、经心、肺的气化后变化而成的。这就是《灵枢》说的："中焦受气，取汁变化而赤，是谓血。"对于血的功用，《素问·五脏生成论》说："目受血而能视，足受血而能步，掌受血而能握，指受血而能摄。"虽然未列举出更多的脏腑器官，但各脏腑器官得到血液的濡养才能发挥其应有的功能是肯定无疑的。血液循行于脉管之中，内而滋润脏腑，外而润泽形体，周流全身，循环不已，可知血是人体最宝贵的物质。另外，血液还能把新陈代谢中的废物，带到排泄器官排出体外，如带到肾脏通过小便排出。血液旺盛则全身各组织器官得到充足的营养，便能发挥正常的功能，使精神旺盛，活泼健壮。血液不足则组织器官失却濡养，必定是病症丛生。

三、津液

津液是人体内一切正常体液的总称，是由饮食中的精微物质化生而成的。它是人体不可缺少的有益物质。

习惯上对津液都是同称并列的，其实两者之间是有区别的。液是体液中比较浓稠的部分，由饮食中的精微物质化生而成，随着营气运行于全身各组织中，津是体液中比较稀薄的部分，同样来源于水谷中的精微，它随着卫气运行而弥散全身。

津液的作用有二：一是营养和润泽组织器官。皮肤的润泽，肌肉的丰满，肢体关节的运动自如，都要依靠津液的濡润，犹如机器运转时需要润滑油一样（津液并不像润滑油的作用那么单纯）。由津液化生出涕、泪、唾、涎、汗等，有润泽黏膜，保护鼻、眼、口腔黏膜的作用乃是普通常识。就是脑髓、骨髓也要依靠津液的滋润并从中获得营养。二是维持体液平衡。津液随着体内环境和外界环境的变化而相应地发生变化，在这种变化中起到调节体液平衡的作用，从而有利于人体健康。它之所以要有此种变化，其最终目的是维持人体内的体液平衡。如天气炎热则汗多尿少，天气寒冷时则尿多汗少。若不是随着人体内外环境的变化而变化，便会出现津液过度耗伤或过分潴留。在病理情况下，津液的循环障碍或排泄失常，足以导致水肿或变生痰饮。如果因为大吐、大泻、大汗、高热，均能造成津液耗伤过多，结果出现伤津亡液。所以在诊断上尤其是对于温病，往往根据口渴的程度、尿量的多少、颜色的浓淡等现象，作为判断、衡量津液是否亏损的依据。临床实践告诉我们，此种方法固然简单朴素，却具有很大的实用价值。

四、气血津液之间的关系

气、血、津液三者的性状及其生理功能虽各有自己的特点，但均是构成人体和维持人体生命活动最基本的物质。三者的组成均离不开脾胃运化而生成的水谷精气。三者的生理功能，又存在着相互依存、相互为用的关系。因此，无论在生理或病理情况下，气、血、津液之间均存在着极为密切的关系。

1. 气和血的关系

气属于阳，血属于阴，气和血在功能上存在差别，但气和血之间又存在气能生血、行血、摄血和血为气母四个方面的关系。

（1）气能生血　气能生血，是指血液的组成及其生成过程均离不开气和气的气化功能。营气和津液，是血液的主要组成部分，它们来自脾胃所运化的水谷精气。从摄入的饮食物，转化成为水谷精气，从水谷精气转化成营气和津液，再从营气和津液转化成为红色的血液，均离不开气的运动变化。因此说，气能生血。气旺，则化生血液的功能亦强。气虚，则化生血的功能亦弱，甚则可导致血虚。临床治疗血虚证时，常配合补气药物，即是气能生血理论的实际应用。

（2）气能行血　气能行血，血属阴而主静，血不能自行，血在脉中循行，内至脏腑，外达皮肉筋骨，全赖于气的推动。例如，血液循行有赖于心气的推动、肺气的宣发布散、肝气的疏泄条达，概括为气行则血行。如气虚或气滞，推动血行的力量减弱，则血行迟缓，流行不畅，称之为"气虚血瘀""气滞血瘀"，如气机逆乱，血亦随气的升降出入逆乱而异常，血随气升则面红、目赤、头痛，甚则出血；血随气陷则脘腹坠胀，或下血崩漏。因此，临床治疗血行失常的病症时，常分别配合补气、行气、降气的药物，才能获得较好的效果。

（3）气能摄血　摄血，是气的固摄功能的具体体现。血在脉中循行而不逸出脉外，主要依赖于气对血的固摄作用，如果气虚则固摄作用减弱，血不循经而逸出脉外，则可导致各种出血病症，即是"气不摄血"。临床治疗此类出血病症时，必须用补气摄血的方法，引血归经，才能达到止血的目的。以上气能生血、气能行血、气能摄血这三方面气对血的作用，概括称为"气为血帅"。

（4）血为气母　血为气母，是指血是气的载体，并给气以充分的营养。由于气的活力很强，易于逸脱，所以必须依附于血和津液而存在于体内。如果血虚，或大出血时，气失去依附，则可浮散无根而发生脱失。故在治疗大出血时，往往多用益气固脱之法，其机制亦在于此。

2. 气和津液的关系

气属阳，津液属阴，这是气和津液在属性上的区别。但两者都源于脾胃所运化的水谷精微，并在其生成、输布过程中，两者有着密切的关系。

（1）气能生津　气能生津，是指气的运动变化是津液化生的动力。津液的生成，来源于摄入的饮食，有赖于胃的"游溢精气"和脾的"散精"运化水谷精气。故脾胃健旺，则化生的津液充盛。脾胃之气虚衰，则影响津液的生成，而致津液不足。

（2）气能行（化）津　津液在体内的输布及其化为汗、尿等排出体外，全赖于气的升降出入运动。例如，脾、肺、肾、肝等脏腑的气机正常，则促进津液在体内的输布、排泄过程。若气的升降出入不利时，津液的输布和排泄亦随之受阻，称之为气滞水停。由于某种原因，津液的输布和排泄受阻而发生停聚时，则气的升降出入亦随之而不畅，称作"水停气滞。"另外，气与津液两者的病变常互相影响。故临床治疗时，行气与利水之法须并用，才能取得较好的效果。

（3）气能摄津　津液与血，同属液态物质，同样有赖于气的固摄作用，才能防止其无故流失，并使排泄正常。因此，在气虚或气的固摄作用减弱时，势必导致体内津液的无故流失，发生多汗、多尿、遗尿等病理表现。临床治疗时，亦应采用补气之法，使气能固摄津液，病则获愈。

（4）津能载气　津液，亦是气的载体，气必须依附于津液而存在。当发生多汗、多尿及吐泻等津液大量流失的情况时，气在体内则无所依附而散失，从而形成"气随津脱"证。

3. 血和津液的关系

血与津液，都是液态物质，也都有滋润和濡养作用。与气相对而言，则两者都属于阴。因此，血和津液之间亦存在着极其密切的关系。

血和津液的生成都来源于水谷精气，由水谷精气所化生，故有"津血同源"的说法。津液渗入脉中，即成为血液的组成部分。在病理情况下，血和津液也多相互影响。例如，失血过多时，脉外之津液可渗注于脉中，以补偿脉内血容量之不足。而脉外之津液又因大量渗注于脉内，则可形成津液不足，可见口渴、尿少、皮肤干燥等病理表现。反之，津液大量耗伤时，脉内之津液亦可渗出于脉外，形成血脉空虚、津枯血燥等病变。因此，对于失血病症，不宜采用发汗方法。而对于多汗或吐泻等津液严重耗伤的患者，亦不可轻用破血、逐血之峻剂。此即"津血同源"理论在临床上的实际应用。

第五节 疾病的源头——病因与发病

一、病因

凡是能够引起人体发生疾病的因素就叫做病因。古代医学家们认为疾病的发生、发展，与人体的"正气"和致病因素——"邪气"有密切关系。"正气"指的是人体适应自然环境变化的调节能力和身体对疾病的抗御能力。"邪气"是能够导致疾病的各种有害因素。由于正气盛衰不同，致病因素的性质有异，便决定了疾病有不同的性质和表现形式。这是中医病因学说的特点。致病因素之所以能够危害人体，主要是乘人体抗病能力低下的机会发挥作用（外伤例外）。只有人体正气不足和致病因素同时存在的情况下，才能产生疾病。如果人体抗病能力强盛，脏腑的阴阳、气血、经络功能正常，纵有致病因素侵犯人体，也不致于发生疾病（病邪特强，超越了正气抗邪力所能及的范围则另当别论）。身体的强弱，不但与疾病的发生有关，而且与疾病的发展、变化、预后、转归有密切的联系。

导致疾病发生的原因，是多种多样的，主要有六淫、疠气、七情、饮食、劳倦，以及外伤和虫兽等，这些因素在一定的条件下都可能使人发生疾病。为了说明致病因素的性质及其致病特点，古代医家曾对病因作过一定的归类。其中较有名的分类方法是宋代陈无择的"三因学说"，他认为六淫邪气侵袭为外因，情志所伤为内因，而饮食劳倦、跌仆金刃，以及虫兽所伤等则为不内外因。古人这种把致病因素和发病途径结合起来的分类方法，对临床辨别病症，有一定的指导意义。在学习病因的时候，不仅要在理论上把它弄懂，而且要想到弄懂的目的在于运用，要为患者解除疾病痛苦。也就是运用病因知识去解释发病的机制及其在疾病发生、发展过程中所居的地位和作用。不但要会运用，而且还要能够熟练地运用于辨证施治的整个过程。

（一）六淫

风、寒、暑、湿、燥、火本是自然界中六种气候变化现象，由此才决定了四季气候的不同，是正常现象，故称它为"六气"。当人体由于某些原因不能适应气候的变化，或气候变化超过了人体所能适应的范围

（太过或不及），就成为致病因素了，当这种反常情况出现的时候，就成为致病因素，中医称之为"六淫"。六淫多为外感病的致病因素，既可以单独侵犯人体，又可以两种以上同时为害，给人体造成损害。六淫邪气不仅可以相互影响，而且在一定的条件下可以互相转化，造成极为"错综复杂"的局势，于是疾病表现出"五花八门"的形式。有的时候某些疾病虽然以六淫的形式表现出来，实际上却与外界之六淫没有直接的联系，乃是脏腑功能失调后的反映，因此冠以"内"字或"外"字以示区别。

1. 风

风是自然界空气流动的一种表现，特点是来去皆快，时有时无，流动性大，无所不至，变化快。中医用"取类比象"的办法，把它用于临床辨证，作为阐明病因的一种手段。

①"风为阳邪，轻飏开泄"。风为春季主气，其他季节也可出现，具有升发、向上、向外的特点，所以属阳，主开泄。容易侵犯人体肌表皮肤，多由口鼻而入，因此，外感风邪以伤人头部、肌肉、皮肤为特点。临床上出现头痛、恶风、汗出、咳嗽等症状。

②"善行而数变"。风性急速，变化无常，因此，临床上往往把病无定处、游走不定、变化多端的疾病列入"风病"的范畴。如"行痹""风瘼"（荨麻疹）之类。还有"中风"病是以发病急骤、来势凶猛、病情险恶易变等为其特点，虽然与外界的风邪无关，只因发病时类似风的性格，故用"风"加以形容。

③"风为百病之长"。是说风邪最容易与其他病邪合并为害，当其与他邪合并，此时除具有风邪特点外，还同见他邪的特殊表现，如风寒表证、风热表证、风湿表证。

④"风性主动"。所谓"动"即动摇不定的意思。外感、内伤均可出现。外感如温病中的"热入心包"，内伤病中的眩晕、抽搐、震颤、摇头、项强、角弓反张等，其中有虚实之分。

总之，辨风病时要抓住风的特点，并要区分出是因感受了外界风邪还是脏腑功能失调后出现的"动风"证候，是否与其他病邪结合，以及邪侵部位。

2. 寒

寒是冬季的主气，其他季节也可出现。寒是气温降低的表现。寒邪致病的特点和表现，与自然界的寒冷、冰冻、凝结等现象相类似。寒有内、外之分。外寒是感受了外界寒邪直接引起的疾病。伤于肌表者为"伤寒"（狭义的），寒邪直中脏腑者为"中寒"。前者病势轻浅，后者沉重。内寒则为机体功能衰退，阳气不足的反映。虽说外寒可以入里伤害阳气或阳气不足的人容易感受外寒，互相之间可以影响。但是，毕竟外寒和内寒是有区别的，是两类不同的寒病。

①"寒为阴邪，易伤阳气"。外寒束表、阳气被遏，营卫不和就会出现表寒证。寒邪入里，伤损脏腑阳气，功能衰弱，阳气不振，失却温煦之性，视寒邪伤及脏腑不同而有不同的症状。

②"寒性凝闭，主痛"。"凝闭"即凝结闭塞，不通畅的意思。痛是凝闭不通的结果，即"不通则痛"。凝闭的机制与自然界冰冷冻结相同。寒邪容易导致气滞血瘀、经脉凝闭不得通畅。

③"寒性收引"。收引即收缩牵引的意思，主要指筋脉的收引，与热胀冷缩的物理现象同一道理。筋脉收引致使气血不得通畅，卫气被遏，故发生挛急疼痛或卫阳被遏闭而见表实证。阳气不足产生的内寒则为"阴胜则寒"，是寒从内生。寒生于内的病理机制也同此理，只是寒邪侵犯的部位不同而已。

运用于临床实践时，要把寒邪的特点和邪犯部位密切结合起来，区分表里、内外、肌表、脏腑，并要注意寒邪的强度和体质的具体情况。

3. 暑

暑是夏天的主气，是一种火热的表现，它的时间概念很强，即"先夏至日者为病温，后夏至日者为病暑"。对暑字的运用要严格掌握时间界限：暑邪独见于夏令之际，不可混淆错用。

①"暑为阳邪，其性炎热"。暑为夏日炎热之气，故属阳。暑病是由暑热性质所决定的，所以表现出高热、口渴、脉洪大、多汗等一派火热亢盛的症状。

②"暑性升散，耗气伤津"。火性炎上，热性弥漫，火热外束，体温放散障碍，人体为了调节体温，因此借汗出以泄热。汗为有形之物属阴，阴津耗伤，气随之而出，故暑邪能伤气津，犹如炉火旺盛，水液易于蒸腾升散。

③"暑多夹湿"。夏季酷热，多雨潮湿，天暑下逼，地湿上蒸，人处其中，暑湿易于合邪为害。因此，有"暑多夹湿"的说法，所谓"多"和"必然"是有所区别的。如日射病（中暑）多系在强烈的热辐射作用下，引起脑膜和脑组织充血所致，并不见得夹有湿邪，多为冒暑

远行或在烈日下劳作被暑邪中伤，或高温环境中热辐射所致。

暑邪致病的特点：发病急，转变快，容易伤耗气津。

4. 湿

湿为空气中湿度过大，水分过多的意思。湿有内、外之别。外湿多与季节、工作生活环境有关，如水上作业，涉水淋雨，久居潮湿之地或被雾露所侵，湿邪由肌表侵入。内湿则为脾失健运，水湿停滞积蓄体内所致。所以《素问》说："诸湿肿满，皆属于脾。"当然，外湿和内湿也可以互相影响，如恣食生冷瓜果、肥甘厚味、贪凉饮冷，或酒茶成癖均可成为湿邪为病的条件。

①"湿邪重浊"。重即沉重，浊即秽浊。湿邪致病常见肢体沉重，或分泌物秽浊不清，如鼻涕、白带。湿邪所犯部位不同，见证各异。一般多伤下部如腰、膝等处，或重痛，或肿胀。这是重浊之邪易于趋下的缘故。

②"湿性黏滞"。一是指大便黏滞不爽，小便涩滞不畅；二是指病程较长，缠绵难以速愈。

③"温为阴邪，遏阳碍气"。湿为水类，重浊趋下，所以属阴。因为湿邪重浊黏滞，故能造伤阳气，阻碍气机，即平时说的"湿困脾阳"。脾阳被遏，运化失健，阻碍气机，出现痞满胀闷等一系列气机不畅的表现。

5. 燥

燥为秋季主气。燥即干燥，空气中湿气减少或人体内津液枯少的意思。至于燥邪属阴抑或属阳，清代以下争论颇大，笔者个人则认为列入阳的范畴理由更充足些。一般将外燥分为凉燥和温燥两大类型，具体理由见燥病辨证条。外燥之邪多由口鼻而入，首先侵犯肺卫，肺喜润而恶燥，所以受邪之后便表现出一派干燥的见证。即《素问》说的："燥胜则干。"内燥则是体内津液精血枯少的表现，与外界燥邪没有什么直接联系。

"燥胜则干、易伤津液"。燥邪致病，均以机体津液或精血亏少为主要证候，故临床上常表现为口鼻干燥、干咳无痰或痰黏稠不易咳出，皮肤粗糙，毛发不荣，便秘溲短，舌干少津，脉象细涩。

6. 火

火为阳邪，其性最猛为害尤烈。火和热异名同类，故有"火为热之体，热为火之用"的说法，就其程度上的分别：热之极即为火，火之渐即是热。火和热的生成来源并不完全相同。诚然，外邪中的风、寒、暑，湿、燥五者均可化火，然而临床上辨外感病多以"热"字代替"火"字。一般见于热病热盛极期。火多数由于脏腑功能失调或情志过激化生而成，即"五志皆能化火"。内伤疾病辨证时多以"火"字代替"热"，一般则把火邪分为虚、实两大类。凡起病急、病程短、热象亢盛、机体抗病能力不衰、伤阴不显著或先有火盛后见伤阴者，多属实火。反之，起病缓慢、病程长、热象不甚或自觉甚热、按查或测体温时不高于正常或略有低热、机体正气不足、先有阴虚而后见热象（虚性亢奋）者，多为虚火。

①"火为阳邪，其性炎上"。对火邪的认识是以日常生活中对火的性能、作用的理解为基础的。这样就不仅确定了它的属性，而且用"炎上"形容它趋上的性质。不论实火还是虚火都是以"炎上"为特点的。火邪寄附的部位不同，表现的形式则有区别，但都容易侵犯头面部各器官。排出物（痰、涕、尿、粪）多黏稠、混浊并伴有热感是其特点。

②"消灼津液"。火邪除能表现出一派火热亢盛之象外，还能消灼津液。因此往往见到口渴喜冷饮、舌干少津、尿赤短少、大便干结等症。

③"迫血妄行"。火邪凶猛，容易灼伤血络，迫血妄行，故能引起多种出血之证和发斑。火邪还能扰乱心神而产生神志症状。

（二）七情

喜、怒、忧、思、悲、恐、惊合称为七情。在一般正常情况下，是人体对客观外界事物的反映，属于正常的精神活动，并不足以引起疾病。但是，如果由于长期的精神刺激或突然受到剧烈的精神创伤，超过了人体所能适应的能力，它就成为一种恶性刺激，进而影响到人体正常的生理活动，引起脏腑功能失调，气血紊乱，阴阳失和，变生疾病。精神因素能否造成情志失常并变生疾病，主要取决于人的精神状态如何。有感情脆弱、意志不坚强的人，患得患失，经不起考验，在外界不良的刺激下，造成情志失常，变生疾病。当然，也有因废寝忘食，昼夜不息地为党的事业呕心沥血，精神经常处于紧张状态之中，久而久之，也会影响人体健康，积劳成疾。另外，因为内脏功能失调也能导致情志的变化，这是同一事物的两个方面。

情志的活动是以五脏精气为基础的，外界的精神刺激因素只有作用于有关内脏，才能表现出其情志变化。当然也并非绝对如此。人是一个有机的整体，心（脑）为五脏之主，内藏神志，神志的化变必然与心（脑）有密切联系，并且通过心（脑）对其他脏腑施加影响，这是符合现代医学高级神经活动学说的。

1. 喜

喜为心之志，是心情愉快舒畅的表现。在正常情况下可以使气血通调，营卫流利，有益于身心健康。但是，过喜也会使神气耗散，伤害阳气，甚至造成精神失常而发狂。所以啼笑无常的疾病多责之于心（实为心火旺盛或痰迷心窍）。任何一种超越常度——过强的刺激，都能使意志薄弱的人发生情志变异，喜也不能例外，在临床上是不乏实例的。

2. 怒

怒为肝之志。人遇到愤恨不平的事件，往往基于正义感，能产生一时性的情绪冲动，气逆上冲，勃然发怒。发怒时血随气逆冲上。血不能养肝，肝失濡养，肝之刚强之性格暴露无遗，肝强横逆郁结，郁久生火（气有余便是火），火旺易于自焚。一般说怒和"肝火旺盛"有密切关系。肝火的成因：一为肝阳过旺而产生，二为肝阴虚不能制阳而化生邪火。有虚有实，应当注意分辨。性情急躁的人，往往与肝气郁结有关，反之，肝气郁结的人性情多急躁易怒。临证之际应当留意这类情况。怒不但能伤肝，而且能伤心、肾、胆。

3. 忧

忧为肺之志。心情不愉快时往往产生忧愁、懊丧、焦虑、抑郁不乐的表现。忧愁太过可使气机不利，肺气壅滞，使肺受到损伤。临床上见到忧愁过度的人，往往自述胸闷不舒、食欲缺乏、四肢无力、喜叹息等胸膈不利的症状。这就是《灵枢》说的"忧愁者，气闭塞而不利"的意思。

4. 思

思为脾之志。凡集中精力，运用智慧，思考问题都属于思的范畴。在正常情况下思维活动是不会引起疾病的。如果凝思过度也会使气机不畅，气滞而不行，影响脾的健运功能，就会出现食欲不振、消化不良，甚至发生呕吐，久而久之则继发气血不足、消瘦乏力、精神萎靡、怔忡健忘。至此，人便无法集中精力思考问题了。所以有思虑能伤心、脾的说法。另外，心脾有病的时候也会影响思维活动。

5. 悲

悲是由痛苦、烦恼、伤感所引起的。过分的悲哀能够损伤内脏，危害健康。其中以心、肺两脏受累最为显著。过分悲哀会使心肺之气郁结。上焦闭塞不通，营不能畅行于脉中，卫不能布阳于外而郁结心肺变生邪火，消耗正气，甚至可能造成精神失常发生情志病变。另外，心气虚、心神不足的人最容易产生悲观失望的情绪。

6. 恐

恐为肾之志。恐即恐惧、害怕的意思，是精神极度紧张引起的胆怯表现。一般来说，气血的盛衰和人体健康状况是成正比的。中医认为肾精是能化生气血的。气血不足，不能养心安神，遇到精神刺激时容易产生不必要的疑虑，由疑虑导致恐怖，愈疑愈深，恐则愈来愈大，甚至造成精神失常。现代医学精神病中就有此种类型。

长期处于恐怖的环境中，也会损伤内脏，首当其冲的是心、肾两脏。有的见到一些恐怖现象将危及自身时，不但会发生二便失禁，甚至发生神志昏乱。另外，内脏功能失常尤其是心肾有病的人也容易产生恐惧情绪。此处所说的恐是指处于同一环境中，有的人不以为意，有的人却产生了心理上的恐惧。

7. 惊

惊即突然受到意外的惊吓，如遇险临难，目睹异物，耳闻巨响，精神上突然紧张起来不知所措。《素问》说："惊则心无所依，神无所归，虑无所定，故气乱矣。"《灵枢》说："大惊卒恐则气血分离，阴阳破散。"就是说当人受到意外惊吓时，神气紊乱而散失，心神无所依附，不能做出正确而果断的决定，严重时还能使气血分离，气机紊乱而产生痴呆、昏倒、神志失常等现象。因此说惊能伤心、肾、肝、胆。临床上遇到容易受到惊吓或发生痴呆的病人，往往从心、肾、肝、胆四脏探查原因，施以针药。心、胆气虚的人往往是惊吓致病的基础。

（三）饮食失调

饮食是人体维持生命活动的物质基础。合理而适当的饮食可以营养人体。如果饮食不节，纵情口腹，暴饮暴食，恣食肥甘、膏粱厚味，或者发生偏食、进食不洁等，不但对身体健康无益，反而能成为致病因素。

1. 饮食不节

在日常生活中，过饥可以造成营养不良；纵情口腹，进食量太多，超过了胃肠所能容纳的限度，轻者直接对胃肠造成过重负担，影响正常功能的发挥，出现食不知味或厌食、脘腹膜胀、吞酸嗳腐、飧泄下利等症。严重者可以造成急性胃扩张，甚至胃破裂。暴饮暴食，食物未经咀嚼便吞咽入胃，不但额外增加了胃的负担，而且直接损伤胃肠。至于食用不洁或生冷腐败食物所造成的损害就更大了。

2. 偏食太过

古人对食物营养的认识，是建立在五味入五脏基础上的。古人认为过食辛、酸、甘、苦、咸对脏腑能产生一定的有害作用。饮食疗法和服药期间的忌口，就是由此演绎出来的。

过度饮酒可以发生酒精中毒，酒毒蕴积能伤气害血，变生出许多疾病，如慢性胃炎、肝硬化和中医所称的"内湿"。嗜茶成癖能酿成湿邪内蕴，由湿导致许多疾病。过食肥甘油腻之物可以生湿、生痰、生热，变证丛生。过食辛燥可使胃肠积热。过食生冷易损伤脾胃阳气致使寒从内生。生活中的饮食应该多样化，不仅可以使身体得到丰富多彩的营养，而且可以避免因偏食而发生疾病。

饮食多样化并不是说食物成分须过于复杂。食物过分复杂也会产生弊病。因为有些食物既可供食用，也可供药用，同时吃会发生相反的作用。轻者致病、中毒，严重者可以造成死亡。还有一种异食癖，如喜食生米、炭渣泥土、生茶叶等，大多与肠道寄生虫有关，医生不可不知。

（四）劳倦

人参加生产劳动可以为社会创造财富，是人类的美德。适当的劳动使血脉通畅，气机流利，有益于身心健康。但长期过度的尤其是固定于一种姿势的劳动，超过了人体所能耐受的强度，也可以损伤人体内脏或其他器官。劳动时以四肢和筋骨的活动量最大，脾主肌肉、四肢，肝主筋，因此，过度劳倦最容易伤脾和肝。尤其是伤脾之气，出现气少力衰、四肢困倦、懒言少气、动则气短、精神倦怠等现象。即《素问》所说的："劳则气耗。"气在此处应理解为功能受到影响，并非内脏发生器质性病变，经过适当休息是可以恢复原状的。《素问》中还提到另一类劳伤："五劳所伤，久视伤血，久卧伤气，久坐伤肉，久立伤骨，久行伤筋。"这说明不同的过度劳倦不但与劳动强度有关，而且与劳动时的姿势有关，可以造成不同部位的损伤。因此，在劳动中应该不断变换体位，现在工厂、公社、机关、学校都订立了保健制度，经常做广播体操或保健操，对保障身体健康是有积极意义的。劳倦不单纯指体力消耗过多；劳心——脑力劳动——太过也会导致疾病。现代医学中的神经衰弱就是典型例子。过分安逸，完全不参加体力劳动则会使身体肥胖臃肿，行动不便，动则气喘，心悸气短，肢软乏力等。因此，决不可以把劳倦误认为劳动可以致病。

还有一种是房劳损伤，指的是性生活不节、纵情色欲，只贪一时之快，戕伤肾精。或早婚或妇女产育过多所引起的腰膝胀痛、神疲乏力、眩晕耳鸣，男子遗精或阳痿不举，女子则月经不调、带下过多等。

至于因劳动时用力不当而发生的扭伤，已属外伤范畴。中医所称的虚劳，是由脏腑亏损、元气虚弱而致的各种慢性病的总称，已不属病因范围，故不予叙述。

（五）痰饮

痰饮是脏腑功能失调后的病理产物，既可以作为一种或多种疾病出现，也可以作为一种致病因素直接或间接地作用于某些脏腑组织而影响疾病的发生和发展。因此，它不仅仅是指呼吸道分泌的痰液。凡是在正常情况下体内不应存在而出现的液体可统称为痰饮。痰饮是人体津液郁滞不通，凝聚变生而成的。主要是肺、脾、肾对水液代谢功能失常，或因邪热郁火熬煎津液转化而成的。饮的生成来源与痰相同，两者的分别仅在于：清稀者为饮，黏稠者为痰。从致病部位看，饮邪多留滞于胸、腹、四肢、皮肤，而痰则可随气血流行，外至筋骨，内至脏腑，上下左右，四肢百骸无所不至，造成许多奇疾怪病，并且能与多种病邪合并为害。饮常与寒邪并见，致病范围较痰狭窄。

痰饮导致的疾病是多方面的，当视所依附的脏腑部位不同而有不同的症状，可参阅本书相关内容。痰饮之病一般多有脉滑、苔滑腻的表现。

（六）寄生虫

寄生虫指的是肠道寄生虫，如蛔虫、蛲虫、绦虫、钩虫等，不包括血吸虫和血丝虫病。中医认为肠道寄生虫多因饮食不洁，胃肠素有湿热所致，并与饮食积滞有关。病之初可无任何明显的症状，但虫寄踞肠内，吮吸营养，伤耗气血才引起注意。平时有鼻孔或肛门发痒；或眼眶下微黑；或唇内生粟状白点；或面有白色花斑；或饮食减退或异常亢进；或有喜食生米、茶叶、泥土、炭渣等异食癖。

（七）气滞

气滞本是脏腑功能失调后的结果，在一般情况下把它看成是疾病过程中的一个症状，或一组症状，有时候又把它看成一种致病因素。中医对气和气的功能是十分重视的，认为气能够而且应该运行全身而发挥其应有作用。如果人体某一部位或某一脏腑、经络发生了病变，如情志不畅、饮食失调、外邪侵袭等，常能影响到气的流通，于是出现了气滞。发生气机郁滞之后，就会出现一系列的症候。气滞发生在不同的脏腑便有不同的表现，因为气属阳，代表功能，所以共同症状为：攻痛或胀痛，时轻时重，部位游移不定；嗳气或矢气后痛减轻，甚者可以出现痞块，按时质软，时聚时散，与情志波动有密切联系。因为气滞是脏腑功能失常，不能使气正常运行，故不属于器质性病变。

（八）瘀血

瘀血多为气滞（气为血帅，气行则血行，气滞则血瘀），或气虚（无力推动血液的正常运行），或外伤或其他原因造成的内出血，未能及时消散或排出（瘀血凝滞，经脉不畅）造成的。瘀血形成之后，反过来影响到全身气血的运行，或使身体某一部分的气血流通不畅（不通则痛）。严重者还可以因瘀血阻滞而发生局部坏死；还可以因瘀血阻滞，新血生成不良，或致使血不归经而引起外溢。基于上述种种理由，所以把瘀血又看成一种致病因素。

瘀血凝滞的部位不同，临床上的表现也就有所区别。共同的特点是：疼痛（经脉阻滞，气血不得通畅，血为有形之物，属阴，故痛有定处，固定不移，刺痛拒按），肿块（局部青紫，若发生于内脏可扪及坚硬的包块，聚而不散），出血（颜色晦暗，常伴有血块），舌紫或有瘀点，脉涩，凡临证之际遇到此类症状，首先联想到瘀血是有现实意义的。血瘀又往往和气滞同时出现。

除以上种种病因外，还有外伤跌扑、虫兽所伤、疫疬、伏邪等。

二、发病

疾病与健康是相对而言的。人体脏腑、经络生理活动正常，气血阴阳协调平衡，即所谓"阴平阳秘"。当人体在某种致病因素的作用下，人体脏腑、经络等生理活动异常，气血阴阳平衡协调关系受到破坏，导致"阴阳失调"，出现各种临床症状，便发生疾病。中医学认为，疾病的发生和变化，虽然错综复杂，但总其大要，不外关系到人体本身的正气和邪气两个方面。

正气，是指人体的机能活动（包括脏腑、经络、气血等功能）和抗病、康复能力，简称为"正"。所谓邪气，则泛指各种致病因素，简称为"邪"。疾病的发生和变化，即是在一定条件下邪正斗争的反映。

1. 正气不足是疾病发生的内在根据

中医发病学很重视人体正气，认为内脏功能正常，正气旺盛，气血充盈，卫外固密，病邪难于侵入，疾病无从发生，《素问》说："正气存内，邪不可干。"只有在人体正气相对虚弱，卫外不固，抗邪无力的情况下，邪气方能乘虚而入，使人体阴阳失调，脏腑经络功能紊乱，才能发生疾病，《素问》说："邪之所凑，其气必虚。"故说，正气不足是疾病发生的内在根据。

2. 邪气是发病的重要条件

中医学重视正气，强调正气在发病中的主导地位，并不排除邪气对疾病发生的重要作用。邪气是发病的条件，在一定的条件下，甚至可能起主导作用。如高温、高压电流、化学毒剂、枪弹伤、冻伤、毒蛇咬伤等，即使正气强盛，也难免被伤害。又如疫疠之邪，"五疫之至，留相染易，无问大小，病状相似"（《素问》），这说明多种传染病的发生，对人体有较大的危害。

3. 正邪斗争的胜负决定发病与不发病

正邪斗争，是指正气与病邪的斗争。这种斗争不仅关系着疾病的发生，而且影响疾病的发展及转归。

正能胜邪则不发病：邪气侵袭人体时，正气即起来抗邪，若正气强盛，抗邪有力，则病邪难于侵入，或侵入后即被正气及时消除，不产生病理反应，即不发病。如自然界中经常存在着各种各样的致病因素，但并不是所有接触的人都会发病，此即是正能胜邪的结果。

邪胜正负则发病：在正邪斗争过程中，若邪气偏胜，正气相对不足，邪胜正负，从而使脏腑阴阳气血失调，气机逆乱，便可导致疾病的发生。

发病以后，由于正气强弱的差异、病邪性质的不同和感邪的轻重，以及所在部位的浅深，从而产生不同的病症。

疾病与正气强弱的关系：正气强，邪正斗争剧烈，多表现为实证；正气虚弱，抗邪无力，多表现为虚证，或虚实错杂。

疾病与感邪性质的关系：一般来说，感受阳邪，易导致阳偏盛而伤阴，出现实热证；感受阴邪，易导致阴偏盛而伤阳的寒实证或寒湿证。

疾病与感邪轻重的关系：邪气是导致疾病发生的重要条件，疾病的轻重，除体质因素外，决定于感邪的轻重，一般来说，邪轻则病轻，邪重则病重。

疾病与病邪所中部位的关系：病邪侵犯人体，有在筋骨经脉者，有在脏腑者，病位不同，病症各异。

第六节 疾病的基本病机

病机，即疾病发生、发展、变化的机制。当致病因素作用于机体，导致疾病的发生。由于人体正气强弱不一，病变部位有深有浅，阴阳平衡状态有别，邪气性质与盛衰亦有差异，病机也是随着正邪消长而不断变化的。但是，尽管疾病种类繁多、临床表现错综复杂、千变万化，但一定有其共同的病机演变规律，这就是基本病机，它主要包括邪正盛衰、阴阳失调、气血津液失常等病机变化最基本的规律。

一、邪正盛衰

邪正盛衰，是指在疾病过程中，机体的抗病能力与致病邪气之间相互斗争所发生的盛衰变化。邪气侵犯人体后，人体的正气即与其相互斗争，一方面是致病邪气对机体的正气产生损害作用，另一方面是人体正气对致病邪气产生相应的对抗，并消除其不良损伤作用。邪正斗争的消长盛衰，不仅关系着疾病的发生、发展和转归，同时还决定着病症的虚实变化。因此，邪正斗争是疾病过程中的基本矛盾，从一定意义上说，疾病过程就是邪正斗争及其盛衰变化的过程。

（一）邪正盛衰与虚实变化

邪正双方力量对比的盛衰变化，形成了患病机体或实或虚两种不同的病理状态，决定了疾病的虚实性质。其不仅可以产生单纯的虚性或实性病理，而且在病程长、病情复杂的情况下还会形成多种复杂的虚实病理变化。因此，邪正盛衰与虚实变化包括虚实病机和虚实变化两个方面。

1. 虚实病机

（1）实　实，指邪气亢盛，是以邪气盛为矛盾主要方面的病理状态，即所谓"邪气盛则实"。邪实的形成原因：一是六淫、疫气、毒邪等外邪的入侵；二是体内有病理产物及有形之邪的滞留，如水湿痰饮、瘀血、结石、食积、虫积、燥屎等；三是由于情志内伤等原因导致的滞气，或内生之火热、寒湿等。实证，是指在疾病过程中，由于致病邪气亢盛，机体正气尚未虚衰，正邪相争剧烈，病理反应明显，在临床上出现一系列以亢奋、有余、不通为主要特征的实性病理变化的证候。常见的有邪热内蕴、痰浊壅盛、食积不化、水湿阻滞、瘀血内阻、腑实不通等证，表现出壮热、狂躁、声高气粗、痰涎壅盛、腹痛拒按、二便不通、脉实有力等症状。实证常见于外感六淫和疫气致病的初期和中期，或由于痰湿、水饮、食积、结石、气滞、瘀血等引起的内伤病症。

（2）虚　虚，指正气不足，是以正气虚损为矛盾主要方面的病理状态，即所谓"精气夺则虚"。正气不足，包括机体的精、气、血、津液等物质的亏损及脏腑经络等生理功能的衰退和抗病能力低下等。正虚的形成原因：一是先天亏虚，禀赋不足；二是后天饮食失宜或过度劳伤等；三是见于疾病的后期或慢性疾病，日久耗伤人体正气。虚证，是指在疾病过程中，由于机体正气衰弱，脏腑经络等组织器官功能减退，而邪气已退或不明显，故难以出现邪正斗争剧烈的病理反应，临床上出现一系列以虚弱、衰退、不固为主要特征的虚性病理变化的证候。常表现出形体消瘦、神疲乏力、面容憔悴、心悸气短、动则气喘、自汗盗汗，或五心烦热或畏寒肢冷、脉虚无力等症状。虚证多见于外感病的后期或恢复期和各种慢性消耗性疾病的过程中，以及先天不足，素体虚弱，或年迈体虚之人。

2. 虚实变化

邪正的消长盛衰，不仅可以产生单纯的或虚或实的病理变化，而且在某些长期、复杂的疾病过程中，还会出现虚实病机的错杂、虚实证候的转化以及虚实本质与表象之间的真假等变化。

（1）虚实错杂　又称"虚实夹杂"，是指在疾病过程中，邪盛和正虚同时并存的病理状态。其临床表现特点是虚性征象与实性征象错杂兼见。由于正虚和邪盛的主次不同，又有实中夹虚、虚中夹实和虚实并重三种情况。

① 实中夹虚：是指以邪实为主，又兼有正气虚损的病理状态。多

由于实性病变失治、误治，以致病邪久留，损伤人体正气而形成。例如，外感热病的发展过程中，由于邪热炽盛，伤津耗气，从而形成热盛而气津两伤之证，临床表现既有外感病实热炽盛的壮热、面赤、便秘、舌红、脉数有力的邪实见症，又兼见口干舌燥、大渴引饮及乏力等津伤气虚的表现。

② 虚中夹实：是指以正虚为主，兼夹实邪结滞的病理状态。多由于正虚而致体内某些病理产物如痰饮、水湿、瘀血等积聚而形成。如脾阳不振、运化失职所致的水肿，既有脾虚不运的神疲纳差、食后腹胀、四肢不温等症状，又有水湿内停、发为浮肿等表现。

③ 虚实并重：是指正虚和邪盛难分主次的病理状态。如久病咳喘之人，既有肺脾气虚之咳喘无力、纳少倦怠症状，又有胸闷、咳痰量多之邪实表现。

虚实错杂总是在疾病的虚实转化过程中形成的，故必须明确正虚与邪实的因果关系，区别虚实之孰多孰少，以确定虚实之主次。另外，由于病邪所在部位与正气受损部位的差异，尚有表虚里实、表实里虚、上虚下实、上实下虚的不同病理变化。

（2）**虚实转化**　指在疾病过程中，由于实邪久留而损伤正气，或正气不足而致实邪积聚等所导致的虚实病理转化的过程，主要有由实转虚和因虚致实两种情况。由于虚实转化属于疾病传变中"病性转化"的范围，故其内容详见病性转化部分，这里不再重复。

（3）**虚实真假**　指疾病在某些特殊的情况下，其临床表现出现了一些与其病机虚实本质不符的假象的病理状态。可分为真实假虚和真虚假实两种情况。

① 真实假虚：古称"大实有羸状"，是指病机的本质为实，但临床表现出某些类似虚羸的假象。此多由热结肠胃，痰食壅滞，湿热内蕴，或大积大聚等实邪结聚于内，致使经脉阻滞，气血不能畅达于外所致。如热邪结聚于肠道的里热炽盛证，一方面可见到腹胀满硬、疼痛拒按、大便秘结、潮热、谵语等实性症状；同时又有因阳气被郁滞，不能布达肌表的面色苍白、四肢逆冷、精神萎靡等类似虚寒的假象。

② 真虚假实：古称"至虚有盛候"，是指病机的本质为虚，但临床表现出某些类似实证的假象。此多因正气虚损至极，脏腑功能衰退，推动、气化、激发无力所致。如脾虚运化无力，可见脘腹胀满、疼痛等假实征象。又如阳气极度衰绝，以致虚阳外越时，可见精神兴奋、面红如妆、烦躁不宁的假实之象。

（二）邪正盛衰与疾病转归

在疾病的发展变化过程中，由于邪正斗争，使邪正双方的力量对比不断地发生盛衰消长的变化。这种邪正盛衰变化，对疾病发展的趋势与转归起着决定性的作用。

（1）正胜邪退　正胜邪退，是指在疾病过程中，正气奋起积极抗御邪气，正气战胜邪气，而邪气日益衰减或被驱除，疾病趋于好转和痊愈的一种转归，也是许多疾病最常见的一种结局。此多由于患者正气比较旺盛，抗御病邪的能力较强，或能及时得到正确治疗，或两者兼而有之所致。邪气受到遏制或被驱除，病邪对机体的损害作用即告终止或消失，机体脏腑、经络等组织器官的病理损害逐渐得到修复，精、气、血、津液等被耗伤的物质逐渐得到补充，机体的阴阳在新的基础上又获得了相对平衡，疾病即告痊愈。

（2）邪去正虚　邪去正虚，是指在疾病的后期，邪气已被驱除，病邪对机体的病理损害已经停止，但正气耗伤，有待恢复的病理过程。此多因邪气亢盛，病势较剧，正气耗伤较重；或攻邪措施猛烈，如大汗、大吐、大下等，使正气大伤；或正气素虚，感邪后重伤正气等所致。多见于急、重病的恢复期，一般趋向好转、痊愈。

（3）邪胜正衰　邪胜正衰，是指在疾病过程中，邪气亢盛，正气渐衰，机体抗邪无力，疾病趋于恶化，甚至死亡的一种转归。此多因机体正气虚弱，抗邪无力；或邪气炽盛、失治、误治等，致机体抗邪能力日渐低下，不能制止邪气的侵害作用，机体受到的病理性损害逐渐加重，则病情日趋恶化。若进一步发展，正气大衰，邪气独盛，脏腑、经络、气血等的生理功能严重衰惫，则可致阴阳离绝，生命活动终止。外感热病过程中，亡阴、亡阳的病理改变，即是邪胜正衰的典型表现。

（4）邪正相持　邪正相持，是指在疾病过程中，正气不甚虚弱，而邪气也不十分毒烈，邪正双方势均力敌，相持不下，致使病势处于迁延状态的一种病理过程。此时正气不能完全驱邪外出，邪气可以滞留于一定的部位，既不能消散，也不能深入传化，称之为"邪留""邪结"。邪正相持的态势具有不稳定性，随时都可能被打破，必因邪正的盛衰变化而发生向愈或恶化的转归。

（5）正虚邪恋　正虚邪恋，是指在疾病过程中，正气已虚，余邪未尽，正气一时无力驱除未尽之余邪，邪气留恋不去，致使疾病处于缠绵难愈的病理过程。一般多见于疾病的后期，且常是多种疾病由急性转为慢性，或慢性病经久不愈，或遗留某些后遗症的主要原因之一。

（6）邪去正不复　多见于急性病后，邪气退去，但机体某些功能被邪气损伤后难以恢复。如急性中风，经抢救治疗后，遗留某些肢体功能障碍。

二、阴阳失调

阴阳失调，即阴阳之间失去平衡协调的简称，是指在疾病过程中，由于各种致病因素的影响，邪正之间的斗争，导致机体阴阳双方失去相对的协调平衡，而出现偏盛、偏衰、互损、格拒、亡失等一系列病理变化。阴阳在中医学中具有矛盾双方对立统一的内涵，而具体落实到人体之阴阳，它们既是构成人体的重要组成成分，又是调节机体代谢和生理功能活动的主要因素。阴阳双方相互制约、相互促进，维持其相对平衡、协调有序，是生命活动得以正常进行的基本条件，所谓"阴平阳秘，精神乃治"（《素问·生气通天论》）。各种致病因素作用于人体，都可造成机体阴阳相对平衡、协调有序状态的破坏而形成疾病。所以说，阴阳失调是疾病发生、发展、变化的内在根据，其中阴阳偏盛、偏衰是各种疾病最基本的病理变化，这种变化通过疾病性质的寒热虚实表现出来。一般说来，邪正盛衰是病证虚实性质的机制，阴阳失调是病证寒热性质的机制，两者在阐释疾病的发生发展及转归机制时，常相互结合，互为羽翼。

1. 阴阳偏盛

阴阳偏盛，是指人体阴阳双方中的某一方过于亢盛的病理状态，属于"邪气盛则实"的实性病机。从感邪性质而论，病邪侵袭人体，多同气相求，以类相从，阳邪侵犯人体可导致机体阳偏盛，阴邪侵犯人体可导致机体阴偏盛，"阳胜则热，阴胜则寒"（《素问·阴阳应象大论》），故阴阳偏盛必然导致机体寒热变化。由于阴阳之间的对立制约，一方偏盛必然制约另一方使之虚衰，阳偏盛伤阴可致阳盛兼阴虚，进而发展为阴虚病变；阴偏盛伤阳可致阴盛兼阳虚，进而发展为阳虚病变。因此，"阴胜则阳病，阳胜则阴病"（《素问·阴阳应象大论》），是阴阳偏盛病理变化的必然发展趋势。

（1）阳偏盛　阳偏盛，是指在疾病过程中，机体阳气病理性偏盛，机能亢奋，热量过剩的病理状态。多由于感受阳热邪气，或虽外感阴邪，但从阳化热；或由于情志内伤，五志过极而化火；或因痰湿、瘀血、食积等郁久化热所导致。"阳胜则热"，故阳偏盛的病机特点多表现为阳盛而阴未虚的实热证，临床表现以热、动、燥为其特征。热即热象，如发热、面赤、目赤、舌红、苔黄、脉数等；动即躁动不宁，如烦躁、发狂，或出血等；燥即干燥，如口渴、尿少、便干等。"阳胜则阴病"，即阳热亢盛进一步发展必然耗伤阴液，疾病则从实热证转化为实热兼阴亏证或虚热证。

（2）阴偏盛　阴偏盛，是指在疾病过程中，机体阴气病理性偏盛，功能障碍或减退，产热不足，以及阴寒性病理产物积聚的病理状态。多由于感受寒湿阴邪，或过食生冷之物，寒滞中阳，遏抑阳气温煦作用的发挥，从而导致阳不制阴，阴寒内盛。"阴胜则寒"，故阴偏盛的病机特点多表现为阴盛而阳未虚的实寒证，临床表现以寒、静、湿为其特征。寒即寒象，如恶寒肢冷、面色苍白、脘腹冷痛、舌淡、脉迟等；静即沉静少动、静卧等；湿指水液代谢障碍所致的水湿滞留症状，如泄泻、水肿、痰液清稀、带下清稀、小便清长等。"阴胜则阳病"，即阴寒偏盛进一步发展必然损伤阳气，疾病则从实寒证转化为实寒兼阳虚证或虚寒证。

2. 阴阳偏衰

阴阳偏衰，是指人体阴阳双方中某一方虚衰不足的病理状态，属于"精气夺则虚"的虚性病机。由于阴阳双方存在着对立制约的关系，因此当阴或阳一方虚衰时，必然不能制约另一方而导致对方的相对偏盛，从而形成"阳虚则阴盛""阳虚则寒""阴虚则阳亢"、"阴虚则热"的病理变化。

（1）阳偏衰　阳偏衰，即阳虚，是指机体阳气虚损，功能减退或衰弱，代谢缓慢，产热不足的病理状态。多由于久病耗伤阳气，或先天禀赋不足，或后天失于调养，或饮食劳倦损伤等所致。"阳虚则寒"，阳偏衰的病机特点多表现为阳气不足，阳不制阴，阴相对偏盛的虚寒证。阳气偏衰时，突出地表现为温煦、气化、推动、兴奋功能的减退。一方面阳虚温煦作用减弱，气化功能减退，产热减少则见寒象，如畏寒喜暖、四肢不温、面色㿠白、小便清长、下利清谷、舌淡等；另一方面，阳虚推动无力，脏腑经络等功能减弱，血和津液运行迟缓，加之失于温通气化，则更易使血液凝滞，脉络蜷缩，脉搏跳动微弱或沉迟无力，或津液停聚不能气化而成水湿痰饮；阳虚兴奋作用减弱，则见精神不振、喜静蜷卧之象。阳气不足，可发于五脏六腑，但以心、脾、肾三脏为多见，其中尤以肾阳不足为最。因为肾阳为人身诸阳之本，故肾阳虚衰在阳偏衰的病机中占有极其重要的地位。阳虚则寒与阴胜则寒，尽管在病机上有一定的联系，但其病理特点各不相同，前者是以阳虚为主，虚而有寒；后者则是以阴盛为主的实寒证，虚象不明显。

（2）阴偏衰　阴偏衰，即阴虚，是指机体阴液不足，阴不制阳，导致阳气相对偏旺，功能活动虚性亢奋的病理状态。多由于素体阴虚；或外感阳热病邪，邪退阴伤；或五志过极，化火伤阴；或久病耗伤阴液；或津血流失过多；或过食燥热之品，日久伤阴等所致。"阴虚则热"，阴偏衰的病机特点多表现为精、血、津液等物质亏损，滋养、宁静功能减退，阴不制阳，阳气相对偏盛的虚热证。阴液不足时，主要表现为阴的制阳、滋润和宁静作用减退。阴虚制约阳热作用低下，则阳气相对亢奋，而见虚热表现，如低热、五心烦热或骨蒸潮热、面红升火、消瘦盗汗、舌红少苔、脉细数等；阴虚滋润作用减退，脏腑官窍、形体组织失于润养，则见干燥的征象，如口燥咽干、小便短少、大便燥结等；阴虚宁静功能不足，阳气偏亢，则人体出现虚性兴奋现象，如心烦、失眠等。

3. 阴阳互损

阴阳互损，是指在阴或阳任何一方虚损的前提下，病变发展影响到相对的另一方，形成阴阳两虚的病理变化。此是在阴阳偏衰的病理基础上，由于阴阳互根互用关系失调所呈现出的病理变化。由于肾藏精气，内寓真阴真阳，为全身阳气、阴液的根本。因此，当脏腑的阳或阴虚损到一定程度时，必然会损及肾阴、肾阳。无论阴虚或阳虚，多在损及肾脏阴阳及肾本身阴阳失调的情况下，才易发生阳损及阴或阴损及阳的阴阳互损病理变化。

（1）阴损及阳　阴损及阳，是指由于阴液亏损日久，致使阳气生化不足或无所依附而耗散，从而在阴虚的基础上又导致了阳虚，形成以阴虚为主的阴阳两虚的病理变化。例如肝阳上亢，其病机本为肝肾阴虚，水不涵木，阴虚无力制阳而阴虚阳亢，但随着病情的发展，亦可进一步耗损肝肾阳气，继而出现畏寒、肢冷、面白、脉沉细等阳虚症状，发展为阴阳两虚证。

（2）阳损及阴　阳损及阴，是指由于阳气亏损日久，致使阴液的生成减少或失于摄纳而流失等，从而在阳虚的基础上又导致了阴虚，形成以阳虚为主的阴阳两虚的病理变化。例如水肿，其病机本为阳气不足，津液代谢障碍，水湿泛溢肌肤。但是随着病情的发展亦可因阳虚化生无源，或通阳利水过久，以致阴液日渐亏耗，出现形体日益消瘦、五心烦热、盗汗、失眠、烦躁不安、筋脉拘急、肌肉瞤动等阴虚症状，即发展为阴阳两虚证。

4. 阴阳格拒

阴阳格拒，是机体阴阳双方相互排斥而出现寒热真假病变的特殊病机，包括阳盛格阴和阴盛格阳。主要由于阳或阴偏盛之极，另一方极度虚弱，双方力量悬殊，极盛一方盘踞于内，将另一方排斥于外，致使阴阳之间不相维系，从而出现真热假寒或真寒假热证。其病理变化复杂，病变本质与现象不相一致，多见于疾病过程中的极盛阶段，病情多较危重。

（1）阳盛格阴　阳盛格阴，又称"格阴"，是指邪热极盛，深伏于里，阳气郁闭于内，不能透达于肢体，而致格阴于外的病理状态。其病理本质是阳热内盛，但由于格阴于外，故在烦渴饮冷、面红、气粗、烦躁、胸腹灼热、恶热、口干舌燥、尿黄便干、舌红苔黄等阳盛症状的基础上，还表现有四肢厥冷、脉沉伏等假寒之象，故称为真热假寒证。

（2）阴盛格阳　阴盛格阳，又称"格阳"，是指阳气虚衰之极，阳不制阴，阴寒之邪偏盛，壅闭于内，逼迫阳气浮越于外，而相互格拒的病理状态。其病理本质是虚寒之重证，但由于阴盛而格阳于外，故在四肢厥冷、下利清谷、小便清长、舌淡苔白等阴寒症状的基础上，还表现有面红，自觉身热，但欲盖衣被，口渴欲饮，但喜热饮量少等假热之象，故称为真寒假热证。此外，临床上还有一种称为"戴阳"的病变，是指下元真阳极度虚弱，阳不制阴，偏盛之阴盘踞于内，逼迫衰极之阳浮越于上，阴阳不相维系的一种下真寒、上假热的病变，亦属于阴盛格阳。究其病理本质，则是程度极为严重的虚寒性病变，由于阳衰阴盛，格阳于上，所以在面色苍白、四肢逆冷、精神萎靡、畏寒蜷卧、脉微细欲绝等病情危重的情况下，突然出现面颊泛红、言语较多、烦热、口渴、脉大无根等假热症状。

5. 阴阳亡失

阴阳亡失，是指机体的阳气或阴液突然大量消耗而亡失，导致功能严重衰竭，生命垂危的病理状态。

（1）亡阳　亡阳，是指机体阳气突然大量脱失，而致全身功能严重衰竭的病理状态。一般情况下,亡阳多因邪气太盛,正不敌邪,阳气突然大量耗伤;或素体阳虚,劳伤过度,耗损过多;或汗、吐、下太过,气随津泄,阳气外脱;或失血过多,阳无所附;或慢性疾病,长期耗散阳气等所致。亡阳主要表现为突发而极重的虚寒证,其临床表现多见面色苍白、四肢逆冷、肌肤不温、大汗淋漓、汗稀而凉、精神疲惫、神情淡漠,甚则昏迷、畏寒静卧、舌白而润、脉微欲绝等一派阳气欲脱之象。

(2)亡阴 亡阴,是指机体阴液突然大量丢失或消耗,而致全身功能严重衰竭的病理状态。一般情况下,亡阴多因邪热炽盛,或热邪久留,大量煎灼津液;或长期慢性疾病耗阴;或者汗、吐、泻太过和大出血伤阴所致。亡阴主要表现为突发而极重的虚热证,其临床表现多见面色潮红、手足温而肌肤热、汗出不止、汗热而黏、烦躁不安,甚则昏迷谵妄、口渴欲饮、心悸气喘、体倦无力、舌红而干、脉数疾无力等一派阴液脱失之象。亡阴与亡阳,在病机和临床征象等方面虽然有所不同,但由于机体的阴和阳存在着互根互用的关系,阴亡则阳气无所依附而散越,阳亡则阴液无以固摄而耗脱。所以,亡阴可以迅速导致亡阳,亡阳亦可迅速导致亡阴,最终导致"阴阳离决",生命活动终止。另外,阴阳失调也可以表现为阴阳转化,即在一定条件下,疾病的病理性质向相反方向转化,由阳转化为阴或由阴转化为阳,证候的性质则由热转化为寒或由寒转化为热。

三、精气血津液失常

精、气、血、津液失常,是指在疾病过程中,精、气、血、津液的生成、代谢和功能异常,以及它们之间互根互用关系失调的病理变化。人体精、气、血、津液的充足和运行协调,是脏腑、官窍等组织器官进行生理活动的物质基础。如果因某些致病因素的影响,导致精、气、血、津液失常或关系失调,必然会影响到机体的各种生理功能,导致疾病发生。但是精、气、血、津液又必须依赖脏腑功能活动而不断化生和维持其正常运行,因此脏腑生理功能异常也会影响精、气、血、津液代谢失调而导致一系列病理变化。所以精、气、血、津液失常的病机,不仅是脏腑、经络等组织器官各种病理变化的基础,也是分析各种临床疾病病机的基础,是疾病过程中最普遍的病机。由于精、气、血、津液之间在生理上具有相互促进、相互转化的密切关系,故精、气、血、津液失调也常相互影响、相兼为病。

（一）精的失常

精的失常主要包括精虚和精瘀两个方面。

1. 精虚

精虚，主要是指精的不足和功能低下而产生的病理变化。精，主要指肾精。肾精禀受于父母，来源于先天，依赖后天水谷之精的充养，而维持其充盛状态，为生殖之精和五脏六腑之精的根本，宜藏而不宜耗。因此，若先天禀赋不足，或后天脾胃虚弱，水谷不充，或房劳过度，耗损肾精，或久病虚弱，脏腑精亏不足，日久累及于肾等，均可导致肾精不足，而出现精虚的病理变化。肾精亏虚主要表现为生长发育不良、生殖功能减退、智力和体能下降等，临床可见儿童囟门迟闭、骨软无力、生长发育迟缓，女子不孕，男子精少不育或遗精阳痿，早衰，老年脑髓空虚、智力减退、骨质疏松，而见精神委顿、健忘、眩晕、耳鸣、腰膝酸软、体弱多病等。

2. 精瘀

精瘀，是指男子精滞精道，排精障碍而言。《素问·上古天真论》指出："丈夫……二八，肾气盛，天癸至，精气溢泄。""肾者主水，受五脏六腑之精而藏之，故五脏盛乃能泄"。指出肾中精气充盛，青春期后即有外泄。但若房事不节，或忍精不泄，或年少手淫，或旷久不交，或惊恐伤肾，或忧郁气滞，或瘀血、败精、湿热阻滞，或外伤等，有可能导致肾气亏损，鼓动无力；或肝气不畅，疏泄不利；或邪阻精道，排泄不畅等，最终导致精瘀而排泄不畅。精瘀的临床表现，主要是排精不畅或排精不能，可伴精道疼痛、睾丸胀痛、小腹坠胀等。若精瘀日久，可因败精瘀积而变生他病。

（二）气的失常

气的失常主要包括两个方面：一是气的生成不足或耗散太过，形成气虚的病理状态；二是气的运动失常，表现为气滞、气逆、气陷、气闭、气脱等气机失调的病理变化。

1. 气虚

气虚，是指一身之气不足，功能低下的病理状态。气虚形成的原因主要有两方面：一是气的生化不足，如先天禀赋不足，元气衰少；或脾胃虚弱，水谷精气不足；或肺的宣降失常，清气吸入不足。总之，肺、脾、肾三脏功能失调，均可导致气的生成减少。二是气的消耗太多，如过于劳倦，或外感热病，或患慢性消耗性疾病，使气耗散过多而致虚亏。气虚的临床表现，以精神委顿、倦怠乏力、少气懒言、眩晕、自汗、面色㿠白、舌淡、脉虚弱等症为特点。但由于气有温煦、推动、固摄、气化、防御等不同的功能，又有元气、宗气、营气、卫气、各脏腑经络之气等分类，因而气虚的临床表现十分复杂，各有区别。如脾气虚则运化无力，见食少便溏、形体消瘦、四肢无力等症；肺气虚则呼吸功能减退，见声低懒言、动则气喘等症；心气虚则主血脉功能减退，见心悸、脉弱等症；肾气虚则气化、固摄、推动功能减退，见生长发育迟缓、生殖功能低下、小便频数、遗尿等症。元气是生命活动的原动力，以先天之精气为基础，赖后天水谷之精气的培育，为人体最根本、最重要的气。故无论何种气虚最终都将导致元气亏虚，而表现为全身性气虚。气虚进一步发展，可以导致精虚，或血液、津液的生成不足、运行迟缓，或精、血、津液失于固摄而流失等。

2. 气机失调

气机失调，是指气的运行不畅或升降出入运动失去平衡协调的病理变化。包括气滞、气逆、气陷、气闭、气脱等。

（1）气滞 是指气的运行不畅，郁阻停滞的病理变化，又称为气机郁滞、气郁。多是由于情志郁结不舒，或痰湿、食积、瘀血等有形实邪阻滞，或因外邪困阻气机，或因脏腑功能障碍，影响气的正常流通，引起局部或全身的气机不畅或阻滞所致。多属于实性病变，但也可因气虚运行无力导致。气滞的病理表现所涉及的范围较广，但总以胀闷、疼痛为共性特征。由于肝升肺降、脾升胃降在调整全身气机中起着极其重要的作用，因此气滞多与肺、肝、脾胃关系密切，临床常见肺气壅滞，以胸闷、咳喘为主症；肝郁气滞，以情志不畅、胁肋、乳房或少腹胀痛为主症；脾胃气滞，以脘腹胀痛、大便秘结为特征。因气虚而滞者，一般在胀闷、疼痛方面不如实证明显，并兼见相应的气虚之象。由于气能推动血液和津液运行，所以气滞进一步发展，可导致血行不畅、津液输布障碍等，形成瘀血、水湿痰饮等病理产物；气滞日久，亦可郁而化火。

（2）气逆 是指气的升发太过或下降不及，主要以脏腑之气上逆为特征的病理变化。多由情志所伤，或饮食寒温不适，或外邪侵犯，或痰浊壅滞所致。气逆病变以肺、胃、肝等脏腑最为多见。肺以清肃下降为顺，肺气上逆，则见咳嗽、气喘等症；胃气以降为和，若胃失和降而上逆，则见恶心、呕吐、嗳气、呃逆等症；肝主升发，若肝气升发太过而上逆，则常见面红目赤、头胀头痛、急躁易怒，甚则血随气逆，而导致吐血、昏厥等病症。气逆于上多以邪实为主，也有因虚而致气逆者，如肺虚无力以降，或肾虚不能纳气，都可导致肺气上逆；胃气虚弱，无力通降，亦可导致胃气上逆。

（3）气陷　是指气的上升不足或下降太过，主要以气虚升举无力而下陷为特征的病理变化。往往由气虚病变进一步发展而来，尤与脾气的关系最为密切，故又称为中气下陷或脾气下陷。主要是由于久病体虚，或年老体衰，或泄泻日久，或妇女产育过多等，致使气虚较甚，升举无力所致。气陷的病理变化主要有上气不足和中气下陷两个方面。因脾气亏虚，升清不足，气不上行，无力将水谷之精气上输至头目等，则上气不足，头目失养，常见头晕眼花、耳鸣、耳聋等症。脾气虚损，升举无力，不能维系脏腑器官的正常位置，则可导致内脏下垂，如胃下垂、肾下垂、子宫脱垂、脱肛等，还可伴见腰腹部胀满重坠、便意频频，以及气短乏力、语声低微、脉弱无力等气虚症状。

（4）气闭　是指气机郁闭，外出受阻，以致清窍闭塞，突然昏厥的病理变化。多因情志刺激，或外邪、痰浊等闭塞气机，使气的外出突然严重受阻，而闭塞清窍，神失其主所致。气闭的临床表现以突然昏厥、不省人事为特点，随其发病原因不同而伴有其他相应症状。气闭发病急骤，多属于实性病变，大多可自行缓解，亦有因闭不复而亡者。

（5）气脱　是指气不内守，大量外逸，以致全身功能突然衰竭的病理变化。多因邪气过盛，正不敌邪；或慢性疾病，长期消耗，气虚至极；或大汗、大出血、频繁吐泻，气随津血脱失所致。气脱是脏腑功能严重衰竭的状态，临床可见面色苍白、大汗不止、目闭口开、全身瘫软、手撒、二便失禁、脉微欲绝或虚大无根等。气脱与亡阴、亡阳之间有着密切的联系，亡阴、亡阳都与气的耗损密切相关，气脱可以说是亡阴、亡阳的病理基础，临床上皆有功能严重衰竭的表现。但气脱又不同于亡阴、亡阳，亡阳是阳气突然大量脱失，可见冷汗淋漓、四肢厥冷等寒象；亡阴是阴气突然大量脱失，可见大汗而皮肤尚温、烦躁、脉数疾等热象；气脱则主要表现为气虚不固及功能严重衰竭，而无明显的寒象或热象。

（三）血的失常

血的失常，主要表现为血液不足及濡养作用减退的血虚，或血液运行失常，包括血瘀、出血等。

1. 血虚

血虚，是指血液不足，营养和滋润功能减退的病理变化。血虚形成的主要原因不外两个方面：一是血液的生化不足，如脾胃虚弱，化源不足；或肾精亏损，血液生成的物质减少；或心、肺、肝等脏气化功能减退，化生血液的功能失常；或因瘀血阻滞，新血不生而导致血虚。二是血液的丢失、消耗过多，如失血过多，新血未及补充；或劳伤思虑太过，暗耗血液；或久病不愈，慢性消耗等因素而致营血不足，均可导致血虚。另外，年老体弱，血液营养濡润功能减退，也可发为血虚。全身各脏腑组织器官，都依赖于血液的濡养，神志活动也以血液为物质基础。因此，血液亏虚，就会出现全身或局部失养、脏腑功能逐渐减退、神志活动衰惫等一派虚弱表现，如头晕眼花、面色不华、神疲乏力、唇舌爪甲色淡、脉虚而细等。由于心主血脉、肝主藏血，故血虚病变以心、肝两脏最为多见。心血不足可见惊悸怔忡、失眠多梦、健忘等症状；肝血亏虚可见两目干涩、视物昏花或手足麻木、关节屈伸不利等症，若肝血不足，导致冲任失调，又可出现妇女经少、月经愆期、闭经诸症。

2. 血液运行失常

血液运行失常，是指在疾病过程中，由于致病因素的影响，脏腑功能失调，所导致的血行迟缓不畅，或血行加速、逆乱，甚或血液妄行等病理变化，可总括为血瘀与出血两类。

（1）血瘀　是指血液运行迟缓，流行不畅，甚则瘀结停滞的病理变化。其基本特点为疼痛、痛有定处，肿块，出血，发绀，唇舌紫暗以及舌有瘀点、瘀斑，肌肤甲错，面色黧黑等。虽然导致血瘀的原因有气滞、气虚、痰浊、血寒、血热、外伤等的不同，但从血瘀的寒热性质而言，则仅限于因热致瘀和因寒致瘀两个方面。其中血热导致的血瘀，由于血分有热又可加速血行，灼伤脉络，迫血妄行，加之易扰心神和煎熬阴血、津液，故其临床表现以热象、伤阴耗血、扰神、出血为特征，可见身热以夜间为甚，面红，舌质红绛，心烦或躁扰发狂，谵语，甚则昏迷，或衄血、吐血、尿血、月经提前量多等症。血寒导致的血瘀，则见肢体手足麻木冷痛、心腹冷痛、得温则减，以及妇女痛经、月经量少延后，甚或闭经等。由于气、血、津液的运行密切相关，血瘀病理形成之后，又可反过来加重气机阻滞，甚至影响津液的输布，导致水液停蓄，形成气滞、血瘀、水停的病理状态，并以气滞为中介形成恶性循环。

（2）出血　是指在疾病过程中，血液运行不循常道，逸出脉外的病理变化。导致出血的原因颇多，常见的有外感热邪入血，迫使血液妄行和损伤脉络；气虚固摄无力，血液不循常道而外逸；各种外伤，直接损伤脉络；脏腑阳气亢旺，气血冲逆；或瘀血阻滞，以致脉络破损等。导致出血的病机，不外乎火热迫血妄行、气虚不能摄血和脉络损伤几个方面。出血，主要有吐血、咯血、便血、尿血、月经过多，以及鼻衄、齿衄、肌衄等。由于导致出血的原因不同，其出血的表现亦各异。火热迫血妄行，或外伤破损脉络者，其出血较急，且颜色鲜红、血量较多；气虚固摄无力的出血，其病程较长，且出血色淡、量少，大多表现在人体的下部或肌肤；瘀血内阻，血不归经的出血，多见血色紫暗或有血块等。

（四）津液代谢失常

津液代谢失常，即津液的生成、输布、排泄失常。主要有两个方面：一是津液的生成不足，或耗散和排泄过多，出现津液不足的病理状态；二是津液的输布排泄障碍，出现湿浊困阻、痰饮凝聚、水液潴留的病理变化。

1. 津液不足

津液不足，是指机体津液亏少，脏腑、孔窍、皮毛等失其滋润濡养而产生的一系列干燥枯涩的病理状态。分为伤津和脱液两种类型。

（1）伤津　主要是指人体水分大量损失而亏虚的病理状态。津较清稀，流动性较大，内则充盈血脉，润泽脏腑，外则达于皮毛和孔窍，易于耗散，也易于补充。伤津的形成，临床常见于吐泻太过，或因高热、汗出、气候干燥等，致使津耗伤过度，未能及时得以补充所致。临床可见皮肤、口、鼻、舌、咽干燥，目眶凹陷，十指螺瘪，小便减少，大便干燥等。

（2）脱液　是指机体水分与精微物质同时丢失损伤的病理状态。液较稠厚，流动性较小，主要分布在脏腑、骨髓、脑髓、脊髓和关节之中，以濡养为主，一般不易损耗，一旦损耗则不易迅速补充。耗液的形成，多因热性病后期伤液，或者某些慢性消耗性疾病，或大面积烧伤所致。其临床表现多见形瘦肉脱，皮肤、毛发枯槁，舌光红无苔，甚则可见手足震颤、肌肉蠕动等风动之象。虽然伤津和脱液在病机和表现上有所区别，但津和液本为一体，两者生理上互生互用，病理上相互影响。一般说来，伤津乃脱液之渐，脱液乃津伤之甚，故伤津未必脱液，而脱液必兼伤津。

2. 津液输布排泄障碍

津液的输布障碍，是指津液得不到正常的转输和布散，以致环流迟缓，或在体内某一局部发生滞留，因而津液不化，水湿内生，酿成痰饮的病理变化。导致津液输布障碍的原因很多，其中以脾的运化功能障碍最为重要。脾失健运，湿浊停滞，临床可见胸闷痞满、呕恶欲吐、口腻不爽、腹泻便溏，甚则浮肿等症。津液的排泄障碍，主要是指津液转化为汗液和尿液的功能减退，而导致水液潴留体内的病理变化。津液转化为汗液，主要依赖肺的宣发功能；津液代谢为尿液，主要依赖肾的蒸腾气化功能，其次是肺的肃降与肝的疏泄功能。故肺、肾、肝的功能失常，均可导致津液的排泄障碍，其中肾的蒸腾气化障碍起着主要作用。水液潴留体内，溢于肌肤，同时尿液的生成、排泄障碍，临床可见水肿或腹水、尿少等病症。津液的输布与排泄功能障碍，虽然各有不同，但也常相互影响、互为因果，其结果都能导致津液在体内不正常的停留，而成为内生水湿、痰饮的根本原因，引发湿浊困阻、痰饮凝聚、水液潴留等多种病变。

四、精气血津液关系失常

1. 精气亏损

精气亏损，即精亏与气虚同时并存的病理变化。精可化气，气能生精。肾主藏精，化生元气。肾精亏损，可致元气化生不足；气虚日久，生化无力，又可加重肾精的亏损。因此，久病或年老体弱者，可因精亏伤气或气伤损精而致精气两者亏损的病变。其临床表现可见生长发育迟缓、生殖功能障碍以及身体虚弱、抗邪无力，而易患他病等。

2. 精血两虚

精血两虚，即精亏与血虚同时存在的病理变化。肾藏精，肝藏血，精血同源互化，故精血两虚以肝肾病变为主。若久病伤及肝肾精血；或肝血亏虚，子病及母；或肾精亏损，化血不足，均可导致肝肾精血两亏的病变。其临床常表现为眩晕、耳鸣、神倦健忘、头发稀疏脱落、腰膝酸软，或男子精少不育，或女子月经失调、经少、不孕等。

3. 气滞血瘀

气滞血瘀，即气滞与血瘀同时存在的病理变化。多因情志内伤，气机阻滞，气不行血而致血瘀；或因外伤闪挫等因素，导致气滞血瘀同时形成；也可因血瘀而致气的运行郁滞。一般说来，气滞可致血瘀，血瘀必兼气滞。肝主疏泄而藏血，肝的疏泄作用在全身气机的调畅中起着关键作用，故因气滞而血瘀者多与肝的疏泄功能异常密切相关，临床多见胸胁胀闷疼痛、瘀斑，或癥瘕积聚等病症。肺主气，调节全身气机，助心行血，若邪阻肺气，日久可致心肺气滞血瘀，表现为咳喘、心悸、唇舌青紫等。心主血脉而行血，故心的功能失常，则多见血瘀而后导致气滞，临床可见心悸心痛、胸闷气喘、唇舌青紫等症状。

4. 气虚血瘀

气虚血瘀，是指因气虚无力推动血行而致血行瘀阻的病理变化。多因久病伤气，或年高体虚，行血无力所致。轻者气虚尚能推动，仅见血行迟缓，运行无力；重者则瘀阻，致使肢体失于气血之濡养，可见肢体软弱、软瘫，甚则萎缩，或肌肤干燥、瘙痒、欠温，或肌肤甲错等气血不荣经脉等表现。心主行血，故气虚血瘀常因为心气不足，行血无力而致血瘀，临床上除有少气、乏力、心悸、自汗、动则更甚的气虚症状，还兼有心前区闷痛、时作时止、舌质紫暗有瘀斑等瘀血症状。

5. 气血两虚

气血两虚，即气虚和血虚同时存在的病理变化。多因久病耗伤气血；或先有失血，气随血耗；或先有气虚，气不生血等所致。由于气血均属脏腑组织的重要营养物质，因此在两者虚衰之时，组织器官失于营养而功能减退。临床常见面色萎黄或淡白、头晕目眩、少气懒言、倦怠乏力、自汗、形体瘦弱、心悸失眠、肌肤干燥、肢体麻木，甚至感觉障碍、肢体萎废不用，舌淡白、脉细弱等病症。

6. 气不摄血

气不摄血，是指因气虚统摄血液的功能减弱而导致出血的病理变化。多因久病或思虑太过等伤脾，脾气不足，统血无力，临床可见咯血、吐血、发斑、便血、尿血、崩漏等各种出血症状，同时兼见面色无华、倦怠乏力、舌淡、脉虚无力等气虚的表现。

7. 气随血脱

气随血脱，是指在大量出血的同时，气随之脱散亡失的危重病理变化。多由外伤失血、大吐血，或妇女血崩，或分娩大出血等因素所致。血能载气，是气在体内运行之载体，所以在大失血时，气失其所附而随之脱失。临床可见在大出血的同时，伴有精神萎靡、眩晕或晕厥、冷汗淋漓、四肢不温或有抽搐、气息由急促而微弱、脉微欲绝或芤等气脱之征。

8. 血随气逆

血随气逆，是指气机上逆，血随气涌溢或壅瘀于头面清窍的病理变化。气为血帅，血随气行。血随气逆多因恼怒伤肝引起，亦可因中毒、努挣、外伤所致。临床表现主要有两种情况：一为血壅于上，症见头胀头痛、青筋怒张、面红目赤、舌红等；二为上部涌溢出血，如从脑内脉道逸出而发中风，以及咯血、吐血、鼻衄、齿衄、舌衄、耳衄、眼底出血等。

9. 气津停贮

气津停贮，是指水液停蓄与气机阻滞同时存在的病理变化。其形成的原因有两个方面：一是由于气虚或气机阻滞，水津不布，形成气痰结聚而见痰核、乳癖、肢麻、瘿瘤、梅核气，或气阻水停而见小便不利、水肿、臌胀等病症。二是由于津液代谢障碍，水湿痰饮内停，导致气机阻滞。如水饮阻肺，则肺气壅滞，失于宣降，可见胸闷咳嗽、痰多、喘促不能平卧等症；水饮凌心，阻遏心之气阳，则可见心悸、心痛；水饮停滞中焦，阻遏脾胃气机，升清降浊失常，则可见头昏沉、身困倦、脘腹痞满、纳呆、恶心呕吐、嗳气、泄泻等症；水饮阻滞于肢体，则可见浮肿、肢体困重、胀痛等。气不行津与津停气阻常相互影响，互为因果，形成恶性循环。

10. 气随津脱

气随津脱，是指津液大量丢失，气无所附，随之暴脱亡失的病理变化。由于津液是气的载体，所以在剧烈的呕吐、泄泻或汗出过多时，气随津液而外泄脱失。临床表现除呕吐、泄泻、多汗外，同时伴有疲乏无力、少气懒言、呼吸急促，继则出现气息微弱、脉微欲绝等。

11. 津亏血瘀

津亏血瘀，主要是指津液亏虚，而致血行瘀阻不畅的病理变化。多因高热、烧伤、吐泻、汗出过多等因素，使津液大量消耗，渗入脉内之津缺乏，血中之津不足，血液浓缩而瘀阻不畅。临床表现除有津液不足的症状外，还可见舌质紫绛，或有瘀点、瘀斑，或肌肤干涩，甚则甲错，并有落屑，或见斑疹显露等症状。

12. 津枯血燥

津枯血燥，是指津液亏乏，甚则枯竭，导致血燥虚热内生或血燥生风的病理变化。津液是血液的重要组成部分，津血又同源于水谷精微，若因高热伤津，或烧伤而致津液大伤；或久病年迈，脏器功能减退，致使津液生成不足；或阴虚痨热，暗耗津液等，均可导致津枯血燥。临床可见心烦，口、鼻、舌、咽干燥，肌肉消瘦，尿少，大便干，肌肤甲错，皮肤干燥脱屑，全身瘙痒，舌红少津，脉细数等症。

13. 血瘀水停

血瘀水停，是指血液瘀滞与津液停蓄同时并见的病理变化。其形成原因或由于血液瘀阻，导致津液代谢障碍而水液停聚；或先病津液停贮，聚为痰饮，或为水肿，阻滞血液运行而致血瘀，最终形成血水停滞或痰瘀互结的病理变化。血瘀水停常以气的病理变化为中介，即血瘀则气滞而水停，水停则气滞而血瘀。故血瘀常伴水停，水停亦多血瘀。如心阳亏虚，运血无力，心血瘀阻，除见心悸、气喘、胸闷胸痛、口唇爪甲青紫、舌有瘀点或瘀斑，甚则胁下痞块等症状外，还可见到面目浮肿、下肢水肿等症；而水肿病人，也可见到面色晦暗、唇舌青紫、舌上有瘀点瘀斑、舌下血脉怒张等血瘀症状。

五、内生"五邪"

内生五邪，是指在疾病的发展过程中，由于脏腑阴阳及气血津液的生理功能失常而产生的类似于风、寒、湿、燥、火（热）外邪致病特征的病理状态。因其临床症状特点类似于六淫邪气，但病起于内，为了与外邪有所区别，故分别称为"内风""内寒""内湿""内燥""内火"，统称为内生五邪。所谓内生五邪，并非致病因素，而是脏腑阴阳及气血津液失常所形成的综合性病机变化。

（一）风气内动

风气内动，又称"内风"，是指在疾病发展过程中，体内阳气亢逆变动形成的，出现眩晕、肢麻、抽搐、震颤等类似风胜则动特征的病理状态。由于其与肝的关系密切，故又称之为肝风内动或肝风。因其形成的原因不同，而有以下几种常见病机。

1. 肝阳化风

肝阳化风，是指肝的阳气亢逆无制，而致有风动特点的病理状态。多由于情志所伤，操劳过度，耗伤肝肾之阴，以致阴虚阳亢，水不涵木，浮阳不潜，亢逆化风，形成风动之势。其病机特点为阳亢实于上，阴虚于下，而兼有动风之象。临床可见眩晕欲仆、筋惕肉𥆧、肢麻震颤，或口眼㖞斜，或半身不遂，甚则血随气逆而猝然仆倒，或为闭厥，或为脱厥。肝阳化风以中风病为多见。

2. 热极生风

热极生风，是指邪热亢盛，灼伤肝筋而致有风动特点的病理状态。多由于邪热炽盛，煎灼津液，伤及营血，燔灼肝筋，使筋脉失其柔顺之性，从而出现痉厥、四肢抽搐、目睛上吊、角弓反张等症状，并伴有高热、神昏、谵语等症。其主要病机是邪热亢盛，属于实性病变，多见于外感热病的极期。

3. 阴虚风动

阴虚风动，是指肝肾阴虚，筋脉失养所致有风动特点的病理状态。多因热病后期，阴液不足，或久病耗阴，或因年迈肝肾之阴自然亏耗，阴液不足，不能滋养濡润筋脉而成。由于其病变本质属虚，所以其动风之状多较轻缓，常表现为手足蠕动、筋惕肉𥆧等，并伴有低热起伏、盗汗、骨蒸、舌光红少津、脉细数无力等阴竭症状。常见于外感热病或久病的后遗症期及老年病人。

4. 血虚生风

血虚生风，是指血液亏虚，筋脉失于滋养所致有风动特点的病理状态。多因生血不足或失血过多，或久病耗伤营血，肝血不足，筋脉失养，或血不荣络所致。临床可见肢体麻木、筋肉跳动、手足震颤或拘挛不伸等症状，并兼有血虚表现。其病变本质属虚，故动风之状也较轻缓。

5. 血燥生风

血燥生风，是指血虚津亏，失润化燥，肌肤失于滋养所致有风动特点的病理状态。多因久病伤津耗血，或年老精亏血少，或长期饮食失宜津血生成不足，或瘀血内结，新血化生障碍，从而导致津枯血少，肌肤失于濡养而化风。临床以皮肤干燥或肌肤甲错、皮肤瘙痒、脱屑为特征。

（二）寒从中生

寒从中生，又称"内寒"，是指机体阳气虚衰，温煦气化功能减退，虚寒内生，或阴寒之邪弥漫的病理状态。多由于素体阳虚，或久病伤阳，或劳伤太过，或年老体衰所致。多与脾、肾等脏阳气虚衰有关。由于脾为后天之本，气血生化之源，脾阳布达四肢肌肉而起温煦作用；肾阳为人体阳气之根本，能温煦全身各脏腑组织。脾阳根于肾阳，所以脾肾阳气虚衰，尤其是肾阳不足是内寒病理形成的关键。阳气不足，虚寒内生，其病理变化主要表现在两个方面：一是阳虚温煦失职，虚寒内生，呈现出面色苍白、畏寒喜暖、形寒肢冷等阳热不足之象；或因寒性凝滞，其性收引，使筋脉收缩，血行迟缓，而见筋脉拘挛、肢节冷痛、脉沉迟无力等症状。二是阳虚气化功能减退，蒸化无权，津液代谢障碍，而导致水湿、痰饮等阴寒性病理产物的停积。临床可见涕、唾、痰涎稀薄清冷，小便清长、泄泻、水肿等症状。内寒与外寒之间既有区别，又有联系。内寒的特点是虚而有寒，以虚为主；外寒的特点是以突出的寒象为主，即或是寒邪伤阳，但仍以寒象为突出表现。两者之间的联系在于：外寒侵犯人体，必然会损伤阳气，反复发生，最终将导致阳虚；而阳气素虚之体，则又因抗御外邪能力下降，常易感受外寒而致病。

（三）湿浊内生

湿浊内生，又称"内湿""脾虚生湿"，主要是指由于脾运化水液功能障碍，导致水湿痰饮内生，蓄积停滞的病理状态。多因素体痰湿内盛，或饮食不节，内伤脾胃，或肾阳虚，火不暖土，致使脾失健运，津液输布障碍所致。湿性重浊、黏滞，易阻遏气机。故其临床主要表现为沉重、胀闷、分泌物和排泄物秽浊黏滞、舌苔滑腻或厚腻等，并随湿邪阻滞部位的不同而异。内湿滞留经脉筋肉，症见头身困重、肢体沉重或屈伸不利；内湿阻滞于上焦，症见胸部痞闷、咳喘咳痰；内湿阻滞于中焦，则见脘腹胀满、食欲不振、口腻而黏、便溏泄泻等；内湿阻滞于下焦，则见小便不利或混浊、带下等；湿泛肌肤，则发为水肿。湿浊内生可阻滞于上、中、下三焦任何部位，但其病机关键是脾失运化，故以湿阻中焦最为常见。外湿与内湿，既有区别又有联系。外湿乃外感湿邪为病，以湿邪伤于肌表、筋骨关节及人体下部为主；内湿是由脾、肺、肾等脏腑功能失调，尤其是脾失健运，水津不布，留而生湿所致，多见脾虚的虚实夹杂证。湿邪外袭每易伤脾，若湿邪困脾伤阳，则易致脾失健运而滋生内湿；脾虚失运，内湿素盛者，每易招致外湿入侵而致病。

（四）津伤化燥

津伤化燥，又称"内燥"，是指机体津液不足，组织器官和孔窍失其濡润出现干燥枯涩的病理状态。多因久病损伤阴津，或大汗、剧烈吐泻、亡血失精而致阴液不足，以及热病伤津耗液而成。内燥病变可发生于各脏腑组织，由于肺、胃、大肠的生理特性皆喜润而恶燥，故内燥以肺、胃及大肠为多见。内燥由于津液亏少，不能滋润脏腑组织和孔窍，故以干燥不润的症状为其临床特点；同时因津液枯涸，阴液亏虚，阴虚阳盛则生内热，故内燥常伴虚热的表现。临床常见肌肤干燥不泽、起皮脱屑，甚则皲裂；口燥咽干唇焦，舌上少津，甚或光红龟裂，鼻干目涩，爪甲脆折，大便燥结，小便黄少等症。如以肺燥为主，则兼见痰少而黏，或干咳无痰，甚则咯血；以胃燥为主，可见食少、舌光红无苔、干呕等症；若系肠燥，必见便秘。外燥与内燥，其临床表现均有干涩之象，但其病因病机不同，临床表现各有特点。外燥由感受六淫燥邪所致，病变主要在肺、皮肤、口鼻部位；内燥因人体阴液亏虚，或汗、吐、下太过耗伤阴液所致，其病位主要在肺、胃、大肠，且病情较外燥为重。

（五）火热内生

火热内生，又称"内火"或"内热"，是指机体阳盛有余，或阴虚阳亢，或气血郁滞，或病邪郁结，而产生的火热内扰，功能亢奋的病理状态。火热内生，有虚实之别，其病机主要有以下几个方面。

1. 阳盛化火

阳盛化火，是指阳气过亢，产热过剩，功能亢奋所致的病理状态。人体阳气在正常生理状态下，具有温煦、兴奋、推动作用，称为"少火"。但是，在病理情况下，由于某些原因的影响，使阳气过亢，超过其生理水平，必然会出现产热过剩，功能亢奋的异常状态。此种病理性的阳气过亢，中医学称之为"壮火"，即"气有余便是火"。阳亢化火的病理，多见于心（心火炽盛）、胃（胃火偏盛）、肝（肝火上炎）、小肠（小肠实火）等。

2. 邪郁化火

邪郁化火有两种情况：一是外感六淫、疫气，在病变过程中，皆能郁滞化热化火，如寒郁化火、湿郁化火等；二是机体病理产物（如痰饮、瘀血、结石等）和食积、寄生虫等，亦能郁而化火。邪郁化火的机制，主要是这些因素导致机体阳气郁滞，气郁则生热化火，形成实热内结之证。

3. 五志化火

五志化火，又称"五志过极化火"，是指由于精神情志刺激，影响脏腑气血阴阳，导致脏腑阳盛亢逆，或气机郁结，气郁日久而从阳化火所形成的病理改变。如情志内伤，抑郁不畅，则常能导致肝郁气滞，气郁化火，或大怒伤肝，肝气亢逆化火，均可发为肝火。

4. 阴虚化火

阴虚化火，是指因精亏血少，阴液大伤，阴虚阳盛，虚热虚火内生的病理变化。临床常分为阴虚内热与阴虚火旺。一般而言，阴虚内热多见全身性的虚热征象，如五心烦热、潮热盗汗、消瘦、咽干口燥、舌红少苔、脉细数等。阴虚火旺，有虚火上炎集于一处的特征，症状比较明显，如阴虚引起的牙痛、咽喉疼痛、齿衄、目赤、口干唇燥、颧红等。内火（热）与外热（火），既有区别又有联系。外火（热）是直接感受自然界的火热之邪，其致病为外感热病，有外感的特征；内火（热）系指阳盛有余，或气血郁滞，病邪郁结，或阴虚阳盛，而致火热内扰，功能亢奋的病理状态，火热从内而生。外感热邪易损伤人体阴液而致虚热内生，即"阳胜则阴病"；而虚热内生因其正气不足也易致外感热邪为患，两者常相互影响。

综上所述，内生五邪病机，是疾病过程中以脏腑阴阳、气血、津液失调为主所形成的病理变化，都是阴阳失调、气血失常、津液代谢失常病机的具体体现。

第七节　疾病的预防与治则

一、预防

中医学在治疗上历来防重于治，提出了"治未病"的思想，所谓

"治未病"，可以概括为"未病先防"与"既病防变"两方面的内容。

未病先防，又称无病防病、无病先防，是指在人体未发生疾病之前，充分调动人的主观能动性增强体质、颐养正气，提高机体抗病能力，同时能动地适应客观环境，采取各种有效措施，做好预防工作，避免致病因素的侵害，以防止疾病的发生。

应该做到以下几个方面：增强正气、调养精神、健身锻炼、调节生活、营养调配、忌食或少食不利于治疗与康复的饮食，还可以采取药物预防的方法，并从各方面注意防止病邪的侵入。

既病防变，又可以说是有病早治，防止病变。古称"差后防复"，是指疾病刚痊愈，正处于恢复期，但正气尚未恢复，为防止旧病复发或滋生其他病者而事先采取的防治措施。或指疾病症状虽已消失，因治疗不彻底，病根未除，潜伏于体内，为避免某种因素诱发，为避免使旧病复发所采取的防治措施。总之，应早期诊断，早期治疗，截断疾病的发展、传变或复发，同时注意疾病痊愈后预防复发，巩固疗效。尤其是对传染性疾病，更应防止恶性或不良性变化，以防止传播条件的产生。

疾病防变在临床上可应用于多种急、慢性病中，中医药防变对于咳喘、慢性病毒性肝炎、慢性胃炎、胆石症、高血压病、脑血管意外、癌症等，均有积极作用，可有效阻止或减缓疾病向不良方面转化。

二、治则

治则，是中医学在整体观念和辨证论治的指导下，对疾病的现状进行周密分析的基础上，确立的一套比较完整和系统的治疗原则理论，包括调整脏腑功能、调整气血关系等方面，其中包含着许多辩证法思想，用于指导具体的立法、处方、用药。

1. 治病求本

治病求本，首见于《素问·阴阳应象大论》的"治病必求于本"。告诫医者在错综复杂的临床表现中，要探求疾病的根本原因，宜采取针对疾病根本原因确定正确的治本方法，是几千年来中医临床辨证论治一直遵循的基本准则。

在临床运用治病求本这一根本法则的时候，必须正确把握"正治与反治"和"治标与之本"之间的关系。

（1）正治　是指疾病的临床表现与其本质相一致情况下的治法，采用的方法和药物与疾病的症状是相反的，又称为"逆治"。

《素问·至真要大论》说："寒者热之，热者寒之，温者清之，清者温之，散者收之，抑者散之，燥者润之，急者缓之，坚者软之，脆者坚之，衰者补之，强者泻之。"此皆病正治之法。大凡病情发展较为正常、病势较轻，症状亦较单纯的，多适用于本法，如风寒外感病人，用辛温解表法即属正治，胃寒而痛者，用温胃散寒法，亦是正治法。

（2）反治　是指疾病的临床表现与其本质不相一致情况下的治法，采用的方法和药物与疾病的症状是相顺从的，又称为"从治"。

《素问·至真要大论》说："微者逆之，甚者从之""逆者正治，从者反治"。是指反治法一般多在病情发展比较复杂、病势危重、出现假象症状时才可运用。其具体应用有热因热用、寒因寒用、塞因塞用、通因通用。

①"热因热用，寒因寒用"：就是以热治热，以寒治寒。前者用于阴寒之极反见热象，即真寒假热的患者；后者用于热极反见寒象，即真热假寒的患者。两者治疗的实质仍然是以热治寒，以寒治热。

②"塞因塞用，通因通用"：是指以填补扶正之法治疗胀满痞塞等病症，以通利泻下之法治疗泄利漏下等病症。前者适用于脾虚阳气不足而不健运者，后者适用于内有积滞或瘀结而致腹泻与漏血者。两者治疗的实质亦为虚则补之，实则泻之。

2. 标本缓急

"标"与"本"，是中医治疗疾病时用于分析各种病症的矛盾，分清主次，解决主要矛盾的治疗理论。"标"即现象，"本"即本质。"标"与"本"是互相对立的两个方面。"标"与"本"的含义是多方面的。从正邪两方面来说，正气为本，邪气为标；以疾病而说，病因为本，症状是标；从病位内外而分，内脏为本，体表为标；从发病先后来分，原发病（先病）为本，继发病（后病）为标。总之，"本"含有主要方面和主要矛盾的意义，"标"含有次要方面和次要矛盾的意义。标本的原则一般是急则治其标、缓则治其本和标本同治三种情况。

（1）急则治其标　指标病危急，若不及时治疗，会危及患者生命，或影响本病的治疗。如腹胀满、大出血、剧痛、高热等，皆宜先除胀、止血、止痛、退热。待病情相对稳定后，再考虑治疗本病。

（2）缓则治其本　指标病不甚急的情况下，采取治本的原则，即针对主要病因、病症进行治疗，以解除病的根本。如阴虚发热，只要滋阴养液治其本，发热之标便不治自退；外感发热，只要解表祛邪治其本，发热之标亦不治而退。

（3）标本同治　指标病、本病同时俱急，在时间与条件上皆不宜单治标或单治本，只能采取同治之法。如肾不纳气之喘咳病，本为肾气虚，标为肺失肃降，治疗只宜益肾纳气、肃肺平喘，标本兼顾；又若热极生风证，本为热邪亢盛，标为肝风内动，治疗只能清热凉肝、息风止痉，标本同治。

3. 因时、因地、因人制宜

因时、因地、因人制宜，是指治疗疾病，必须从实际出发，即必须从当时的季节、环境、人的体质、性别、年龄等实际情况，制定和确定适当的治疗方法。

（1）因时制宜　指不同季节治疗用药要有所不同。《素问·六元正纪大论》说："用温远温，用热远热，用凉远凉，用寒远寒。"即夏暑之季用药应避免过用温热药，严寒之时用药应避免过用寒凉药。因酷暑炎炎，腠理开泄，用温热药要防开泄太过，损伤气津；严寒凛冽，腠理致密，阳气内藏，用寒凉药要折伤阳气，故皆曰"远"之。

（2）因地制宜　即根据不同地区的地理环境来考虑不同的治疗用药。如我国西北地高气寒，病多寒证，寒凉剂必须慎用，而温热剂则为常用；东南地区天气炎热，雨湿绵绵，病多温热、湿热，温热剂必须慎用，寒凉剂、化湿剂则为常用。

（3）因人制宜　指治疗用药应根据病人的年龄、性别、体质、生活习惯等不同而不同。一般来说，成人药量宜大，儿童则宜小；形体魁梧者药量宜大，形体弱小者宜少；素体阳虚者用药宜偏温，阳盛者用药宜偏凉；妇人有经、带、胎、产之特点，用药与男子则更有异。

以上三者是密切相关而不可分割的。它既反映了人与自然界的统一整体关系，又反映了人与人之间的不同特点。在治疗疾病的过程中，必须将三者有机地结合起来，才能有效地治疗疾病。

4. 调整阴阳

疾病的发生，从根本上来说，是机体阴阳之间失于相对的协调平衡。调整阴阳，即是根据机体阴阳失调的具体状况，损其偏盛，补其偏衰，促使其恢复相对的协调平衡。

（1）阴阳偏盛　即阴或阳的过盛有余。阴寒盛则易损伤阳气，阳热盛易耗伤阴液，故在协调阴阳偏盛时，应注意有没有相应的阴或阳偏衰的情况。若阴或阳偏盛时而其相应的一方并没有造成虚损，那么，就可以采用"损其有余"的方法，即清泻阳热或温散阴寒，若其相应的一方有所损伤，则当兼顾其不足，适当配合以扶阳或益阴之法。

（2）阴阳偏衰　即阴或阳的虚损不足。阳虚则寒，阴虚则热。阳不足以制阴，多为阳虚阴盛的虚寒证；阴不足以制阳，多为阴虚阳亢的虚热证。阳病治阴，阴病治阳，即在协调阴阳偏衰时，应采用"补其不足"的方法。若阳虚而致阴寒偏盛者，宜补阳以制阴，所谓"虚火之源，以消阴翳"；若阴虚致阳热亢盛者，则当滋阴以制阳，所谓"壮水之主，以制阳光"；若出现阴阳俱虚者，则可阴阳双补，使之达到生理上的相对平衡。由于阴阳是相互依存的，在治疗阴阳偏衰病症时，还应注意"阴中求阳""阳中求阴"，亦即在补阴时适当加用补阳药，补阳时适当配用补阴药。

5. 扶正祛邪

邪正的盛衰变化，对于疾病的发生、发展及其变化和转归，都有重要的影响。疾病的发生与发展是正气与邪气斗争的过程。正气充沛，则人体有抗病能力，疾病就会减少或不发生；若正气不足，疾病就会发生和发展。因此，治疗的关键就是要改变正邪双方力量的对比，扶助正气，祛除邪气，使疾病向痊愈的方向转化。

（1）扶正　就是使用扶正的药物或其他方法，以增强体质，提高抗病能力，以达到战胜疾病、恢复健康的目的。适用于正气虚为主的疾病。临床上根据不同的病情，有益气、养血、滋阴、壮阳等不同的方法。

（2）祛邪　就是祛除体内的邪气，达到邪去正复的目的。适用于邪气为主的疾病。临床上根据不同的病情，而有发表、攻下、清解、消导等不同方法。

单纯扶正仅适用于正虚为主者；单纯祛邪仅适用于邪盛为主者，先祛邪后扶正则适用于邪盛而正不甚虚者，先扶正后祛邪则适用于正虚而邪不甚者，扶正与祛邪并用则适用于正虚邪实者，即所谓"攻补兼施"，当然亦需分清是虚多实少，还是实多虚少。若虚多则扶正为主，兼以祛邪，实多则又以祛邪为主，兼以扶正。总之，要以"扶正不留邪，祛邪不伤正"为原则。

第二讲

中医诊断入门

——认识疾病的真面目

第一节　中医诊断的"四大法器"——望闻问切

中医在长期的医疗实践中，总结出了四种论断疾病的方法，这就是望、闻、问、切四诊。望诊就是医生运用视觉来观察病人全身或局部的神色形态的变化；闻诊就是医生凭听觉和嗅觉辨别病人的声音和气味的变化；问诊即通过询问病人和家属，了解疾病的发生与发展过程，以及目前症状及其他与疾病有关的情况；切诊包括切脉和按诊，是切按病人的脉搏和触按病人的皮肤、手、腹部、四肢及其他部位以诊断疾病的方法。

中医认为，气血运行，感应传导，能传递病邪。反映病变的通路是经络，经络具有联络脏腑肢节、沟通上下内外的功能，像电话网络一样将人体紧密地联结成一个统一的整体，所以局部的变化通过经络可以影响全身，内脏的病变可以反映到体表，所谓"有诸内必形诸外"，相反，中医通过对外部的诊察，也可以推测内脏的变化，这就是中医诊断疾病的基础和依据。

一、望诊

望诊，是指医生通过视觉观察病人的全身和局部的神、色、形、态、五官、舌象以及排泄物的形、色、量等具体情况，从而了解病人人体内发生的变化，并判断其是否患病以及患病具体情况的一种诊断方法。望诊又可分为望神、望五官、望躯体、望皮肤、望二阴、望排出物等局部望诊。总的来说，望诊已形成一个相对比较完善的理论体系，是中医诊断理论的重要组成部分。在中医诊断学中，望诊是四诊的重要部分，位居四诊之首。

人体是一个有机的整体，通过望诊，往往就能够了解病人是否出现疾病以及病变部位、病变程度等具体的病变情况，从而确定疾病的性质并加以相应的治疗。

1. 全身望诊

全身望诊主要包括望神、望色、望形态、望姿态等具体内容。

（1）望神　是指通过观察患者机体所有的生命活动和精神活动，来诊察其是否患有疾病以及发病原因、发病部位、疾病性质等的一种重要的望诊方法。医生在望神时，要注意观察患者的神志意识、表情神态、身形体态、言谈举止、动作反应、呼吸饮食等，尤其是应重点观察眼神目光。神的表现，按其盛衰可分为有神、少神、失神、假神四种，其临床表现和意义如下。

① 有神：又称"得神"。临床表现为两目灵活明亮，精采内含，神志清楚，面色荣润，肌肉不削，语言清晰，动作协调，反应灵敏。表明精气充足，脏腑功能正常，为健康的表现，或虽病而正气未伤，病轻易治，预后良好。

② 少神：又称"神气不足"。临床表现为目乏神采，神志清楚，但精神不振，面色少华，肌肉瘦削，少气懒言，倦怠嗜睡，动作缓慢，思维迟钝。表明精气已伤，脏腑功能较弱，多见于素体虚弱的人，也可见于疾病较轻或疾病恢复期的患者。

③ 失神：又称"无神"。临床表现为两目呆滞，目陷无光，精神萎靡，面色晦暗枯槁，肌肉松软，表情淡漠，动作失调，反应迟钝，甚至神志昏迷。表明精气大伤，脏腑功能衰败，病重难治，预后不良。若神昏谵语，循衣摸床，撮空理线，表明邪入心包，精气已脱，是失神的重症表现。

④ 假神：临床表现为原本精神已极度衰惫，神志昏迷，目光晦暗，而突然神志清楚，目光转亮而浮光外露；原不欲言语，语声低微，时断时续，突然语言清利，絮絮不休；原面色晦暗不泽，突见两颧红赤如妆；原毫无食欲，突然食欲增加甚至暴饮暴食。假神多见于久病、重病垂危的患者，是脏腑精气极度衰竭，正气将脱，阴不敛阳，阴阳离决的危候，是危重患者临终前的征兆，即古人所谓"回光返照""残灯复明"。

（2）望色　是通过观察病人的面部和全身皮肤的颜色、光泽，从而推断病情的一种诊断方法。中医经过实践探索，归纳出五色诊法，即以青、黄、赤、白、黑五色分别代表不同脏腑的病变，也代表不同性质的病邪。现将五色主病概述如下。

① 白色：多由于阳气虚弱，气血运行无力或失血耗气、气血不足、不能营养面部所致。一般提示病人患有虚寒证或失血证。常常见到贫血病人面部、口唇、舌苔和眼睑为淡白色，没有血色。

② 黄色：多由于脾虚不能化生气血或水湿内盛，使脾不能运化所致，是脾虚和体内有水湿的外在表现，一般提示病人患有脾胃虚弱。如出现面、目、身皆黄色且色彩鲜明似橘子，称为阳黄，提示病人患有湿

热证；如色彩黄而晦暗似烟熏，称为阴黄，提示病人患有寒湿证，这两种情况常见于传染性肝炎，或胆道疾病。

③ 赤色：多由热盛而致血液充盈脉络，一般提示病人患有热证，如外感发热或里实热证。虚热的病人，只有两颧部潮红。如久病或重病病人面色苍白却突然出现粉红色似化妆样，这是虚阳上越的严重症候，称为戴阳证。

④ 青色：多由于寒邪留于经脉，致使气血运行不畅或气滞或气虚而致血液停滞成瘀血，一般提示病人患有寒证、痛证、瘀血证及惊风证。外伤后受伤处青紫，这就是瘀血阻滞在的表现。

⑤ 黑色：多由于肾阳虚致使水分过多地留于体内，造成寒水阴邪过盛，一般提示病人肾虚、水饮证、瘀血证。

（3）望形态　是指通过观察患者形态的强、弱、胖、瘦、体型等的具体情况，来诊断是否患有疾病以及发生病变的部位、病变的原因、病变的性质等具体病情的一种望诊方法。

① 体强：表现为骨骼粗大，胸廓宽厚，肌肉充实，皮肤润泽，筋强力壮等。为形气有余，说明体魄强壮，内脏坚实，气血旺盛。体强——形气有余——气血旺盛，抗病力强。

② 体弱：表现为骨骼细小，胸廓狭窄，肌肉瘦削，皮肤枯槁，筋弱无力等。为形气不足，说明体质虚衰，内脏脆弱，气血不足。体弱——形气不足——气血不足，抗病力弱。

③ 肥胖：若胖而能食，为形气有余（健康、实证、热证）；肥而食少，是形盛气虚（阳虚脾弱，多痰多湿）。

④ 消瘦：若形瘦食多，为中焦有火；形瘦食少，是中气虚弱。

（4）望姿态　是指通过观察人的动静姿态、动作举止等来判断其是否发生了疾病以及病变部位、病变原因、疾病性质等具体病情的一种望诊方法。具体来说，望姿态又包括望坐卧姿态、望异常姿态等内容。

① 坐形：如坐而仰首，多见于哮病、肺胀、气胸、痰饮停肺、肺气壅滞等病症；坐而喜俯，少气懒言，多属体弱气虚；但卧不能坐，坐则晕眩，不耐久坐，多为肝阳化风，或气血俱虚、脱血夺气。

② 卧式：卧时面常向里，喜静懒动，身重不能转侧，多属阴证、寒证、虚证；卧时面常向外，躁动不安，身轻自能转侧，多属阳证、热证、实证。

③ 异常动作：病人唇、睑、指、趾颤动者多为动风先兆，或气血不足，筋脉失养。颈项强直，两目上视，四肢抽搐，角弓反张者多为肝

风内动。猝然跌倒，不省人事，口眼歪斜，半身不遂者，多为中风病。猝倒神昏，口吐涎沫，四肢抽搐，醒后如常者，属痫病。肢体软弱，行动不便，多属痿病。关节拘挛，屈伸不利，多属痹病（风湿性关节炎）。

2. 局部望诊

望局部情况，或称分部望诊，是在整体望诊的基础上，根据病情或诊断需要，对病人身体某些局部进行重点、细致地观察。因为整体的病变可以反映在局部，所以望局部有助于了解整体的病变情况。

（1）望头面部　望头部主要是观察头之外形、动态及头发的色质变化及脱落情况，以了解脑、肾的病变及气血的盛衰。

① 望头形：小儿头形过大或过小，伴有智力低下者，多因先天不足，肾精亏虚。头形过大，可由脑积水引起。望小儿头部，尤须诊察颅囟。若小儿囟门凹陷，称为囟陷，是津液损伤，脑髓不足之虚证；囟门高突，称囟填，多为热邪亢盛，见于脑髓有病；若小儿囟门迟迟不能闭合，称为解颅，是为肾气不足，发育不良的表现。无论大人或小儿，头摇不能自主者，皆为肝风内动之兆。

② 望发：正常人发多浓密色黑而润泽，是肾气充盛的表现。发稀疏不长，是肾气亏虚。发黄干枯，久病落发，多为精血不足。若突然出现片状脱发，为血虚受风所致。青少年落发，多因肾虚或血热所致。青年白发，伴有健忘、腰膝酸软者，属肾虚；若无其他病象者，不属病态。小儿发结如穗，常见于疳积病。

③ 望面部：面部的神色望诊，已于前述。这里专述面部外形变化。面肿，多见于水肿病。腮部一侧或两侧突然肿起，逐渐胀大，并且疼痛拒按，多兼咽喉肿痛或伴耳聋，多属温毒，见于痄腮。面部口眼歪斜，多属中风证。面呈惊怖貌，多见于小儿惊风，或狂犬病患者；面呈苦笑貌，见于破伤风病人。

（2）望五官　望五官是对目、鼻、耳、唇、口、齿龈、咽喉等头部器官的望诊。诊察五官的异常变化，可以了解脏腑病变。

① 望目：望目主要望目的神、色、形、态。

a. 目神：人之两目有无神气，是望神的重点。凡视物清楚，精彩内含，神光充沛者，是眼有神；若白睛混浊，黑睛晦滞，失却精彩，浮光暴露，是眼无神。

b. 目色：如目眦赤，为心火；白睛赤为肺火；白睛现红络，为阴虚火旺；眼睑皮红肿赤烂为脾火；全目赤肿之眵，迎风流泪，为肝经风热。如目眵淡白是血亏。白睛变黄，是黄疸之征。目眶周围见黑色，为肾虚水泛之水饮病，或寒湿下注的带下病。

c. 目形：目睑微肿，状如卧蚕，是水肿初起，常见于肾病；老年人下睑浮肿，多为肾气虚衰。目窝凹陷，是阴液耗损之征，或因精气衰竭所致，常见于晚期肿瘤病人。眼球突起而喘，为肺胀；眼突而颈肿则为瘿肿，常见于甲亢病引起的突眼。

d. 目态：目睛上视，不能转动，称戴眼反折，多见于惊风、痉厥或精脱神衰之重症。横目斜视是肝风内动的表现。眼睑下垂，称"睑废"，常见于重症肌无力。双睑下垂，多为先天性睑废，属先天不足，脾肾双亏。单睑下垂或双睑下垂不一，多为后天性睑废，因脾气虚或外伤后气血不和，脉络失于宣通所致。瞳仁扩大，多属肾精耗竭，为濒死危象。

② 望鼻：鼻头或鼻同色红，生有丘疹者，多为酒渣鼻，因胃火熏肺，血壅肺络所致。鼻孔内赘生小肉，撑塞鼻孔，气息难通，称为鼻痔，多由肺经风热凝滞而成。鼻翼煽动频繁，呼吸喘促者，称为"鼻煽"。如久病鼻煽，是肺肾精气虚衰之危症；新病鼻煽，多为肺热。

鼻流清涕，为外感风寒；鼻流浊涕，为外感风热；鼻流浊涕而腥臭，是鼻渊，多因外感风热或胆经蕴热所致。

③ 望耳：正常人耳部肉厚而润泽，是先天肾气充足之象。若耳郭厚大，是形盛；耳郭薄小，乃形亏。耳肿大是邪气实；耳瘦削为正气虚。耳薄而红或黑，属肾精亏损。耳轮焦干多见于下消证。耳轮甲错多见于久病血瘀。耳轮萎缩是肾气竭绝之危候。

耳内流脓，是为脓耳。由肝胆湿热，蕴结日久所致。耳内长出小肉，其形如羊奶头者，称为"耳痔"，或如枣核，脔出耳外，触之疼痛者，是为"耳挺"。皆因肝经郁火，或肾经相火，胃火郁结而成。

④ 望口与唇：望唇要注意观察口唇的色泽和动态变化。

a. 察唇：唇部色诊的临床意义与望面色同，但因唇黏膜薄而透明，故其色泽较之面色更为明显。唇以红而鲜润为正常。若唇色深红，属实、属热；唇色淡红，多虚、多寒；唇色深红而干焦者，为热极伤津；唇色嫩红为阴虚火旺；唇色淡白，多属气血两虚；唇色青紫者常为阳气虚衰，血行郁滞的表现。嘴唇干枯皱裂，是津液已伤，唇失滋润。唇口糜烂，多由脾胃积热，热邪灼伤。唇内溃烂，其色淡红，为虚火上炎。唇边生疮，红肿疼痛，为心脾积热。

b. 望口：望口须注意口之形态。口噤：口闭而难张。如口闭不语，兼四肢抽搐，多为痉病或惊风；如兼半身不遂者，为中风入脏之重症。口撮：上下口唇紧聚之形。常见于小儿脐风或成人破伤风。口僻：口角或左或右㖞斜之状，为中风证。口张：口开而不闭。如口张而气但出不返者，是肺气将绝之候。

⑤ 望齿与龈：望齿龈应注意其色泽、形态和润燥的变化。

a. 望齿：牙齿不润泽，是津液未伤。牙齿干燥，是胃津受伤；齿燥如石，是胃肠热极，津液大伤；齿燥如枯骨为肾精枯竭，不能上荣于齿的表现，牙齿松动稀疏，齿根外露，多属肾虚或虚火上炎。病中咬牙啮齿是肝风内动之征。睡中啮齿，多为胃热或虫积。牙齿有洞腐臭，多为龋齿，欲称"虫牙"。

b. 察龈：龈红而润泽是为正常。如龈色淡白，是血虚不荣；龈红肿或兼出血多属胃火上炎。龈微红，微肿而不痛，或兼齿缝出血者，多属肾阴不足，虚火上炎；龈色淡白而不肿痛，齿缝出血者，为脾虚不能摄血。牙龈腐烂，流腐臭血水者，是牙疳病。

（3）望皮肤

① 皮肤色泽：皮肤色泽亦可见五色，五色诊亦适用于皮肤望诊。临床常见而又有特殊意义者，为皮肤发赤、发黄。

a. 皮肤发赤：皮肤忽然变红，如染脂涂丹，名曰"丹毒"。可发于全身任何部位，初起鲜红如云片，往往游走不定，甚者遍身。发于头面者称"抱头火丹"，发于躯干者称"丹毒"，发于胫踝者称"流火"。因部位、色泽、原因不同而有多种名称，但诸丹总属心火偏旺，又遇风热恶毒所致。

b. 皮肤发黄：皮肤、面目、爪甲皆黄，是黄疸。分阳黄、阴黄两大类。阳黄，黄色鲜明如橘子色，多因脾胃或肝胆湿热所致。阴黄，黄色晦暗如烟熏，多因脾胃为寒湿所困，多见于肝炎、胆囊炎等。

② 皮肤形态

a. 皮肤虚浮肿胀，按之有压痕，多属水湿泛滥。皮肤干瘪枯燥，多为津液耗伤或精血亏损。皮肤干燥粗糙，状如鳞甲称肌肤甲错，多因瘀血阻滞，肌失所养而致。

b. 痘疮：皮肤起疱，形似豆粒，故名。常伴有外感症候，如水痘等病。

c. 斑疹：斑和疹都是皮肤上的病变，是疾病过程中的一个症状。斑色红，点大成片，平摊于皮肤下，摸不应手。由于病机不同，而有阳斑与阴斑之别。疹形如粟粒，色红而高起，模之碍手，由于病因不同可分为麻疹、风疹、瘾疹等。

d. 痈、疽、疔、疖：都为发于皮肤体表部位有形可诊的外科疮疡疾患。四者的区别是：凡发病局部范围较大，红肿热痛，根盘紧束的为痈；若漫肿无头，根脚平塌，肤色不变，不热少痛者为疽；若范围较小，初起如粟，根脚坚硬较深，麻木或发痒，继则顶白而痛者为疔；起于浅表，形小而圆，红肿热痛不甚，容易化脓，脓溃即愈为疖。

（4）望排出物　是指通过观察患者排出物的形状、颜色、性质、数量等，来判断其是否发生了疾病以及病变部位、病变原因、疾病性质等具体病情的一种望诊方法。具体来说，排出物望诊由包括望痰涕涎唾、望呕吐物、望大小便等。

① 望痰：风证患者一般会出现泡沫较多、比较清稀的风痰；寒证患者一般会出现清稀色白的寒痰；湿证患者一般会出现数量较多、质滑色白的湿痰；燥证患者一般会出现数量较少、比较黏腻的燥痰；热证患者一般会出现黏稠发黄、结成块状的热痰；阴虚火旺患者一般会出现鲜红色的痰，且痰中往往带血；热邪犯肺患者一般会咳出较臭且血腥的痰或咳吐带脓的痰。

② 望涕：风寒证患者一般会流清稀的鼻涕；风热证患者一般会流脓浊的鼻涕。

③ 望涎：脾胃湿热证患者，一般口涎比较黏稠；脾胃虚寒证患者，一般口涎比较清稀，且数量较多；脾虚虚证患者，一般口涎会自行从口角流出；儿童胃热证患者或腹中有虫积的患者，嘴角也常常会不自觉地流出涎液。

④ 望唾：肾虚证及胃寒证患者，一般口涎较多。

⑤ 望呕吐物：具体分为以下几类。

a. 热呕：多见于胃热证以及肝经郁火的患者，其呕吐物一般比较脓浊且散发出酸臭味。

b. 寒呕：多见于胃寒证以及脾肾阳虚患者，其呕吐物较为清稀且没有酸臭味。

c. 痰饮：多见于胃内停饮和脾失健运的患者，其呕吐物多为清稀如水的涎、痰。

d. 食积：多见于食滞胃脘证和肝郁犯胃证患者，食滞胃脘证患者的呕吐物一般酸腐且带有未消化的食物；肝郁犯胃脘证患者的呕吐物中带有未消化的食物，但一般没有酸腐的气味。

e. 呕血：多见于胃热证、血瘀胃脘和肝火犯胃证患者，其呕吐物中一般带有食物残渣、鲜红的血或暗紫色的血块。

⑥ 泄泻：多见于胃虚证和脾虚证患者，大便比较清稀，有的患者甚至便中带有未消化的食物。

⑦ 痢疾：多见于痢疾患者，其大便通常黏腻且便中带有脓血。

⑧ 便血：便血又可分为近血和远血两种。近血，是指大便中带有颜色鲜红的血，而且血往往会在便前便后滴下，或附着在大便表面；远血，是指大便中带有颜色黑紫和暗红的血，而且往往均匀地混合在大便之中。

⑨ 望小便：具体来说，一般有小便短赤、小便清长、小便带血、小便带沙等。实热证患者小便一般比较短赤；虚寒证患者小便一般比较清长；尿血和血淋病患者小便一般带血；石淋患者的小便可像猪油一样油腻。

3. 儿童指纹望诊

儿童指纹望诊是指通过观察 3 岁以下儿童食指掌内一侧前端的形状、颜色的变化，来判断其体内是否发生病变以及病变部位、病变性质、病情深浅等。在望诊之前，医生应使儿童身体朝向光亮的地方，再用左手拇指和示指（食指）捏住儿童食指的顶端，然后用右手拇指以适中的力度推擦其食指几次，方向是从食指掌内一侧前端的指尖推向指根，使其指纹清晰地显露出来。

身体健康的儿童，其指纹隐于皮肤之下，并不明显，并且指纹一般不会超过食指根部的第一关节，其颜色浅红中微微带有黄色。而患有疾病的儿童，其指纹颜色、粗细、长短等都会出现异常症状。

（1）颜色　如果儿童指纹颜色鲜红，则说明其可能患有表证；如果颜色紫红，则说明其可能患有里热证；如果颜色淡而发白，则说明其可能患有脾虚证、疳积等；如果颜色发青，则说明其可能患有痛症、惊风证等；如果颜色黑紫，则说明其可能患有危重的血络郁闭证。此外，如果颜色黑紫，容易看出，则说明其可能患有表证；如果颜色隐于皮肤之下，不易看出，则说明其可能患有里证；如果颜色较淡且缺乏光泽，则说明其可能患有虚证；如果颜色较深且比较晦暗，则说明其可能患有实证。

（2）粗细　如果儿童指纹从指尖到指根逐渐变粗，且能看到明显的分支，则说明其可能患有虚证或寒证。

（3）长短　如果儿童指纹较短，只到达食指根部的第一关节，则说明其病情轻微；如果指纹到达食指的第二关节，则说明其病情较为严重；如果指纹已经达到食指的第三关节，就说明其病情十分危重；如果指纹穿过第三关节，到达指甲部位，则说明病情非常凶险。

4. 望舌

在中医传统理论中，人被视为一个有机的整体，其五脏六腑和各大器官之间都有着千丝万缕的内在联系。所以，一旦内脏功能运转出现障碍或受到损害，各个体表官窍就会出现相应的异常变化。中医认为，舌与心脏和脏腑有着密不可分的联系，因此通过望舌能反映内脏病变。望舌的内容包括望舌质和望舌苔两部分。

（1）望舌质

① 舌神：舌神主要是指舌质的荣枯和活动等方面。所谓荣，即舌质荣润、鲜活、舌淡红且有光泽。这种舌象情况下，即使患病，也多属轻症。所谓枯，即舌质干燥、了无生机、没有光泽，正所谓无神。这种舌象通常提示所患疾病为重症。

② 舌色：病态的舌色主要包括淡白舌、红绛舌、青紫舌和瘀斑舌等几种情况。淡白舌的形成多是由于气血不足、阳气不盛所致，其表征身体虚弱而体寒。这类人比较容易患上由阳虚或血虚造成的疾病。红绛舌又包括红舌和绛舌两种。红舌的形成主要是由于体热、气血过旺所致，其表征身体实热，呈现为热证。这类人比较容易患上由实热或阴虚而内热引发的疾病。而绛舌则主要是由于内热过盛所致，其表征内火旺盛而阴虚。这种情况大多呈现在患有重病者或久病不愈之人。青紫舌是指舌色呈现为青紫或淡紫色且舌质湿润，这通常是由于体寒阴盛，血管阻塞而有瘀滞所致；如果舌色过深，呈现绛紫色且舌质干燥而唾液较少，则大多是由于邪热炽盛，阴液亏损，气血过盛壅滞不通所致。此外，瘀斑舌是在青紫舌的基础上，舌体出现紫色的瘀斑或瘀点，其表征体内有瘀血。

③ 舌形：病态的舌形主要包括胖大舌、扁瘦舌、齿痕舌、裂纹舌和芒刺舌等。胖大舌的舌体通常色淡而胖嫩，多是由于脾肾两虚、津液阻塞所致。扁瘦舌则通常提示血气不足并且体内阴亏。齿痕舌是指舌体上有牙齿的痕迹，其多是由于舌体肥大而受牙齿压迫所致。齿痕舌多表征心脾两虚且体内湿寒过盛。裂纹舌即舌面上出现裂纹，多是由于体内阴亏而无法上荣，以致舌面干燥。此外，芒刺舌是指舌乳头过多且硬挺肥大，摸起来如刺般棘手，多是由实热而邪盛所致。根据芒刺生长的部

位不同，所对应的脏腑也有所不同。生在舌尖部位表示心火亢盛；生在舌边多为肝胆热盛，而生在舌中则表示肠胃积热。

④ 舌态：不正常的舌态主要包括舌体萎软、强硬、歪斜、吐弄、短缩和颤动等。萎软舌的形成主要是由于气血两虚、阴液亏损、筋骨和血脉失养所致的。舌体强硬通常表现为舌质较硬、屈伸不灵活、不能转动或运动不便，甚至有碍语言的表达。其发病多是由于体内实热过盛、气血循环不畅，或是由于高热而损伤津液所致。舌体歪斜则表现为舌体偏斜，时时处于口内一侧，其通常是患有卒中或即将患上卒中的征兆。舌体吐弄大多表现为舌体常置于口外或时时停在嘴角左右，多是由于心脾热盛或小儿智力低下所致。短缩舌多表现为身体紧缩而无法伸长，多见于病情严重的患者。舌色淡白而短缩多是由于寒气滞结筋脉所致；若舌色红绛且干燥而短缩者，则通常见于热证而津液损伤。此外，舌体颤动大多表现为舌体不能自主且颤动不定，多见于久病不愈而舌体颤抖之人，主要由于气血俱虚或阳气衰弱所致。

（2）望舌苔

① 苔质：主要是指舌苔的形状和质感，包括舌苔的薄厚、润燥、腻腐，以及有无剥苔或类薄苔和有根和无根等方面。从临床来讲，无论舌苔的薄与厚都表明体内胃气运行较好。如果厚苔逐渐变为薄苔提示着体内的病邪正在逐渐消退，病情会逐步好转。但如果厚苔突然消退，且舌面没有新生的薄苔，则表示体内正气不抵邪气，甚至胃气已绝。

润苔是指苔质干湿适中、舌面润泽。相反，苔质干燥，无津液甚至有裂纹的情况，则为燥苔。润苔是较为正常的一种舌象，其提示病邪并未伤及津液，体内水液代谢情况较为良好。而燥苔大多由于体内津液受损或津液的输布出现障碍所致。

腻苔通常呈现为苔质较厚而颗粒细密，且紧贴于舌面。其可分为苔质污浊的垢腻苔、苔质黏厚的黏腻苔、苔质润滑的滑腻苔、苔质干燥的燥腻苔。腻苔通常由于体内湿气重浊而阳气受阻，或痰饮、积食所致。腐苔则大多呈现为苔质颗粒粗大而疏松，主要由于体内热邪亢盛、胃中有浊气并上蒸于舌面或胃气衰损而湿气上泛所致。腐苔多见于疾病后期或危重病的患者。

剥苔主要呈现为舌苔局部或全部脱落且无新苔长出。类剥苔为舌苔虽有脱落，但舌苔脱落处仍有新鲜的舌苔颗粒。剥苔与类剥苔多见于久病之后，提示体内营养不足、气血两虚且内脏功能衰弱，此外这两种苔质还表示着体内气血亏损的程度不同。

无根苔是指舌苔较厚而边缘清楚，且舌苔揩之可去，其通常提示体内正气衰弱，胃气或肾气衰竭。有根苔则是指苔薄而紧贴于舌面之上，不易揩去；或厚苔周围有依稀的紧贴于舌面的薄苔存在，这提示体内邪气较盛，但正气尚且充足，多见于病情较重但预后良好的患者。

② 苔色：病态舌苔的颜色主要分为白苔、黄苔和灰黑苔三种。白苔属于比较常见的苔色，提示病情较轻，多见于患病初期或疾病的康复期，常见的包括薄白苔、白燥苔、白滑苔、白腻苔和积粉苔等。而黄苔多是由白苔发展而成，多提示热证、里证等，常见的黄苔包括薄黄苔、焦黄苔、黄腻苔和黄滑苔等。此外，灰苔和黑苔同属一类舌象。灰苔是白苔或黄苔向黑苔转变中的一个过程。灰黑苔提示病情较为严重而复杂，且需要结合苔质的润燥程度、舌色、舌质等情况加以综合分析。而且吸烟过多的人也有可能出现灰黑苔，诊测时需要加以鉴别。

一般情况下，舌质与舌苔的变化是一致的，这时提示的疾病情况往往是两者的综合。如里热实证，多见舌红苔黄而干；里虚寒证，多见舌淡苔白而润。但有时也出现舌质与舌苔变化不一致的情况，如红绛舌兼白干苔，这是由于燥热伤津、燥气化火迅速、苔色尚未转黄便已进入营分所致，所以这种情况更需要综合分析舌质与舌苔的变化，并参考其他诊察所获的信息，才能做出正确的判断，为辨证提供确切的依据。临床常见的舌诊（舌质与舌苔）舌象见表 2-1、表 2-2。

表 2-1　临床常见舌象辨证简表

舌象		简称	主病
舌质	舌苔		
淡红	薄白	淡红舌，薄白苔	健康人；风寒表证；病势轻浅
	白苔	舌尖红，白苔	风热表证；心火亢盛
	白似积粉	淡红舌，积粉苔	瘟疫初起；或有内痈
	白腐	淡红舌，白腐苔	痰食内停；胃浊蕴热
	黄白相兼	淡红舌，黄白苔	外感表证将要传里化热
	白腻而厚	淡红舌，白厚腻苔	湿浊痰饮内停；食积胃肠；寒湿痹症
	薄黄	淡红舌，薄黄苔	里热轻证
	黄干少津	淡红舌，黄干苔	里热伤津化燥
	黄腻	淡红舌，黄腻苔	里有湿热，痰热内蕴，食积化热
	灰黑湿润	淡红舌，灰黑润苔	寒证；阳虚

舌象		简称	主病
舌质	舌苔		
鲜红	白而干燥	红舌,白干苔	邪热入里伤津
	白而浮垢	红舌,白垢苔	正气亏虚;湿热未净
	白黏	红舌,白黏苔	里热夹痰湿;阴虚兼痰湿
	薄黄少津	红舌,薄黄干苔	里热证,津液已伤
	厚黄少津	红舌,厚黄干苔	气分热盛,阴液耗损
	黄腻	红舌,黄腻苔	湿热内蕴;痰热互结
	黑而干燥	红瘦舌,黑干苔	津枯血燥
绛红	焦黄干燥	绛舌,焦黄苔	邪热深重;胃肠热结
	黑而干燥	绛舌,黑干苔	热极伤阴
	无苔	绛舌,无苔	热入血分;阴虚火旺
青紫	黄燥	紫舌,黄燥苔	热极津枯
	焦黑而干	紫舌,苔黑干焦	热毒深重,津液大伤
	白润	紫舌,白润苔	阳衰寒盛;气血凝滞
淡白	无苔	淡白舌,无苔	久病阳衰;气血俱虚
	透明	淡白舌,无苔	脾胃虚寒
	边薄白中无	淡白舌,中剥苔	气血两虚;胃阴不足
	白	淡白舌,白苔	阳气不足;气血虚弱
	白腻	淡白舌,白腻苔	脾胃虚弱,痰湿停聚
	灰黑润滑	淡白舌,黑润苔	阳虚内寒;痰湿内停

表2-2　危重舌象辨证简表

舌象名称	舌象表现	临床意义
猪腰舌	舌面无苔,如去膜的猪腰	热病伤阴,胃气将绝,病危
镜面舌	舌深绛无苔而光亮如镜	胃气、胃阴枯竭
	舌色㿠白如镜,毫无血色,也称㿠白舌	营血大亏,阳气将脱,病危
破皮舌	舌粗糙有刺,如鲨鱼皮,或干燥枯裂	津液枯竭,病危
干荔舌	舌敛缩而无津,形如干荔肉	热极津枯,病危

舌象名称	舌象表现	临床意义
火柿舌	舌如火柿色,或色紫而干晦如猪肝色	内脏败坏,病危
赭黑舌	舌质色赭带黑	肾阴将绝,病危
雪花舌	舌质白色如雪花片	危候
瘦薄无苔舌	舌体瘦小薄嫩,光而无苔	胃气将绝,难治
囊缩卷舌	舌体卷缩,兼阴囊缩入	厥阴气绝,难治
舌强语謇	舌体强直,转动不灵,且语言謇涩	中风痰瘀阻络,难治
蓝舌而苔黑或白	舌质由淡紫转蓝,舌苔由淡灰转黑,或苔白如霉点、糜	病危重,难治

二、闻诊

闻诊,是医生利用听觉和嗅觉收集病人的有关病情,以作为判断病症参考的一种方法。中医闻诊不只是闻声音,嗅气味也是其重要内容。从声音的高低强弱,从气味的酸臭腥腐,可以辨别寒、热、虚、实,在四诊中也属重要的一环。

1. 闻声音

人正常的声音,应是发声自然,音调和畅。如声音变异,则多属病态。从下面几种声音的变化,结合其他表现可诊断一些病症。

(1) 语言 语声响亮,言谈多,属实证;烦躁或胡言乱语,多为实热证,可见于高热或狂躁型精神病患者;如沉静少言,或少气懒言,语音低沉、断续无力,则多属内伤虚证。

(2) 呼吸 呼吸增快,声音较粗,发病急而气促的,多属于实证、热证,可见于肺脏热盛;呼吸微弱、声低气短,发病缓,多属虚证、寒证,可见于肺肾气亏;呼吸音粗急,呼出之后感到舒服,多为实喘,可见于高热肺炎或痰多胸闷的痰饮证;如呼吸音低促,吸气后较舒适,则多为虚喘,可见于肾不纳气之证。

(3) 咳嗽 咳声重浊,痰多清稀的,多为风寒犯肺;咳声不畅,痰黄浓浊,多是肺有痰热;咳呛咽干,干咳无痰,多是肺燥(秋季气候干燥、感冒咳嗽);咳有痰声,喉头痰响,多是痰饮,可见于慢性支气管炎、支气管哮喘;小儿咳嗽,连声不断,咳时气急,弯腰伸舌,面红眼赤,甚至呕吐,咳有回声,则为顿咳(百日咳);暴咳声哑,多是肺实（为风痰所致的声带麻痹）；久咳声嘶，多是肺损（为久咳伤肺，如肺结核、喉结核）。

（4）呃逆 呃逆连声，响亮有力，发作较频的，多为热证、实证；呃声轻微，不连续，发作不频的，多为寒证、虚证；久病、重病而呃逆不止的，常见于脾肾阳亏，多预后不良。

（5）呕吐 有物无声为吐，有声有物为呕吐，皆是胃气上犯所致。呕声高亢，声物同出的为胃热，可见于急性胃炎；干呕多为肝胆之热犯胃；伴有涌吐痰涎的多为呕声低浊，倾胃而出，其热较缓的，多属脾胃虚寒；呕如喷射，则多为胃气上犯，可见于脑病引起的呕吐。

（6）嗳气（打饱嗝） 为胃气上逆所引起的。嗳气无味，多为胃虚或寒气侵于胃中；嗳气不止，胸腹不舒，多属气郁胸腹；嗳气吞酸，是宿食不化。

2. 闻（嗅）气味

中医还注意对病人的呼吸气息或排泄物进行闻嗅，通过闻及的异常气味协助诊断有关病症。

（1）口气 正常人的口腔，一般无特殊气味，如有口臭，常为胃热或由于肠胃功能障碍，胃排空时间延长，常有食物停留，但发出的气味多为酸臭。尿毒症时有尿素气；严重肝功能不全时有特殊的腥气；口臭特别重的，应考虑脏腑有无化脓性病变或癌症。此外，溃疡性牙龈炎、口腔糜烂、消化不良等也可发生口臭。

（2）痰、涕 痰有脓血、有臭气的，为肺热，多见于肺脓肿、支气管扩张合并感染；没有臭气的，多为肺阴虚，可见于肺结核、支气管扩张等。鼻涕稠浊腥臭，多为肺胃郁热，可见于鼻渊。

（3）大、小便 大便有酸臭气，多是肠有积热，可见于肠道炎；大便稀薄而气腥的，多是肠中有寒，可见于肠结核、节段性小肠炎等。小便混浊而有臊臭的，多为下焦湿热。

（4）月经、白带 稠黏秽臭的为湿热，稀薄而有腥气的属寒，清稀而无气味的，多属虚。

三、问诊

通过询问，了解患者的自觉症状、疾病的发展过程、生活习惯、思想情况和既往病史，从而为诊断现在病症提供更多的依据，是为问诊。

问诊是中医诊断疾病、进行辨证的主要方法之一。有人说，有的医生只凭切脉就能诊断病症，根本不需要问诊。这种说法是不对的。前面已经说过，中医辨证靠四诊合参，一个医生即使切脉经验非常丰富，也不可能单凭切诊就准确无误地辨识病症。诸如病人的发病情况、经过何种治疗、效果和反应如何等材料，都只能通过问诊才能获得，故问诊甚为重要。

中医问诊的要点有二：一是要根据辨证的需要，围绕主症（或为主诉），深入询问有关细节。如主症为腹痛，则宜追问疼痛的部位、时间、性质，拒按还是喜按，以及有无便秘、腹泻等。询问病史时，要特别重视症状的演变、主症和伴随症的关系，以便于结合其他三诊资料，找出主症和兼症。如主症为发热，则要追问是否恶寒、有无出汗、渴或不渴、发热时间和热型等，进而分辨阴阳、表里、寒热、虚实等。

中医对问诊，很早就有一个提纲歌诀"十问歌"，即"一问寒热二问汗，三问头身四问便，五问饮食六问胸，七聋八渴须当辨，九问旧病十问因，再问服药参机变，妇女必须问经产，小儿要问麻疹病"。以上歌诀介绍的，是中医对成人、妇女和小孩有关内科病症的一些问诊项目，在实践中有指导意义。

1. 问寒热

外感病从表入里，故恶寒与不恶寒是区别表证和里证的分界线。中医常说"有一分恶寒，便有一分表证"。如恶寒已退，则是表证已除；不恶寒而热，表示病已入里。寒冷一阵，发热一阵，如此寒热往来（有的伴有口干、咽干、胸胁满闷）则为半表半里证。慢性病的畏寒或低热，一般多属虚证，可能与人体功能状态的改变、机体反应性的强弱和体温调节功能紊乱有关。如畏寒、不发热、手足清凉，为虚寒证（一般伴有自汗、疲倦、面色㿠白、唇舌淡红等）。低热、午后潮热、手足心热，为虚热证（一般伴有两颧发红、盗汗、消瘦、心烦难入睡、舌红少津液或有咳嗽痰血等），多见于肺结核或慢性肝炎病人。此外，如病人高热、心烦、口渴、多汗、汗出而热不退，为阳明经证。若高热、大便秘结、腹胀满，腹痛不可触按、烦躁、胡言乱语、舌苔焦黄，则为阳明腑证。故问寒热，可协助辨别病症的表里虚实。

2. 问出汗

中医问出汗的情况是有其特色的。西医一般只问有汗或无汗，中医则通过问汗，以察病情虚实和疾病的转变发展情况。

（1）时间　醒时有汗称自汗，为阳虚、表虚；睡中出汗称盗汗，为阴虚。

（2）汗型 微汗，为表虚、表证欲解；大汗，为阳明经热、过服汗剂；冷汗，为阳气衰微；热汗，为阳气亢盛；战汗（战栗后出汗），汗后神清脉静为顺，神昏烦躁脉大为逆；汗出如油（汗出如珠黏手），为大汗亡阳、虚脱；黄汗（汗出染衣如柏汁），为黄汗病、历节风；外感恶寒发热，无汗或少汗的，为表实证；外感恶风发热，汗多者为表虚证。

3. 问头身

问头身不适，可辨别病症的表里和虚实。内伤头痛，时痛时止，伴有昏眩；外感头痛，伴有寒热。头痛按经络辨证：前额痛连眉心的，为阳明头痛（可见于急慢性鼻炎、额窦炎）；颞侧（头部两侧的太阳处）痛连耳，为少阳头痛；后头痛连颈的，为太阳头痛；头顶痛兼呕吐清水的为厥阴头痛。头目眩、耳鸣、恶心、呕吐痰涎的，多为湿痰阻隔的实证（如梅尼埃病）；虚证晕眩则有肾虚（头昏眼花、耳鸣、心悸、健忘、失眠、腰腿酸软、遗精、盗汗等，有时表现为神经衰弱）、肝阳上亢（多有头脑胀重、眼珠发胀、面红目赤、激动易怒、失眠、心悸、脉弦硬等，可见于高血压病病人）等表现。如肢体、关节痛，遇阴雨即发，多为风寒湿所引起的痹症（如风湿性关节炎）。若诉腰痛甚、小便不畅，则可能是沙淋（肾结石或尿路结石）；如腰痛，伴有小便频数、尿痛有灼热感，则为热淋（尿路感染或肾盂肾炎）。若腰痛不剧烈，时痛时止，劳累后加重，休息时缓解，则多为肾虚。

4. 问大小便

大便燥结，一般见于实证、热证；老年人、产妇及病后便秘，多属气虚或津少；如便秘而见身热口臭、脉满、尿赤者为热；便秘而见喜热怕冷、唇淡、脉迟为寒；便秘而见胸胁痞满噫气为气滞；便秘而见气短汗出头晕为虚，遍身虚痒脉浮为风；便秘而见烦热夜甚、盗汗、口干不渴为血枯。腹痛即泄，粪色黄褐，小便短赤为热泻；腹痛绵绵，便泄清稀为寒泻；食少胸闷，苔腻脉濡为湿泄；五更泄为肾阳虚；便泄里急后重、下痢赤白为痢疾。先血后便，下血鲜红，血下四溅如喷射状为肠风；先血后便，下血污浊，肛门肿痛为脏毒（近血）；先便后血，血色暗淡，神疲，面色无华为脾不统血（远血）。便下完谷不化，为脾肾虚寒；粪如羊屎，为噎膈晚期，津枯液涸。

小便癃闭，为下焦热结，三焦气化失常；小便难，多因热盛津伤；

小便涩痛，为淋病；小便混浊，为膀胱湿热；小便不禁，为气虚、中风脱证；小便次数多量少为气虚，饮多尿多或饮少尿多为消渴；遗溺为肾气不固、膀胱虚冷、肾阳虚；血尿若见涩痛者为血淋，不痛为尿血。

5. 问饮食

中医问饮食，是了解脾胃消化吸收功能。所谓"纳谷者昌""人以胃气为本""浆粥入胃则虚者和"等认识，都表达了中医对脾胃后天之本的重视。食欲正常，是脾胃功能健全的反映；食欲减退，是脾胃功能失常的表现。病人在病中食欲逐渐增加，是疾病好转、机体康复的有利条件；如病中食欲渐减，示消化吸收不良，是不利于病情好转的。如病人知饥而不能食，胃酸上泛，常感饥饿，多为痰火；若善食易饥，形体消瘦，则为胃火；如食后作胀，多属脾虚气滞；厌食或怕闻食气，腹胀满，嗳气酸腐，则多是食滞、消化不良；如口渴，喜冷饮，为里热；喜热饮，为里寒；口渴而饮水不多，则多是脾胃湿热；口干，不欲饮水，为阴虚；口淡为脾胃虚，口苦为肝胆热，口甜腻为脾胃湿热，口发酸为食滞。问饮食时，还应注意问嗜好，嗜酒者多湿热，嗜烟者多痰饮，嗜辛辣者多火热，嗜泥土等异物者多体有虫。

6. 问胸腹

中医问胸腹的情况，是借以辨识病症的虚实和寒热的性质。胸胁痛，为肝郁、肝火、痰饮、气滞血瘀；胸胁闷，为少阳病、肝郁气滞。心悸怔忡，动则尤甚为心阴不足，时作时止为水气凌心；心慌，为气虚；心中懊恼（自觉闷乱不宁），为虚热；心烦，为里热。胃脘痞闷作痛，吞酸嗳腐为食积、胃痛；胃脘刺痛，为气滞；胃脘痛，得食而痛缓，喜按为虚，喜热为寒；胃脘痛，得食痛剧，拒按为实，喜寒为热。腹胀满，拒按喜冷、便秘为阳明燥实，喜按喜暖或见便溏为脾虚失运；腹部跳痛，多为内痈；小腹痛，多为疝气、肝经病、妇女经痛；腹部绕脐而痛，为阳明腑实、虫痛、虚寒；里急后重，为痢疾、脱肛；肠鸣腹痛，为水湿、肠内有寒；脘腹胀满，为水肿、气臌、血臌。腰沉痛，多为寒湿。腰酸痛，多为肾虚；腰刺痛，多因闪痛有瘀血；腰痛而活动则痛减，多为气滞、血流不畅。

7. 问睡眠

问睡眠，也可辨病症的虚实、寒热和了解病人的精神状态。如嗜睡、身体困倦，多属脾虚或湿困；神疲思睡、无热恶寒、肢凉、脉沉细，为心肾阳虚；发热而昏睡，为热扰心神；不眠而心烦口渴，多属心阴虚；不眠而遗精多梦，多属心肾虚（有的为神经衰弱）；不眠而惊悸不宁，多为胆气虚；不眠而头昏、心悸，多属心脾血虚（可见于贫血）；不眠而头昏脑重的，多属肝阳上亢（可见于高血压病）；不眠而腹部饱闷、恶心、呕吐，多为脾胃不和。

8. 问妇女病

月经经期超前多属血热，经期延后多属血滞或血虚，前后无定期为脾虚、气郁、血瘀。月经血量过多为血热或气虚不摄；月经血量涩少多因血虚、血痰、痰阻，凝结成块为气滞血瘀；经色鲜红为热，色淡为气虚、痰阻，紫暗为血瘀气滞。白带多属脾虚或肝郁；黄带多属湿热；青带多为肝经湿热下注；赤白带多因湿热留恋。带质腥稀多属寒湿，带质稠臭多属湿热。带色灰白恶臭或有血，应注意癌症。在妊娠中后期，如有头晕、麻木，甚则抽搐者，应考虑子痫；如腹痛而有下迫感，并伴有腰酸痛、阴道流血者，当为先兆流产；产后发热恶寒多为产褥热；恶露不尽，腹痛拒按，则为瘀血阻滞。

9. 儿科问诊

儿科问诊很重要。因婴幼儿不能说话或不能准确表达自己的病痛，故中医称儿科为"哑科"。儿童疾病的特点是，发病容易，变化迅速。因小儿形气脆弱，对疾病的抵抗力较差，加上幼儿寒温不能自调，乳食不知自己节制，故易为六淫所侵扰，更易为饮食所伤损。因而外感（外感性疾病）与食滞（食积、呕泻、疳积）是儿科的两类常见病。小儿夜啼、惊风，多由惊恐引起；小儿容易发生高热、昏迷、抽筋；且其病症的寒热、虚实很容易发生变化，常可朝为实热、暮则虚寒，故问诊时不可不察。此外，因小儿生机活泼，反应敏捷，故只要调理得当，则易趋康复。小儿病的问诊内容，与成人病所问相同，但很注意小儿的孕产时顺逆情况、喂养和睡眠及儿科常见传染病等资料的收集。

四、切诊

切诊是指通过用手触摸、按切病人的脉搏、皮肤、四肢、胸腹以及身体其他部位，来了解具体病情，并判断其是否患病以及所患疾病具体情况的一种诊断方法。切诊又可分为脉诊和按诊。脉诊，是指通过按切脉搏来诊察病情。按诊，是通过触摸、按压皮肤、四肢、胸腹及其他部位来确定病情。

1. 脉诊（切脉）

脉诊是以手指按切病人动脉以了解病情的内在变化，也称切脉或诊脉。

脉为血府，贯通周身，五脏六腑的气血都要通过血脉周流全身，当机体受到内外因素刺激时，必然影响到气血的周流，随之脉搏发生变化，医者可以通过了解脉位的深浅，搏动的快慢、强弱（有力无力）、节律（齐否），脉的形态（大小）及血流的流利度等不同表现而测知脏腑、气血的盛衰和邪正消长的情况以及疾病的表里、虚实、寒热。如病变在肌表时呈现浮脉；病变在脏腑时，呈现沉脉；阴证病候时阳气不足，血行缓慢，呈现迟脉；阳证病候时血流加速，呈现数脉等。脉诊是中医辨证的一个重要依据，前人在长期的实践中积累了丰富的经验，是中医独特的诊法。但在临诊中也有脉证不符的特殊情况，如阳证反见阴脉，阴证反见阳脉，因此把脉诊作为唯一的诊断方法是非常片面的，必须强调四诊合参，才能了解疾病全貌，作出正确的诊断。

（1）切脉的部位　一般取寸口脉，即桡动脉腕后浅表部分（图 2-1）。

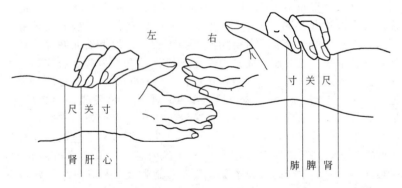

图 2-1　切脉示意图

（2）切脉的方法　切脉时让病人取坐位或仰卧位，伸出手臂置于与心脏近于同一水平，手掌向上，前臂放平，以使血流通顺。

切成人脉，以三指定位，先用中指按在高骨（桡骨茎突）部位的桡动脉定关，继续以食指在关前（远心端）定寸，然后用无名指在关后（近心端）定尺，三指应呈弓形斜按在同一水平，以指腹按触脉体。三指的疏密应以病人的高矮适当调整，如患者身体较高，医生三指排列可松一些，而病人身体较矮，则三指排列可紧一些，同时要三指排列整齐，否则影响脉形的准确性。

小儿寸口部位狭小，不能容纳三指，可用一指（拇指）定关法，而不细分三部。3岁以下的小儿，可用望指纹代替切脉。

切脉时运用三种指力，开始轻度用力，在皮肤为浮取，名为举；然后中等度用力，在肌肉为中取，名为寻；再重度用力，在筋骨为沉取，名为按。根据临床需要，可用举、寻、按或相反的顺序反复触按，也可分部以一指直按的方法体会。

寸、关、尺三部，每部有浮、中、沉三候，称为三部九候。

（3）寸口脉分候脏腑情况　寸口脉的不同部位，反映不同部位，反映不同脏腑的功能情况，以寸关尺分候相应的脏腑，这是前人的经验，在诊病时有一定的参考意义，但在临诊时仍需全盘考虑（表2-3）。

表2-3　六部分属脏腑关系

寸关尺三部	左脉	右脉
寸	心、小肠	肺、大肠
关	肝、胆	脾、胃
尺	肾、膀胱	肾、命门

（4）切脉应注意的事项

① 医者须全神贯注，仔细按触，反复细心体验，防止主观臆测，粗枝大叶，时间也不能过于短促（每次诊脉时间不应少于50s）。

② 注意内外因素对脉象的影响。如小儿脉较成人脉软而数，妇女脉较男子脉细弱而略数，胖人脉较瘦人脉沉。夏天脉较洪大，冬天脉较沉小。剧烈运动后脉洪数，酒后脉数，精神刺激和某些药物也可引起脉象的暂时变化。

③ 有些人因桡动脉解剖位置的差异，脉不见于寸口部而于拇指腕侧处，称为反关脉，从尺部斜向手背，称为斜飞脉。

（5）正常脉象　健康人的脉象称为正常脉象，一般是不浮不沉，不大不小，不强不弱，不快不慢，均匀和缓，节律整齐，又称为平脉或缓脉。平脉至数清楚，一息（即一呼一吸）之间四至五次（相当于72～80次），节律、强弱一致。脉象受体内外因素的影响而发生生理的或暂时的变化，也属正常。如年龄越小，脉跳越快，婴儿脉急数，每分钟120～140次，五六岁儿童常为一息六至，每分钟90～110次；青壮年体强，脉多有力，年老人体弱，脉来较弱，成年人女性较成年男性脉细弱而略快，瘦人脉较浮，胖人脉多沉，重体力劳动、剧烈运动、长途步行、饮酒饱餐、情绪激动则脉多快而有力，饥饿时则脉较弱。

（6）异常脉象与临床意义　在祖国医学有关脉学的专著中所记载的病脉有28种，然而根据脉位、脉率、脉力、脉形、脉流的流利度及节律等划分的脉象往往是混合构成，有些病脉是两个以上单一脉复合组成的。常见病脉有浮脉、沉脉、迟脉、数脉、虚脉、实脉、滑脉、洪脉、细脉、弦脉、结代脉等。

①浮脉：轻按可得，重按则减。主病：表证，由于外感病邪停留于表时，卫气抗邪，脉气鼓动于外，故脉位浅显。浮而有力为表实；浮而无力为表虚。内伤久病因阴血衰少，阳气不足，虚阳外浮，脉浮大无力为危症。

②沉脉：轻按不得，重按乃得。主病：里证。有力为里实，无力为里虚。邪郁于里，气血阻滞阳气不畅，脉沉有力为里实；脏腑虚弱，阳虚气陷，脉气鼓动无力，则脉沉无力。

③迟脉：脉搏缓慢，（每分钟脉搏在60次以下）。主病：寒证。有力为实寒，无力为虚寒。寒则凝滞，气血运行缓慢，脉迟而有力为实寒证。阳气虚损，无力运行气血，脉迟而无力，为虚寒证。

④数脉：脉搏急促，（每分钟脉搏在90次以上）。主病：热证。有力为实热，无力为虚热。外感热病初起，脏腑热盛，邪热鼓动，血行加速，脉快有力为实热。阴虚火旺，津血不足，虚热内生，脉快而无力为虚热。

⑤虚脉：寸关尺三部脉皆无力，重按空虚。主病：虚证。多为气血两虚，气血不足，难以鼓动脉搏，故按之空虚。

⑥实脉：寸关尺三部脉皆有力。主病：实证。邪气亢盛而正气充足，正邪相搏，气血充盈脉道，搏动有力。

⑦滑脉：按之流利，圆滑如按滚珠。多见于青壮年气血充实。妊娠妇女见滑脉是气血旺盛养胎之现象。均属生理现象。

⑧洪脉：脉大而有力，如波涛汹涌，来盛去衰。主病：热盛。内热盛脉道扩张，脉形宽大，因热盛邪灼，气盛血涌，使脉有大起大落。

⑨细脉：脉按之细小如线，起落明显。主病：虚证，多见于阴虚、血虚证，又主湿病。阴血亏虚不能充盈脉道，或湿邪阻压脉道，脉细小。

⑩弦脉：端直而长，挺然指下，如按琴弦。主肝胆病、痛症、痰

饮。气机不利，肝失疏泄，脉道拘急而显弦脉。病则气乱或痰饮内停，致使气机输转不利，出现弦脉。

⑪ 结代脉：结脉指脉来缓慢而有不规则的间歇；代脉指脉来缓弱而有规则的歇止，间歇时间较长；结脉常见于阴盛气结、寒痰瘀血，而代脉主要见于脏气衰微。

（7）相兼脉　凡两种或两种以上的单因素脉相兼出现，复合构成的脉象即称为"相兼脉"。

因为位、数、形、势都从某一个方面论脉，而诊脉时必须从多方面进行综合考察，论脉位不可能不涉及脉数、脉势、脉形，其余亦然。如数脉必须考察脉势有力和无力、脉位浮沉、脉形洪细，就会有数而有力、数而无力、浮数、沉数、洪数、细数等多种脉象，其结果是单因素脉象几乎没有。由此可见，相兼脉包括28脉中的复合脉，以及28脉中两种或两种以上的脉象相兼同时出现。

脉象的相兼只要不是性质完全相反的脉，一般均可出现。相兼脉的主病，往往就是各种单因素脉象主病的综合。

① 浮紧脉：多见于外感寒邪之表寒证，或风寒痹病疼痛。

② 浮缓脉：多见于风邪伤卫，营卫不和的太阳中风证。

③ 浮数脉：多见于风热袭表的表热证。

④ 浮滑脉：多见于表证夹痰，常见于素体多痰湿而又感受外邪者。

⑤ 沉迟脉：多见于里寒证。

⑥ 沉弦脉：多见于肝郁气滞或水饮内停。

⑦ 沉涩脉：多见于血瘀，尤常见于阳虚而寒凝血瘀者。

⑧ 沉缓脉：多见于脾虚、水湿停留。

⑨ 沉细数脉：多见于阴虚内热或血虚。

⑩ 弦紧脉：多见于寒证、痛症，常见于寒滞肝脉，或肝郁气滞等所致疼痛等。

⑪ 弦数脉：多见于肝郁化火或肝胆湿热、肝阳上亢。

⑫ 弦滑数脉：多见于肝火夹痰、肝胆湿热或肝阳上扰、痰火内蕴等证。

⑬ 弦细脉：多见于肝肾阴虚或血虚肝郁，或肝郁脾虚等证。

⑭ 滑数脉：多见于痰热（火）、湿热或食积内热。

⑮ 洪数脉：多见于阳明经证、气分热盛，多见于外感热病。

（8）真脏脉　真脏脉是在疾病危重期出现的无胃、无神、无根的脉象，是病邪深重、元气衰竭、胃气已败的征象，故又称"败脉""绝脉"

"死脉""怪脉"。

根据真脏脉的主要形态特征，大致可以分成三类。

① 无胃之脉：无胃的脉象以无冲和之意、应指坚搏为主要特征。古人体会有：脉来弦急，如循刀刃的偃刀脉；短小坚搏，如循薏苡子的转豆脉；急促坚硬，如弹石的弹石脉等。临床提示邪盛正衰，胃气不能相从，心、肝、肾等脏气独现，是病情重危的征兆之一。

② 无神之脉：无神之脉象以脉律无序、脉形散乱为主要特征。前人体会有：脉在筋肉间连连数急，三五不调，止而复作，如雀啄食的雀啄脉；脉如屋漏残滴，良久一滴的屋漏脉；脉来乍疏乍密，如解乱绳状的解索脉等。主要由脾（胃）、肾阳气衰败所致，提示神气涣散，生命即将告终。

③ 无根之脉：无根脉象以虚大无根或微弱不应指为主要特征。前人体会有：脉象浮数之极，至数不清，如釜中沸水，浮泛无根的釜沸脉；脉在皮肤，头定而尾摇，似有似无，如鱼在水中游动的鱼翔脉；脉在皮肤，如虾游水，时而跃然而去，须臾又来，伴有急促躁动之象的虾游脉等。均为三阴寒极，亡阳于外，虚阳浮越的征象。

随着医疗技术的不断提高，通过不断研究和临床实践，对真脏脉亦有新的认识，其中有一部分是由于心脏器质性病变所造成的，但不一定是无药可救的死证，应仔细观察，尽力救治。

2. 触诊

触诊是医生对病人肌肤、四肢、胸腹等病变部位进行触摸按压，分辨其温、凉、润、燥、软、硬、肿胀、包块及病人对按压的反应，如疼痛、喜按、拒按等，以推断疾病的部位和性质。

（1）皮肤触诊　辨别温凉润燥及肿胀等。皮肤的温凉，一般可以反映体温的高低，但需注意热邪内闭时胸腹灼热而四肢、额部不甚热，甚至皮肤欠温；皮肤的润燥，可以反映有汗、无汗和津液是否耗伤，如皮肤湿润，多属津液未伤；皮肤干燥而皱缩，是伤津脱液，气阴大伤；久病皮肤十分干燥，触之刺手，称为肌肤甲错，为阴血不足、瘀血内结。皮肤按之凹陷成坑，不能即起的是水肿；皮肤臃肿，按之应手而起者，为气肿、虚胖。

（2）四肢触诊　四肢欠温是阳虚的一种表现；四肢厥冷是亡阳或热邪内闭；身发热而指尖独冷，可能是亡阳虚脱或热闭痉厥的先兆；手足心热是阴虚发热的一种表现。此外，四肢触诊还应注意检查四肢的瘫痪或强直。

（3）胸部触诊　诊虚里，可辨疾病的轻重。虚里的跳动（即心尖搏动），在胸部左乳下第4、5肋间，内藏心脏，为诸脉之本。凡按之应手，动而不紧，不缓不急，是宗气积于胸中，为无病之征。其动微而不显的，为宗气内虚。若动而应衣，为宗气外泄之象。若动甚仅是一时性的，不久即复原，则多见于惊恐或大醉后。正常情况下胖人虚里跳动较弱，瘦人虚里跳动较强，不表示病态。按心下，即按胸骨以下部分的软、硬、有无压痛，心下按之硬而痛的，是结胸，属实；按之濡软而不痛的，多是痞证，属虚。

（4）腹部触诊　辨病变的部位、腹痛及癥瘕积聚的性质。病变在脘腹（中上腹）属胃，在两胁下（左右侧腹）属肝胆，在脐周围属胃或大小肠，在小腹属肝、膀胱或肾。按压后疼痛减轻的（喜按），多属虚痛；按压后疼痛加剧的（拒按），多属实痛、热痛。腹部有块状物，按之软，甚至能散的，称之为瘕或聚，多属气滞；部位固定，按之较坚，不能消失的称为癥积，多属瘀血、痰、水等实邪结聚而成。

（5）按腧穴　脏腑病变可以在相应的体表穴位出现反应，通过在经络腧穴上进行触诊，发现结节、条索状物、痛点或反应过敏点，可以作为某些疾病的辅助诊断。如肝炎病人在期门和肝俞有压痛；胆囊疾病患者在胆俞有压痛，胃及十二指肠溃疡患者在足三里有压痛，急性阑尾炎患者在阑尾（足三里下一寸）有明显压痛等等。

第二节　中医诊断的"核心"——辨证论治

一、八纲辨证

八纲是指表、里、寒、热、虚、实、阴、阳。对于各种疾病情况，都可以用八纲来归纳和区分。所以，八纲是各种辨证的总纲和基础，同时也指明了总的治疗方向。在诊断中，有非常重要的作用。

1. 表里辨证

表里辨证即通过判断病证的在表在里来分析病变部位和病势深浅的辨证方法。

（1）表证　病变部位表浅的一类病证。一般指因六淫（即异常气候因素）等邪气侵犯人体皮毛、肌肤等浅表部位所表现的证候。临床表现以发热、恶寒（或恶风）、舌苔薄白、脉浮为主症，可兼见头痛、四肢关节酸痛、鼻塞流涕、咳嗽等，具有发病急、病程短、病位浅的特点，主要见于外感病的初期阶段。由于病邪及体质强弱的不同，表证又可分为表寒证、表热证、表虚证和表实证。①表寒证：多是由于外感风寒、病邪侵袭肌表而出现的证候，临床表现以恶寒重而发热轻、苔薄白、脉浮紧为特点，治宜辛温解表。②表热证：多由于外感风温，病邪侵犯肌表而出现的证候，临床特点为发热重而恶寒轻、舌边尖红、脉浮数，宜用辛凉解表。③表虚证：是卫外阳气不固，腠理不密，易被外邪侵袭而出现的证候，临床表现除有表证症状外，以自汗或汗出恶风、脉浮缓为特征，治宜调和营卫。④表实证：是外邪侵入机体，阳气集于肌表，邪正相争，腠理密闭而出现的证候，临床表现除表证症状外，以恶寒、无汗、脉浮紧为特征，治宜发汗解表。

（2）里证　与表证相对而言，指病变部位深、累及脏腑气血的一类病证。其范围较广。一般来讲，里证的形成有三种情况：一是表证不解，病邪内传入里；二是外邪直接侵犯脏腑；三是因情志内伤、劳累过度、饮食不当引起脏腑气血功能失调所致。里证临床表现因病因病机的不同而有差异，又可分为里寒证、里热证、里虚证和里实证。①里寒证：多因阳气不足，或外寒入里所致，症见面色苍白、形寒肢冷、口不渴或渴喜热饮、腹痛喜温、小便清长、大便溏薄或清稀、舌淡苔白、脉迟，治宜温化。②里热证：多因外邪入里化热、或热邪直中脏腑致使里热炽盛所致。症见面红身热、烦躁、口干咽燥、渴喜冷饮、小便短赤、大便秘结，或泻下臭秽、大便脓血、舌红苔黄、脉数，治宜清泻里热。③里虚证：由于脏腑气血虚衰引起，症见倦怠无力、气短懒言、眩晕眼花、心悸、舌体胖嫩、苔薄白、脉细弱无力等，治宜补益。④里实证：由外邪入里，结于胃肠，或体内气血郁结、痰饮内阻、食滞、虫积等引起。外邪入里者，症见腹胀痛拒按、便秘痞满、壮热、谵狂、声高气粗、舌苔老黄而厚、脉沉实，宜用通里攻下法。气血郁滞、痰食虫积的临床表现和病邪有一定差异，但治疗总以祛逐病邪为法。

表证和里证的鉴别要点：①发病及病程。新病、病程短者多属表证；久病、病程长者多属里证。②病候特点：发热兼有恶寒者为表证；发热不恶寒，或但寒不热者多为里证。③舌脉象：表证的舌象变化不大；里证的舌质及舌苔变化较大。脉浮者为病在表；脉沉者为病在里。

（3）表里同病　临床上，除了单纯的表证和里证外，在同一病人身上，表证和里证可同时并见。这种情况往往见于：①病邪同时侵犯表里；②表证未解，病邪已入里；③原有里证，复感表邪。表里同病常常与寒热虚实互见，出现表里俱热、俱寒、俱虚、俱实，或表热里寒、表寒里热、表虚里实、表实里虚等证。治疗时或表里兼顾，或先表后里，或先里后表。外感病邪，在表未得到及时解散，继而入里时，传变过程中可以出现邪既不完全在表，又未完全入里的半表半里证，临床以寒热往来、胸胁苦满、不欲饮食、心烦喜呕等为特征，治宜和解表里。

表证和里证在一定条件下可以相互转化，称表里出入。如病邪过盛，机体抵抗力较差，或误治、失治等，致使表证不解，表邪内传入里，出现里证，是表证转化为里证，表示病情加重；治疗护理得当，机体抗邪能力增强，病邪从里透达于外，为里邪出表，反映病势减轻。

2. 寒热辨证

寒热辨证即通过判断病证属寒属热，以鉴别疾病性质，弄清机体阴阳盛衰的辨证方法。

（1）寒证　因感受寒邪，或内伤久病，阳气亏虚，或过服生冷，阴寒内盛而引起的，并以寒冷为临床特点的一类病证。临床表现为身寒肢冷、喜暖、舌淡苔白、脉迟缓或沉细无力等。寒证包括表寒、里寒、虚寒、实寒等类型。阳气偏虚，阴寒相对偏盛，即"阳虚生寒"者为虚寒证，以畏寒肢冷、倦怠懒言、自汗、脉微等为主症，治宜温补阳气。寒邪偏盛，即"阴盛则寒"者为实寒证，以恶寒、呕吐清水、脘腹冷痛、大便溏泻、舌淡苔白、脉沉实有力为主症，治宜温散寒邪。

（2）热证　因热邪偏盛，或阴液亏耗而引起的，以火热为主要临床特点的一类病证。包括表热、里热、虚热、实热等类型。阴液亏耗，即"阴虚生内热"者为虚热证，表现为消瘦无力、五心烦热、潮热盗汗、口燥咽干、舌红少苔、脉细数，治宜滋阴降火。阳热炽盛，即"阳盛则热"者为实热证，表现为壮热口渴、面红目赤、小便短赤、大便秘结、心烦躁热、舌红苔黄、脉洪大而数，治宜清热泻火。

鉴别寒证和热证，须综合分析全部症状和体征，主要区别点在于寒热、口渴与否、大小便情况及舌脉象等。面色白、恶寒，口不渴或渴喜热饮，小便清长，大便溏薄，舌淡苔白，脉迟者为寒证；相反，面色赤、恶热，口渴喜冷饮，小便短赤，大便秘结，舌红苔黄，脉数者为热证。

（3）寒热错杂证　有时在同一病人身上寒、热象同时并见，如表热里寒、表寒里热、上热下寒、上寒下热等。治疗时须视症状出现的早晚及部位的不同，按照轻重缓急，采用相应的治则。

在一定条件下，寒证和热证可以相互转化。由寒化热，如外感寒邪，最初表现为恶寒发热、头身痛、无汗、苔白、脉浮紧等，继而转为高热不恶寒、心烦、口渴、苔黄、脉数等，由表寒证转为里热证，这表明机体正气未衰，邪正相争。若病情发展到严重阶段，会出现寒极似热的真寒假热证或热极似寒的真热假寒证。

真寒假热证：由于阴寒内盛，格阳于外，出现内有真寒、外有假热的表现。若见身热、面红、口渴、脉大等似属热证，但身热反欲盖衣被、口渴喜热饮、且饮不多、脉大无力及四肢厥冷、下利清谷等寒象，即为此证。

真热假寒证：由于阳热内盛，格阴于外，出现内有真热、外有假寒的表现。若见恶寒、手足厥冷、脉沉等似属寒证，但恶寒而不欲盖衣被、手足冰冷但胸腹灼热、脉沉但重按弦滑有力，即为此证。

3. 虚实辨证

虚实辨证即通过判断病证属虚属实，以鉴别机体正气与邪气盛衰状况的辨证方法。

（1）虚证　指因人体正气不足而产生的各种虚弱证候的一类病证。具体可分为气虚、阳虚、血虚与阴虚四种类型。①气虚与阳虚两证都源于阳气不足，临床表现也较为相似，都有面色淡白或白、神疲自汗、饮食减少等症，区别在于气虚无寒象，以乏力懒言、动辄气短、脉弱等为主症，治宜补气；而阳虚则表现为形寒怕冷、四肢不温、小便清长、大便稀溏、脉迟等，治宜温补阳气。②血虚与阴虚两者同属阴血不足，都有头晕目眩、心悸失眠、少苔脉细等症，区别在于血虚无热象，仅表现为面色淡白无华、爪甲不荣、手足麻木、舌质淡、脉虚或芤，治宜养血；而阴虚则伴有两颧发红、五心烦热、咽干口燥、盗汗、遗精、舌红少苔或无苔、脉细数等热象，治宜滋阴清热。

（2）实证　指邪气过盛，正气未衰，邪正斗争激烈的一类病证。由于病因和所及脏腑的不同，实证临床表现多种多样。如感受外邪，往往发病急骤，以发热、吐泻、疼痛、脉实有力为主症，治以清热解毒、通里攻下为主。如因内脏功能失常，致使痰饮、水湿、瘀血、食积、虫积等病邪结聚，其表现则各有特点。治疗以攻邪为主，或化痰利水，或行气破血，或消食导滞、除虫积等。

虚证和实证的主要鉴别点在于体质的强弱、病程的长短、精神状态、脉象等。一般病程长、体质弱、精神萎靡、声息低微、痛处喜按、脉无力者为虚；病程短、体质强壮、精神兴奋、声高气粗、痛处拒按、脉有力者为实。

（3）虚实夹杂证　即正气不足与邪气过盛同时并见。既可为以虚为主的虚中夹实证，又可为以实为主的实中夹虚证，具体表现为表虚里实、表实里虚、上虚下实、上实下虚等。治疗时须明辨虚实主次，先后缓急，或以攻为主，或以补为主，或先攻后补，或先补后攻，或攻补兼施等。虚证和实证在一定条件下可以相互转化。本为实证，因失治或误治等致使病程迁延，病邪虽已减弱，但体内正气也渐耗伤，此为实证转虚；本为虚证，又感受外邪，或痰饮、瘀血等停滞堆积，出现因虚致实。

在疾病发展过程中，还可能出现真实假虚或真虚假实等情况。真实假虚指疾病本质为实，却表现出类似于虚的现象，即所谓"大实有羸状"。真虚假实指疾病本质为虚，反表现出类似于实的症状，即所谓"至虚有盛候"。鉴别两者要全面分析症状、体征、病程、病史及患者体质状况等。一般脉有力者为真实，脉无力者为真虚；舌苍老坚敛、苔黄厚者为真实，舌胖嫩者为真虚；新病、体质较强壮者为真实，久病、年高体弱者为真虚。

4. 阴阳辨证

阴阳辨证是通过判别病证属阴、属阳，大致区分病证位置、性质及邪正盛衰状况的辨证方法。

阴阳是八纲的总纲，是对表里、寒热、虚实的总概括。临床凡以抑制、沉静、寒冷、晦暗等为症候特征者，属于阴证；相反，凡以兴奋、躁动、火热、光亮为症候特征者，属于阳证。与其他六纲一样，阴证和阳证可随机体抗病能力的变化而相互转化，阳证转为阴证常常表示病情恶化，阴证转为阳证表示病情趋于好转。此外，阴阳辨证还有分析人体阴精阳气虚损不足的功能，阳气亏虚可形成阴寒相对偏盛的阴证；阴液不足，阳气相对有余，又可表现为虚热状态的阳证。

二、病因辨证

病因辨证，是指通过分析患者的发病情况和症状、体征，并结合各种病因的特点，来判断引发疾病的原因，从而为治疗提供有力依据的标准方法。所以，病因辨证是各种疾病辨证的基础，在整个辨证体系中处于非常重要的地位。病因辨证是包含六淫、七情、饮食劳伤和外伤在内的一个有机的辨证体系。

1. 六淫、疫疠辨证

六淫和疫疠都会引发外感疾病。六淫是指风、寒、暑、湿、燥、火，是自然界六种正常的气候变化。但是，当这六种气候出现异常变化时，就会引发疾病，所以，中医将其称作六淫。疫疠，则是一类传染性极强的疾病。

由于六淫是由气候的变化引起的，因此，在发病时具有较强的季节性。比如，寒病多发于寒冷的冬季，而暑病多发于炎热的夏季。而且，由于气候变化属于外部环境因素，因此，六淫致病时，身体最先往往表现出表证，病势变化后才会渐渐出现里证。此为，六淫有时还会互相混合致病，在一定条件下，还能相互转化。比如，风寒淫常常混杂致病，而风寒有时还会转化为燥热之淫。

（1）风证　风邪属于阳邪，是百病之长，其性轻扬且善变，常常侵犯人体的头部、体表、肺脏等部位；且风证在发病时非常迅速，发病部位也经常变化，还常常会出现抽搐、震颤等动摇不定的症状。

具体来说，风证主要有头痛、发热、恶风、咳嗽、鼻塞或流涕、出汗、皮肤瘙痒、口眼㖞斜、身体痉挛或抽搐、手足麻木、苔白且薄、脉象浮缓等症状。

（2）寒证　寒邪属于阴邪，其性清冷且凝滞，容易损伤阳气，使气血运行不畅，从而引发疼痛。寒证有表寒证和里寒证两类，寒邪侵犯人体表面，则引发表寒证；侵犯五脏六腑，则引发里寒证。

在症状上，寒证表现为头痛、身痛、发热、恶寒、鼻塞、咳喘、呕吐、腹痛、腹泻、手足发冷、关节疼痛且难以屈伸、舌苔白且变薄或变厚、脉象浮紧或沉紧。

（3）暑证　暑邪属于阳邪，其性炎热且升散，容易耗伤津气并侵犯心脏。此外，暑邪还常常和湿邪混合，共同致病。

暑证一般有伤暑和中暑两种，伤暑的症状有出汗、恶热、口渴、全身无力、腹胀、腹泻、便不成形、舌红、舌苔白或黄、脉象虚数；中暑则会出现突然发热、不停出汗、口渴欲饮、呼吸急促、突然晕倒甚至昏迷抽搐、舌红绛且干燥、脉象濡数等症状。

（4）湿证　湿邪属于阴邪，黏滞且重浊，容易损伤阳气、阻碍气机；在发病时，病程较长且难以治愈。湿邪多发于长夏季节或潮湿的环境之中。湿邪常常侵犯损伤脾阳，并与风、寒、暑等邪合并，引发风湿、寒湿或暑湿等，侵犯人体皮肤、肌肉、筋骨等各个部位。

湿证一般可以分为伤湿、冒湿和湿痹等。伤湿的症状有头胀头痛、发热恶寒、胸闷恶心、口不觉渴、食欲下降、全身困重、身体酸软疲倦、小便清长、舌苔白且薄滑、脉象缓或濡；冒湿则会出现头如裹了厚布一样沉重、周身酸软不适、身体疲倦、脉象濡弱等症状；湿痹症状则有全身关节难以屈伸、肿痛发酸且沉重。

（5）燥证　燥邪容易损伤津液并伤及肺部，秋季时天气干燥，所以比较容易引发燥邪。

燥证一般可以分为温燥和凉燥。温燥多发于初秋时节，其症状有全身发热、口渴、出汗、咽干舌燥、咳逆胸痛等，严重时还会出现血痰、呼气时鼻子发干、舌苔发黄、脉象浮数等症状；凉燥则会出现全身恶寒、头部微痛、无汗、咽喉发痒、鼻塞、咳嗽、舌苔发干、脉浮等症状。

（6）火证　火邪属于阳邪，其性炎热向上，容易耗伤津气、生风动血。火邪与热邪属同一类，但程度不同，热邪较轻而火邪较重。

火证的症状通常有全身发热、口渴、出汗、面色发红、双眼发赤、便秘、斑疹、烦躁、神志不清、谵语、抽搐、呕血、鼻出血、舌色红绛、脉象洪数或细数。

（7）疫疠　中医所说的疫疠，是一种感染瘟疫病毒而引起的外感传染性疾病。发病较为急剧，病情非常险恶，传播较为迅速，流传范围较广，病死率高，是一种危害程度相当严重的疾病。在类别上，疫疠又可分为瘟疫、疫疹和疫黄。

2. 七情辨证

七情，是指喜、怒、忧、思、悲、恐、惊七种情绪。七情之所以会致病，主要是由于人在受到外界刺激后，精神上发生一系列的变化，从而在情绪上过度兴奋或过度抑制，进而伤及内脏，使之发生病变。七情证候在内伤杂病中都可能会出现，主要表现为阴阳气血的变化以及五脏的证候。

（1）喜伤　过度喜悦，则会伤心肝，从而使人心神不定，或引起举止失常、语无伦次等症状。

（2）怒伤　过度发怒，则会损伤肝脏，使气血逆乱，从而表现出面色发红、双目圆瞪、呕血、神志不清甚至昏厥等症状。

（3）忧伤　过度忧虑，则会损伤肺脾，使气机阻塞，从而表现出全身无力、精神疲倦、食欲下降、情绪抑郁、闷闷不乐等症状。

（4）思伤　过度思虑，则会损伤脾脏，阻塞气机，从而表现出身形消瘦、心慌、失眠、健忘等症状。

（5）悲伤　过度悲哀，则会损伤肺脏，导致气消，从而表现出缺乏神气、面色惨淡等症状。

（6）恐伤　过度恐惧，则会损伤肾脏，使肾气亏虚，从而表现出恐惧警惕、心神不宁，就好像会被人逮捕一样的症状。

（7）惊伤　过度惊吓，则会损伤心神，使气机紊乱，从而表现出心神不宁、精神错乱、语无伦次、举止失常等症状。

3. 饮食劳伤辨证

是指由于饮食、劳倦和房事所伤而引发的证候。具体来说，可以分为饮食所伤、劳逸所伤和房事所伤。

（1）饮食所伤　主要由于饮食不当、暴食暴饮、误食毒物或消化不良等原因所引起，伤及胃部的，会出现胃痛胃胀、食欲下降、胃泛酸水、舌苔厚腻、脉象滑而有力等症状；伤及肠部的，则会出现腹痛、腹泻症状；误食有毒食物的，一般会出现恶心呕吐、腹部绞痛、上吐下泻症状。

（2）劳逸所伤　主要由于过分劳累损伤元气，或过分安逸使气血运行受阻而引发的证候。如果过度劳累损伤元气，则会出现全身疲倦、手足无力、懒言嗜卧、食欲下降、脉象缓大或细等症状；如果过度安逸，使气滞血瘀，气血运行不畅，则会出现手足发软无力、身体发胖、行动不便、气短心慌、稍稍一动则喘等症状。

（3）房事所伤　主要由于房事过度损伤精气，而引发的一种证候。如果房事过度引起阳虚，一般会出现咳嗽、咯血、心慌、盗汗、骨蒸潮热等症状；如果引起阳虚，则会出现四肢发冷、腰膝酸软、梦遗滑精、阳痿早泄等症状。

4. 外伤辨证

是指由于身体外部受到创伤而引起的局部症状或整体证候。主要可分为跌仆所伤、金刃所伤和虫兽损伤。

（1）跌仆所伤　是指由于跌仆、击打、闪电、从高处坠落或运动不得所造成的损伤。通常伤处会出现疼痛、发肿、破裂、出血、骨折等症状；此外，从高处坠落或受挤压，还会出现呕血、下血症状；脑部骨折还可能会出现头晕、眼神呆滞、失语甚至晕厥等症状。

（2）金刃所伤　是指由于金属利器损伤身体而造成的创伤。一般伤口出会出现疼痛、红肿、皮肤破损、出血、骨折等症状；出血过多的，还会出现脸色发白、头晕眼黑等症状；如果伤口感染风邪，还会出现面如苦笑、牙关紧闭、筋惕、寒热、肌肉阵阵抽搐等症状。

（3）虫兽所伤　是指由于虫兽等动物伤人而造成的创伤。通常，狗咬、蛇咬、蜂蜇等，都可能使人受伤。狂犬咬伤一般会出现伤处红肿、破损、出血及怕光、畏声、怕水等症状；毒虫所伤则会出现疼痛、红肿、发麻或发疹等症状，严重的还会引起头晕、胸闷、手足疼痛或发麻等症状。

三、气血津液辨证

气血津液辨证，是指用脏腑学说中的相关理论，来分析气、血、津液发生的病变，从而确定其证候的一种辨证。由于气血津液的病变，往往与脏腑有密切联系，因此，在运用气血津液辨证时，应当结合脏腑辨证来进行。

1. 气病辨证

（1）气虚证　是指由于先天不足、后天失调、久病不愈、过度劳累、年老体弱等原因，导致元气不足或脏腑组织功能减退，而表现出的虚弱证候。心、肝、脾、胃、肾等都会单独或同时发生气虚证。本证一般会出现少气懒言、头晕眼花、自汗、全身乏力、精神疲惫、舌淡苔白、脉象虚弱无力等症状，阳虚证还会出现手足发冷、全身畏寒、舌淡而胖、舌苔白滑、脉象沉迟无力等症状。

（2）气陷证　又称脾虚气陷证或中气下陷证，是指由于气虚无力上升，反而下降，从而使内脏位置下垂，所表现的虚弱证候。其症状有疲倦少气、头晕眼花、长期泄泻、腹胀腹坠、胃下垂、子宫脱垂、脱肛、舌淡、苔白、脉象弱等。

（3）气脱证　是指气虚证过于严重时，引发的一种危重证候。其症状有脸色苍白、呼吸微弱、不停出汗、大小便失禁、突然晕倒、脉象微弱欲绝或浮大无根等。

（4）气滞证　是指由于病邪内阻、情志郁结、饮食失当、感受外邪、阳气虚弱、阴寒凝滞等原因，使气机阻滞，无法顺畅运行而表现出的证候。其症状有胀痛、闷痛、脉弦等，且情绪郁结时症状加重，失气、嗳气后疼痛缓解。

（5）气逆证　是指由于感受外邪、痰浊阻滞、食积于胃以及过度发怒等原因，使气机升降失常并反逆向上，而表现的证候。常见的气逆证有肺气上逆、肝气上逆、胃气上逆等。肺气上逆会出现咳嗽、喘息症状，胃气上逆会出现嗳气、呃逆、恶心、呕吐等症状，肝气上逆会出现头痛头晕、呕血、昏厥等症状。

（6）气闭证　是指由于外感邪气、昏迷、卒中、惊风或七情过度，而使体内气机阻塞不通所表现的证候。其症状有呼吸气粗、牙关紧闭、两手紧握、大小便不通、神志模糊、突然晕倒、脉象弦数或滑数有力或深伏难见。

2. 血病辨证

血病，是指由于外邪入侵，脏腑功能失调，从而使血的功能失常，而引发的证候。

（1）血虚证　是指由于失血过多、营养不良、胃肠功能减退、肠内有寄生虫、大病久病、思虑过度、瘀血阻塞脉络等原因，使血液亏虚，脏腑失养，而表现的全身虚弱的证候。其症状有头晕眼花、失眠心慌、手足发麻、脸色晦暗无光且发白或萎黄、嘴唇淡白、指趾发白、舌淡苔白、脉象微弱无力等。女子还会出现月经推迟或闭经、经血色淡且量少等症状。

（2）血瘀证　是指由于气滞、气虚、血寒，而使血脉瘀滞，或是由于血热或湿热，痰火阻遏经脉，或是外伤等原因，使体内瘀血阻滞，而引发的证候。其症状为：血瘀处疼痛如刀割针刺，且按之疼痛加重，夜间疼痛剧烈，面色黧黑，嘴唇、指甲等发暗发紫，皮下有紫斑，体表有青紫色肿块或腹内有硬块，出血时血流不止且夹有血块、颜色紫暗，腹部青筋外露、腿部青筋胀痛，舌质发紫或上有瘀斑瘀点，脉象细涩。此外，女子还会出现痛经、闭经等症状。

（3）血热证　是指由于情志郁结、过度嗜酒、过食辛辣、过于恼怒或房事过度等原因，使脏腑内血热炽盛，而表现出的证候。其症状为咯血、呕血、鼻衄、尿血等，以及舌色红绛、口渴心烦、脉象弦数有力等症状。

（4）血寒证　是指由于感受寒邪，使体内局部脉络寒凝血瘀，而表现出的证候。其症状为肤色紫暗、全身发冷、手足冷痛、喜暖恶寒、暖时痛减、小腹冷痛、舌色淡而暗、舌苔发白、脉象沉迟而涩。此外，女子会出现月经推迟、经血紫暗夹带血块等症状。

3. 气血同病辨证

气血同病，是指由于气血之间相互影响，使得气血同时发生病变。常见的气血同病为气滞血瘀、气虚血瘀、气血两虚、气不摄血、气随血脱等。

（1）气滞血瘀证　是指外邪入侵、情志抑郁或跌仆外伤等原因，使气机阻滞并导致血液瘀积，所表现出的证候。其症状为情绪急躁易怒、胸胀胸闷、疼痛放射、胁下有痞块、刺痛拒按、舌色紫暗或上有紫斑、脉象涩。此外，女子还会出现痛经或闭经、经血紫暗且夹带血块等症状。

（2）气虚血瘀证　是指由于久病不愈、年老体弱、卒中瘫痪等原因，使气虚无力运血，从而导致血瘀所表现出的证候。其症状为脸色晦暗或发白、少气懒言、全身疲倦、胸胁处常有刺痛、且痛处拒按、舌色淡暗或上有紫斑、脉象沉涩。

（3）气血两虚证：是指由于先天不足、后天失养、劳倦过度、饮食失调、失血过多、久病不愈等原因，使体内气虚不能生血或血虚不能化气，从而造成身体同时气虚、血虚。其症状为身形消瘦、面色发白或萎黄、嘴唇发白及指趾甲发白、头晕眼花、失眠心慌、自汗、全身无力、少气懒言、舌质淡嫩、脉象细弱等。

（4）气不摄血证　是指由于久病不愈、慢性失血等原因，使气虚过度而不能统摄血液，而出现的失血证候。其症状为全身疲倦、手足乏力、脸色晦暗无光且发白、呼吸气短、呕血、便血、皮肤下有瘀斑、舌色发淡、脉象细弱。女子还会出现月经过多或崩漏等症状。

（5）气随血脱证　是指由于肝、肺和胃等内脏因宿疾而突然大出血，或是由于外伤、妇女分娩引起大出血，从而引发气脱的证候。其症状为脸色发白、全身大汗、手足厥冷、昏厥、舌淡、脉象浮大而散或细弱欲绝。

4. 津液辩证

津液，是指人体内正常的水液。常见的津液病证主要是津液不足证和水液停聚证。

津液不足证，是指由于饮食过少、久病后长期食少、脾胃虚弱、出汗过多、吐泻过度、热盛耗伤津液等原因，使体内津液减少，导致全身或部分器官润养不足，而发生的一种内燥证候。其症状有嘴唇干裂、口干咽燥、皮肤枯槁干燥、口渴欲饮、眼窝深陷、小便色黄且短少、大便干燥秘结、舌色发红、脉象细数等。

（1）痰饮　痰饮是由于脏腑功能失调，使水液代谢发生障碍，从而停聚水泛等原因，使黏稠的水液停滞在体内而引起的病证。其症状有头晕眼花，胸闷、恶心、呕吐痰涎、食欲缺乏、咳喘、咳痰、喉中痰鸣，手足麻木，半身不遂，神志癫狂，皮下结节，痰核、喉中似有异物，苔呈黄腻或白腻状，脉滑。

（2）饮证　是指由于外邪入侵、饮食不慎等原因，使脏腑功能衰退，从而使清稀的水饮停留在体内而引发的病证。饮证又可分为三种：饮停于肺证、饮停肠胃证和饮停胸胁证。

① 饮停于肺证：症见胸闷气短、心慌、双足水肿、气喘、咳嗽、痰液较多且色白清稀、喉中痰鸣、只能倚息而不能平卧、舌淡、苔白而滑等。

② 饮停肠胃证：症见头晕眼花、呕吐清水、腹胀胀满、肠胃中有水声、口淡不渴、舌苔白滑、脉象沉滑等。

③ 饮停胸胁证：症见呼吸气短，头晕眼花，胸胀胸闷且疼痛，而且呼吸、咳喘及身体转侧时疼痛加剧。

（3）水肿　是指由于水液停聚体内，而引起面部、胸腹、手足甚至全身水肿的证候。水肿又可分为阳水和阴水。

① 阳水：是指由于外感风邪或水湿浸渍等原因引起的实、热性质的水肿。其症状表现为头面先水肿，然后全身水肿，来势迅猛，皮肤薄且光亮，小便短赤，恶风恶寒，全身发热，舌红或苔苔薄白，脉象浮紧或浮数的风水相搏证；或表现为全身困倦，身体沉重，小便短小、胸闷、恶心欲吐，食欲减少，舌苔白腻，脉沉的湿邪困脾证。

② 阴水：是指由于久病体弱、过于劳倦、房事过度等原因引起的水肿。其症状为面色发白，全身尤其是双腿水肿，腹胀腹闷，食欲缺乏，身体困倦，精神疲惫，小便短赤，大便不成形，舌淡而苔白滑，脉沉。病情严重的还会出现脸色发灰、全身怕冷、手诊发冷、腰膝酸软、舌淡胖而苔白滑、脉象沉迟无力等症状。

四、脏腑辨证

脏腑辨证，是根据脏腑的生理功能、病理表现，对疾病证候进行归纳，借以推究病机，判断病变的部位、性质、正邪盛衰情况的一种辨证方法，是临床各科的诊断基础，是辨证体系中的重要组成部分。

脏腑辨证的意义，在于能够较为准确地辨明病变的部位。由于脏腑辨证的体系比较完整，每一个脏腑有独特的生理功能、病理表现和证候特征，有利于对病位的判断，并能与病性有机结合，从而形成完整的证候诊断。所以，脏腑辨证是中医辨证体系中的重要内容，是临床辨证的基本方法，是各科辨证的基础，具有广泛的适用性，尤其适用于对内科、妇科、儿科等科疾病的辨证。

脏腑辨证的基本方法，首先是辨明脏腑病位。脏腑病证是脏腑功能失调反映于外的客观征象。由于各脏腑的生理功能不同，所以它反映出来的症状、体征也不相同。根据脏腑不同的生理功能及其病理变化来分辨病证，这是脏腑辨证的理论依据。所以熟悉各脏腑的生理功能及其病变特点，则是脏腑辨证的关键所在。

脏腑辨证，包括脏病辨证、腑病辨证及脏腑兼病辨证。其中脏病辨证是脏腑辨证的主要内容（表2-4～表2-10）。

表2-4　心病的辨证

证候	临床表现	主要辨证依据
心血虚证	心悸怔忡，失眠多梦，兼见眩晕、健忘、面色淡白无华或萎黄，口唇色淡，舌色淡白，脉象细弱	心悸怔忡，失眠多梦，面色淡白无华
心阴虚证	心悸怔忡，失眠多梦，五心烦热，潮热、盗汗，两颧发红，舌红少津，脉细数	心悸怔忡，失眠多梦，五心烦热
心气虚证	心悸怔忡，胸闷气短，活动后加重，面色淡白或㿠白，或有自汗，舌淡苔白，脉虚	心悸怔忡，胸闷气短，活动后加重
心阳虚证	在心气虚的基础症状上，若兼见畏寒肢冷、心痛，舌淡胖，苔白滑，脉微细，为心阳虚	心气虚基础上兼见畏寒肢冷、心痛
心阳虚脱证	在心阳虚的基础症状上，若突然冷汗淋漓，四肢厥冷，呼吸微弱，面色苍白，口唇青紫，神志模糊或昏迷，是危象	心阳虚基础上突然冷汗淋漓、四肢厥冷
心火亢盛证	心中烦怒，夜寐不安，面赤口渴，溲黄便干，舌尖红绛，或生舌疮脉数有力，或见肌肤疮疡，红肿热痛	心中烦怒，夜寐不安，面赤口渴
心脉痹阻证	心悸怔忡，心胸憋闷疼痛，痛引肩背内臂，时发时止。若痛如针刺，并见舌紫暗有紫斑、紫点，脉细涩或结代，为瘀阻心脉。若为闷痛，并见体胖痰多，身重困倦，舌苔白腻，脉沉滑，为痰阻心脉。若剧痛暴作，并见畏寒肢冷，得温痛缓，舌淡苔白，脉沉迟或沉紧，为寒凝之象。若疼痛而胀，且发作时与情志有关，舌淡红，苔薄白，脉弦，为气滞之证	心悸怔忡，心胸憋闷疼痛，痛引肩背内臂

证候	临床表现	主要辨证依据
痰蒙心神	意识模糊,脘闷作恶,面色晦滞,语言不清,喉有痰声,甚则昏不知人,舌苔白腻,脉滑;或精神抑郁,表情淡漠,神志痴呆,喃喃自语,举止失常;或突然仆地,不省人事,口吐痰涎,喉中痰鸣,两目上视,手足抽搐,口中如作猪羊叫声	意识模糊,精神抑郁,脘闷作恶,舌苔白腻,脉滑等
痰火扰神	躁狂谵语,发热气粗,面红目赤,痰黄稠,喉间痰鸣,舌红苔黄腻,脉滑数;或见失眠心烦,痰多胸闷,头晕目眩;或见语言错乱,哭笑无常,不避亲疏,狂躁妄动,打人毁物,力逾常人	躁狂谵语,失眠心烦,痰多胸闷等

表 2-5　肺病的辨证

证候	临床表现	主要辨证依据
肺气虚证	咳喘无力,气少不足以息,动则益甚,体倦懒言,声音低怯,痰多清稀,面色㿠白,或自汗畏风,易于感冒,舌淡苔白,脉虚弱	咳喘无力、气少不足以息和全身功能活动减弱
肺阴虚证	干咳无痰,或痰少而黏,口燥咽干,形体消瘦,午后潮热,五心烦热,盗汗,颧红,甚则痰中带血,声音嘶哑,舌红少津,脉细数	干咳无痰,或痰少而黏,五心烦热等
风寒犯肺证	咳嗽痰稀薄色白,鼻塞流清涕,微微恶寒,轻度发热,无汗,苔白,脉浮紧	咳嗽痰稀薄色白,恶寒发热
风热犯肺证	咳嗽痰稠色黄,鼻塞流黄浊涕,身热,微恶风寒,口干咽痛,舌尖红苔薄黄,脉浮数	咳嗽痰稠色黄,身热,微恶风寒
燥邪犯肺证	干咳无痰,或痰少而黏,不易咳出,唇、舌、咽、鼻干燥欠润,或身热恶寒,或胸痛咯血,舌红苔白或黄,脉数	干咳无痰,或痰少而黏,不易咳出
肺热炽盛证	发热,口渴,咳嗽,气喘,鼻煽气灼,胸痛,咽喉红肿疼痛,小便短赤,大便秘结,舌红苔黄,脉数	咳喘气粗,鼻翼煽动,胸痛
痰湿阻肺证	咳嗽痰多质黏色白易咳,胸闷,甚则气喘痰鸣,舌淡苔白腻,脉滑	咳嗽痰多质黏色白易咳,舌淡苔白腻

表 2-6 脾病的辨证

证候	临床表现	主要辨证依据
脾气虚证	纳少腹胀,饭后尤甚,大便溏薄,肢体倦怠,少气懒言,面色萎黄或㿠白,形体消瘦或浮肿,舌淡苔白,脉缓弱	纳少腹胀,饭后尤甚,大便溏薄等
脾阳虚证	腹胀纳少,腹痛喜温喜按,畏寒肢冷,大便溏薄清稀,或肢体困重,或周身浮肿,小便不利,或白带量多质稀,舌淡胖,苔白滑,脉沉迟无力	腹胀纳少,腹痛喜温喜按等
脾虚气陷证	脘腹重坠作胀,食后尤甚,或便意频数,肛门坠重;或久痢不止,甚或脱肛;或子宫下垂;或小便混浊如米泔。伴见气少乏力,肢体倦怠,声低懒言,头晕目眩。舌淡苔白,脉弱	脘腹重坠作胀,内脏下垂等
脾不统血证	便血,尿血,肌衄,齿衄,或妇女月经过多,崩漏等。常伴见食少便溏,神疲乏力,少气懒言,面色无华,舌淡苔白,脉细弱	出血症,神疲乏力,面色无华等
寒湿困脾证	脘腹痞闷胀痛,食少便溏,泛恶欲吐,口淡不渴,头身困重,面色晦黄,或肌肤面目发黄,黄色晦暗如烟熏,或肢体浮肿,小便短少。舌淡胖苔白腻,脉濡缓	脘腹痞闷胀痛,食少便溏,泛恶欲吐等
湿热蕴脾证	脘腹痞闷,纳呆呕恶,便溏尿黄,肢体困重,或面目肌肤发黄,色泽鲜明如橘子,皮肤发痒,或身热起伏,汗出热不解。舌红苔黄腻,脉濡数	脘腹痞闷,纳呆呕恶,便溏尿黄,苔黄腻等

表 2-7 肝病的辨证

证候	临床表现	主要辨证依据
肝气郁结证	胸胁或少腹胀闷窜痛,胸闷喜太息,情志抑郁易怒,或咽部梅核气,或颈部瘿瘤,或癥块。妇女可见乳房作胀疼痛。月经不调,甚则闭经	胸胁或少腹胀闷窜痛,胸闷喜太息
肝火上炎证	头晕胀痛,面红目赤,口苦口干,急躁易怒,不眠或噩梦纷纭,胁肋灼痛,便秘尿黄,耳鸣如潮,吐血衄血,舌红苔黄,脉弦数	头晕胀痛,面红目赤,急躁易怒,脉弦数等
肝血虚证	眩晕耳鸣,面白无华,爪甲不荣,夜寐多梦,视力减退或雀目。或见肢体麻木,关节拘急不利,手足震颤,肌肉跳动,妇女常见月经量少、色淡,甚则经闭。舌淡苔白,脉弦细	面白无华,爪甲不荣,关节拘急不利等

证候	临床表现	主要辨证依据
肝阴虚证	头晕耳鸣,两目干涩,面部烘热,胁肋灼痛,五心烦热,潮热盗汗,口咽干燥,或见手足蠕动。舌红少津,脉弦细数	头晕耳鸣,两目干涩,五心烦热,舌红少津,脉弦细数等
肝阳上亢证	眩晕耳鸣,头目胀痛,面红目赤,急躁易怒,心悸健忘,失眠多梦,腰膝酸软,头重脚轻,舌红少苔,脉弦有力	眩晕耳鸣,头目胀痛,面红目赤,脉弦有力等
肝风内动证	患者出现眩晕欲仆、震颤、抽搐等动摇不定症状	动摇不定的症状
寒凝肝脉证	少腹牵引睾丸坠胀冷痛,或阴囊收缩引痛,受寒则甚,得热则缓,舌苔白滑,脉沉弦或迟	少腹牵引睾丸坠胀冷痛,或阴囊收缩引痛
肝胆湿热证	胁肋胀痛,或有痞块,口苦,腹胀,纳少呕恶,大便不调,小便短赤,舌红苔黄腻,脉弦数。或寒热往来,或身目发黄,或阴囊湿疹,或睾丸肿胀热痛,或带浊阴痒等	胁肋胀痛,口苦,舌红苔黄腻,脉弦数

表 2-8　肾病的辨证

证候	临床表现	主要辨证依据
肾阳虚证	腰膝酸软而痛,畏寒肢冷,尤以下肢为甚,精神萎靡,面色㿠白或黧黑,舌淡胖苔白,脉沉弱;或男子阳痿,女子宫寒不孕;或大便久泄不止,完谷不化,五更泄泻;或浮肿,腰以下为甚,按之没指,甚则腹部胀满,全身肿胀,心悸咳喘	腰膝酸软而痛,畏寒肢冷,或男子阳痿、女子宫寒不孕等
肾阴虚证	腰膝酸痛,眩晕耳鸣,失眠多梦,男子遗精早泄,女子经少经闭,或见崩漏,形体消瘦,潮热盗汗,五心烦热,咽干颧红,溲黄便干,舌红少津,脉细数	腰膝酸痛,五心烦热,舌红少津,脉细数等
肾精不足证	男子精少不育,女子经闭不孕,性功能减退;小儿发育迟缓,身材矮小,智力和动作迟钝,囟门迟闭,骨骼痿软;成人早衰,发脱齿摇,耳鸣耳聋,健忘恍惚,动作迟缓,足痿无力,精神呆钝等	男子精少不育,女子经闭不孕,小儿发育迟缓等
肾气不固证	小便频数而清,或尿后余沥不尽,或遗尿失禁,神疲耳鸣,腰膝酸软,或夜尿频多,男子滑精早泄,女子白带清稀,胎动易滑,舌淡苔白,脉沉弱	小便频数而清,男子滑精早泄,女子白带清稀等

证候	临床表现	主要辨证依据
肾不纳气证	久病咳喘,呼多吸少,气不得续,动则喘息益甚,自汗神疲,声音低怯,腰膝酸软,舌淡苔白,脉沉弱。或喘息加剧,冷汗淋漓,肢冷面青,脉浮大无根;或气短息促,面赤心烦,咽干口燥,舌红,脉细,尺脉尤明显	病咳喘,呼多吸少,气不得续等

表 2-9　六腑病的辨证

证候	临床表现	主要辨证依据
胆郁痰扰证	惊悸不宁,头晕目眩耳鸣,烦躁不寐,口苦呕恶,胸闷太息,舌苔黄腻,脉弦滑	惊悸不宁,烦躁不寐,舌苔黄腻,脉弦滑
小肠实热证	心烦口渴,口舌生疮,小便赤涩,尿道灼痛,尿血,舌红苔黄,脉数	心烦口渴,口舌生疮,小便赤涩等
胃阴虚证	胃脘隐痛,饥不欲食,口燥咽干,大便干结,或脘痞不舒,或干呕见逆,舌红少津,脉细数	胃脘隐痛,饥不欲食,舌红少津
食滞胃脘证	胃脘胀闷疼痛,嗳气吞酸或呕吐酸腐食物,吐后胀痛得减,或矢气便溏,泻下物酸腐臭秽,舌苔厚腻,脉滑	胃脘胀闷疼痛,嗳气吞酸或呕吐酸腐食物,舌苔厚腻
胃寒证	胃脘冷痛,轻则绵绵不已,重则拘急剧痛,遇寒加剧,得温则减,口淡不渴,口泛清水,或恶心呕吐,或伴见胃中水声漉漉,舌苔白滑,脉弦或迟	胃脘冷痛,重则拘急剧痛,遇寒加剧,得温则减
胃热证	胃脘灼痛,吞酸嘈杂,或食入即吐,或渴喜冷饮,消谷善饥,或牙龈肿痛,齿衄口臭,大便秘结,小便短赤,舌红苔黄,脉滑数	胃脘灼痛,吞酸嘈杂,渴喜冷饮
大肠湿热证	腹痛,下痢脓血,里急后重,或暴注下泻,色黄而臭,伴见肛门灼热,小便短赤,身热口渴,舌红苔黄腻,脉滑数或濡数	腹痛,下痢脓血,里急后重,苔黄腻
大肠液亏证	大便秘结干燥,难以排出,常数日一行,口干咽燥,或伴见口臭、头晕等症,舌红少津,脉细涩	大便秘结干燥,难以排出,舌红少津
肠虚滑泄证	利下无度,或大便失禁,甚则脱肛,腹痛隐隐,喜按喜温,舌淡苔白滑,脉弱	利下无度,或大便失禁,甚则脱肛,脉弱
膀胱湿热证	尿频尿急,排尿艰涩,尿道灼痛,尿黄赤混浊或尿血,或有沙石,小腹痛胀迫急,或伴见发热、腰酸胀痛,舌红苔黄腻,脉滑数	尿频尿急,尿痛

表 2-10　脏腑相兼病的辨证

证候	临床表现	主要辨证依据
心肾不交证	心烦不寐,心悸健忘,头晕耳鸣,腰酸遗精,五心烦热,咽干口燥,舌红,脉细数。或伴见腰部、下肢酸困发冷	心烦不寐,腰酸遗精,五心烦热
心肾阳虚证	畏寒肢冷,心悸怔忡,小便不利,肢体浮肿,或唇甲青紫,舌淡暗或青紫,苔白滑,脉沉微细	畏寒肢冷,心悸怔忡,小便不利
心肺气虚证	心悸咳喘,气短乏力,动则尤甚,胸闷,痰液清稀,面色㿠白,头晕神疲,自汗声怯,舌淡苔白,脉沉弱或结代	心悸咳喘,气短乏力
心脾两虚证	心悸怔忡,失眠多梦,眩晕健忘,面色萎黄,食欲缺乏,腹胀便溏,神倦乏力,或皮下出血,妇女月经量少色淡,淋漓不尽等。舌质淡嫩,脉细弱	心悸怔忡,面色萎黄,食欲缺乏、出血症状等
心肝血虚证	心悸健忘,失眠多梦,眩晕耳鸣,面白无华,两目干涩,视物模糊,爪甲不荣,肢体麻木,震颤拘挛,妇女月经量少,色淡,甚则经闭。舌淡苔白,脉细弱	心悸健忘,两目干涩,爪甲不荣等
肝火犯肺证	胸胁灼痛,急躁易怒,头晕目赤,烦热口苦,咳嗽阵作,痰黏量少色黄,甚则咯血,舌红苔薄黄,脉弦数	急躁易怒,烦热口苦,咳嗽阵作等
肝脾不调证	胸胁胀满窜痛,喜太息,情志抑郁或急躁易怒,纳呆腹胀,便溏不爽,肠鸣矢气,或腹痛欲泻,泻后痛减。舌苔白或腻,脉弦	胸胁胀满窜痛,喜太息,纳呆腹胀,便溏不爽等
肝胃不和证	脘胁胀闷疼痛,嗳气呃逆,嘈杂吞酸,烦躁易怒,舌红苔薄黄,脉弦或带数象。或巅顶疼痛,遇寒则甚,得温痛减,呕吐涎沫,形寒肢冷,吞淡苔白滑,脉沉弦紧	脘胁胀闷疼痛,嘈杂吞酸,或巅顶疼痛,呕吐涎沫等
肝肾阴虚证	头晕目眩,耳鸣健忘,失眠多梦,咽干口燥,腰膝酸软,胁痛,五心烦热,颧红盗汗,男子遗精,女子经少。舌红少苔,脉细数	头晕目眩,腰膝酸软,五心烦热等
脾肾阳虚证	面色㿠白,畏寒肢冷,腰膝或下腹冷痛,久泻久痢,或五更泄泻,或下利清谷,或小便不利,面浮肢肿,甚则腹胀如鼓。舌淡胖,苔白滑,脉沉细	面色㿠白,腰膝或下腹冷痛,久泻久痢等
脾肺气虚证	久咳不止,气短而喘,痰多稀白,食欲缺乏,腹胀便溏,声低懒言,疲倦乏力,面色㿠白,甚则面浮足肿。舌淡苔白,脉细弱	久咳不止,气短而喘,食欲缺乏,腹胀便溏等

证候	临床表现	主要辨证依据
肺肾阴虚证	咳嗽痰少,或痰中带血甚至咯血,口燥咽干,声音嘶哑,形体消瘦,腰膝酸软,颧红盗汗,骨蒸潮热,男子遗精,女子月经不调,舌红少苔,脉细数	咳嗽痰少,或痰中带血甚至咯血,腰膝酸软,骨蒸潮热等

五、卫气营血辨证

卫气营血辨证,是清代叶天士所创立的,将外感温热病按照病情发展的不同阶段,分为卫分证、七分证、营分证、血分证。从而显示病情的深浅轻重以及传变规律的一种病症方法。

(1) 卫分证　是指由于温热病邪入侵体表,使肺卫功能失调,所表现出的外感温热病初期证候。其症状有全身发热、轻微恶寒、舌边尖处发红、脉象浮数等;此外,一般还伴有口干、咳嗽、头痛、咽喉红肿疼痛等症状。

(2) 气分证　是指温热病邪内侵脏腑所表现出的里实热证候。其症状有全身发热,且怕热不怕冷,口渴,小便发赤,舌色发红,舌苔发黄,脉为数象。有的还伴有胸部疼痛、咳嗽哮喘、痰黏稠且黄等症状;有的则伴有心情烦躁、坐卧不安等症状;有的伴有口大渴、心情烦闷、喘气急促、舌苔发黄等症状;有的则伴有精神狂乱、谵语、胸部胀满、腹泻稀水等症状。

(3) 营分证　是指温热病邪入侵营分,并扰乱心神所表现出的重病证候。其症状有全身热烫(且夜晚加重)、口不觉渴、心烦失眠,严重的还会出现神志不清、谵语、皮肤上隐有斑疹、舌色深红、舌上无苔、脉象细数等。

(4) 血分证　是指温热病邪入侵阴血所表现出的深重证候。其症状有:出现营分证症状,并兼有精神烦躁不安甚至发狂,皮肤上有明显的紫黑色斑疹,并有呕血、鼻出血、便血、尿血等症状,舌色暗红,脉象细数;有的还伴有脖颈发硬、身体抽搐、手足发冷、双目上翻、牙关紧闭、脉象弦数等症状。或是出现身形消瘦、精神疲倦、耳聋、嗜睡、身体持续低热、且傍晚发热、清晨发冷、五心烦热、脉细而虚弱等症状。

(5) 卫气营血证的转变　卫气营血四证还会发生顺传或逆传的传变。顺传,是指病邪入侵卫分后,再传入气分,然后传入营分,最后传入血分的由表及里、病情逐渐加重的变化过程。逆传，是指病邪入侵卫分后，直接越过气分而传入营分、血分。

六、三焦辨证

三焦辨证，是指清代吴鞠通依据《黄帝内经》，用上、中、下三焦理论对外感温热病进行分析的一种辨证方法。

（1）上焦病证　是指手太阴肺经和手厥阴心包经被温热之邪入侵，所表现出的温病初期证候。其症状有咳嗽，口渴或不渴，自汗，全身发热（下午加重），轻微恶寒，舌边尖处发红，脉象浮数，也可呈两寸口独大脉象；有的则出现神志不清，谵语，手足发软，口齿不清。

（2）中焦病证　是指脾胃两经被温热之邪侵袭，所表现出的温病中期证候。其症状有口干口渴，嘴唇开裂，面部发红，身体发热，呼吸气粗，腹部胀满，大便秘结，小便短赤，舌苔干燥发黄或发黑，脉象沉涩有力；有的则出现头部发胀，面色淡黄，身体发沉，胸部发闷，身体虚热，小便不利，便秘或腹泻，舌苔呈黄腻状，脉象细且濡数。

（3）下焦病证　是指由于肝肾阴经被温热之邪侵袭所表现出的温病末期证候。其症状有口干舌燥，耳聋，面色发红，身体发热，五心烦躁，精神疲倦，脉象虚大；有的则出现精神疲倦、心慌不安、手诊微颤甚至站立不稳、舌色发红、舌苔较少、脉象虚弱等症状。

（4）三焦病证的传变　三焦病证也可发生顺传或逆传。顺传，是指病邪入侵上焦后，再侵入中焦，最后进入下焦的由上到下、病情逐渐加重的变化过程。逆传，是指病邪侵入上焦肺经后，直接传入手厥阴心包经。

七、经络辨证

经络辨证，是指依据人体经络学说来分析病情，从而确定发生病变的经络、脏腑及其病因、病性、病机的一种辨证方法。经络辨证包括十二经络辨证和奇经八脉辨证。

1. 十二经络辨证

是指手三阳、手三阴、足三阳、足三阴及其所属脏腑发生的病变。具体来说，主要包括以下几种。

（1）手少阴心经病证　其症状有口渴咽干，双眼发黄，上肢疼痛，手心发热发痛，胁肋疼痛，心前区疼痛等。

（2）手太阴肺经病证　其症状有胸胀胸闷，肺部发胀，咳喘自汗，呼吸气短，肩背疼痛或发寒，肩膀、肩颈及手臂内侧疼痛等。

（3）手厥阴心包经病证　其症状有面色发红，双眼发黄，胸胁胀满，腋下发肿，手足抽搐，手心发热，心痛，心慌不安等。

（4）手少阳三焦经病证　其症状有耳聋，脸颊疼痛，双眼及眼眶疼痛，咽喉肿痛，耳后、肩膀、手臂等部位疼痛，胸胁发痛，手指活动不便，全身出汗等。

（5）手太阳小肠经病证　其症状有双眼发黄，耳聋，脸颊发肿，下颌肿痛，头颈部转动不便，肩部僵硬，颈项、肩膀及手臂疼痛等。

（6）手阳明大肠经病证　其症状有口渴口干，双眼发黄，鼻塞，鼻出血，牙齿疼痛，喉咙疼痛，颈项发肿，手臂外侧疼痛，手指活动不便等。

（7）足少阴肾经病证　其症状有面色暗黑，口渴，舌燥咽干，咽喉肿痛，痰中带血，呼吸不畅，严重气喘，背部、臀部疼痛，心烦心痛，时常心慌恐惧，全身无力，倦怠嗜睡，足心发热发痛等。

（8）足太阴脾经病证　其症状有胃痛，舌头僵硬，消化不良，饭后呕吐，腹胀气滞，腹泻，大便不成形，心烦心痛，身体发沉，下肢肿胀，足趾活动不便，体液代谢失常。

（9）足厥阴肝经病证　其症状有咽喉发干，胸部胀满，呃逆呕吐，腰痛且俯仰困难，小便失常等。

（10）足少阳胆经病证　其症状有面色晦暗，全身皮肤暗淡无光，口苦，喜欢叹息，头部、下颌、胸胁等处疼痛，身体翻转困难，肩颈肿痛，腋下发肿，全身关节疼痛，足趾活动不便等。

（11）足太阳膀胱经病证　其症状有头痛，背痛，鼻塞，双目外凸，颈项发硬，腰部剧烈疼痛，身体时寒时热，下肢关节发硬，足趾活动不便等。

（12）足阳明胃经病证　其症状有全身发热，口歪，牙痛，鼻塞，鼻出血，咽喉疼痛，颈项发肿，膝盖肿痛，下肢疼痛，足趾活动不便等。

2. 奇经八脉辨证

奇经八脉，是指冲脉、任脉、督脉、带脉、阳维脉、阴维脉、阳跷脉、阴跷脉等八条经脉。这八脉不仅联系十二经脉，而且调节着人体全身的气血阴阳，因此极为重要。八脉之中，任脉总管全身之阴，督脉总管全身之阳，因此最为重要。

任脉病证主要有：男子出现腹股沟凸起或阴囊肿大症状；女子出现带下及小腹内有结块等症状。督脉病证的主要症状有头晕或背部发硬等。此外，本类病证还有冲脉病证、带脉病证、阳维脉和阴维脉病证、阳跷脉和阴跷脉病脉证等。

八、六经辨证

1. 太阳病证

主要包括太阳经证和太阳腑证。太阳经证，是指风寒之邪侵袭体表，所表现出的初起伤寒病证候，又可分为太阳中风证和太阳伤寒证。太阳腑证，是指太阳经证加重后，病邪内犯膀胱，所表现出的证候，又可分为蓄水证和太阳蓄血证。

太阳中风证，是指太阳经脉被风邪侵袭所表现出的证候。其症状有头痛、怕风、全身发热、自汗、脉象浮缓等，有的还会出现干呕、鼻鸣等症状。

太阳伤寒证，是指太阳经脉被寒邪侵袭所表现出的证候。其症状有头痛、颈项头痛、全身疼痛、发热、怕冷、无汗、呼吸气喘、脉象浮紧等。

太阳蓄水证，是指病邪侵犯膀胱，使水液停积所表现出的证候。其症状有发热，怕冷，口渴，且饮水后口渴不能缓解，或喝水后即呕吐，小腹胀满，小便失常，脉为浮象，有的也呈数脉。

太阳蓄血证，是指由于热邪入侵，与血相结于少腹所表现出的证候。其症状有精神错乱，健忘发狂，小腹胀满，小便赤黄，大便发黑，脉象沉涩，有的也呈沉结脉。

2. 阳明病证

主要包括阳明经证和阳明腑证。阳明经证，是指热邪弥漫全身，并充满阳明经，所表现出的证候。其症状有脸色发红，全身高热，大汗淋漓，大渴，呼吸气粗，心烦不安，舌苔干燥发黄，脉象洪大等。

阳明腑证，是指热邪充斥于阳明经之内，并内侵肠道，使肠内干燥秘结所表现出的证候。其症状有手心、足心出汗，腹胀腹痛，且不能触摸，大便干燥难以排出，午后身体发热，甚至失眠不睡，精神失常，舌苔较厚且干燥发黄，有的舌苔还会出现凸起的红点，严重的还会出现舌苔发黑且干燥开裂症状，脉象沉实，也可呈滑数脉。

3. 少阳病证

少阳病证是指病邪侵犯少阳胆腑所表现出的证候。其症状有头晕目眩，口苦咽干，胸部胀满，心烦，呕吐，食欲不佳，身体时寒时热，脉象弦等。

4. 太阴病证

太阴病证是指由于脾阳亏虚，内生寒湿，所表现出的虚寒证候。其症状有腹部胀满，有时腹痛，手足不暖，消化不良，呕吐且不感口渴，舌苔呈白腻状，脉象沉缓无力等。

5. 少阴病证

主要包括少阴热化证和少阴寒化证。少阴热化证，是指由于阳亢阴虚，而使少阴产生虚热的证候。其症状有口干咽燥，心中烦躁，失眠不睡，舌尖发红，脉象细数等。

少阴寒化证，是指由于少阴阳气亏虚，而使少阴产生虚寒的证候。其症状有手足冰凉，畏寒，食少呕吐，便中带有食物残渣，嗜睡，脉象微细，有的则出现脸色发红、身体发热、不惧寒冷、脉象微弱无力等症状。

6. 厥阴病证

厥阴病证是指由于外邪侵袭厥阴阳，或少阴病加重后传入厥阴、少阳病误治后转入厥阴经等原因，由于正气衰竭，阴阳紊乱，故厥阴经病症多表现为寒热交错，阴阳对立的一种证候。其症状有胸闷气堵，胸口疼痛发热，口渴且饮水后不能缓解，饥饿但没有食欲，进食后即口吐蛔虫等症状。

7. 六经辨证转变

六经发生病变时，往往会互相影响，从而发生传经、直中、合病、并病等传变。传经，是指病邪由外向里逐渐传播，并从某一经的病证转化为另一经的病证。直中，是指病邪不从三阳经开始传入，而直接入侵三阴经。合病，是指两经到三经同时发生病变。并病，是指一经病证还没治愈，其他经又出现病证。

第三讲

中药学入门

——用来攻打疾病的"兵将"

第一节　中药学总论

中药是指在中医理论指导下，用于预防、治疗、诊断疾病并具有康复与保健作用的物质。中药主要来源于天然药及其加工品，包括植物药、动物药、矿物药及部分化学、生物制品类药物。由于中药以植物药居多，故有"诸药以草为本"的说法。

一、中药产地与采集

天然药材的分布和生产离不开一定的自然条件，自古以来医家非常重视"道地药材"。所谓道地药材，又称地道药材，是优质纯真药材的专用名词，是指历史悠久、产地适宜、品种优良、产量宏丰、炮制考究、疗效突出、带有地域特点的药材。如甘肃的当归，宁夏的枸杞子，内蒙古的黄芪，东北的人参、细辛、五味子，山西的党参，河南的地黄、牛膝、山药、菊花，云南的三七、茯苓，四川的黄连、川芎、贝母、乌头，山东的阿胶，浙江的贝母，江苏的薄荷，广东的陈皮、砂仁等，自古以来都被称为道地药材，沿用至今。然而，各种道地药材的生产毕竟是有限的，难以完全满足需要，实际上在不影响疗效的情况下，不可过于拘泥道地药材的地域限制。

中药的采收时节和方法对确保药物的质量有着密切的关联。因为动植物在其生长发育的不同时期，药用部分所含有效及有害成分各不相同，因此药物的疗效和毒副作用也往往有较大差异，故药材必须在适当的时节采集。每种植物都有一定的采收时节和方法，按药用部位的不同可归纳为以下几方面：全草、叶类、花、花粉、果实、种子、根、根茎、树皮、根皮等。

动物昆虫类药材，为保证药效也必须根据生长活动季节采集，如一般潜藏在地下的小动物全蝎、土鳖虫、地龙、蟋蟀、蝼蛄、斑蝥等虫类药材，大都在夏末秋初捕捉，此时气温高，湿度大，宜于生长，是采收的最好季节；又石决明、牡蛎、蛤壳、瓦楞子等海生贝壳类药材，多在夏秋季捕采，此时生长发育旺盛，钙质充足，药效最佳；一般大动物类药材，虽然四季皆可捕捉，但一般宜在秋季猎取，唯有鹿茸必须在春季清明节前后雄鹿所生幼角尚未骨化时采收质量最好。

矿物药材全年皆可采收，不拘时间，择优采选即可。

二、中药的炮制

炮制，是指药物在应用或制成各种剂型前，根据医疗、调制、制剂的需要，而进行必要加工处理的过程，它是我国一项传统制药技术。

1. 炮制的目的

炮制的目的大致可以归纳为以下八个方面。①纯净药材，保证质量，分拣药物，区分等级；②切制饮片（将净选后的中药材，经过软化、切削、干燥等加工工序，制成一定规格的药材，如片、段、丝、块等，称为"饮片"），便于调剂制剂；③干燥药材，利于贮藏；④矫味、矫臭，便于服用；⑤降低毒副作用，保证安全用药；⑥增强药物功能，提高临床疗效；⑦改变药物性能，扩大应用范围；⑧引药入经，便于定向用药。

2. 炮制的方法

炮制方法是历代逐步发展和充实起来的。参照前人的记载，根据现代实际炮制经验，炮制方法一般来讲可以分为以下几类。①修治：包括纯净、粉碎、切制药材三道工序，为进一步加工贮存、调剂、制剂和临床用药做好准备。②水制：用水或其他辅料处理药材的方法称为水制法。其目的主要是清洁药物、除去杂质、软化药物、便于切制、降低毒性及调整药性等。常见的方法有：漂洗、闷、润、浸泡、喷洒、水飞等。③火制：是将药物经火加热处理的方法。根据加热的温度、时间和方法的不同，可分为炒、炙、烫、煅、煨、炮、燎、烘八种。④水火共制：这类炮制方法是既要用水又要用火，有些药物还必须加入其他辅料进行炮制。包括蒸、煮、炖、㷛、淬等方法。其他制法还有制霜、发酵、精制、药拌等。

三、中药的性能

祖国医学认为任何疾病的发生发展过程都是致病因素（邪气）作用于人体，引起机体正邪斗争，从而导致阴阳气血偏盛偏衰或脏腑经络功能活动失常的结果。因此，药物治病的基本作用不外是扶正祛邪，消除病因，恢复脏腑的正常生理功能，纠正阴阳气血偏盛偏衰的病理现象，使之最大程度上恢复到正常状态，达到治愈疾病、恢复健康的目的。药物之所以能够针对病情，发挥上述基本作用，是由于各种药物本身各自具有若干特性和作用，前人把药物与疗效有关的性质和性能统称为药性，它包括药物发挥疗效的物质基础和治疗过程中所体现出来的作用。它是药物性质与功能的高度概括。研究药性形成的机制及其运用规律的理论称为药性理论，其基本内容包括四气五味、归经、有毒无毒、配伍、禁忌等。

1. 四气

四气，就是寒、热、温、凉四种不同的药性，又称四性。它反映了药物对人体阴阳盛衰、寒热变化的作用倾向，为药性理论的重要组成部分，是说明药物作用的主要理论依据之一。寒与凉、温与热之间则仅是程度上的不同，即"凉次于寒""温次于热"。

药性的寒、热、温、凉是由药物作用于人体所产生的不同反应和所获得的不同疗效而总结出来的，它与所治疗疾病的性质是相对而言的。如病人表现为高热烦渴、面红目赤、咽喉肿痛、脉洪数，这属于阳热证，用石膏、知母、栀子等药物治疗后，上述症状得以缓解或消除，说明它们的药性是寒凉的；反之，如病人表现为四肢厥冷、面色㿠白、脘腹冷痛、脉微欲绝，这属于阴寒证，用附子、肉桂、干姜等药物治疗后，上述症状得以缓解或消除，说明它们的药性是温热的。

2. 五味

所谓五味，是指药物有酸、苦、甘、辛、咸五种不同的味道，因而具有不同的治疗作用。有些还具有淡味或涩味，因而实际上不止五种。但是，五味是最基本的五种滋味，所以仍然称为五味。结合临床实践，将五味所代表药物的作用及主治病证分述如下。

（1）辛 "能散能行"，即具有发散、行气行血的作用。一般来讲，解表药、行气药、活血药多具有辛味。因此辛味药多用治表证及气血阻滞之证。如紫苏叶发散风寒、木香行气除胀、川芎活血化瘀等。

（2）甘 "能补能和能缓"，即具有补益、和中、调和药性和缓急止痛的作用。一般来讲，滋养补虚、调和药性及制止疼痛的药物多具有甘味。甘味药多用治正气虚弱、身体诸痛及调和药性、中毒解救等方面。如人参大补元气、熟地黄滋补精血、饴糖缓急止痛、甘草调和药性并解药食中毒等。

（3）酸 "能收能涩"，即具有收敛、固涩的作用。一般固表止汗、敛肺止咳、涩肠止泻、固精缩尿、固崩止带的药物多具有酸味。酸味药多用治体虚多汗、肺虚久咳、久泻肠滑、遗精滑精、遗尿尿频、崩带不止等证。如五味子固表止汗、乌梅敛肺止咳、五倍子涩肠止泻、山茱萸涩精止遗以及赤石脂固崩止带等。

（4）苦 "能泄、能燥、能坚"，即具有清泄火热、泄降气逆、通泄大便、燥湿、坚阴（泻火存阴）等作用。一般来讲，清热泻火、下气平喘、降逆止呕、通利大便、清热燥湿、苦温燥湿、泻火存阴的药物多具有苦味。苦味药多用治热证、火证、喘咳、呕恶、便秘、湿证、阴虚火旺等证。如黄芩、栀子清热泻火，杏仁、葶苈子降气平喘，半夏、陈皮降逆止呕，大黄、枳实泻热通便，龙胆、黄连清热燥湿，苍术、厚朴苦温燥湿，知母、黄柏泻火存阴等。

（5）咸 "能下、能软"，即具有泻下通便、软坚散结的作用。一般来讲，泻下或润下通便及软化坚硬、消散结块的药物多具有咸味。咸味药多用治大便燥结、痰核、瘿瘤、癥瘕痞块等证。如芒硝泻热通便，海藻、牡蛎消瘿散瘿，鳖甲软坚消癥等。

（6）淡 "能渗、能利"，即具有渗湿利小便的作用，故有些利水渗湿的药物具有淡味。淡味药多用治水肿、脚气、小便不利之证。如薏苡仁、通草、灯心草、茯苓、猪苓、泽泻等。

（7）涩 与酸味药的作用相似，多用治虚汗、泄泻、尿频、遗精、滑精、出血等证。如莲子固精止带，禹余粮涩肠止泻，海螵蛸收涩止血等。故本草文献常以酸味代表涩味功效，或与酸味并列，标明药性。

3. 归经

归经是指药物对于机体某部分的选择性作用，即某药对某些脏腑经络有特殊的亲和作用，因而对这些部位的病变起着主要或特殊的治疗作用，药物的归经不同，其治疗作用也不同。归经指明了药物治病的适用范围，是指导临床用药的药性理论基本内容之一。

中药归经理论的形成是在中医基本理论指导下以脏腑经络学说为基础，以药物所治疗的具体病证为依据，经过长期临床实践总结出来的用药理论。由于经络能沟通人体内外表里，所以一旦机体发生病变，体表病变可以通过经络影响到内在脏腑；反之，内在脏腑病变也可以反映到体表上来。由于发病所在脏腑及经络循行部位不同，临床上所表现的症状则各不相同。如心经病变多见心悸失眠，肺经病变常见胸闷喘咳，肝经病变每见胁痛抽搐等症。临床用朱砂、远志能治愈心悸失眠，说明它们归心经；用桔梗、紫苏子能治愈喘咳胸闷，说明它们归肺经；而选用白芍、钩藤能治愈胁痛抽搐，则说明它们能归经。至于一药能归数经，是指其治疗范围的扩大。如麻黄归肺与膀胱经，它既能发汗宣肺平喘，治疗外感风寒及咳喘之证，又能宣肺利尿，治疗风水水肿之证。由此可见，归经理论是通过脏腑辨证用药，从临床疗效观察中总结出来的用药理论。

此外，还有依据药物自身的特性，即形、色、气味、禀赋等的不同，进行归经的方法。如味辛、色白入肺、大肠经，味苦、色赤入心、小肠经等都是以药物的色与味作归经依据的。

4. 毒性

历代本草书籍中，常在每一味药物的性味之下，标明其"有毒""无毒"。"有毒无毒"也是药物性能的重要标志之一，它是掌握药性必须注意的问题。古代药物毒性的含义较广，既认为毒药是药物的总称，毒性是药物的偏性，又认为毒性是药物毒副作用大小的标志。而后世本草书籍在其药物性味下标明"有毒""大毒""小毒"等记载，则大都指药物毒副作用的大小。

中药的副作用有别于毒性作用。副作用是指在常用剂量时出现与治疗需要无关的不适反应，一般比较轻微，对机体危害不大，停药后可自行消失。如临床常见服用某些中药可引起恶心、呕吐、胃痛、腹泻或皮肤瘙痒等不适反应。用药副作用的产生与药物自身特性、炮制、配伍、制剂等多种因素有关。通过医药人员努力可以尽量减少副作用，减少不良反应的发生。

目前《中华人民共和国药典》采用大毒、有毒、小毒三类分类方法，是目前通行的分类方法。正确对待中药的毒性，是安全用药的保证。

四、中药的配伍

按照病情的不同需要和药物的不同特点，有选择地将两种以上药物合在一起应用，叫做配伍。配伍既照顾到复杂病情，又增进了疗效，减少了毒副作用。

（1）单行　就是单用一味药来治疗某种病情单一的疾病。对于病情比较单纯的病证，往往选择一种针对性较强的药物即可达到治疗目的。如古方独参汤，即单用一味人参，治疗大失血所引起元气虚脱的危重病证。

（2）相须　就是两种功效类似的药物配合应用，可以增强原有药物的功效。如麻黄配桂枝，能增强发汗解表、祛风散寒的作用；知母配贝母，可以增强养阴润肺、化痰止咳的功效。

（3）相使　就是以一种药物为主，另一种药物为辅，两药合用，辅药可以提高主药的功效。如黄芪配茯苓治脾虚水肿，黄芪为健脾益气、利尿消肿的主药，茯苓淡渗利湿，可增强黄芪益气利尿的作用；枸杞子配菊花治目暗昏花，枸杞子为补肾益精、养肝明目的主药，菊花清肝泻火，兼能益阴明目，可以增强枸杞子的补虚明目作用。一主一辅，相辅相成。辅药能提高主药的疗效，即是相使的配伍。

（4）相畏　就是一种药物的毒副作用能被另一种药物所抑制。如半夏畏生姜，即生姜可以抑制半夏的毒副作用，生半夏可"戟人咽喉"，令人咽痛音哑，用生姜炮制后成姜半夏，其毒副作用大为缓和。

（5）相杀　就是一种药物能够消除另一种药物的毒副作用。如羊血杀钩吻毒；金钱草杀雷公藤毒；麝香杀杏仁毒；绿豆杀巴豆毒；生白蜜杀乌头毒；防风杀砒霜毒等。可见相畏和相杀没有质的区别，是从自身的毒副作用受到对方的抑制和自身能消除对方毒副作的不同角度提出来的配伍方法，也就是同一配伍关系的两种不同提法。

（6）相恶　就是一种药物能破坏另一种药物的功效。如人参恶莱菔子，即莱菔子能削弱人参的补气作用；生姜恶黄芩，即黄芩能削弱生姜的温胃止呕作用。

（7）相反　就是两种药物同用能产生剧烈的毒副作用。如甘草反甘遂、贝母反乌头等，详见用药禁忌"十八反""十九畏"中若干药物。

五、用药禁忌

为了确保疗效、安全用药、避免毒副作用的产生，必须注意用药禁忌。中药的用药禁忌主要包括配伍禁忌、证候禁忌、妊娠用药禁忌和服药饮食禁忌四个方面。

1. 配伍禁忌

所谓配伍禁忌，就是指某些药物合用会产生剧烈的毒副作用或降低和破坏药效，因而应该避免配合应用。金元时期将反药概括为"十八反""十九畏"，累计 37 种反药，并编成歌诀，便于诵读。

"十八反歌"最早见于张子和《儒门事亲》："本草明言十八反，半蒌贝蔹及攻乌，藻戟遂芫俱战草，诸参辛芍叛藜芦。"共载相反中药十八种，即：乌头反贝母、瓜蒌、半夏、白及、白蔹；甘草反甘遂、大戟、海藻、芫花；藜芦反人参、丹参、玄参、沙参、细辛、芍药。

而"十九畏"歌诀首见于明·刘纯《医经小学》："硫黄原是火中精，朴硝一见便相争，水银莫与砒霜见，狼毒最怕密陀僧，巴豆性烈最为上，偏与牵牛不顺情，丁香莫与郁金见，牙硝难合京三棱，川乌、草乌不顺犀，人参最怕五灵脂，官桂善能调冷气，若逢石脂便相欺，大凡修合看顺逆，炮爁炙煿莫相依。"指出了共19个相畏（反）的药物：硫黄畏朴硝，狼毒畏密陀僧，巴豆畏牵牛，丁香畏郁金，川乌、草乌畏犀角，牙硝畏三棱，官桂畏赤石脂，人参畏五灵脂。

目前在尚未搞清反药是否能同用的情况下，临床用药应采取慎重从事的态度，对于其中一些反药若无充分把握，最好不宜使用，以免发生意外。

2. 证候禁忌

由于药物的药性不同，其作用各有专长和一定的适用范围，因此，临床用药也就有所禁忌，称"证候禁忌"。如麻黄性味辛温 功能发汗解表、散风寒，又能宣肺平喘利尿，故只适用于外感风寒表实无汗或肺气不宣的喘咳，而对表虚自汗及阴虚盗汗、肺肾虚喘则应禁止使用。

3. 妊娠用药禁忌

妊娠用药禁忌是指妇女妊娠期治疗用药的禁忌。某些药物具有损害胎元以致堕胎的副作用，所以应作为妊娠禁忌药物。根据药物对于胎元损害程度的不同，一般可分为慎用与禁用两大类。慎用的药物包括通经去瘀、行气破滞及辛热滑利之品，如桃仁、红花、牛膝、大黄、枳实、附子、肉桂、干姜、木通、冬葵子、瞿麦等；而禁用的药物是指毒性较强或药性猛烈的药物，如巴豆、牵牛、大戟、商陆、麝香、三棱、莪术、水蛭、斑蝥、雄黄、砒霜等。

4. 服药饮食禁忌

服药饮食禁忌是指服药期间对某些食物的禁忌，又简称食忌，也就是通常所说的忌口。在服药期间，一般应忌食生冷、油腻、腥膻、有刺激性的食物。此外，根据病情的不同，饮食禁忌也有区别。如热性病，应忌食辛辣、油腻、煎炸性食物；寒性病，应忌食生冷食物、清凉饮料等；胸痹患者应忌食肥肉、脂肪、动物内脏及烟、酒等；肝阳上亢之头晕目眩、烦躁易怒者应忌食胡椒、辣椒、大蒜、白酒等辛热助阳之品；黄疸胁痛者应忌食动物脂肪及辛辣烟酒刺激物品；脾胃虚弱者应忌食油炸黏腻、寒冷固硬、不易消化的食物；肾病水肿应忌食盐、碱过多的和酸辣太过的刺激食品；疮疡、皮肤病患者，应忌食鱼、虾、蟹等腥膻发物及辛辣刺激性食品。此外，古代文献记载：甘草、黄连、桔梗、乌梅忌猪肉；鳖甲忌苋菜；常山忌葱；地黄、何首乌忌葱、蒜、萝卜；丹参、茯苓、茯神忌醋；土茯苓、使君子忌茶；薄荷忌蟹肉以及蜜反生葱、柿反蟹等，也应作为服药禁忌的参考。

六、中药的剂量与用法

1. 剂量

中药剂量是指临床应用时的分量。它主要指明了每味药的成人一日量，其次指方剂中每味药之间的比较分量，也即相对剂量。

自1979年起我国对中药生产计量统一采用公制，即1公斤＝1000克＝1000000毫克。为了处方和调剂计算方便，按规定以如下的近似值进行换算：1市两（16进位制）＝30克；1钱＝3克；1分＝0.3克；1厘＝0.03克。尽管中药绝大多数来源于生药，安全剂量幅度较大，用量不像化学药品那样严格，但用量得当与否，也是直接影响药效发挥、临床效果的重要因素之一。一般来讲，确定中药的剂量，应考虑如下几方面的因素。

（1）药物性质与剂量的关系　剧毒药或作用峻烈的药物，应严格控制剂量，开始时用量宜轻，逐渐加量，一旦病情好转后，应当立即减量或停服，中病即止，防止过量或蓄积中毒。此外，花、叶、皮、枝等量轻质松及性味浓厚、作用较强的药物用量宜小；矿物介壳质重沉坠及性味淡薄、作用温和的药物用量宜大；鲜品药材含水分较多，用量宜大（一般为干品的4倍）；干品药材用量当小；过于苦寒的药物也不要久服过量，免伤脾胃；再如犀角、羚羊角、麝香、牛黄、猴枣、鹿茸、珍珠等贵重药材，在保证药效的前提下应尽量减少用量。

（2）剂型、配伍与剂量的关系　在一般情况下，同样的药物入汤剂比入丸、散剂的用量要大些；单味药使用比复方中应用剂量要大些；在复方配伍使用时，主要药物比辅助药物用量要大些。

（3）年龄、体质、病情与剂量的关系　由于年龄、体质的不同，对药物耐受程度不同，则药物用量也就有了差别。一般老年、小儿、妇女产后及体质虚弱的病人，都要减少用量，成人及平素体质壮实的患者用量宜重。一般5岁以下的小儿用成人药量的1/4。5岁以上的儿童按成人用量减半服用。病情轻重、病势缓急、病程长短与药物剂量也有密切关系。一般病情轻、病势缓、病程长者用量宜小；病情重、病势急、病程短者用量宜大。

（4）季节变化与剂量的关系　夏季发汗解表药及辛温大热药不宜多用；冬季发汗解表药及辛温大热药可以多用；夏季苦寒降火药用量宜重，冬季苦寒降火药则用量宜轻。

除了剧毒药、峻烈药、精制药及某些贵重药外，一般中药常用内服剂量为5～10g，部分常用量较大剂量为15～30g，新鲜药物常用量30～60g。

2. 中药的用法

汤剂是中药最为常用的剂型之一，汤剂的制作对煎具、用水、火候、煮法都有一定的要求。

（1）煎药用具　以砂锅、瓦罐为好，铝锅、搪瓷罐次之，忌用钢铁锅，以免发生化学变化，影响疗效。

（2）煎药用水　古时曾用长流水、井水、雨水、泉水、米泔水等煎煮。现在多用自来水、井水、蒸馏水等，但总以水质洁净新鲜为好。

（3）煎药火候　有文火、武火之分。文火，是指使温度上升及水液蒸发缓慢的火候；而武火，又称急火，是指使温度上升及水液蒸发迅速的火候。

（4）煎煮方法　先将药材浸泡30～60分钟，用水量以高出药面为度。一般中药煎煮两次，第二煎加水量为第一煎的1/3～2/1。两次煎液去渣滤净混合后分两次服用。煎煮的火候和时间，要根据药物性能而定。一般来讲，解表药、清热药宜武火煎煮，时间宜短，煮沸后煎3～5min即可；补养药需用文火慢煎，时间宜长，煮沸后再续煎30～60min。某些药物因其质地不同，煎法比较特殊，处方上需加以注明，归纳起来包括有先煎、后下、包煎、另煎、溶化、泡服、冲服、煎汤代水等不同煎煮法。

① 先煎：主要指一些有效成分难溶于水的一些金石、矿物、介壳类药物，应打碎先煎，煮沸20～30min，再下其他药物同煎，以使有效成分充分析出。如磁石、赭石、生铁落、生石膏、寒水石、紫石英、龙骨、牡蛎、海蛤壳、瓦楞子、珍珠母、石决明、紫贝齿、龟甲、鳖甲等。此处，附子、乌头等毒副作用较强的药物，宜先煎45～60min后再下它药，久煎可以降低毒性，安全用药。

② 后下：主要指一些气味芳香的药物，久煎其有效成分易于挥发而降低药效，须在其他药物煎沸5～10min后放入，如薄荷、青蒿、香薷、木香、砂仁、沉香、白豆蔻、草豆蔻等。此外，有些药物虽不属芳

香药，但久煎也能破坏其有效成分，如钩藤、大黄、番泻叶等亦属后下之列。

③ 包煎：主要指那些黏性强、粉末状及带有茸毛的药物，宜先用纱布袋装好，再与其他药物同煎，以防止药液混浊或刺激咽喉引起咳嗽及沉于锅底，加热时引起焦化或煳化。如蛤粉、滑石、青黛、旋覆花、车前子、蒲黄及灶心土、北秫米等。

④ 另煎：又称另炖，主要是指某些贵重药材，为了更好地煎出有效成分还应单独另煎即另炖 2~3h。煎液可以另服，也可与其他煎液混合服用，如人参、西洋参、羚羊角、鹿茸、虎骨等。

⑤ 溶化：又称烊化，主要是指某些胶类药物及黏性大而易溶的药物，为避免入煎粘锅或黏附其他药物影响煎煮，可单用水或黄酒将此类药加热溶化即烊化后，用煎好的药液冲服，也可将此类药放入其他药物煎好的药液中加热烊化后服用，如阿胶、鹿角胶、龟甲胶、鳖甲胶、虎骨胶、鸡血藤胶及蜂蜜、饴糖等。

⑥ 泡服：又叫焗服，主要是指某些有效成分易溶于水或久煎容易破坏药效的药物，可以用少量开水或复方中其他药物滚烫的煎出液趁热浸泡，加盖闷润，减少挥发，半小时后去渣即可服用，如藏红花、番泻叶、胖大海等。

⑦ 冲服：主要指某些贵重药，用量较轻，为防止散失，常需要研成细末制成散剂用温开水或复方其他药物煎液冲服，如麝香、牛黄、珍珠、羚羊角、猴枣、马宝、西洋参、鹿茸、人参、蛤蚧等；某些药物，根据病情需要，为提高药效，也常研成散剂冲服，如用于止血的三七、花蕊石、白及、紫珠草、血余炭、棕榈炭，用于息风止痉的蜈蚣、全蝎、僵蚕、地龙和用于制酸止痛的海螵蛸、瓦楞子、海蛤壳、延胡索等；某些药物高温容易破坏药效或有效成分难溶于水，也只能做散剂冲服，如雷丸、鹤草芽、朱砂等。此外，还有一些液体药物如竹沥汁、姜汁、藕汁、荸荠汁、鲜地黄汁等也须冲服。

⑧ 煎汤代水：主要指某些药物为了防止与其他药物同煎使煎液混浊，难于服用，宜先煎后取其上清液代水再煎煮其他药物，如灶心土等。此外，某些药物质轻用量多，体积大，吸水量大如玉米须、丝瓜络、金钱草等，也须煎汤代水用。

（5）服药法

① 服药时间：汤剂一般每日 1 剂，煎两次分服，两次间隔时间为 4~6h。临床用药时可根据病情增减，如急性病、热性病可 1 日 2 剂。

至于饭前还是饭后服则主要决定于病变部位和性质。一般来讲，病在胸膈以上者如眩晕、头痛、目疾、咽痛等宜饭后服；如病在胸腹以下，如胃、肝、肾等脏腑疾患，则宜饭前服。某些对胃肠有刺激性的药物宜饭后服；补益药多滋腻碍胃，宜空腹服；治疟药宜在疟疾发作前的 2h 服用；安神药宜睡前服；慢性病定时服；急性病、呕吐、惊厥及石淋、咽喉病须煎汤代茶饮者，均可不定时服。

　　② 服药方法：汤剂，一般宜温服。但解表药要偏热服，服后还须覆盖好衣被，或进热粥，以助汗出；寒证用热药宜热服，热证用寒药宜冷服，以防格拒于外。如出现真热假寒则寒药温服，真寒假热者则热药冷服。丸剂：颗粒较小者，可直接用温开水送服；大蜜丸者，可以分成小粒吞服；若水丸质硬者，可用开水溶化后。散剂、粉剂：可用蜂蜜加以调合送服，或装入胶囊中吞服，避免直接吞服，刺激咽喉。膏剂：宜用开水冲服，避免直接倒入口中吞咽，以免粘喉引起呕吐。冲剂、糖浆剂：冲剂宜用开水冲服；糖浆剂可以直接吞服。

　　此外，危重病人宜少量频服；呕吐患者可以浓煎药汁，少量频服；对于神志不清或因其他原因不能口服时，可采用鼻饲给药法。在应用发汗、泻下、清热药时，若药力较强，要注意患者个体差异，一般得汗、泻下、热降即可停药，适可而止，不必尽剂，以免汗、下、清热太过，损伤人体正气。

第二节　临床常用中药简述

一、解表药

　　凡以发散表邪、治疗表证为主的药物，称解表药，又叫发表药。

　　解表药主要用治恶寒发热、头身疼痛、无汗或有汗不畅、脉浮之外感表证。部分解表药尚可用于水肿、咳喘、麻疹、风疹、风湿痹痛、疮疡初起等兼有表证者。

　　使用解表药时应针对外感风寒、风热表邪不同，相应选择长于发散风寒或风热的药物。由于冬季多风寒，春季多风热，夏季多夹暑湿，秋季多兼燥邪，故应根据四时气候变化的不同而恰当地配伍祛暑、化湿、润燥药。若虚人外感，正虚邪实，难以祛散表邪者，又应根据体质不同，分别与益气、助阳、养阴、补血药配伍，以扶正祛邪。温病初起，邪在卫分，除选用发散风热药物外，应同时配伍清热解毒药。

使用发汗力较强的解表药时，用量不宜过大，以免发汗太过，耗伤阳气，损及津液，造成"亡阳""伤阴"的弊端。又汗为津液，血汗同源，故表虚自汗、阴虚盗汗以及疮疡日久、淋证、失血患者，虽有表证，也应慎用解表药。同时，使用解表药还应注意因时因地而异，如春夏腠理疏松，容易出汗，解表药用量宜轻；冬季腠理致密，不易汗出，解表药用量宜重；北方严寒地区用药宜重；南方炎热地区用药宜轻。且解表药多为辛散轻扬之品，入汤剂不宜久煎，以免有效成分挥发而降低药效。

根据解表药的药性及功效主治差异，可分为辛温解表药及辛凉解表药两类。

1. 辛温解表药

▶【麻黄】辛，微苦，温。归肺、膀胱经。发汗解表：用于外感风寒，恶寒发热，头身疼痛，无汗脉浮紧等表实证。宣肺平喘：用于喘咳实证。利水消肿：用于水肿兼有表证，恶寒发热，脉浮等。用量：2～9g。解表生用，平喘炙用或生用。

▶【桂枝】辛、甘，温。归心、肺、膀胱经。发汗解表：用于外感风寒表证，无论有汗无汗均可应用。温经止痛：用于风湿痹痛、胃寒腹痛、经闭、痛经。助阳化气：用于痰饮证和膀胱蓄水。用量：3～9克。

▶【紫苏】辛，温。归肺、脾经。祛风解表：用于外感风邪，恶寒发热，无汗头痛。透疹：用于麻疹透发不畅而有表证。止血：用于衄血、便血、崩漏等出血症（炒碳用）。用量：6～10克。

▶【防风】辛、甘，微温。归膀胱、肝、脾经。祛风解表：用于外感风邪，恶寒发热，头痛身痛等。胜湿：用于外感风湿或风湿痹痛。止痉：用于破伤风角弓反张，牙关紧闭，痉挛抽搐等。用量：5～10g；或入丸、散。

▶【细辛】辛，温。归心、肺、肾经。发散风寒：用于阳虚外感，恶寒发热，无汗，脉沉等。祛风止痛：用于头痛、牙痛、痹痛。温肺化饮：用于肺寒咳嗽，痰多清稀。用量：1～3g。

▶【白芷】辛，温。归入胃、大肠、肺经。散寒通窍：用于外感风寒，头痛鼻塞。祛风止痛：用于风邪所致的眉棱骨痛、牙痛、头风痛、鼻渊头痛。消肿排脓：用于疮疡肿痛，为外科常用药。燥湿止带：用于寒湿带下，色白清稀。用量：3～9g。

▶【香薷】辛，微温。归肺、胃经。发汗解表：用于夏季风寒夹湿、恶寒发热、无汗、头胀痛。和中化湿、利水消肿：用于水肿、小便不利。用量：3～9g。

▶【羌活】辛、苦，温。归膀胱、肾经。解表散寒：用于外感风寒、恶寒发热、头痛身痛等。祛风胜湿、止痛：用于风湿痹痛，以项背、肢节等上半身疼痛为宜。用量：3～9g。

▶【藁本】辛，温。归膀胱经。解表散寒：用于外感风寒所致的头痛、巅顶痛，痛连齿颊及偏头痛等。祛风胜湿、止痛：用于风寒湿痹、肢节冷痛等。用量：3～9g。

▶【辛夷】辛，温。归肺、胃经。散风寒、通鼻窍：用于鼻病，为鼻渊要药，偏于风寒常与细辛、白芷等同用，偏于风热常与薄荷、黄芩同用。用量：内服3～9g。

▶【苍耳子】辛、苦，温；有毒。归肺经。散风除湿、通鼻窍：用于风寒头痛、鼻渊流涕、风疹瘙痒、湿痹拘挛。用量：3～9g。

2. 辛凉解表药

▶【薄荷】辛，凉。归肺、肝经。疏散风热：用于外感风热及热病初起，发热恶风、头痛无汗等。清头目、利咽喉：用于风热上攻所致头痛、目赤或咽喉肿痛等。透疹毒：用于麻疹初起，或风热外袭疹发不畅。用量：3～10g。

▶【蝉蜕】甘，寒。归肺、肝经。疏散风热：用于外感风热及温病初起，发热恶风、头痛咽痛、脉浮数等。透疹止痒：用于麻疹初起，疹出不畅及风疹块、皮肤瘙痒等。明目退翳：用于风热目赤多泪或翳障。息风止痉：用于破伤风和小儿惊风、发热抽搐等。用量：3～10g。

▶【葛根】甘、辛，凉。归脾、胃、肺经。发表解肌：用于外感发热，头痛无汗，项背强痛等。升阳止泻：用于湿热泻痢及脾虚腹泻等。解热生津：用于热病口渴或消渴症。透疹：用于麻疹初起，透发不畅。用量：9～15g。

▶【柴胡】辛、苦，微寒。归肝、胆、肺经。用于伤寒邪在少阳，寒热往来，胸胁苦满，口苦、咽干、目眩等。疏肝解郁：用于肝郁气滞所致的胸胁胀痛、月经不调、痛经。升举阳气：用于气虚下陷所致的脱肛、子宫脱垂、胃下垂等。用量：3～9g。

▶【升麻】辛、微甘，微寒。归肺、脾、胃、大肠经。发表透疹：用于麻疹初期，透发不畅。清热解毒：用于热毒所致多种病症，如牙龈肿痛、咽喉肿痛、热毒疮肿等。升举阳气：用于气虚下陷所致脱肛、子宫脱垂等。用量：3～9g。

▶【牛蒡子】辛、苦，寒。归肺、胃经。疏散风寒：用于外感风热、咳嗽咳痰不利及咽喉肿痛。解毒透疹：用于麻疹初期，透发不畅。利咽消肿：用于热毒疮肿。常与金银花、连翘、紫花地丁等解毒药同用。用量：6～12g。

▶【桑叶】甘、苦，寒。归肺、肝经。疏散风热：用于外感风热或温病初起，发热、头痛、咳嗽等。清肝明目：用于肝火或风热所致目赤涩痛、多泪等。用量：3～15g。

▶【菊花】甘、苦，微寒。归肺、肝经。疏散风热：用于外感风热或温病初起，发热、头痛、咳嗽等。平肝明目：用于肝阳上亢或风热、肝火目疾。清热解毒：用于热毒疮肿。用量：3～18g。

▶【蔓荆子】辛、苦，微寒。归膀胱、肝、胃经。疏散风热：用于外感风热、头痛或偏头痛。清利头目：用于风热所致的目赤肿痛、多泪及虚证目疾。用量：5～9g。

二、清热药

凡以清解里热、治疗里热证为主的药物，称为清热药。本类药物药性寒凉，沉降入里，通过清热泻火、凉血、解毒及清虚热等不同作用，使里热得以清解。即《黄帝内经》所谓"热者寒之"，《神农本草经》所谓"疗热以寒药"的意思。

清热药主要用治温热病高热烦渴、湿热泻痢、温毒发斑、痈肿疮毒及阴虚发热等里热证。

由于发病原因不一，病情变化不同，患者体质有异，故里热证有热在气分、血分之分，有实热、虚热之别。根据清热药的功效及其主治证的差异，可将其分为五类。

① 清热泻火药：功能清气分热，主治气分实热证。

② 清热燥湿药：性偏苦燥清泄，功能清热燥湿，主治湿热泻痢、黄疸等证。

③ 清热解毒药：功能清热解毒，主治热毒炽盛之痈肿疮疡等证。

④ 清热凉血药：主入血分，功能清血分热，主治血分实热证。

⑤ 清虚热药：功能清虚热、退骨蒸，主治热邪伤阴、阴虚发热。

1. 清热泻火药

▶【石膏】辛、甘，大寒。归肺、胃经。清热泻火：用于温热病邪在气分，高热、烦渴、汗出脉洪大等。除烦止渴：用于肺热喘咳，心烦口渴，鼻翼煽动等。收敛生肌：用于湿疹、疮疡溃而不敛、水火烫伤等。用量：煎汤，15～30g（大剂量可用30～120g）。

▶【知母】苦、甘、寒。归肺、胃、肾经。清热泻火：用于温热病在气分，高热、烦渴、汗出脉洪大等。滋阴润燥：用于阴虚火旺、骨蒸潮热、盗汗及消渴证。用量：6～12g。

▶【栀子】苦、寒。归心、肺、三焦经。泻火除烦，用于热病心烦、燥扰不宁等。清热利湿：用于湿热所致的黄疸或小便赤涩热痛。凉血止血：用于血热妄行所致吐血、衄血、尿血等。用量：6～9g。

▶【夏枯草】辛、苦、寒。归肝、胆经。清肝明目：用于肝火目赤肿痛、羞明流泪、头痛眩晕等，为治疗肝火目疾及肝阳上亢之头痛眩晕的常用药。散结消肿：用于痰火郁结所致的瘰疬、瘿瘤等。也可用于治疗高血压病、甲状腺肿大、淋巴结结核、乳腺增生等。用量：6～15g。

▶【芦根】甘、寒。归肺、胃经。清热除烦：用于热病伤津、心烦口渴、舌燥少津等。生津止渴：用于胃热呕吐、呃逆。清胃止呕：用于肺热或风热咳嗽。用量：15～30g（鲜品60～120g）。

▶【淡竹叶】甘、淡、寒。归心、胃、小肠经。清热除烦：用于热病后余热未尽，烦热口渴。生津利尿：用于热淋及心火移于小肠所致口舌生疮、小便淋痛等。用量：6～9g。

2. 清热燥湿药

▶【黄芩】苦、寒。归肺、胆、脾、大肠、小肠经。清热燥湿：用于湿热所致的泄泻、痢疾、湿温、黄疸、热淋等。泻上焦肺火：用于肺热咳嗽或温热病高热烦躁。解毒：用于热毒疮肿及咽喉肿痛。止血：用于内热炽盛、迫血妄行所致的出血。安胎：用于胎热不安。用量：3～9g。

▶【黄连】苦，寒。归心、脾、胃、肝、胆、大肠经。清热燥湿：用于湿热所致的多种病症，多用于肠胃湿热引起的腹泻、呕吐。泻中焦心火：用于心、胃、肝、胆等脏腑的实火证，尤心火见长。解毒：用于痈肿疔毒、湿疮痒疹、耳脓、口舌生疮等。用量：2～5g。

▶【黄柏】苦、寒。归肾、膀胱经。清热燥湿：用于多种湿热证，尤下焦湿热常用。如泻痢脓血、里急后重、小便黄赤、带下黄稠、热淋小便涩痛等。泻火解毒：用于热毒疮疡、湿疹等。退虚热（盐炒）：用于阴虚发热、骨蒸盗汗及遗精等。用量：3～12g。

▶【龙胆】苦、寒。归肝、胆经。清热燥湿：用于湿热黄疸、带下、湿疹等。泻肝胆火：用于肝胆经实火所致的胁痛、口苦、目赤、耳聋等。用量：3～6g。

▶【苦参】苦，寒。归心、肝、胃、大肠、膀胱经。清热燥湿：用于湿热所致黄疸、泻痢、带下、阴痒等多种病症。杀虫止痒：用于皮肤瘙痒、疥癣、脓疱疮、麻风等。利尿：用于湿热蕴结、小便不利、灼热涩痛。现用于治疗阴道滴虫有良效。用量：4.5～9g。

▶【白鲜皮】苦，寒。归脾、胃、膀胱经。清热燥湿：用于伤寒邪在少阳，寒热往来，胸胁苦满、口苦、咽干、目眩等。解毒止痒：用于肝郁气滞所致的胸胁胀痛、月经不调、痛经。用量：4.5～9g。

3. 清热解毒药

▶【金银花】甘，寒。归肺、心、胃经。清热解毒：①用于外感风热火温病初起，发热微恶风寒，咽痛、脉浮数等；②用于热毒疮痈疔疖有红、肿、热、痛等症；③用于热毒泻痢、便脓血。用量：6～15g。

▶【连翘】苦，微寒。归肺、心、小肠经。清热解毒：用于外感风热或温病初起，发热微恶风寒，头痛咽痛等。消痈散结：用于热毒所致的各种疮疡肿毒、乳痈或瘰疬结核等。用量：9～15g。

▶【大青叶】苦，寒。归心、胃经。清热解毒：用于温热病邪入血分、壮热、神昏、发斑、烦躁等。凉血消斑：用于热毒所致的丹毒、口疮、咽喉肿痛等。现多用于上呼吸道感染、流行性感冒、流行性脑脊髓膜炎（流脑）等病。用量：6～15g。

▶【紫花地丁】苦、辛，寒。归心、肝经。清热解毒：用于痈疔疖疮、乳痈、肠痈和毒蛇咬伤等。本药为治疗疮之常用药。清肝明目：用于肝火目赤肿痛。用量：9～15g。

▶【蒲公英】苦、甘，寒。归肝、胃经。清热解毒：用于乳痈肿痛、痈疔疖疮、肺痈、肠痈等，为治乳痈之常用药。清肝明目：用于肝火所致的目赤肿痛。利尿除湿：用于热淋小便涩痛、湿热黄疸等。用量：10～30g。

▶【鱼腥草】辛，微寒。归肺经。清热解毒：用于肺痈咳吐脓血及肺热咳嗽，痰黄而稠等，为治肺痈之要药。消痈排脓：用于热毒疮疡。利尿通淋：用于热淋小便涩痛。用量：15～30g。

▶【射干】苦，寒。归肺经。解毒利咽：用于热毒所致的咽喉肿痛，兼有痰热者尤为适宜。常与解毒利咽药同用。祛痰止咳：用于肺热咳嗽，痰黄稠黏。用量：3～9g。

▶【白头翁】苦，寒。归胃、大肠经。清热解毒、凉血止痢：用于湿热和热毒痢疾，发热腹痛，纯下脓血，里急后重等。为热毒血痢的要药。用量：9～15g。

▶【败酱草】辛、苦，凉。归胃、大肠、肝经。清热解毒：用于热毒痈肿，并善治内痈，尤多用于肠痈，为治肠痈要药。祛瘀止痛：用于血瘀所致的胸腹疼痛。用量：3～15g。

▶【穿心莲】苦，寒。归心、肺、大肠、膀胱经。清热解毒：用于温病初起，发热微恶寒，头痛口渴及肺热喘咳、肺痈、咽喉肿痛等。燥湿：用于湿热泻痢、热淋、湿疹等。凉血消肿：用于感冒发热、咽喉肿痛、口舌生疮、顿咳劳嗽、泄泻痢疾、热淋涩痛、痈肿疮疡、毒蛇咬伤。用量：9～15g。

▶【马勃】辛，平。归肺经。清热解毒、利咽：用于热邪火毒所致的咽喉肿痛或咳嗽失音。止血：用于血热吐血、衄血。外敷治疗冻疮或溃疡久不愈合。用量：1.5～6g。

▶【马齿苋】酸，寒。归肝、大肠经。清热解毒：用于热毒或湿热痢疾、腹泻及热毒疮痈。凉血止血：用于月经过多、崩漏和产后出血。用量：9～15g；鲜品 30～60g。

▶【秦皮】苦、涩，寒。归肝、胆、大肠经。清热解毒：用于热毒泻痢，里急后重。清肝明目：用于肝火目赤肿痛、目生翳障。用量：6～12g。

▶【红藤】苦，平。归大肠经。清热解毒：用于肠痈发热腹痛、热毒痈肿，为治肠痈腹痛之要药。活血止痛：用于跌打损伤、风湿痹痛和痛经。用量：10～30g。

▶【青黛】咸，寒，无毒。归肝经。清热解毒：用于热毒发斑或血热所致的吐血、咯血、衄血等。息风止痉：用于小儿惊风，发热痉挛等。收湿敛疮：用于痄腮或湿疹疮痒、口舌咽喉溃疡。用量：1.5～3g。

4. 清热凉血药

▶【生地黄】甘，寒。归心、肝、肾经。清热凉血：用于温热病热入营血，身热口干，斑疹隐隐等。止血：用于血热妄行所致吐血、衄血、便血、崩漏等。养阴生津：用于热病伤津，口渴多饮或消渴证。用量：9～15g。

▶【玄参】甘、苦、咸，微寒。归肺、胃、肾经。凉血养阴：用于温热病入营分，身热口干，斑疹隐隐。清热解毒：用于咽喉肿痛、瘰疬、痰核。用量：9～15g。

▶【牡丹皮】苦、辛，微寒。归心、肝、肾经。清热凉血：用于温热病入血分，吐衄发斑及其他疾病所致血热吐血、衄血等。活血化瘀：用于血瘀经闭、痛经。清热解毒：用于肠痈及痈肿疮毒。用量：6～12g。

▶【赤芍】苦，微寒。归肝经。清热凉血：用于温热病热入血分，吐衄发斑及其他病所致血热吐血、衄血等。祛瘀止痛：用于血瘀经闭、痛经及跌打伤痛。清热解毒：用于疮痈红肿疼痛及肝火目赤肿痛、羞明流泪。用量：6～12g。

5. 清虚热药

▶【青蒿】苦、辛，寒。归肝、胆经。退虚热：用于阴虚发热，骨蒸潮热，手足心热或温病后期，热入阴分，夜热早凉等。截疟：用于疟疾寒热兼感暑邪，发热心烦，胸闷苔腻。解暑：用于外感暑热，发热，头痛，脉数等。用量：6～15g，治疟疾可用20～40g。

▶【地骨皮】甘，寒。归肺、肝、肾经。凉血退蒸：用于阴虚潮热，骨蒸盗汗等。清泻肺热：用于肺热喘咳。凉血止血：用于血热妄行所致吐血、衄血等。用量：6～15g。

▶【白薇】苦、咸，寒。归胃、肝、肾经。凉血退热：用于温热病入营血，阴血暗耗，以致午后身热、低热不退或阴虚潮热、骨蒸盗汗，以及产后虚热等。利尿通淋：用于热淋、血淋，小便赤涩热痛等。解毒疗疮：用于疮痈肿毒、咽喉肿痛，以及毒蛇咬伤等。用量：4.5～9g。

三、泻下药

凡能引起腹泻，或润滑大肠，促进排便的药物，称为泻下药。本类药为沉降之品，主归大肠经。主要具有泻下通便作用，以排除胃肠积滞和燥屎等。部分药还兼有解毒、活血祛瘀等作用。

泻下药主要适用于大便秘结、胃肠积滞、实热内结及水肿停饮等里实证。部分药还可用于疮痈肿毒及瘀血证。根据泻下药作用强弱的不同，可分为攻下药、润下药及峻下逐水药。

1. 攻下药

▶【大黄】苦，寒。归脾、胃、大肠、肝、心包经。攻下积滞：用于胃肠积滞，大便燥结，热结便秘尤为适宜。凉血解毒：用于火热亢盛，迫血上溢之吐血、衄血及火热上炎所致咽喉肿痛、目赤口疮等。逐瘀通经：用于瘀血阻滞的多种症候，如产后腹痛、血瘀经闭、跌打损伤等。利胆退黄：用于肝胆湿热郁结所致的黄疸。用量：煎服，3～10g。

▶【芒硝】咸、苦，寒。归胃、大肠经。软坚泻下：用于实热积滞，大便燥结，腹满疼痛。清热泻火：用于咽痛、口疮、目赤及疮疡。用量：6～15g，不入煎剂，以药汁或开水溶化后服。

▶【番泻叶】甘、苦，寒。归大肠经。泻热行滞：用于热结积滞，腹胀、不食等。通便：用于热结便秘，脘腹胀满。利水：用于水肿臌胀。用量：2～6g。

▶【芦荟】苦，寒。归肝、胃、大肠经。泻下：用于热结便秘而见烦躁失眠者，常用于习惯性便秘。清肝：用于肝经实火所致头晕头痛、烦躁易怒、惊痫、大便秘结等。杀虫：用于蛔虫腹痛及小儿疳积。外用可治疗癣疮。用量：0.6～1.5g；不入汤剂。

2. 润下药

▶【麻子仁】甘，平。归脾、胃、大肠经。润肠通便：用于热邪伤阴或素体火旺的津枯肠燥，大便秘结等。滋养补虚：用于老人、产妇及体虚之津亏血虚的肠燥便秘。用量：10～15g。

▶【郁李仁】辛、苦、甘，平。归脾、大肠、小肠经。润燥滑肠：用于肠燥便秘。下气利水：用于食积气滞、小便不利。用量：6～9g。

3. 峻下逐水药

▶【甘遂】苦，寒；有毒。归肺、肾、大肠经。泻水逐饮：用于身面浮肿、大腹水肿、胸胁积水及风痰癫痫。消肿散结：用于湿热肿毒（用法：外敷患处，内服甘草汁）。用量：0.5～1.5g，炮制后多入丸、散用。

▶【巴豆】辛，热；有大毒。归胃、大肠经。峻下积滞：用于寒积便秘，腹满胀痛，甚至气极暴厥者。豁痰利咽：用于痰壅咽喉，气急喘促，咽闭肿塞，窒息欲死。外用蚀疮：用于疮疡脓成未溃者。用量：大多制霜用，以减轻毒性。内服：入丸、散，0.1～0.3g。

▶【京大戟】苦、辛，寒；有毒。归肺、脾、肾经。泻水逐饮：用于水饮泛溢的水肿喘满、胸腹积水、痰饮等。消肿散结：用于痈疽肿毒及瘰疬痰核等。用量：1.5～3g。

▶【芫花】苦、辛，温；有毒。归肺、脾、肾经。泻水逐饮：用于身面浮肿、大腹水肿、胸胁积水等。解毒杀虫：用于头疮、白秃、顽癣、毒疮等，研磨外用。用量：1.5～3g。

▶【牵牛子】苦，寒；有毒。归肺、肾、大肠经。泻水通便：用于肠胃实热积滞，大便不通。消痰涤饮：用于水肿腹胀及痰饮喘满。杀虫攻积：用于虫积腹痛。用量：2～3g，水煎服。研末吞服，每次0.5～1克，每日2～3次。

四、祛风湿药

凡以祛除风寒湿邪，治疗风湿痹症为主的药物，称为祛风湿药。

本类药物味多辛苦，性或温或凉，能祛除留着于肌肉、经络、筋骨的风湿之邪，有的还兼有散寒、舒筋、通络、止痛、活血或补肝肾、强筋骨等作用。主要用于风湿痹症之肢体疼痛，关节不利、肿大，筋脉拘挛等症。部分药物还适用于腰膝酸软、下肢痿弱等。

祛风湿药根据其药性和功效的不同，分为祛风寒湿药、祛风湿热药、祛风湿强筋骨药三类。

1. 祛风寒湿药

▶【独活】辛、苦，微温。归肾、膀胱经。祛风除湿：用于风寒湿痹，腰膝酸重疼痛。通痹止痛：用于外感风寒夹湿，肢体沉重，关节酸痛。用量：3～9g。

▶【威灵仙】辛、咸，温。归膀胱经。祛风除湿：用于风湿痹痛，麻木拘挛，关节不利。通络止痛、治鱼鲠：用于鱼骨鲠喉。用量：6～9g。

▶【川乌】辛、苦，热；有大毒。归心、肝、肾、脾经。祛风湿、温经止痛：用于风寒湿痹、心腹冷痛、麻醉止痛等。

▶【木瓜】酸，温。归肝、脾经。舒筋活络：用于风湿痹痛，筋脉拘挛，转筋麻木，脚气肿痛等。和胃化湿：用于湿浊阻滞中焦，呕吐腹泻，脘闷腹痛，小腿转筋。用量：5～10g。

▶【蕲蛇】甘、咸，温；有毒。归肝经。祛风通络：用于风湿痹痛，肢体麻木，筋脉拘挛。止痉：用于中风、口眼歪斜，半身不遂及破伤风角弓反张等。止痒：用于风疹块、麻风病等。用量：3～4.5g。

▶【伸筋草】微苦、辛，温。归肝、脾、肾经。祛风除湿：用于风湿痹痛，筋脉拘急。舒筋活络：用于小腿转筋。用量：3～12g。

▶【乌梢蛇】甘，平。归肝经。祛风、通络、止痉：用于风湿顽痹、中风半身不遂、破伤风等。用量：9～12g。

2. 祛风湿热药

▶【秦艽】辛、苦，平。归胃、肝、胆经。祛风湿、通络止痛：用于风湿痹症、中风不遂等。退虚热、清湿热：用于骨蒸潮热、湿热痹症等。用量：4.5～9g。

▶【防己】苦，寒。归膀胱、肺经。祛风湿、止痛：用于风湿痹痛、关节疼痛。利水消肿：用于水肿、小便不利。用量：4.5～9g。

▶【桑枝】微苦，平。归肝经。祛风湿：用于风湿痹痛，四肢酸痛，麻木拘挛，尤适宜上肢痹痛。常做药引使用。用量：9～15g。

▶【海桐皮】苦，平。归肝、肾经。祛风湿、通经络：用于风湿痹痛，腰膝疼痛，手足拘挛。用量：3～10g。

▶【豨莶草】辛、苦，寒。归肝、肾经。祛风湿、利关节、解毒：用于风湿痹痛、中风半身不遂、风疹等。用量：9～12g。

3. 祛风湿强筋骨药

▶【桑寄生】苦、甘，平。归肝、肾经。祛风湿、强筋骨：用于风湿痹痛，腰膝酸痛，筋骨痿弱。补肝肾、安胎：用于肝肾虚损，冲任不固的胎漏、胎动不安。用量：9～15g。

▶【五加皮】辛、苦，温。归肝、肾经。祛风湿：用于风湿痹痛，手足拘挛。补肝肾、强筋骨：用于肝肾不足，腰膝酸痛，下肢痿弱。利水消肿：用于水肿病。用量：4.5～9g。

五、芳香化湿药

凡气味芳香，性偏温燥，以化湿运脾为主要作用的药物，称为化湿药。

化湿药主要适用于湿浊内阻，脾为湿困，运化失常所致的脘腹痞满、呕吐泛酸、大便溏薄、食少体倦、口甘多涎、舌苔白腻等症。此外，还有芳香解暑之功，湿温、暑湿等证亦可选用。

▶【广藿香】辛，微温。归脾、胃、肺经。芳香化湿：用于湿阻中焦，运化失常所致胸脘痞闷、食欲缺乏、体倦。开胃止呕：用于湿阻中焦或胃寒所致的胃气上逆、呕吐。发表解暑：用于外感风寒，内伤生冷，症见头痛、腹痛吐泻者。用量：5～10g。

▶【苍术】辛、苦，温。归脾、胃、肝经。燥湿健脾：用于湿阻中焦所致脾胃不和、脘腹胀满、腹痛泻泄、恶心呕吐、食欲缺乏等。祛风胜湿：用于风湿痹痛，尤湿邪较重、身体沉重、麻木疼痛者宜。清肝明目：用于夜盲症及目昏涩。用量：3～9g。

▶【厚朴】苦、辛，温。归脾、胃、肺、大肠经。行气燥湿：用于湿阻、食积、气滞所致脾胃不和，脘腹胀满或呕逆。降逆平喘：用于咳喘上气，胸闷气喘咳嗽。用量：3～9g。

▶【砂仁】辛，温。归脾、胃、肾经。化湿开胃：用于湿浊中阻，气机不畅所致脘痞不饥、腹胀食少、呕吐等。温脾止泻：用于脾胃虚寒所致腹痛泄泻。理气安胎：用于脾虚气滞之胎动不安或妊娠恶阻。用量：3～6g。

▶【佩兰】辛，平。归脾、胃、肺经。芳香化湿、醒脾开胃：用于湿阻中焦，运化失职所致脘闷呕恶，口中甜腻，舌苔厚腻，口气腐臭，为治脾瘅证之要药。发表解暑：用于外感暑湿和湿温初起，发热恶寒，头痛头胀，脘闷，苔腻等。用量：6～10g。

▶【豆蔻】辛，温。归肺、脾、胃经。化湿行气：用于湿阻中焦及脾胃气滞所致胸脘痞满、不思饮食、舌苔白腻。温中止呕：用于脾胃虚寒或湿阻气滞所致胸脘满闷、反胃呕吐等。用量：3～10g。

▶【草果】辛，温。归脾、胃经。燥湿温中：用于寒湿阻滞脾胃，脘腹胀满，腹痛食少。除痰截疟：用于疟疾而见痰浊伏遏，寒多热少，苔白厚腻等。常与槟榔、厚朴、知母等同用以开达膜原，除痰截疟。用量：3～6g。

▶【草豆蔻】辛，温。归脾、胃经。燥湿健脾：用于寒湿阻滞中焦所致脘腹满闷、疼痛、食少、泄泻等。温胃止呕：用于寒湿阻滞脾胃所致呕逆脘痛。用量：3～6g。

六、利水渗湿药

凡能通利水道、渗泄水湿，治疗水湿内停病症为主的药物，称利水渗湿药。本类药物味多甘淡，主归膀胱、小肠经，作用趋向偏于下行，具有利水消肿、利尿通淋、利湿退黄等功效。

利水渗湿药主要用于小便不利、水肿、泄泻、痰饮、淋证、黄疸、湿疮、带下、湿温等水湿所致的各种病症。

根据药物作用特点及临床应用不同，利水渗湿药分为利水消肿药、利尿通淋药和利湿退黄药三类。

1. 利水消肿药

▶【茯苓】甘、淡，平。归心、肺、脾、肾经。利水渗湿：用于水湿停滞所致水肿、小便不利等。健脾：用于脾虚湿困所致的消化不良、食欲减少、泄泻。宁心：用于心悸、失眠等症。用量：9～15g。

▶【泽泻】甘、淡，寒。归肾、膀胱经。利小便：用于水湿停滞，小便不利，水肿及泄泻、痰饮所致眩晕等。清湿热：用于肾阴不足，虚火亢盛引起的遗精、滑精、眩晕等症。用量：6～9g。

▶【薏苡仁】甘、淡，凉。归脾、胃、肺经。健脾渗湿：用于小便不利、水肿、脚气及脾虚泄泻、白带等。除痹止痛：用于湿热痹痛、手足挛急、肌肉酸重。清热排脓：用于肺痈、肠痈、阑尾炎。用量：10～30g。

▶【猪苓】甘、淡，平。归肾、膀胱经。利水消肿、渗湿：用于水湿停滞所致各种水肿、小便不利，以及湿盛泄泻等。用量：6～12g。

2. 利尿通淋药

▶【车前子】甘，寒。归肝、肾、肺、小肠经。利水通淋：用于热结膀胱而致的小便不利、淋漓涩痛者。清热明目：用于肝热目赤肿痛，眼目昏花，迎风流泪。祛痰止咳：用于肺热咳嗽痰多者。用量：3～10g。

▶【滑石】甘、淡，寒。归膀胱、肺、胃经。利尿通淋：用于膀胱湿热之热淋、小便短涩疼痛等。清热解暑：用于暑热烦渴、小便短黄或水泻者。祛湿敛疮：用于湿疹和痱子。用量：10～20g。

▶【木通】苦，寒。归心、小肠、膀胱经。清热利尿：用于膀胱湿热，小便短赤，淋沥涩痛，或心火上炎，口舌生疮。通经下乳：用于气血瘀滞，乳汁不通。用量：3～6g。

▶【石韦】苦、甘，微寒。归肺、膀胱经。利尿通淋：用于湿热淋病、石淋、血淋，为石淋要药。清热止咳：用于肺热咳嗽气喘等。用量：4.5～9g。

▶【海金沙】甘、咸，寒。归膀胱、小肠经。清利湿热、通淋止痛：用于热淋、石淋、血淋等小便短赤、淋沥涩痛等，为石淋要药。用量：6～12g。

▶【萹蓄】苦，微寒。归膀胱经。利尿通淋：用于下焦湿热、小便短赤、淋沥涩痛，为热淋要药。杀虫止痒：用于皮肤湿疹、阴道滴虫、阴部发痒等，局部外洗。用量：9～15g。

▶【瞿麦】苦，寒。归心、小肠经。利尿通淋：用于湿热下注、小便短赤、淋沥涩痛，为热淋要药。用量：9～15g。

▶【地肤子】辛、苦，寒。归肾、膀胱经。清热利湿：用于小便不利、淋沥涩痛的下焦湿热证。祛风止痒：用于皮肤湿疮、周身瘙痒等症。用量：6～15g。

▶【萆薢】苦，平。归肾、胃经。利湿去浊：用于膏淋的小便混浊，色白如米汤，频数滴沥等，为膏淋要药。祛风通痹：用于风湿痹痛，关节不利，腰膝疼痛。用量：10～15g。

3. 利湿退黄药

▶【茵陈】苦、辛，微寒。归肝、胆经。清湿热：用于湿热发黄，脾阳不振，小便不利。退黄疸：为退黄疸要药。目前还用于湿疮瘙痒，流黄水。用量：9～15g。

▶【金钱草】甘、咸，微寒。归肝、胆、肾、膀胱经。清热利湿：用于湿热黄疸。通淋排石：用于热淋、石淋，为石淋之要药。消肿解毒：用于恶疮肿毒、毒蛇咬伤，外敷。用量：15～60g。

七、温里药

凡以温里祛寒，治疗里寒证为主的药物，称温里药，又名祛寒药。

本类药物因其主要归经的不同而有多种效用。主入脾胃经者，能温中散寒止痛，可用治外寒入侵，直中脾胃或脾胃虚寒证，症见脘腹冷痛、呕吐泄泻、舌淡苔白等；主入肺经者，能温肺化饮，用治肺寒痰饮证，症见痰鸣咳喘、痰白清稀、舌淡苔白滑等；主入肝经者，能暖肝散寒止痛，用治寒侵肝经的少腹痛、寒疝腹痛或厥阴头痛等；主入肾经者，能温肾助阳，用治肾阳不足证，症见阳痿宫冷、腰膝冷痛、夜尿频多、滑精遗尿等；主入心、肾两经者，能温阳通脉，用治心肾阳虚证，症见心悸怔忡、畏寒肢冷、小便不利、肢体浮肿等；或回阳救逆，用治亡阳厥逆证，症见畏寒倦卧、汗出神疲、四肢厥逆、脉微欲绝等。

▶【附子】辛、甘，大热；有毒。归心、肾、脾经。回阳救逆：用于阳气衰微，阴寒内盛或大汗、大吐、大泻而致的四肢厥冷、脉微欲绝的亡阳虚脱证。温肾助阳：用于肾阳不足所致的腰膝酸痛、畏寒肢冷，男子阳痿滑精、女子宫冷不孕等。祛寒止痛：用于风寒湿痹，周身骨节疼痛。用量：3～15g。

▶【干姜】辛，热。归脾、胃、心、肺经。温中散寒：用于脾胃虚寒、寒凝气滞，脘腹冷痛、呕吐、泄泻等。回阳通脉：用于阳气衰微，阴寒内盛，脉微欲绝之亡阳虚脱证。温肺化痰：用于肺寒咳嗽。症见咳嗽气喘、形寒背冷、痰多清稀。用量：3～10g。

▶【肉桂】辛、甘，大热，归肾、脾、心、肝经。补火助阳：用于肾阳不足，命门火衰之畏寒肢冷。散寒止痛：用于中焦寒盛所致脘腹冷痛、呕吐、泄泻等。温通经脉：用于经脉受寒、气血凝滞之痹痛、寒疝、痛经、阴疽等。用量：1～4.5g。

▶【吴茱萸】辛、苦，热；有小毒。归肝、脾、胃、肾经。散寒止痛：用于经脉受寒所致的疝痛、行经腹痛、脚气肿痛、头身疼痛。降逆止呕：用于中焦虚寒，脘腹冷痛，久泻不止等。助阳止泻：用于肝火犯胃，肝胃不和所致呕吐吞酸、胁肋疼痛、胃痛等。用量：1.5～4.5g。

▶【小茴香】辛、温。归肝、肾、脾、胃经。散寒止痛：用于寒疝腹痛、睾丸偏坠胀痛、少腹冷痛、痛经等。理气和胃：用于消化不良、不思饮食、脘腹胀闷或泻痢后重。用量：3～6g。

八、理气药

凡以疏理气机为主要作用，治疗气滞或气逆证的药物，称为理气药，又名行气药。

理气药主要用治脾胃气滞所致脘腹胀痛、嗳气吞酸、恶心呕吐、腹泻或便秘等；肝气郁滞所致胁肋胀痛、抑郁、疝气疼痛、乳房胀痛、月经不调等；肺气壅滞所致胸闷胸痛、咳嗽气喘等。

▶【陈皮】辛、苦，温。归脾、肺经。理气健脾：中焦寒湿，脾胃气滞，症见脘腹胀痛、恶心呕吐、泄泻等。燥湿化痰：用于寒痰咳嗽，为治痰之要药。用量：3～9g。

▶【青皮】苦、辛，温。归肝、胆、胃经。疏肝破气：用于肝气郁滞之胁肋胀痛、乳房胀痛及小肠疝气等。消积化滞：用于食积气滞、嗳气吞酸、胃脘胀痛等。用量：3～9g。

▶【乌药】辛，温。归肺、脾、肾、膀胱经。行气止痛：用于寒郁气滞所致的胸胁脘腹胀痛、寒疝、痛经等。温肾散寒：用于肾阳不足，膀胱虚寒所致小便频数及遗尿。用量：3～9g。

▶【沉香】辛、苦，微温。归脾、胃、肾经。温中止呕：用于脾胃虚寒，呕吐呃逆。纳气平喘：用于下元虚冷，肾不纳气之虚喘及痰饮咳喘，上盛下虚之证。用量：1.5～3g。

▶【川楝子】苦，寒；有小毒。归肝、小肠、膀胱经。行气止痛：用于肝气郁滞或肝胃不和所致胁肋作痛、脘腹胀痛、疝气疼痛等。驱虫：用于虫积腹痛。用量：4.5～9g。

▶【荔枝核】甘、微苦，温。归肝、肾经。行气散结：用于肝经寒凝气滞所致疝痛、睾丸胀痛等。祛寒止痛：用于肝气郁滞所致胃脘久痛及妇人气滞血瘀所致经前腹痛或产后腹痛。用量：4.5～9g。

▶【檀香】辛，温。归脾、胃、心、肺经。行气温中、开胃止痛：用于寒凝气滞，胸痛，腹痛，胃痛食少；冠心病，心绞痛。用量：2～5g。

九、消食药

凡以消化食积为主要作用，主治饮食积滞的药物，称为消食药。

消食药多味甘性平，主归脾、胃两经。具消食化积，以及健脾开胃、和中之功。主治宿食停留，饮食不消所致之脘腹胀满、嗳气吞酸、恶心呕吐、不思饮食、大便失常；以及脾胃虚弱，消化不良等。

▶【山楂】酸、甘，微温。归脾、胃、肝经。消食化积：用于食滞不化、肉积、乳积不消等。散瘀行滞（生用）：用于产后恶露不尽，瘀滞腹痛。用量：10～30g。

▶【莱菔子】辛、甘，平。归肺、脾、胃经。消食导滞：用于食积不化，中焦气滞，脘腹胀满，嗳腐吞酸或腹痛泻泄等。降气化痰：用于痰涎壅盛，气喘咳嗽属实证者。用量：6～10g。

▶【鸡内金】甘，寒。归脾、胃、小肠、膀胱经。消食积：用于饮食积滞、消化不良及小儿疳积等。止遗尿：用于遗尿、小便频数及遗精等。化结石：用于石淋及胆结石。用量：8～10g。

▶【麦芽】甘，平。归脾、胃经。行气消食：用于饮食积滞，消化不良，脘腹胀满，嗳气等。健脾开胃：用于脾虚饮食停滞，脘腹胀满等。退乳消胀：用于妇女哺乳断乳或乳汁瘀积所致乳房胀痛等。用量：9～15g；回乳炒用60g。

▶【神曲】甘、辛，温。归脾、胃经。消食和胃：用于饮食积滞，消化不良，脘腹胀满及泄泻等。用量：6～15g。

十、驱虫药

凡以驱除或杀灭人体内寄生虫，治疗虫证为主的药物，称为驱虫药。

寄生虫病多由湿热内蕴或饮食不洁，食入或感染寄生虫卵所致。症见不思饮食或多食善饥，嗜食异物，绕脐腹痛、时发时止，胃中嘈杂，呕吐清水，肛门瘙痒等；迁延日久，则见面色萎黄，肌肉消瘦，腹部膨大、青筋浮露，周身浮肿等症。部分病人症状较轻，无明显证候，只在检查大便时才被发现。

驱虫药物对人体正气多有损伤，故要控制剂量，防止用量过大中毒或损伤正气；对素体虚弱、年老体衰者及孕妇，更当慎用。驱虫药一般应在空腹时服用，使药物充分作用于虫体而保证疗效。对发热或腹痛剧烈者，不宜急于驱虫，待症状缓解后，再行施用驱虫药物。

▶【槟榔】苦、辛，温。归胃、大肠经。杀虫：用于多种肠道寄生虫病，能驱杀绦虫、蛔虫、钩虫、蛲虫等，以绦虫为佳。消积行气：用于食积气滞、腹胀便秘及泻痢后重等。利水：用于水肿、脚气肿痛等。用量：3～10g。驱绦虫、姜片虫：30～60g。

▶【使君子】甘，温。归脾、胃经。杀虫消积：用于蛔虫病、蛲虫病、小儿疳疾等。用量：9～12g。

十一、止血药

凡以制止体内外出血，治疗各种出血病症为主的药物，称止血药。

止血药主要用治咯血、衄血、吐血、便血、尿血、崩漏、紫癜以及外伤出血等体内外各种出血病症。

出血之证，病因不同，病情有异，部位有别，因此，止血药物的应用，必须根据出血的不同原因和病情，进行相应的选择和必要的配伍，以期标本兼顾。如血热妄行而出血者，宜选用凉血止血药，并配伍清热泻火、清热凉血药；阴虚火旺、阴虚阳亢而出血者，宜配伍滋阴降火、滋阴潜阳的药物；若瘀血内阻，血不循经而出血者，宜选用化瘀止血药，并配伍行气活血药；虚寒性出血，宜选用温经止血药或收敛止血药，并配伍益气健脾、温阳药。

1. 凉血止血药

▶【小蓟】甘、苦，凉。归心、肝经。凉血止血：用于血热妄行所致咯血、衄血、崩漏、尿血等各种出血证。散瘀解毒消痈：用于疮疡肿毒。用量：内服，4.5～9g。

▶【大蓟】甘、苦，凉。归心、肝经。凉血止血：用于血热妄行所致咯血、衄血、崩漏、尿血等各种出血证。祛瘀消肿：用于疮疡肿毒，鲜品应用为佳。用量：内服，4.5～9g。

▶【地榆】苦、酸、涩，微寒。归肝、大肠经。凉血止血：用于下焦血热所致的便血、痔血、血痢及崩漏等。解毒敛疮：用于烫火伤或湿疹、皮肤溃烂等。用量：6～9g。

▶【槐花】苦，微寒。归肝、大肠经。凉血止血：用于血热妄行所致的出血证，尤对便血、痔血为佳，为便血、痔瘘出血要药。用量：5～9g。

▶【白茅根】甘，寒。归肺、胃、膀胱经。凉血止血：用于热证的尿血、吐血、衄血等。清热利尿：用于热淋、水肿、小便不利等。清肺止咳：用于肺热咳嗽、热病烦渴、胃热呕哕等。用量：9～30g，鲜品30～60g。

▶【苎麻根】苦、甘、涩，寒。归肺、胃、肝经。凉血止血：用于血热之咯血、吐血、衄血、尿血、崩漏及紫癜等。清热安胎：用于胎热所致的胎动不安和胎漏下血等。利尿解毒：用于湿热下注、小便淋沥不畅者。用量：10～30g。

2. 化瘀止血药

▶【三七】甘、微苦，温。归肝、胃经。散瘀止血：用于人体内外各种出血，对有瘀滞肿痛者尤为适宜。消肿定痛：用于跌打损伤，瘀滞肿痛者。用量：3～10g。

▶【茜草】苦，寒。归肝经。凉血止血：用于血热所致的各种出血证。祛瘀通经：用于血滞经闭。用量：6～9g。

▶【蒲黄】甘，平。归肝、心包经。止血化瘀：用于各种出血证及产后瘀血腹痛、瘀血性痛经、心腹疼痛等。通淋：用于血淋涩痛。用量：5～9g。

3. 收敛止血药

▶【白及】苦、甘、涩，微寒。归肺、胃、肝经。收敛止血：用于肺、胃出血。消肿生肌：用于疮痈肿痛及手足皲裂。用量：3～10g。

▶【仙鹤草】苦、涩，平。归心、肝经。收敛止血：用于各种出血证。解毒止痢杀虫：用于疥疮痈肿、痔等。用量：10～15g，大剂量30～60g。

▶【棕榈炭】苦、涩，平。归肝、大肠经。收敛止血：用于衄血、咯血、便血及崩漏等无瘀滞者，常与血余炭同用。用量：5～15g。

4. 温经止血药

▶【艾叶】辛、苦，温；有小毒。归肝、脾、肾经。温经止血：用于虚寒性出血证。散寒止痛：用于下焦虚寒，腹中冷痛、月经不调、经行腹痛等。用量：3～9g。

▶【炮姜】辛，热。归脾、胃、肾经。温经止血：用于脾胃虚寒，脾不统血之吐血、便血等。温中止痛：用于虚寒性腹痛、腹泻等。用量：3～6g。

十二、活血祛瘀药

凡以通利血脉、促进血行、消散瘀血为主要功效，用于治疗瘀血病症的药物，称活血化瘀药或活血祛瘀药，简称活血药或化瘀药。其中活血作用较强者，又称破血药或逐瘀药。

活血化瘀药适用于一切瘀血阻滞之症。瘀血既是病理产物，又是多种病症的致病因素，且致病的病种广泛。所以活血化瘀药的主治范围很广，遍及内科、外科、妇科、儿科、伤科等各科。如内科的胸、腹、头痛，痛如针刺，痛有定处，体内的癥瘕积聚、中风不遂、肢体麻木以及关节痹痛日久；伤科的跌仆损伤，瘀肿疼痛；外科的疮疡肿痛；妇科的月经不调、经闭、痛经、产后腹痛等。

活血化瘀药，依据其作用强弱的不同，有和血行血、活血散瘀、破血逐瘀之分。活血化瘀药按其作用特点和临床应用的不同，分为活血止痛药、活血调经药、活血疗伤药、破血消癥药四类。

1. 活血止痛药

▶【川芎】辛，温。归肝、胆、心包经。活血行气：用于血瘀气滞所致的痛经、经闭及产后血瘀腹痛、跌打损伤等，为血中之气药。祛风止痛：用于外感风邪、头身疼痛、风湿痹痛及风热上冲、头目眩晕者。用量：3～6g。

▶【元胡】辛、苦，温。归肝、脾经活血行气止痛：用于气血阻滞所致胃痛、腹痛、胁痛、疝气痛和痛经、肢体痛等各种痛证。用量：3～15g。

▶【郁金】辛、苦，寒。归肝、心、肺经。行气化瘀：用于气滞血瘀所致胸腹胁肋胀痛、月经不调、痛经等。清心解郁：用于湿温、湿浊蒙蔽清窍所致神志不清及痰气壅阻，闭塞心窍所致的癫痫等。凉血止痛：用于血热所致的吐血、尿血及妇女经脉逆行的衄血等有瘀滞现象者。利胆退黄：用于黄疸。用量：3～9g。

▶【姜黄】辛、苦，温。归脾、肝经。凉血止血：用于血热之月经先期。破瘀止痛：用于跌打损伤、瘀血肿痛、咽喉肿痛、疮疡肿毒等。用量：3～9g。

▶【降香】辛，温。归肝、脾经。活血行气：用于气滞血瘀所致的胸胁痛。止血定痛：用于损伤血瘀疼痛或外伤出血。用量：9～15g。

▶【乳香】辛、苦，温。归心、肝、脾经。活血止痛：用于血瘀气滞所致的内科、妇科、外科、伤科等胃脘痛、痛经、肿毒等多种病症。消肿生肌：用于疮疡溃后久不收口，可与没药同用。用量：3～9g。

▶【五灵脂】甘，温。归肝经。活血化瘀：用于血瘀阻滞的痛经、经闭、产后瘀滞腹痛、脘腹疼痛等。止痛：用于出血而有瘀滞的病症。用量：3～9g。

2. 活血调经药

▶【丹参】苦，微寒。归心、肝经。祛瘀止痛：用于多种瘀血证，对血瘀有热或妇女经脉不调较为适宜。活血消肿：用于疮疡肿痛、乳痈肿痛等。清心除烦：用于温热病热入营血，心烦不寐或心悸怔忡、失眠等。用量：9～15g。

▶【红花】辛，温。归心、肝经。活血通经：用于瘀血阻滞，血行不畅的多种病症。散瘀止痛：用于跌打损伤及痈肿疮疡、热郁血滞所致的斑疹紫暗等。用量：内服，3～10g。养血和血宜少用；活血祛瘀宜多用。

▶【益母草】苦、辛，微寒。归肝、心包膀胱经。活血调经：用于妇女血瘀气滞所致月经不调、经行不畅、小腹胀痛、产后瘀滞腹痛、恶露不尽等。利尿消肿：用于水肿、小便不利。用量：9～30g；鲜品12～40g。

▶【桃仁】苦、甘，平。归心、肝、大肠经。活血祛瘀：用于血瘀经闭、痛经、癥瘕等。润肠通便：用于肠燥便秘。用量：4.5～9g。

▶【牛膝】苦、甘、酸，平。归肝、肾经。逐瘀通经：用于血瘀经闭、通经、产后瘀血腹痛及跌打损伤等。引血下行：用于上部血热妄行、阴虚火旺之证。补肝肾、强筋骨：用于腰膝关节疼痛，屈伸不利等症。用量：4.5～9g。

3. 活血疗伤药

▶【土鳖虫】咸，寒；有小毒。归肝经。破血逐瘀：用于跌打损伤、筋伤骨折、瘀肿疼痛等。续筋接骨：用于血瘀经闭、产后瘀滞腹痛、积聚痞块等证。用量：3～10g。

▶【骨碎补】苦，温。归肝、肾经。活血疗伤：用于跌打损伤或创伤、筋骨损伤、瘀滞肿痛等。补肾强骨：用于肾虚腰痛脚弱、耳鸣耳聋、牙痛、久泻等症。用量：10～15g。

▶【苏木】甘、咸，平。归心、肝、脾经。活血疗伤：用于跌打损伤或创伤、筋骨损伤、瘀滞肿痛等。祛瘀通经：用于血滞经闭、产后瘀阻腹痛、痛经、心腹疼痛、痈肿疮毒等。用量：3～10g。

4. 破血消癥药

▶【莪术】辛、苦，温。归肝、脾经。破血行气：用于血瘀气滞所致的经闭腹痛、产后血瘀作痛及癥瘕等，常与三棱相须为用。消积止痛：用于饮食不节、脾运失常所致食积气滞、脘腹胀满疼痛等。用量：5～10g。

▶【三棱】辛、苦，平。归肝、脾经。破血行气：用于血瘀气滞所致经闭、产后腹痛、癥瘕等。消积止痛：用于食积气滞、胸腹胀满疼痛等。用量：5～10g。

▶【穿山甲】咸，微寒。归肝、胃经。通经下乳：用于癥瘕痞块、血瘀经闭等。消肿排脓：用于产后乳脉不通、乳汁不下、痈疽肿毒。用量：3～10g。

▶【水蛭】咸、苦，平；有小毒。归肝经。破血逐瘀、通经：用于瘀血阻滞所致经闭、癥瘕、蓄血等。用量：1.5～3g。

十三、化痰止咳平喘药

凡能祛痰或消痰，治疗"痰证"为主的药物，称化痰药；以制止或减轻咳嗽和喘息为主要作用的药物，称止咳平喘药，因化痰药每兼止咳、平喘作用，而止咳平喘药又每兼化痰作用，且病证上痰、咳、喘三者相互兼杂，故将化痰药与止咳平喘药合并一章介绍。

化痰药主治痰证。痰的病证甚多：如痰阻于肺之咳喘痰多；痰蒙心窍之昏厥、癫痫；痰蒙清阳之眩晕；痰扰心神之睡眠不安；肝风夹痰之中风、惊厥；痰阻经络之肢体麻木、半身不遂、口眼歪斜；痰火互结之瘰疬、瘿瘤；痰凝肌肉，流注骨节之阴疽流注等，皆可用化痰药治之。止咳平喘药用于外感、内伤所致的各种咳嗽和喘息。

根据药性、功能及临床应用的不同，化痰止咳平喘药可分为温化寒痰药、清化热痰药及止咳平喘药三类。

1. 温化寒痰药

▶【半夏】辛，温；有毒。归脾、胃、肺经。燥湿化痰：用于湿痰或寒痰壅滞所致咳嗽气逆及痰湿眩晕等症。降逆止呕：用于痰湿停饮犯胃或胃虚呕吐等多种呕吐症状。消痞散结：用于胸脘痞闷、梅核气、痰核瘰疬等症。用量：3～10g。

▶【天南星】苦、辛，温；有毒。归肺、肝、脾经。燥湿化痰：用于湿痰、顽痰所致咳嗽痰多、胸膈痞闷等。祛风止痉：用于中风痰壅、口眼歪斜、癫痫、惊风、破伤风等。消肿散结：用于痈疽痰核肿痛、虫蛇咬伤等。用量：3～9g。

▶【旋覆花】苦、辛、咸，微温。归肺、脾、胃、大肠经。消痰行水：用于痰壅气逆或痰饮蓄结所致咳喘痰多、胸膈痞满等。降气止呕：用于痰饮在胸膈、心下痞硬、脾胃虚寒、水湿内停等所致的噫气、呕吐等。用量：4.5～9g。

▶【芥子】辛，温。归肺经。温肺祛痰：用于寒痰壅滞，胸胁胀满，咳嗽喘息等。散结止痛：用于痰滞肌肉、经络所致肩臂关节疼痛、肢体麻木及阴疽流注等。用量：3～6g。

▶【白附子】辛，温；有毒。归胃、肝经。祛风痰：用于风痰壅盛所致的眩晕、头痛。定惊搐：用于中风痰壅、口眼歪斜和破伤风等。解毒散结：用于毒蛇咬伤及瘰疬痰核等。止痛：用于风邪或寒湿所致的偏头痛。用量：3～6g。

▶【白前】辛、苦，微温。归肺经。降气消痰止咳：用于肺气壅实所致咳嗽痰多、胸闷气逆、咳痰不爽等。用量：4.5～9g。

2. 清化热痰药

▶【川贝母】苦、甘，微寒。归肺、心经。清热润肺：用于燥痰咳嗽或热痰咳嗽，痰稠不易咳出。化痰止咳：用于肺虚久咳或阴虚不足，干咳无痰，或痰少咽燥，咳痰带血等。用量：3～10g；研末服1～2g。

▶【浙贝母】苦，寒。归肺、心经。清热化痰、降气止咳：用于风热或痰热咳嗽、肺痈吐脓。散结消肿：用于瘰疬瘿瘤、疮痈肿毒等。用量：3～10g。

▶【桔梗】苦、辛，平。归肺经。宣肺利咽：用于外感咳嗽、咳痰不爽或咽痛失音，尤以外感风热为宜。祛痰排脓：用于肺痈胸痛，咳吐黄痰，腥臭脓稠或咳吐脓血。用量：3～10g。

▶【瓜蒌】甘，微苦，寒。归肺、胃、大肠经。清热化痰：用于热痰所致的咳嗽，痰黄稠黏，不易咳出等。宽胸散结：用于热痰互结的结胸、痰阻气滞的胸痹等。消肿润肠：用于乳痈肿痛或肠中津液不足，大便秘结等。用量：10～20g。

▶【竹茹】甘，微寒。归肺、胃、心、胆经。清热化痰：用于痰热郁结，烦闷不宁，惊悸失眠等。对热痰咳稠痰者有卓效。除烦止呕：用于胃热呕吐及胃虚夹热之呕吐。用量：5～10g。

▶【青礞石】甘、咸，平。归肺、心、肝经。坠痰下气：用于顽痰、老痰痰稠胶黏，气逆喘咳之实证。平肝镇惊：用于热痰壅盛所致的惊风、抽搐、痰积癫痫等。用量：6～10g。

▶【前胡】辛、苦，微寒。归肺经。散风清热：用于外感风热咳嗽痰多。降气化痰：用于肺气不降，喘咳，痰稠，胸部满闷等。用量：5～10g。

▶【昆布】咸，寒。归肝、胃、肾经。软坚散结：用于痰火郁结所致的瘿瘤、瘰疬、痰核等。消痰利水：用于水肿胀满、脚气等。用量：6～12g。

▶【胖大海】甘，寒。归肺、大肠经。清宣肺气：用于肺气闷郁，痰热咳嗽以及肺热声哑等。清肠通便：用于热结便秘所致头痛、目赤、轻度发热等。用量：2～3枚，沸水泡服或煎服。

3. 止咳平喘药

▶【杏仁】苦，温；有毒。归肺、脾、大肠经。止咳平喘：用于多种咳嗽、痰多、喘息等症。润肠通便：用于肠燥津枯便秘或产后血亏所致的便秘。用量：3～10g。

▶【百部】甘、苦，微温。归肺经。润肺止咳：用于新久咳嗽，尤以久咳、虚劳咳嗽及顿咳为佳。杀虫：用于蛲虫及头虱、体虱、阴虱等。用量：3～9g。

▶【紫菀】辛、苦，温。归肺经。化痰止咳：用于肺虚久咳，肺阴不足，痨嗽咯血等。润肺下气：用于多种咳嗽气逆，咳痰不爽等症。常与款冬花相须为用。用量：6～9g。

▶【葶苈子】辛、苦，大寒。归肺、膀胱经。泻肺平喘：用于痰涎壅滞，咳嗽喘促等。行水消肿：用于水饮停聚，水肿腹满，小便不利等。用量：3～10g。

▶【白果】甘、苦、涩，平；有毒。归肺、肾经。敛肺定喘：用于咳喘、气逆、痰多等。止带浊、缩小便：用于带下量多、白浊或遗尿尿频等。用量：5～10g。

▶【款冬花】辛、微苦，温。归肺经。止咳化痰、润肺下气：用于肺寒咳嗽、肺热咳嗽、肺虚久咳等多种咳嗽。用量：3～10g。

▶【紫苏子】辛，温。归肺经。降气消痰：用于痰壅气逆所致咳嗽气喘、痰涎壅盛、喘咳胸满者。平喘润肠：用于肠燥便秘及失血之肠燥便秘等。用量：5～10g。

▶【桑白皮】甘，寒。归肺经。泻肺平喘：用于肺热喘咳痰多者。利水消肿：用于水肿实证之小便不利，面目肌肤浮肿等症。用量：10～15g。

十四、安神药

凡以安定神志、治疗心神不宁病证为主的药物，称安神药。

安神药主要用治心神不宁的心悸怔忡、失眠多梦；亦可作为惊风、癫狂等病证的辅助药物。部分安神药又可用治热毒疮肿、肝阳眩晕、自汗盗汗、肠燥便秘、痰多咳喘等证。

本类药物多属对症治标之品，特别是矿石类重镇安神药及有毒药物，只宜暂用，不可久服，应中病即止。矿石类安神药，如作丸、散剂服时，须配伍养胃健脾之品，以免伤胃耗气。

▶【朱砂】甘，微寒；有毒。归心经。镇心安神：用于神志不安、心悸怔忡、失眠、惊痫等。解毒消肿：用于疮疡肿毒及咽喉肿痛、口舌生疮。用量：0.3～1.5g。

▶【酸枣仁】甘、酸，平。归肝、胆、心经。养心安神：用于虚烦失眠多梦、惊悸怔忡等，为重要滋养性安神药。敛汗：用于体虚自汗、盗汗等。用量：6～15g。

▶【磁石】咸，寒。归肝、心、肾经。潜阳安神：用于阴虚阳亢所致的烦躁、心悸失眠、目眩头痛及癫痫等。聪耳明目：用于肝肾不足所致的耳聋、耳鸣、目昏等。纳气平喘：用于肾不纳气所致的喘息气急。用量：煎汤15～50g。

▶【琥珀】甘，平。归心、肝、小肠、膀胱、肺、脾经。镇惊安神：用于心悸怔忡、失眠多梦及惊风癫痫等。活血散瘀：用于血滞经闭、癥瘕疼痛等。用量：1.5～3g。

▶【远志】苦、辛，温。归心、肾、肺经。宁心安神：用于心神不安、惊悸、失眠健忘等。用量：煎服，3～9g。

▶【柏子仁】甘，平。归心、肾、大肠经。养心安神：用于心血不足、心神失养的惊悸怔忡、失眠多梦等。润肠通便：用于老年人阴血不足所致的肠燥便秘等。用量：6～15g。

▶【合欢皮】甘，平。归心、肝、肺经。安神解郁：用于情志所伤的忧郁愤怒、虚烦不安、健忘失眠等。活血消肿：用于跌打损伤、骨折肿痛或肺痈、咳吐痰浊及疮痈肿痛。用量：10～15g。

十五、平肝息风药

凡以平肝潜阳或息风止痉为主，治疗肝阳上亢或肝风内动病证的药物，称平肝息风药。

平肝息风药主要用治肝阳上亢、肝风内动的病证。部分药物又可用治心神不宁、目赤肿痛、呕吐、呃逆、喘息、血热出血，以及风中经络之口眼㖞斜、痹痛等症。

▶【石决明】咸，寒。归肝经。平肝潜阳：用于肝阳上亢或阴虚阳亢所致的头晕目眩、烦扰不寐等。清肝明目：用于目赤翳障、视物模糊、胬肉遮睛等。用量：10～30g。

▶【赭石】苦，寒。归肝、心、肺、胃经。平肝降逆：用于肝阳上亢所致的头痛、眩晕或气逆喘息、痞胀等。凉血止血：用于血热吐血、衄血等。用量：10～30g。

▶【牡蛎】咸，微寒。归肝、胆、肾经。平肝潜阳：用于阴虚阳亢所致的烦躁不安、失眠多梦、头晕目眩、耳聋耳鸣等。软坚散结：用于痰火郁结所致的瘰疬、痰核等。收敛固涩：用于虚汗、遗精、带下等。用量：15～30g。

▶【决明子】甘，苦，咸，微寒。归肝、大肠经。清肝明目：用于肝热或肝经风热所致目赤肿痛、羞明多泪或肝肾不足、精血亏损等。润肠通便：用于湿热蕴结或阴血不足所致的肠燥便秘。用量：9～15g。

▶【羚羊角】咸，寒。归肝、心经。平肝息风：用于温热病、惊风、中风、癫痫等所致的痉挛抽搐。清肝明目：用于肝火炽盛所致的头痛、头昏、目赤羞明。用量：1～5g。

▶【钩藤】甘，凉。归肝、心包经。息风止痉：用于热盛风动、抽搐、痉挛及小儿急惊风等。平肝清热：用于肝阳上亢或肝经有热所致的头晕头痛、目眩目赤或外感风热所致的发热、头痛等。用量：4.5～9g。

▶【天麻】甘，平。归肝经。平肝息风：用于肝风内动之惊风、癫痫等痉挛抽搐，为治内风之圣药。通络止痛：用于风湿痹痛，麻木不仁等。用量：3～9g。

▶【全蝎】辛，平；有毒。归肝经。息风止痉：用于急惊风、中风口眼歪斜、破伤风等。解毒散结：用于恶疮肿毒。通络止痛：用于较顽固的偏正头痛、风湿痹痛等。用量：2～5g。

▶【地龙】咸，寒。归肝、脾、膀胱经。清热止痉：用于高热惊痫，痉挛抽搐。通经活络：用于痹症关节疼痛、屈伸不利及中风后遗症等。

清热平喘：用于火热灼肺之咳嗽气喘、小儿顿咳等。利水通淋：用于热结膀胱，小便不利，尿闭不通。用量：5～15g。

▶【蜈蚣】辛，温；有毒。归肝经。息风止痉：用于急慢惊风、癫痫、破伤风等痉挛抽搐。解毒散结：用于疮疡肿毒、瘰疬溃烂、蛇虫咬伤等。通络止痛：用于顽固性头部抽搐疼痛、痹症关节疼痛等。用量：煎剂：1～2条。丸、散：0.3～3g。

▶【僵蚕】咸、辛，平。归肝、肺、胃、经。息风止痉：用于惊风、癫痫等痉挛抽搐。祛风止痛：用于风邪所致头痛、目痛、咽痛或瘰疬痰核等。用量：6～15g。

十六、开窍药

凡具辛香走窜之性，以开窍醒神为主要作用，治疗闭证神昏的药物，称为开窍药，又名芳香开窍药。

开窍药主要用治温病热陷心包、痰浊蒙蔽清窍之神昏谵语，以及惊风、癫痫、中风等卒然昏厥、痉挛抽搐等症，又可用治湿浊中阻，胸脘冷痛满闷；血瘀、气滞疼痛，经闭癥瘕；湿阻中焦，食少腹胀及目赤咽肿、痈疽疔疮等症。

神志昏迷有虚实之别，虚证即脱证，实证即闭证。脱证治当补虚固脱，非本章药物所宜；闭证治当通关开窍、醒神回苏，宜用本类药物治疗。

▶【麝香】辛，温。归心、脾经。开窍醒神：用于温病热入心包之神昏惊厥及中风痰厥、气厥、中恶等猝然昏倒之闭证。活血散结：用于心脉瘀阻、痰气互结所致心痛或跌打损伤、痈疽疮疡、痹症及经闭、癥瘕等。催产下胎：用于胎死腹中，胞衣不下。用量：入丸、散，每次0.06～0.1g。

▶【冰片】辛、苦，微寒。归心、脾、肺经。开窍醒神：用于高热神昏、中风痰厥、中恶气厥所致昏迷不醒之证。清热止痛：用于目赤肿痛、咽喉肿痛等各种疮疡。用量：入丸、散，每次0.03～0.1g。

▶【苏合香】辛，温。归心、脾经。开窍辟秽：用于中风痰厥或气厥等猝然神昏的寒闭证，现代用于冠心病心绞痛。用量：0.3～1g，宜入丸、散服。

▶【石菖蒲】辛、苦，温。归心、胃经。开窍辟秽：用于痰湿蒙蔽清窍所致神识昏乱。化湿健胃：用于湿浊阻滞脾胃所致胸脘痞闷、腹部胀痛、不思饮食、苔腻等症。安神聪耳：用于心肾虚损之健忘，肾虚不纳、气虚窍闭之耳聋等。用量：3～9g。

十七、补虚药

凡能补虚扶弱，纠正人体气血阴阳虚衰的病理偏向，以治疗虚证为主的药物，称为补虚药。

补虚药具有补虚作用，可以主治人体正气虚弱、精微物质亏耗引起的精神萎靡、体倦乏力、面色淡白或萎黄、心悸气短、脉象虚弱等。具体地讲，补虚药的补虚作用又有补气、补阳、补血与补阴的不同，分别主治气虚证、阳虚证、血虚证和阴虚证。此外，有的补虚药还分别兼有祛寒、润燥、生津、清热等及收涩功效，还有其相应的主治病证。

1. 补气药

▶【人参】甘、微苦，微温。归脾、肺、心、肾经。补气救脱：用于气虚欲脱，所有大病、久病、失血等因元气虚极出现的气息短促虚脱之证。补益脾肺：用于脾胃虚弱、气虚清阳下陷等脾肺气虚证。生津止渴：用于热伤气津及消渴证。安神益智：用于心血虚少所致的心悸怔忡、失眠、健忘等。用量：5～10g。

▶【黄芪】甘，微温。归肺、脾经。补气升阳：用于脾肺气虚所致的倦怠乏力、气短多汗、便溏腹泻及中气下陷、脱肛等。固气益表：用于虚汗证。托毒生肌：用于气血不足，疮痈脓成不溃或溃不收口。利水消肿：用于气虚脾弱，水肿，小便不利等。用量：9～30g。

▶【白术】苦、甘，温。归脾、胃经。补脾益气：用于脾胃气虚，运化失常所致的纳少、气短、脘腹虚胀、倦怠、便溏等。燥湿利水：用于水肿和痰饮。固表止汗：用于表虚自汗。用量：6～12g。

▶【山药】甘，平。归脾、肺、肾经。补脾益胃：用于脾胃虚弱，食少倦怠，便溏久泻，小儿疳积及脾虚白带等。养肺固肾：用于肺虚喘咳、虚劳痰嗽等。补益脾胃：治疗脾胃虚弱、泄泻、体倦、食少、虚汗。益肺滋肾：本品不寒不燥，味甘质润，可治疗肺肾虚损之消渴、遗精、带下等。用量：15～30g。

▶【甘草】甘，平。归心、肺、脾、胃经。清热解毒：用于痈疽疮疡、咽喉肿痛等。祛痰止咳：用于气喘咳嗽。缓急止痛：用于胃痛、腹痛及腓肠肌挛急疼痛等。缓和药性：用于缓和某些药物的烈性或作为药引使用。益气补中：用于心气虚，心悸怔忡，脉结代，或脾胃气虚，倦怠乏力等。用量：3～9g。

▶【党参】甘，平。归脾、肺经。补气益脾：用于脾胃虚弱，食少便溏或肺虚咳嗽、气短倦怠及各种原因引起的气虚体弱证。养血生津：用于血虚头晕或面黄浮肿，久病失血，气血两亏。用量：9～30g。

▶【太子参】甘、微苦，平。归脾、肺三经。补脾益气：用于病后体虚，倦怠自汗，饮食减少，阴虚肺燥，咳嗽痰少等。生津止渴：用于气阴不足，自汗口渴，口干少津。用量：10～30g。

▶【扁豆】甘，平，归胃经。健脾和中：用于脾胃虚弱，饮食减少，便溏泄泻及妇女湿浊下注、白带过多等。祛暑化湿：用于暑湿内伤，脾胃不和，恶心呕吐，腹痛泄泻等，为祛暑化湿之要药。用量：6～12g。

▶【灵芝】甘，平。归心、肺、肝、肾经。补气益血：用于心脾虚损，气血不足所致的失眠多梦、心悸健忘、体倦神疲、食欲缺乏。止咳平喘：用于虚喘或咳嗽。用量：6～12g。

▶【大枣】甘，温。归脾、胃、心经。补脾益胃：用于脾胃虚弱所致的症候，常作为补脾益气的辅助药。养血安神：用于内伤肝脾、营血亏虚所致脏躁证。缓和药性：用于功邪及作用较猛的药物中，以缓和药物烈性。

▶【蜂蜜】甘，平。归肺、脾、大肠经。补中缓急：用于脾胃虚弱，倦怠食少，脘腹作痛。润肺止咳：用于阴虚肺燥，久咳咽痛。滑肠通便：用于老人、虚人及产后肠燥便秘。用量：15～30g。

2. 补血药

▶【当归】甘、辛，温。归肝、心、脾经。补血活血：用于血虚所致各种症候。调经止痛：用于心肝血虚，月经不调，经闭，痛经等。润肠通便：用于阴血虚少的肠燥便秘。用量：6～12g。

▶【熟地黄】甘，微温。归肝、肾经。养血滋阴：用于血虚萎黄、眩晕、心悸失眠、月经不调、崩漏等。补精益髓：用于肝肾阴虚，腰膝酸软、耳鸣眩晕、盗汗、遗精及消渴等。用量：10～30g。

▶【何首乌】苦、甘、涩，微温。归肝、心、肾经。补血生精：用于肝肾两虚、精亏血虚所致的头昏耳鸣、失眠健忘、心悸怔忡、腰膝酸软、遗精带下及须发早白等。通便解毒：用于老人或血虚阴亏，大便秘结、疮痈、皮肤瘙痒等。用量：6～12g。

▶【白芍】苦、酸，微寒。归肝、脾经。养血敛阴：用于肝阴不足、肝阳上亢所致的头痛、眩晕、耳鸣或烦躁易怒等。平抑肝阳：用于肝郁脾虚，大便泄泻，痛必腹泻，或血虚、阴虚血热、失血、盗汗等。柔肝止痛：用于血虚或肝气不和所致腹部疼痛或四肢拘挛疼痛、痛经、妊娠腹痛等。用量：6～12g。

▶【阿胶】甘，平。归肺、肝、肾经。补血止血：用于血虚萎黄、眩晕或虚劳咯血、吐血、尿血、便血、崩漏等出血证。滋阴润肺：用于阴虚火旺所致心烦不眠，阴虚风动所致手脚痉挛，肺虚有热所致咳嗽、咽干等。用量：5～15g，烊化服；止血常用阿胶珠，可以同煎。

▶【龙眼肉】甘，温。归心、脾经。补益心脾、养血安神：用于心脾虚损、气血不足所致失眠健忘、惊悸怔忡、眩晕等。用量：6～12g。

3. 补阴药

▶【北沙参】甘、微苦，微寒。归肺、胃经。养阴润肺：用于阴虚肺燥或肺热伤阴所致的干咳痰少、咽喉干燥等。益胃生津：用于热伤胃阴或久病阴虚津亏所致的口干咽燥、舌红少苔、大便干结等。用量：4.5～9g。

▶【麦冬】甘、微苦，微寒。归心、肺、胃经。润肺养阴：用于热伤胃阴，咽干口渴，舌红而干，大便燥结。益胃生津：用于阴虚肺燥，咳逆痰稠，咽喉不利。清心除烦：用于温热病热入心营，身热夜甚，烦躁不安。用量：6～12g。

▶【石斛】甘，微寒。归胃、肾经。益胃生津：用于热病伤阴或胃阴不足，烦渴干呕、舌干等。养阴清热：用于气阴不足，发热烦渴；肝肾阴虚，眼目失养之内障、视力减退。用量：6～15g。

▶【龟甲】咸、甘，微寒。归肝、肾、心经。滋阴潜阳：用于肾阴不足，骨蒸潮热、盗汗、遗精，或阴虚阳亢，眩晕耳鸣等。补肾健骨：用于肝肾不足，腰脚痿弱，小儿囟门不合，牙齿迟生等。用量：9～18g。

▶【鳖甲】咸，微寒。归肝、肾经。滋阴潜阳：用于阴虚发热，骨蒸盗汗，以及热病伤阴，虚风内动。软坚散结：用于癥瘕痞块及久患疟母、肝脾肿大、闭经等。用量：9～24g。

▶【天冬】甘、苦，寒。归肺、肾经。养阴清热：用于肺热燥咳，痰稠难咳或咯血气逆。润肺滋肾：用于阴虚潮热、盗汗遗精、脚痿或阴枯口渴等。用量：6～12g。

▶【黄精】甘，平。归脾、肺、肾经。养阴润肺：用于阴虚肺燥，咳嗽痰少或干咳无痰。补脾益气：用于阴血不足或脾胃虚弱，饮食减少，神疲体倦，舌干少津等。用量：9～15g。

▶【枸杞子】甘，平。归肝、肾经。滋补肝肾：用于肝肾阴虚，头目眩晕，视力减退，腰膝酸软、遗精消渴等。益精明目：用于肾精虚损，眼目昏花或云翳遮睛等。用量：6～12g。

▶【墨旱莲】甘、酸，寒。归肾、肝经。益肾养阴：用于肝肾阴虚，头昏眼花，须发早白等。凉血止血：用于阴虚血热出血。用量：6～12g。

▶【女贞子】甘、苦，凉。归肝、肾经。补养肝肾：用于肝肾阴虚，头目眩晕，腰膝酸软，须发早白等。清热头目：用于肝肾阴亏，视物昏花，模糊不清。用量：10～15g。

4. 补阳药

▶【鹿茸】甘、咸，温。归肝、肾经。补肾壮阳：用于肾阳虚衰，精血亏虚，畏寒乏力，阳痿遗精，遗尿尿频，腰膝酸痛等。强筋健骨：用于筋骨痿软及小儿发育不良，行迟齿迟，囟门过期不合等。益精补血：冲任虚寒的崩漏带下、羸瘦虚损者。用量：1～5g。

▶【山茱萸】酸、涩，微温。归肝、肾经。补益肝肾：用于肝肾两虚所致腰膝酸软、阳痿尿频、头昏耳鸣等，为平补肝肾之佳品。收敛固涩：用于阳气虚衰的遗精、尿频、虚汗不止及月经量多、崩漏等。用量：6～12g。

▶【杜仲】甘、温。归肝、肾经。滋补肝肾：用于肝肾虚弱，腰膝酸软，下肢痿软，阳痿，小便频数等。强骨安胎：用于肾阳亏虚所致风寒湿痹、腰膝酸痛及妇女崩漏、胎动、胎漏等。用量：9～15g。

▶【续断】苦、辛，微温。归肝、肾经。补肾强筋：用于肝肾不足，腰膝酸痛，足膝无力或风寒湿痹，筋骨拘挛等。续折伤：用于跌打损伤、扭挫伤闭合性骨折。安胎：用于肝肾不足，冲任不固所致崩漏带下、月经过多或胎漏下血、胎动欲坠。用量：9～15g。

▶【补骨脂】辛、苦，温。归肾、脾经。补肾助阳：用于肾阳不足，命门火衰，下元虚冷所致腰膝冷痛、小便频数、遗尿、阳痿等。温脾止泻：用于脾肾阳虚，久泻便溏或五更泻，纳食不佳。用量：6～15g。

▶【巴戟天】甘、辛，微温。归肾、肝经。补肾强筋：用于男子肾虚阳痿、遗精早泄、遗尿尿频，女子宫冷不孕、经寒不调，下焦虚寒，小腹冷痛。祛风湿：用于肝肾不足，筋骨痿软，行步艰难或久患风湿而肝肾虚损者。用量：4.5～9g。

▶【肉苁蓉】甘、咸，温。归肾、大肠经。补肾益精：用于肾虚阳痿、遗精早泄、女子不孕以及肝肾不足所致筋骨痿弱、腰膝冷痛等。润肠通便：用于血虚阴亏、肠燥便秘。用量：10～15g。

▶【淫羊藿】辛、甘，温。归肝、肾经补肾壮阳：用于肾阳虚衰所致阳痿精少、尿频、腰膝无力、神疲体倦及妇女冲任虚损、不孕等。强筋健骨：用于肝肾亏虚、风湿痹痛、四肢麻木拘挛或筋骨痿软下肢瘫痪等。用量：10～15g。

▶【益智】辛，温。归脾、肾经。补肾固精：用于肾虚不固所致遗精早泄、尿频遗尿及白浊等。温脾止泻：用于脾阳不足之虚寒腹泻及脾胃虚寒之食少多唾等。用量：3～9g。

▶【核桃仁】甘，温。归肾、肺、大肠经。补肾助阳：用于肾阳虚亏、气血不足，腰痛如折、两足痿弱。补肺敛肺：用于虚寒喘咳或肺虚久咳、气喘。润肠通便：用于肾虚、精血不足之老人、虚人肠燥便秘。用量：6～9g。

▶【菟丝子】辛、甘，平。归肝、肾、脾经。补肾益精：用于肾虚阳痿、遗精早泄、耳鸣头昏、小便频数、肾虚腰痛、白带等。养肝明目、安胎：用于肝肾不足所致两眼昏花或胎元不固、胎漏下血、胎动欲坠等。用量：9～15g。

▶【沙苑子】甘，温。归肝、肾经。补益肝肾：用于肾虚腰痛，遗精早泄，小便频数等。固精明目：用于肝肾不足、目昏眼花、视力减退等。用量：9～15g。

▶【冬虫夏草】甘，平。归肺、肾经。滋肺补肾：用于肺虚或肺肾两虚的咳喘短气、痨嗽痰血、盗汗、阳痿、遗精及病后虚损等。用量：5～15g。

▶【紫河车】甘、咸，温。归肺、肝、肾经。补肾益精：用于肾气不足，精血衰少所致的不孕不育或阳痿遗精、耳鸣头昏等。益气养血：用于虚损消瘦、体倦乏力和肺虚喘咳、脾虚少食及产后缺乳等。用量：3～6g。

十八、收涩药

本类药物酸涩收敛，主入肺经或大肠经，分别具有敛肺止咳喘、涩肠止泻痢作用。前者主要用于肺虚喘咳，久治不愈或肺肾两虚，摄纳无权的虚喘；后者用于大肠虚寒不能固摄或脾肾虚寒所致的久泻、久痢。

本类药酸涩收敛，属敛肺止咳之品，对痰多壅肺所致的咳喘不宜用；属涩肠止泻之品，对泻痢初起，邪气方盛，或伤食腹泻者不宜用。

▶【五味子】酸、甘，温。归肺、心、肾经。收敛固涩：用于肺虚久咳，寒饮喘咳、肺气耗伤、五更泻泄。益气生津、补肾宁心：用于心肾阴血亏损所致的虚烦心悸、失眠多梦、阳虚自汗等。用量：1.5～6g。

▶【乌梅】酸、涩，平。归肝、脾、肺、大肠经。敛肺涩肠：用于肺虚久咳，气虚脾弱之久泻不止、赤痢或久痢等。生津安蛔：用于虚热烦渴或蛔厥腹痛、呕吐等。用量：3～10g。

▶【赤石脂】甘、酸、涩，温。归大肠、胃经涩肠止泻：用于下焦不固，泻痢日久，滑泄不禁等。止血生肌：用于虚寒性月经过多、崩漏不止或疮疡溃后久不收口、湿疮流水、外伤出血等。用量：9～12g。

▶【莲子】甘、涩，平。归脾、肾、心经。补脾止泻：用于脾虚久泻、食欲缺乏，久痢不止、噤口痢等。益肾固精：用于心肾不交及肾虚不固所致的遗精、滑精、小便白浊、梦遗等。养心安神：用于心悸、虚烦不眠等。用量：10～15g。

▶【金樱子】酸、甘、涩，平。归肾、膀胱、大肠经。固精缩尿：用于肾虚不固所致的遗精滑精、白浊、遗尿尿频、白带等。涩肠止泻：用于脾虚久泻、久痢不止或脱肛、子宫脱垂、崩漏等。用量：6～12g。

▶【浮小麦】甘、咸，凉。归心经。益气敛汗：用于自汗、盗汗或体虚自汗不止等。除热止汗：用于骨蒸劳热、妇人劳热。用量：9～15g。

▶【诃子】苦、酸、涩，平。归肺、大肠经，涩肠止泻：用于脾胃虚弱之久泻、久痢、脱肛。敛肺利咽：用于肺虚喘咳或久嗽失音，身重劳嗽、干咳无痰，久咳语言不出、失音等。用量：3～6g。

▶【肉豆蔻】辛，温。归脾、胃、大肠经。涩肠止泻：用于脾胃虚寒之手足厥冷、滑泄不禁、五更泄泻、久痢不止等。温中行气：用于虚寒气滞、脘腹胀痛，食少呕吐或气滞胸脘胀痛等症。用量：3～9g。

▶【芡实】甘、涩，平。归脾、肾经。固肾涩精：用于肾虚精关不固所致的遗精、滑精、早泄、梦遗等。补脾止泻、止带：用于脾虚久泻、久痢或湿热带下、白带不止等。用量：9～15g。

▶【桑螵蛸】甘、咸，平。归肝、肾经。补肾助阳：用于肾虚阳痿、遗精滑精、小便频数、心神恍惚等。涩精缩尿：用于妊娠尿频不禁或产后遗尿、尿频，小儿遗尿等。用量：5～10g。

▶【覆盆子】甘、酸，温。归肝、肾、膀胱经。补肾涩精：用于肝肾不足，相火妄动所致滑精不禁、面色㿠白、悲愁欲哭或肾虚不固之梦遗滑精等。缩尿明目：用于肾虚遗尿、尿频或肝肾不足所致目暗不明、视物昏花、目失所养等。用量：6～12g。

▶【海螵蛸】咸、涩，温。归脾、肾经。收敛止血：用于妇女崩漏下血、肺胃出血及各种外伤出血。固精止带：用于肾虚遗精、滑精，妇女赤白带下等。制酸止痛：为胃酸要药，用于胃痛泛酸，有制酸止痛功效。收湿敛疮：用于湿疹湿疮、溃疡多脓、疮痈破溃久不收口等，现代多用于胃、十二指肠溃疡。用量：5～9g。

▶【五倍子】酸、涩、寒。归肺、大肠、肾经。敛肺降火：用于肺虚久咳，肺热痰嗽。涩肠止泻：用于久泻不止、久痢。止汗止血：用于自汗盗汗、妇女崩漏下血、便血、尿血及外伤出血。解毒敛疮：用于湿疹湿疮、溃疡湿烂、脱肛不收、阴挺湿痒等湿邪偏盛之证。用量：3～6g。

第四讲

方剂学入门

——调兵遣将攻疾病

第一节　方剂学概况

　　方剂是中医在辨证审机、确立治法的基础上，按照组方原则，通过选择合适药物，酌定适当剂量，规定适宜剂型及用法等一系列过程，最后完成防治疾病的药方。如果说单味中药是"兵"和"将"的话，那么方剂就是要"调兵遣将"，使之成为最好的搭配，有针对性地去治疗某些证型的疾病。方剂学直观、实用、紧贴临床，从方剂入门，可以说是中医入门的捷径。

一、方剂常用治法

　　治法是指辨明证候之后，在治疗原则的指导下，针对病证的病因病机所拟定的治疗方法。治法是用方或组方的依据，而方剂是体现并验证治法的手段。程氏在《医学心悟·医门八法》中说："论病之源，以内伤、外感四字括之。论病之情，则以寒、热、虚、实、表、里、阴、阳八字统之。而论治病之方，则又以汗、和、下、消、吐、清、温、补八法尽之。"现将常用的八法内容简要介绍如下。

　　（1）汗法　通过开泄腠理，调畅营卫，宣发肺气，以促进发汗，使邪气随汗而解的一种治疗方法。适应证：表证，麻疹初起，疮疡初起、痢疾初起有寒热表证者。

　　（2）吐法　通过涌吐的方法，使停留在咽喉、胸膈、胃脘的痰涎、宿食或毒物从口中吐出的一类治法。适用于中风痰壅，宿食壅阻胃脘，毒物尚在胃中；痰涎壅盛之癫狂、喉痹，以及干霍乱吐泻不得等，属于病位居上、病势急暴、内蓄实邪、体质壮实之证。

　　（3）下法　通过泻下荡涤攻逐等作用，使停留于胃肠的宿食、燥屎、冷积、瘀血、结痰等从下窍而出，以祛邪除病的一类治法。适应证：邪在胃肠而致的大便不通、燥屎内结，或热结旁流，以及停痰留饮、瘀血积水等形证俱实者。

　　（4）和法　通过和解或调和作用，使少阳之邪，或脏腑、阴阳、表里失和之证得以解除的一类治法。适应证：邪犯少阳、肝脾不和、肠寒胃热、气血营卫失和等证。

　　（5）温法　通过温里祛寒的作用，以治疗里寒证的一类治法。适应证：里寒证，或寒邪直中于里，或阳气受损，或素体阳气虚弱，以致寒从中生。

（6）清法　通过清热、泻火、解毒、凉血等作用，以清除里热之邪的一类治法。适应证：里热证。

（7）消法　通过消食导滞和消坚散结等作用，消除体内因气、血、痰、水、虫、食等久积而成的有形之邪的一种治疗方法。适应证：饮食停滞、气滞血瘀、癥瘕积聚、水湿内停、痰饮不化、疳积虫积以及疮疡痈肿等病证。

（8）补法　通过补益人体气血阴阳，以主治各种虚弱证候的一类治法。适应证：气虚、血虚、阳虚、阴虚、脏腑虚弱。

上述八种治法，适用于表里、寒热、虚实等不同的证候。对于多数疾病而言，病情往往是复杂的，不是单一治法能够符合治疗需要的，常需数种治法配合运用，才能治无遗邪，照顾全面，所以虽为八法，配合运用之后则变化多端。正如程钟龄《医学心悟》中说："一法之中，八法备焉，八法之中，百法备焉。"因此，临证处方，必须针对具体病证，灵活运用八法，使之切合病情，方能收到满意的疗效。

二、方剂的基本结构

每一首方剂，固然要根据病情，在辨证立法的基础上选择合适的药物，妥善配伍而成。但在组织不同作用和地位的药物时，还应符合严密的组方基本结构，即"君、臣、佐、使"的组方形式。这样才能做到主次分明，全面兼顾，扬长避短，提高疗效。

君药：即针对主病或主证起主要治疗作用的药物。

臣药：有两种意义。①辅助君药加强治疗主病或主证作用的药物；②针对重要的兼病或兼症起主要治疗作用的药物。

佐药：有三种意义。①佐助药，即配合君、臣药以加强治疗作用，或直接治疗次要兼证的药物；②佐制药，即用于消除或减弱君、臣药的毒性，或能制约君、臣药峻烈之性的药物；③反佐药，即病重邪甚，可能拒药时，配用与君药性味相反而又能在治疗中起相成作用的药物，以防止药病格拒。

使药：有两种意义。①引经药，即能引领方中诸药至特定病所的药物；②调和药，即具有调和方中诸药作用的药物。

综上所述，一个方剂中药物的君、臣、佐、使，主要是以药物在方中所起作用的主次地位为依据。除君药外，臣、佐、使药都具两种以上意义。在遣药组方时并没有固定的模式，既不是每一种意义的臣、佐、使药都必须具备，也不是每味药只任一职。每一方剂的具体药味多少，以及君、臣、佐、使是否齐备，全视具体病情及治疗要求的不同，以及所选药物的功能来决定。但是，任何方剂组成中，君药不可缺少。一般来说，君药的药味较少，而且不论何药在作为君药时其用量比作为臣、佐、使药应用时要大。这是一般情况下对组方基本结构的要求。至于有些药味繁多的大方，或多个基础方剂组合而成的"复方"，分析时只需按其组成方药的功用归类，分清主次即可。为进一步说明君、臣、佐、使理论的具体运用，以麻黄汤为例分析如下。

麻黄汤出自《伤寒论》，主治外感风寒表实证，症见恶寒发热、头痛身痛、无汗而喘、舌苔薄白、脉象浮紧等症状。其病机为外感风寒，卫阳被遏，营阴郁滞，肺气不宣。治法为辛温发汗，宣肺平喘。其方义分析如下。

君药——麻黄：辛温，发汗解表以散风寒；宣发肺气以平喘逆。

臣药——桂枝：辛甘温，解肌发表，助麻黄发汗散寒；温通经脉，解头身之疼痛。

佐药——杏仁：苦平，降肺气助麻黄平喘（佐助药）。

使药——炙甘草：甘温，调和诸药。

三、方剂的变化形式

方剂在运用时不可囿于成方，应当通过灵活变化来适应具体病情的需要。方剂的运用变化主要有以下形式。

（1）药味加减的变化 这种变化主要用于临床选用成方，其目的是使之更加适合变化了的病情需要。必须指出，在此所指的药味增减的变化，是指在主病、主证、基本病机以及君药不变的前提下，改变方中的次要药物，以适应变化了的病情需要，即常说的"随症加减"。

（2）药量增减的变化 药物的用量直接决定药力的大小。某些方剂中用量比例的变化还会改变方剂的配伍关系，从而可能改变该方功用和主治证候的主要方面。药量的增加或减少，可以是单纯药力的改变，也可以随着组成配伍关系的改变而功用、主治发生改变。

（3）方剂剂型的变化 中药制剂种类较多，常见的有汤剂、丸剂、膏剂、散剂、酒剂、冲剂、片剂等，各有特点。由于剂型不同，在作用上也有区别。如理中丸是用治脾胃虚寒的方剂，若改为汤剂内服，则作用快而力峻，适用于证情较急重者；反之，若证情较轻或缓者，不能急于求效，则可以改汤为丸，取丸剂作用慢而力缓。

上述药味、药量、剂型等的变化形式，可以单独应用，也可以相互结合使用，有时很难截然分开。但通过这些变化，能充分体现出方剂在临床中的具体运用特点，只有掌握这些特点，才能制裁随心，以应万变之病情，从而达到预期的治疗目的。

四、方剂的服法

方剂的服法包括服药时间和服药方法。服法的恰当与否，对疗效有一定影响。因此，方剂的服用方法也应予以重视。兹就历代方剂运用情况，总结说明于下。

1. 服药时间

一般来说，宜在饭前 1h 服药，以利于药物尽快吸收。但对胃肠有刺激的方药，宜饭后服用，以防产生副作用；滋补方药，宜空腹服用；治疟方药，宜在发作前 2h 服用；安神方药，宜在睡前服用；急证重病可不拘时间服用；慢性病应定时服用，使之能持续发挥药效。根据病情的需要，有的可一天数服，有的可煎泡代茶时时饮用。个别方剂，古人对服药时间有特殊要求，如鸡鸣散在天明前空腹冷服效果较好，可参考运用。

2. 服药方法

运用汤剂，通常是 1 日 1 剂，将头煎、二煎兑合，分 2～3 次温服。但特殊情况下，亦可 1 日连服 2 剂，以增强药力。散剂和丸剂是根据病情和具体药物定量，日服 2～3 次。散剂中有些可直接用水送服，如七厘散等；有些粗末散剂，可加水煮沸取汁，如香苏散等；还有些散剂是用于外敷或掺撒疮面，如生肌散等；亦有作为点眼或吹喉用的，如八宝眼药、冰硼散等。各种丸剂都可以直接用水送服，至于其他不同剂型，可参考制剂情况及方药功用酌情而定。

第二节 解 表 剂

凡以解表药为主组成，具有发汗解肌、疏达腠理、透邪外出等作用，主治表证的方剂称为解表剂。临床分为辛温解表、辛凉解表、扶正解表三类。

注意事项：方药多不宜久煎（多由辛散轻扬之品组方，久煎药性耗散，作用减弱）；汗出程度以遍身微汗为佳（汗出不彻病邪不解，太过则耗气伤津）；表邪未尽又见里证，一般先解表后治里，表里并重当表里双解；外邪已入里、麻疹已透、疮疡已溃，或虚证水肿，均不宜使用。

一、辛温解表

辛温解表指用性味辛温的药物发散风寒，解除表证的治法。适用于风寒表证及风湿、风水兼有表邪者。以恶寒重，发热轻，无汗，头身痛，苔薄白，脉浮紧为主症。常用药物有麻黄、桂枝、紫苏、荆芥、羌活、防风、白芷、细辛、藁本等。代表方剂有麻黄汤、桂枝汤等。

1. 麻黄汤《伤寒论》

【组成】麻黄去节，三两（9g）　桂枝去皮，二两（6g）　杏仁去皮尖，七十个（6g）　甘草炙，一两（3g）

【用法】上四味，以水九升，先煮麻黄，减二升，去上沫，内诸药，煮取二升半，去滓，温服八合。覆取微似汗，不须啜粥，余如桂枝法将息（现代用法：水煎服，温覆取微汗）。

【功用】发汗解表，宣肺平喘。

【主治】外感风寒表实证。恶寒发热，头身疼痛，无汗而喘，舌苔薄白，脉浮紧。

【方解】本方证为外感风寒，肺气失宣所致。方中麻黄味苦辛性温，归肺与膀胱经，善开腠发汗，祛在表之风寒；宣肺平喘，开闭郁之肺气，故本方用为君药。由于本方证属卫郁营滞，单用麻黄发汗，只能解卫气之闭郁，所以又用透营达卫的桂枝为臣药，解肌发表，温通经脉，既助麻黄解表，使发汗之力倍增；又畅行营阴，使疼痛之症得解。两药相须为用，是辛温发汗的常用组合。杏仁降利肺气，与麻黄相伍，一宣一降，以恢复肺气之宣降，加强宣肺平喘之功，是为宣降肺气的常用组合，为佐药。炙甘草既能调和麻、杏之宣降，又能缓和麻、桂相合之峻烈，使汗出不致过猛而耗伤正气，是使药而兼佐药之用。四药配伍，表寒得散，营卫得通，肺气得宣，则诸症可愈。

【现代运用】本方常用于感冒、流行性感冒、急性支气管炎、支气管哮喘等属风寒表实证者。

2. 桂枝汤《伤寒论》

【组成】桂枝去皮，三两（9g）　芍药，三两（9g）　甘草炙，二两

（9g）　生姜切，三两（9g）　大枣擘，十二枚（3枚）

【用法】上五味，㕮咀，以水七升，微火煮取三升，适寒温，服一升。服已须臾，啜热稀粥一升余，以助药力。温覆令一时许，遍身漐漐，微似有汗者益佳，不可令如水流漓，病必不除。若一服汗出病瘥，停后服，不必尽剂；若不汗，更服，依前法；又不汗，后服小促其间，半日许令三服尽。若病重者，一日一夜服，周时观之，服一剂尽，病证犹在者，更作服；若汗不出，乃服至二三剂。禁生冷、黏滑、肉、面、五辛、酒酪、臭恶等物（现代用法：水煎服，温覆取微汗）。

【功用】解肌发表，调和营卫。

【主治】外感风寒表虚证。恶风发热，汗出头痛，鼻鸣干呕，苔白不渴，脉浮缓或浮弱。或病后、产后、体弱等因营卫不和所致的病证。

【方解】本方证为外感风寒，营卫不和所致。方中桂枝为君，助卫阳，通经络，解肌发表而祛在表之风邪。芍药为臣，益阴敛营，敛固外泄之营阴。桂、芍等量合用，寓意有三：一为针对卫强营弱，体现营卫同治，邪正兼顾；二为相辅相成，桂枝得芍药，使汗而有源，芍药得桂枝，则滋而能化；三为相制相成，散中有收，汗中寓补。此为本方外可解肌发表，内调营卫、阴阳的基本结构。生姜辛温，既助桂枝辛散表邪，又兼和胃止呕；大枣甘平，既能益气补中，且可滋脾生津。姜、枣相配，是为补脾和胃、调和营卫的常用组合，共为佐药。炙甘草调和药性，合桂枝辛甘化阳以实卫，合芍药酸甘化阴以和营，功兼佐使之用。综观本方，药虽五味，但结构严谨，发中有补，散中有收，邪正兼顾，阴阳并调。柯琴在《伤寒来苏集·伤寒附翼》卷上赞桂枝汤："为仲景群方之冠，乃滋阴和阳，调和营卫，解肌发汗之总方也。"

【现代运用】本方常用于感冒、流行性感冒、原因不明的低热、产后及病后低热、妊娠呕吐、多形红斑、冻疮、荨麻疹等属营卫不和者。

二、辛凉解表

辛凉解表指用性味辛凉的药物发散风热，解除表证的治法。适用于风热表证或温病初起、痘疹初起等。以发热重，恶寒轻，咽干口渴，苔薄黄，脉浮数等为主症。常用药物有薄荷、荆芥、牛蒡子、桑叶、菊花、葛根、升麻、蔓荆子等。代表方剂有桑菊饮、银翘散等。

1. 银翘散 《温病条辨》

【组成】连翘一两（30g）　金银花一两（30g）　苦桔梗六钱（18g）

薄荷六钱（18g）　竹叶四钱（12g）　生甘草五钱（15g）　荆芥穗四钱（12g）　淡豆豉五钱（15g）　牛蒡子六钱（18g）

【用法】上杵为散。每服六钱（18g），鲜苇根汤煎，香气大出，即取服，勿过煎。肺药取轻清，过煎则味厚入中焦矣。病重者，约二时一服，日三服，夜一服；轻者，三时一服，日二服，夜一服；病不解者，作再服（现代用法：作汤剂，水煎服，用量按原方比例酌减）。

【功用】辛凉透表，清热解毒。

【主治】温病初起。发热，微恶风寒，无汗或有汗不畅，头痛口渴，咳嗽咽痛，舌尖红，苔薄白或薄黄，脉浮数。

【方解】温病初起，邪在卫分，卫气被郁，开合失司，故发热、微恶风寒、无汗或有汗不畅。方中金银花、连翘气味芳香，既能疏散风热、清热解毒，又可辟秽化浊，在透散卫分表邪的同时，兼顾了温热病邪易蕴结成毒及多夹秽浊之气的特点，故重用为君药。薄荷、牛蒡子辛凉，疏散风热，清利头目，且可解毒利咽；荆芥穗、淡豆豉辛而微温，解表散邪，此两者虽属辛温，但辛而不烈，温而不燥，配入辛凉解表方中，增强辛散透表之力，是为去性取用之法，以上四药俱为臣药。芦根（苇根）、竹叶清热生津；桔梗开宣肺气而止咳利咽，同为佐药。甘草既可调和药性，护胃安中，又合桔梗利咽止咳，是属佐使之用。本方所用药物均系清轻之品，加之用法强调"香气大出，即取服，勿过煎"，体现了吴氏"治上焦如羽，非轻莫举"的用药原则。

【现代运用】本方广泛用于急性发热性疾病的初起阶段，如感冒、流行性感冒、急性扁桃体炎、上呼吸道感染、肺炎、麻疹、流行性脑膜炎、乙型脑炎、腮腺炎等辨证属温病初起，邪郁肺卫者。皮肤病如风疹、荨麻疹、疮痈疖肿，亦多用之。

2. 桑菊饮 《温病条辨》

【组成】桑叶二钱五分（7.5g）　菊花一钱（3g）　杏仁二钱（6g）连翘一钱五分（5g）　薄荷八分（2.5g）　苦桔梗二钱（6g）　生甘草八分（2.5g）　芦根二钱（6g）

【用法】水二杯，煮取一杯，日二服（现代用法：水煎温服）。

【功用】疏风清热，宣肺止咳。

【主治】风温初起，表热轻证。咳嗽，身热不甚，口微渴，脉浮数。

【方解】本方证为温热病邪从口鼻而入，邪犯肺络，肺失清肃，故以咳嗽为主症。方中桑叶味甘苦性凉，疏散上焦风热，且善走肺络，能清宣肺热而止咳嗽；菊花味辛甘性寒，疏散风热，清利头目而肃肺，两药轻清灵动，直走上焦，协同为用，以疏散肺中风热见长，共为君药。薄荷辛凉，疏散风热，以助君药解表之力；杏仁苦降，肃降肺气；桔梗辛散，开宣肺气，与杏仁相合，一宣一降，以复肺脏宣降而能止咳，是宣降肺气的常用组合，三者共为臣药。连翘透邪解毒；芦根清热生津，为佐药。甘草调和诸药为使。诸药相伍，使上焦风热得以疏散，肺气得以宣降，则表证解、咳嗽止。

本方从"辛凉微苦"立法，其配伍特点：一以轻清宣散之品，疏散风热以清头目；一以苦辛宣降之品，理气肃肺以止咳嗽。

【现代运用】本方常用于感冒、急性支气管炎、上呼吸道感染、肺炎、急性结膜炎、角膜炎等属风热犯肺或肝经风热者。

三、扶正解表

扶正解表指用解表发散的药物配伍扶助正气的药物来治疗正气不足而兼有外感的一种治法。其代表方剂有败毒散。

败毒散 《太平惠民和剂局方》

【组成】柴胡去苗　前胡去苗，洗　川芎　枳壳去瓤，麸炒　羌活去苗　独活去苗　茯苓去皮　桔梗　人参去芦　甘草三十两（各900g）

【用法】上为粗末。每服二钱（6g），水一盏，加生姜、薄荷各少许，同煎七分，去滓，不拘时服，寒多则热服，热多则温服（现代用法：作汤剂煎服，用量按原方比例酌减）。

【功用】散寒祛湿，益气解表。

【主治】气虚，外感风寒湿表证。憎寒壮热，头项强痛，肢体酸痛，无汗，鼻塞声重，咳嗽有痰，胸膈痞满，舌淡苔白，脉浮而按之无力。

【方解】本方证系正气素虚，又感风寒湿邪。方中羌活、独活发散风寒、除湿止痛，羌活长于祛上部风寒湿邪，独活长于祛下部风寒湿邪，合而用之，为通治一身风寒湿邪的常用组合，共为君药。川芎行气活血，并能祛风；柴胡解肌透邪，且能行气，两药既可助君药解表逐邪，又可行气活血加强宣痹止痛之力，俱为臣药。桔梗辛散，宣肺利膈；枳壳苦温，理气宽中，与桔梗相配，一升一降，是畅通气机、宽胸利膈的常用组合；前胡化痰以止咳；茯苓渗湿以消痰，皆为佐药。生姜、薄荷为引，以助解表之力；甘草调和药性，兼以益气和中，共为佐使之品。方中人参亦属佐药，用之益气以扶其正，一则助正气以鼓邪外出，并寓防邪复入之义；二则令全方散中有补，不致耗伤真元。综观全方，用羌活、独活、川芎、柴胡、枳壳、桔梗、前胡等与人参、茯苓、甘草相配，构成邪正兼顾、祛邪为主的配伍形式。扶正药得祛邪药则补不滞邪，无闭门留寇之弊；祛邪药得扶正药则解表不伤正，相辅相成。

喻嘉言用本方治疗外邪陷里而成之痢疾，意即疏散表邪，表气疏通，里滞亦除，其痢自止。此种治法，称为"逆流挽舟"法。

【现代运用】本方常用于感冒、流行性感冒、支气管炎、风湿性关节炎、痢疾、过敏性皮炎、湿疹等属外感风寒湿邪兼气虚者。

第二节　泻　下　剂

以泻下药为主要组成，具有通导大便、荡涤实热、排除积滞、攻逐水饮等作用，用于里实证的一类方剂。主要治疗胃肠积滞，实热内结，脘腹胀痛，或脏腑寒凝积滞，或水饮内停引起的严重水肿，胸腹积水体质壮实者，或虚、实便秘。根据泻下剂的不同作用，可分为寒下剂、温下剂、润下剂、逐水剂和攻补兼施剂。

一、寒下

寒下指中医运用具有泻热通便作用的药物为主组方，以治疗里实热证的下法。适用于阳明里热结实的证候，以泻热攻积通便为目的。常用大黄、芒硝、番泻叶等药物组成方剂，代表方剂有大承气汤等。

大承气汤《伤寒论》

【组成】大黄酒洗，四两（12g）　厚朴去皮，炙，半斤（24g）　枳实炙，五枚（12g）　芒硝三合（9g）

【用法】上四味，以水一斗，先煮二物，取五升，去滓，内大黄，更煮取二升，去滓，内芒硝，更上微火一二沸，分温再服。得下，余勿服（现代用法：水煎，先煎厚朴、枳实，后下大黄，芒硝溶服）。

【功用】峻下热结。

【主治】

（1）阳明腑实证　大便不通，频转矢气，脘腹痞满，腹痛拒按，按之则硬，甚或潮热谵语，手足濈然汗出，舌苔黄燥起刺，或焦黑燥裂，脉沉实。

（2）热结旁流证　下利清水，色纯青，其气臭秽，脐腹疼痛，按之坚硬有块，口舌干燥，脉滑实。

（3）里热实证之热厥、痉病或发狂等。

【方解】本方为治阳明腑实证的主方。方中大黄苦寒通降，泻热通便，荡涤胃肠实热积滞，是为君药。芒硝咸寒润降，泻热通便，软坚润燥，以除燥坚，用以为臣。硝、黄配合，相须为用，泻下热结之功益峻。实热内阻，腑气不行，故佐以厚朴下气除满、枳实行气消痞，合而用之，既能消痞除满，又使胃肠气机通降下行以助泻下通便。四药相合，共奏峻下热结之功。本方峻下热结，承顺胃气之下行，故名"大承气"。

【现代运用】本方常用于急性单纯性肠梗阻、粘连性肠梗阻、蛔虫性肠梗阻、急性胆囊炎、急性胰腺炎、幽门梗阻，以及某些热性病过程中出现高热、神昏谵语、惊厥、发狂而见大便不通、苔黄脉实者。

二、温下

温下指运用具有温散寒凝、通便止痛作用的药物为主组方，以治疗胃肠寒积里实证的下法。适用于胃肠寒实内结。常用具有泻下作用的大黄、巴豆等药物与温热药干姜、附子、细辛等配伍成方，代表方剂有温脾汤。

温脾汤《备急千金要方》

【组成】大黄五两（15g）　当归　干姜各三两（各9g）　附子　人参　芒硝　甘草各二两（各6g）

【用法】上七味，咬咀，以水七升，煮取三升，分服，一日三次（现代用法：水煎服）。

【功用】攻下冷积，温补脾阳。

【主治】阳虚寒积证。腹痛便秘，脐下绞结，绕脐不止，手足不温，苔白不渴，脉沉弦而迟。

【方解】本方证因脾阳不足，阴寒内盛，寒积中阻所致。方中附子配大黄为君，用附子之大辛大热温壮脾阳、解散寒凝，配大黄泻下已成之冷积。芒硝润肠软坚，助大黄泻下攻积；干姜温中助阳，助附子温中散寒，均为臣药。人参、当归益气养血，使下不伤正为佐。甘草既助人参益气，又可调和诸药为使。诸药协力，使寒邪去，积滞行，脾阳复。综观本方，由温补脾阳药配伍寒下攻积药组成，温通、泻下与补益三法兼备，寓温补于攻下之中，具有温阳以祛寒、攻下不伤正之特点。

本方与大黄附子汤同属温下剂，都能主治寒积便秘。本方是由脾阳不足，中气虚寒，而致冷积内停，证属虚中夹实，故方中配以干姜、人参、甘草以顾护中阳；大黄附子汤为寒积里实证，证实无虚，故配细辛辛温宣通，助附子散寒止痛。

【现代运用】本方常用于急性单纯性肠梗阻或不全梗阻等属中阳虚寒，冷积内阻者。

三、润下

润下指运用具有润肠通利大便作用的药物为主组方，以治疗体虚便秘的下法，又称润肠通便。适用于病情较缓、病程较长的便秘。常用麻仁、郁李红、柏子仁、桃仁、当归、肉苁蓉等药物组成方剂，代表方剂有麻子仁丸。

麻子仁丸（脾约丸）《伤寒论》

【组成】麻子仁二升（500g）　芍药半斤（250g）　枳实炙，半斤（250g）　大黄去皮，一斤（500g）　厚朴炙，去皮一尺（250g）　杏仁去皮尖，熬，别作脂一升（250g）

【用法】上六味，蜜和丸，如梧桐子大，饮服十丸，日三服，渐加，以知为度（现代用法：上药为末，炼蜜为丸，每次 9g，每日 1～2 次，温开水送服。亦可按原方用量比例酌减，改汤剂煎服）。

【功用】润肠泻热，行气通便。

【主治】胃肠燥热，脾约便秘证。大便干结，小便频数。

【方解】本方证乃因胃肠燥热，脾津不足所致。方中麻子仁性味甘平，质润多脂，功能润肠通便，是为君药。杏仁上肃肺气，下润大肠；白芍养血敛阴，缓急止痛为臣。大黄、枳实、厚朴即小承气汤，以轻下热结，除胃肠燥热为佐。蜂蜜甘缓，既助麻子仁润肠通便，又可缓和小承气汤攻下之力，以为佐使。综观本方，虽用小承气以泻热通便，而大黄、厚朴用量俱从轻减，更取质润多脂之麻子仁、杏仁、芍药、白蜜等，一则益阴增液以润肠通便，使腑气通，津液行，二则甘润减缓小承气攻下之力。本方具有下不伤正、润而不腻、攻润相合的特点，以达润肠、通便、缓下之功，使燥热去，阴液复，而大便自调。

本方为丸剂，而且只服 10 小丸，依次渐加，均意在缓下、润肠通便。

【现代运用】本方常用于虚人及老人肠燥便秘、习惯性便秘、产后便秘、痔术后便秘等属胃肠燥热者。

四、逐水

逐水剂指运用具有峻烈泻水作用的药物组方，以攻逐水饮的治法。又称峻下逐水，属下法。适用于腹水、胸胁积水等实证。常用甘遂、大戟、芫花、商陆、牵牛子、葶苈子等药物组成方剂，代表方剂有十枣汤。

十枣汤《伤寒论》

【组成】芫花熬　甘遂　大戟各等分

【用法】三味等分，各别捣为散。以水一升半，先煮大枣肥者十枚，取八合去滓，内药末。强人服一钱匕，羸人服半钱，温服之，平旦服。若下后病不除者，明日更服，加半钱，得快下利后，糜粥自养（现代用法：上3味等分为末，或装入胶囊，每服0.5～1g，每日1次，以大枣10枚煎汤送服，清晨空腹服。得快下利后，糜粥自养）。

【功用】攻逐水饮。

【主治】

（1）悬饮　咳唾胸胁引痛，心下痞硬胀满，干呕短气，头痛目眩，或胸背掣痛不得息，舌苔滑，脉沉弦。

（2）水肿　一身悉肿，尤以身半以下为重，腹胀喘满，二便不利。

【方解】本方证因水饮壅盛于里，停于胸胁，或水饮泛溢肢体所致。方中甘遂善行经隧水湿，是为君药。大戟善泄脏腑水湿，芫花善消胸胁伏饮痰癖，均为臣药。三药峻烈，各有专攻，合而用之，则经隧、脏腑、胸胁积水皆能攻逐，且逐水之力愈著。然三药峻猛有毒，易伤正气，故以大枣十枚为佐，煎汤送服，寓意有二：缓和诸药毒性；益气护胃，减少药后反应；培土制水，邪正兼顾。

【现代运用】本方常用于渗出性胸膜炎，结核性胸膜炎，肝硬化，慢性肾炎所致的胸水、腹水或全身水肿，以及晚期血吸虫病所致的腹水等属于水饮内停里实证者。

五、攻补兼施

攻补兼施指补益正气与攻逐病邪同时施用的一种治法，适用于人体正气虚弱而病邪盛实的病证。如用黄龙汤之攻泻实热、补益元气。

黄龙汤《伤寒六书》

【组成】大黄（9g） 芒硝（12g） 枳实（6g） 厚朴（3g） 当归（9g） 人参（6g） 甘草（3g） （原书未著用量）

【用法】水二盅，姜三片，枣二枚，煎之后，再入桔梗煎一沸，热服为度（现代用法：上药加桔梗3g、生姜3片、大枣2枚水煎，芒硝溶服）。

【功用】攻下通便，补气养血。

【主治】阳明腑实，气血不足证。自利清水，色纯青，或大便秘结，脘腹胀满，腹痛拒按，身热口渴，神疲少气，谵语，甚则循衣摸床，撮空理线，神昏肢厥，舌苔焦黄或焦黑，脉虚。

【方解】本方证因邪热与燥屎内结，腑气不通，气血不足所致。方中大黄、芒硝、枳实、厚朴（即大承气汤）攻下热结，荡涤肠胃实热积滞，急下以存正气。人参、当归益气补血，扶正以利祛邪，使攻不伤正。肺与大肠相表里，欲通胃肠，必先开宣肺气，故配桔梗开肺气以利大肠，以助通腑之大黄，上宣下通，以降为主。生姜、大枣、甘草补益脾胃，助人参、当归补虚，甘草又能调和诸药。诸药合用，既攻下热结，又补益气血，使祛邪不伤正，扶正不碍邪。综合本方，用药精妙，配伍得当，攻补兼施，为邪正合治之良方。

【现代运用】本方常用于伤寒、副伤寒、流行性脑脊髓膜炎、乙型脑炎、老年性肠梗阻等属于阳明腑实，而兼气血不足者。

第四节 和 解 剂

凡具有和解少阳、调和肝脾、调和肠胃、截疟等作用，治疗少阳证、肝脾不和、肠胃不和、疟疾的方剂，统称和解剂。

一、和解少阳

和解少阳是治疗外感热病邪在少阳半表半里之间的方法。症见往来寒热，胸胁苦满，口苦，咽干，目眩，心烦喜呕，不欲饮食，脉弦等。代表方有小柴胡汤。

小柴胡汤《伤寒论》

【组成】柴胡半斤（24g） 黄芩三两（9g） 人参三两（9g） 甘草

三两，炙（9g）　半夏半升，洗（9g）　生姜三两，切（9g）　大枣十二枚，擘（4枚）

【用法】上七味，以水一斗二升，煮取六升，去滓，再煎，取三升，温服一升，日三服（现代用法：水煎服）。

【功用】和解少阳。

【主治】

（1）伤寒少阳证　往来寒热，胸胁苦满，默默不欲饮食，心烦喜呕，口苦，咽干，目眩，舌苔薄白，脉弦者。

（2）热入血室证　妇人伤寒，经水适断，寒热发作有时。

（3）黄疸、疟疾以及内伤杂病而见少阳证者。

【方解】本方为和解少阳的代表方剂。少阳经脉循胸布胁，位于太阳、阳明表里之间。方中柴胡苦平，入肝、胆经，透泄少阳之邪，并能疏泄气机之郁滞，使少阳半表之邪得以疏散，为君药。黄芩苦寒，清泄少阳半里之热，为臣药。柴胡之升散，得黄芩之降泄，两者配伍，是和解少阳的基本结构。胆气犯胃，胃失和降，佐以半夏、生姜和胃降逆止呕；邪从太阳传入少阳，缘于正气本虚，故又佐以人参、大枣益气健脾，一者取其扶正以祛邪，一者取其益气以御邪内传，俾正气旺盛，则邪无内向之机。炙甘草助人参、人枣扶正，且能调和诸药，为使药。诸药合用，以和解少阳为主，兼补胃气，使邪气得解，枢机得利，胃气调和，则诸症自除。原方"去滓再煎"，使药性更为醇和，药汤之量更少，减少了汤液对胃的刺激，避免停饮致呕。

【现代运用】本方常用于感冒、流行性感冒、疟疾、慢性肝炎、肝硬化、急慢性胆囊炎、胆结石、急性胰腺炎、胸膜炎、中耳炎、产褥热、急性乳腺炎、睾丸炎、胆汁反流性胃炎、胃溃疡等属邪踞少阳，胆胃不和者。

二、调和肝脾

调和肝脾是使用和法治疗肝气犯脾病证。临床表现是胁胀或痛，肠鸣，大便稀薄，性情急躁，食欲缺乏，舌苔薄白，脉弦细等。代表方有四逆散。

四逆散《伤寒论》

【组成】甘草炙　枳实破，水渍，炙干　柴胡　芍药各十分（各6g）

【用法】上四味，捣筛，白饮和服方寸匕，日三服（现代用法：水煎服）。

【功用】透邪解郁，疏肝理脾。

【主治】

（1）阳郁厥逆证　手足不温，或腹痛，或泄利下重，脉弦。

（2）肝脾气郁证　胁肋胀闷，脘腹疼痛，脉弦。

【方解】四逆者，乃手足不温也。其证缘于外邪传经入里，气机为之郁遏，不得疏泄导致阳气内郁，不能达于四末，而见手足不温。此种"四逆"与阳衰阴盛的四肢厥逆有本质区别。故治宜透邪解郁、调畅气机为法。方中取柴胡入肝、胆经，升发阳气，疏肝解郁，透邪外出，为君药。白芍敛阴养血柔肝为臣，与柴胡合用，以补养肝血、条达肝气，可使柴胡升散而无耗伤阴血之弊。佐以枳实理气解郁，泻热破结，与柴胡为伍，一升一降，加强舒畅气机之功，并奏升清降浊之效；与白芍相配，又能理气和血，使气血调和。使以甘草，调和诸药，益脾和中。综合四药，共奏透邪解郁、疏肝理脾之效，使邪去郁解，气血调畅，清阳得伸，四逆自愈。原方用白饮（米汤）和服，亦取中气和则阴阳之气自相顺接之意。由于本方有疏肝理脾之功，所以后世常用本方加减治疗肝脾气郁所致胁肋脘腹疼痛诸症。

【现代运用】本方常用于慢性肝炎、胆囊炎、胆石症、胆道蛔虫症、肋间神经痛、胃溃疡、胃炎、胃肠神经官能症、附件炎、输卵管阻塞、急性乳腺炎等属肝胆气郁、肝脾（或胆胃）不和者。

三、调和肠胃

调和肠胃用于肠胃不和之寒热错杂、虚实夹杂、升降失常证。症见心下痞满、恶心呕吐、肠鸣下利等。常用辛温药与苦寒药为主组成方剂，代表方有半夏泻心汤。

半夏泻心汤《伤寒论》

【组成】半夏半升（12g），洗　黄芩　干姜　人参各三两（各9g）黄连一两（3g）　大枣十二枚（4枚），擘　甘草三两（9g），炙

【用法】上七味，以水一斗，煮取六升，去滓，再煎，取三升，温服一升，日三服（现代用法：水煎服）。

【功用】寒热平调，消痞散结。

【主治】寒热错杂之痞证。心下痞，但满而不痛，或呕吐，肠鸣下利，舌苔腻而微黄。

【方解】痞者，痞塞不通，上下不能交泰之谓；心下即是胃脘，属脾胃病变。方中以辛温之半夏为君，散结除痞，又善降逆止呕。臣以干姜之辛热以温中散寒；黄芩、黄连之苦寒以泻热开痞。以上四味相伍，具有寒热平调、辛开苦降之用。然寒热错杂，又缘于中虚失运，故方中又以人参、大枣甘温益气，以补脾虚，为佐药。使以甘草补脾和中而调诸药。综合全方，寒热互用以和其阴阳，苦辛并进以调其升降，补泻兼施以顾其虚实，是为本方的配伍特点。寒去热清，升降复常，则痞满可除、呕利自愈。

【现代运用】本方常用于急慢性胃肠炎、慢性结肠炎、慢性肝炎、早期肝硬化等属中气虚弱、寒热互结者。

第五节 清 热 剂

凡由清热药组成，具有清热、泻火、凉血、解毒、滋阴透热作用，治疗里热证的方剂，统称清热剂。有清气分热、清营凉血、清热解毒、清脏腑热、清虚热等几类。

一、清气分热

清气分热指运用寒凉性质的药物清泄气分热邪的方法。适用于气分热盛的证候，症见壮热、口渴、汗出、烦躁、苔黄、脉数；或热病之后，身热，心烦，舌烂不眠等。常用药有石膏、知母、竹叶、栀子等。代表方剂白虎汤。

白虎汤 《伤寒论》

【组成】石膏一斤，碎（50g）　知母六两（18g）　甘草二两，炙（6g）　粳米六合（9g）

【用法】上四味，以水一斗，煮米熟汤成，去滓，温服一升，日三服。

【功用】清热生津。

【主治】气分热盛证。壮热面赤，烦渴引饮，汗出恶热，脉洪大有力。

【方解】凡伤寒化热内传阳明之经，或温邪由卫及气，皆能出现本证。方中君药生石膏，辛甘大寒，入肺、胃两经，功善清解，透热出表，以除阳明气分之热。臣药知母，苦寒质润，一以助石膏清肺胃之热，一以滋阴润燥救已伤之阴津。石膏与知母相须为用，可增强清热生津之功。佐以粳米、炙甘草益胃生津，亦可防止大寒伤中之弊。炙甘草兼以调和诸药为使。四药相配，共奏清热生津、止渴除烦之功，使其热清津复诸症自解。

【现代运用】本方常用于感染性疾病，如大叶性肺炎、流行性乙型脑炎、流行性出血热、牙龈炎以及小儿夏季热、糖尿病、风湿性关节炎等属气分热盛者。

二、清营凉血

清营凉血指以具有寒凉性质的药物为主组方，以治疗热邪深入营血的治法。适用于邪热入营，或邪热入血的病证。常用犀角、生地黄、玄参、牡丹皮、赤芍等药物组成方剂，代表方剂为清营汤。

清营汤 《温病条辨》

【组成】犀角（水牛角代）（30g）　生地黄五钱（15g）　玄参三钱（9g）　竹叶心一钱（3g）　麦冬三钱（9g）　丹参二钱（6g）　黄连一钱五分（5g）　金银花三钱（9g）　连翘二钱，连心用（6g）

【用法】上药，水八杯，煮取三杯，日三服（现代用法：作汤剂，水牛角镑片先煎，后下余药）。

【功用】清营解毒，透热养阴。

【主治】热入营分证。身热夜甚，神烦少寐，时有谵语，口常喜开或喜闭，口渴或不渴，斑疹隐隐，脉细数，舌绛而干。

【方解】本方证乃邪热内传营分，耗伤营阴所致。方用苦咸寒之水牛角清解营分之热毒，为君药。热伤营阴，又以生地黄凉血滋阴、麦冬清热养阴生津、玄参滋阴降火解毒，三药共用，既可甘寒养阴保津，又可助君药清营凉血解毒，共为臣药。君臣相配，咸寒与甘寒并用，清营热而滋营阴，祛邪扶正兼顾。温邪初入营分，故用金银花、连翘、竹叶清热解毒，轻清透泄，使营分热邪有外达之机，促其透出气分而解，此即"入营犹可透热转气"之具体应用；黄连苦寒，清心解毒；丹参清热凉血，并能活血散瘀，可防热与血结。上述五味均为佐药。本方的配伍特点是以清营解毒为主，配以养阴生津和"透热转气"，使入营之邪透出气分而解，诸症自愈。

【现代运用】本方常用于乙型脑炎、流行性脑脊髓膜炎、败血症、肠伤寒或其他热性病证属热入营分者。

三、清热解毒

清热解毒指用具有清热、解热毒作用的方药治疗毒症及痈肿疔毒等病证的治法。症见高热烦扰、口燥咽干、便秘尿黄，或吐衄发斑，或红肿热痛，舌红苔黄，脉数有力等。常用药有黄连、黄芩、黄柏、石膏、连翘、板蓝根、蒲公英等，代表方有黄连解毒汤。

黄连解毒汤方出《肘后备急方》，名见《外台秘要》引崔氏方

【组成】黄连三两（9g）　黄芩　黄柏各二两（各6g）　栀子十四枚，擘（9g）

【用法】上四味切，以水六升，煮取二升，分二服（现代用法：水煎服）。

【功用】泻火解毒。

【主治】三焦火毒证。大热烦躁，口燥咽干，错语不眠；或热病吐血、衄血；或热甚发斑，或身热下利，或湿热黄疸；或外科痈疡疔毒，小便黄赤，舌红苔黄，脉数有力。

【方解】本方证乃火毒充斥三焦所致。方中以大苦大寒之黄连清泻心火为君，兼泻中焦之火。臣以黄芩清上焦之火。佐以黄柏泻下焦之火；栀子清泻三焦之火，导热下行，引邪热从小便而出。四药合用，苦寒直折，三焦之火邪去而热毒解，诸症可愈。

【现代运用】本方常用于败血症、脓毒血症、痢疾、肺炎、泌尿系感染、流行性脑脊髓膜炎、乙型脑炎以及感染性炎症等属热毒为患者。

四、清脏腑热

清脏腑热的方剂为针对邪热偏盛于某一脏腑所产生的火热证，由分别清除相应脏腑热的药物组成。

1. 导赤散《小儿药证直诀》

【组成】生地黄　木通　生甘草梢各等分（各6g）

【用法】上药为末，每服三钱（9g），水一盏，入竹叶同煎至五分，食后温服（现代用法：水煎服，用量按原方比例酌情增减）。

【功用】清心利水养阴。

【主治】心经火热证。心胸烦热，口渴面赤，意欲饮冷，以及口舌生疮；或心热移于小肠，小便赤涩刺痛，舌红，脉数。

【方解】本方证乃心经热盛或移于小肠所致。方中生地黄甘寒而润，入心、肾经，凉血滋阴以制心火；木通苦寒，入心与小肠经，上清心经之火，下导小肠之热，两药相配，滋阴制火而不恋邪，利水通淋而不伤阴，共为君药。竹叶甘淡，清心除烦，淡渗利窍，导心火下行，为臣药。生甘草梢清热解毒，尚可直达茎中而止痛，并能调和诸药，还可防木通、生地黄之寒凉伤胃，为方中佐使。四药合用，共收清热利水养阴之效。

【现代运用】本方常用于口腔炎、鹅口疮、小儿夜啼等属心经有热者；急性泌尿系感染属下焦湿热者，亦可加减治之。

2. 龙胆泻肝汤 《医方集解》

【组成】龙胆酒炒（6g） 黄芩炒（9g） 栀子酒炒（9g） 泽泻（12g） 木通（6g） 当归酒炒（3g） 生地黄酒炒（9g） 柴胡（6g） 生甘草（6g） 车前子（9g）（原书无用量）

【用法】水煎服，亦可制成丸剂，每服 6～9g，日 2 次，温开水送下。

【功用】清泻肝胆实火，清利肝经湿热。

【主治】

（1）肝胆实火上炎证　头痛目赤，胁痛，口苦，耳聋，耳肿，舌红苔黄，脉弦数有力。

（2）肝经湿热下注证　阴肿，阴痒，筋痿，阴汗，小便淋浊，或妇女带下黄臭等，舌红苔黄腻，脉弦数有力。

【方解】本方证是由肝胆实火上炎或肝胆湿热循经下注所致。方中龙胆大苦大寒，既能泻肝胆实火，又能利肝经湿热，泻火除湿，两擅其功，切中病机，故为君药。黄芩、栀子苦寒泻火、燥湿清热，加强君药泻火除湿之力，用以为臣。湿热的主要出路，是利导下行，从膀胱渗泄，故又用渗湿泄热之泽泻、木通、车前子，导湿热从水道而去；肝乃藏血之脏，若为实火所伤，阴血亦随之消耗，且方中诸药以苦燥渗利伤阴之品居多，故用当归、生地黄养血滋阴，使邪去而阴血不伤，以上皆为佐药。肝体阴用阳，性喜疏泄条达而恶抑郁，火邪内郁，肝胆之气不舒，骤用大剂苦寒降泄之品，既恐肝胆之气被抑，又虑折伤肝胆生发之机，故又用柴胡疏畅肝胆之气，并能引诸药归于肝胆之经；甘草调和诸药，护胃安中。两药并兼佐使之用。本方的配伍特点是泻中有补，利中有滋，降中寓升，祛邪而不伤正，泻火而不伐胃，使火降热清，湿浊得利，循经所发诸症皆可相应而愈。

【现代运用】本方常用于治疗顽固性偏头痛、头部湿疹、高血压病、急性结膜炎、虹膜睫状体炎、外耳道疖肿、鼻炎、急性黄疸型肝炎、急性胆囊炎，以及泌尿生殖系炎症、急性肾盂肾炎、急性膀胱炎、尿道炎、外阴炎、睾丸炎、腹股沟淋巴腺炎、急性盆腔炎、带状疱疹等病属肝经实火、湿热者。

3. 泻白散 《小儿药证直诀》

【组成】地骨皮　桑白皮炒，各一两（各30g）　甘草炙，一钱（3g）

【用法】上药锉散，入粳米一撮，水二小盏，煎七分，食前服（现代用法：水煎服）。

【功用】清泻肺热，止咳平喘。

【主治】肺热喘咳证。气喘咳嗽，皮肤蒸热，日晡尤甚，舌红苔黄，脉细数。

【方解】本方主治肺有伏火郁热之证。方中桑白皮甘寒性降，专入肺经，清泻肺热，平喘止咳，故以为君。地骨皮甘寒入肺，可助君药清降肺中伏火，为臣药。君臣相合，清泻肺热，以使金清气肃。炙甘草、粳米养胃和中以扶肺气，共为佐使。四药合用，共奏泻肺清热、止咳平喘之功。

【现代运用】可用于小儿麻疹初期、肺炎或支气管炎等属肺中伏火郁热者。

4. 清胃散 《脾胃论》

【组成】生地黄　当归身各三分（各6g）　牡丹皮半钱（9g）　黄连六分（6g），夏月倍之　升麻一钱（9g）

【用法】上药为细末，都作一服，水一盏半，煎至七分，去滓，放冷服之（现代用法：作汤剂，水煎服）。

【功用】清胃凉血。

【主治】胃火牙痛。牙痛牵引头痛，面颊发热，其齿喜冷恶热，或牙宣出血，或牙龈红肿溃烂，或唇舌腮颊肿痛，口气热臭，口干舌燥，舌红苔黄，脉滑数。

【方解】本方证是由胃有积热，循经上攻所致。方用苦寒泻火之黄连为君，直折胃腑之热。臣以甘辛微寒之升麻，一取其清热解毒，以治胃火牙痛；一取其轻清升散透发，可宣达郁遏之伏火，有"火郁发之"

之意。黄连得升麻：降中寓升，则泻火而无凉遏之弊；升麻得黄连，则散火而无升焰之虞。胃热盛已侵及血分，进而耗伤阴血，故以生地黄凉血滋阴，牡丹皮凉血清热，皆为臣药。当归养血活血，以助消肿止痛，为佐药。升麻兼以引经为使。诸药合用，共奏清胃凉血之效，以使上炎之火得降，血分之热得除，于是循经外发诸症，皆可因热毒内彻而解。

【现代运用】本方常用于口腔炎、牙周炎、三叉神经痛等属胃火上攻者。

5. 白头翁汤 《伤寒论》

【组成】白头翁二两（15g）　黄柏三两（12g）　黄连三两（6g）　秦皮三两（12g）

【用法】上药四味，以水七升，煮取二升，去滓，温服一升，不愈再服一升（现代用法：水煎服）。

【功用】清热解毒，凉血止痢。

【主治】热毒痢疾。腹痛，里急后重，肛门灼热，下痢脓血，赤多白少，渴欲饮水，舌红苔黄，脉弦数。

【方解】本方证是因热毒深陷血分，下迫大肠所致。方用苦寒而入血分的白头翁为君，清热解毒，凉血止痢。黄连苦寒，泻火解毒，燥湿厚肠，为治痢要药；黄柏清下焦湿热，两药共助君药清热解毒，尤能燥湿治痢，共为臣药。秦皮苦涩而寒，清热解毒而兼以收涩止痢，为佐使药。四药合用，共奏清热解毒、凉血止痢之功。

【现代运用】本方常用于阿米巴痢疾、细菌性痢疾属热毒偏盛者。

五、清虚热

清虚热方剂用于阴虚发热证，适用于热病后期，邪留未尽，阴液已伤，出现暮热早凉、舌红少苔；或由肝肾阴虚，以致骨蒸潮热或久热不退的虚热证。代表方剂有青蒿鳖甲汤。

青蒿鳖甲汤 《温病条辨》

【组成】青蒿二钱（6g）　鳖甲五钱（15g）　细生地黄四钱（12g）知母二钱（6g）　牡丹皮三钱（9g）

【用法】水五杯，煮取二杯，日再服（现代用法：水煎服）。

【功用】养阴透热。

【主治】温病后期，邪伏阴分证。夜热早凉，热退无汗，舌红苔少，脉细数。

【方解】本方所治证候为温病后期，阴液已伤，而余邪深伏阴分。方中鳖甲咸寒，直入阴分，滋阴退热，入络搜邪；青蒿苦辛而寒，其气芳香，清中有透散之力，清热透络，引邪外出。两药相配，滋阴清热，内清外透，使阴分伏热有外达之机，共为君药。即如吴瑭自释："此方有先入后出之妙，青蒿不能直入阴分，有鳖甲领之入也；鳖甲不能独出阳分，有青蒿领之出也。"生地黄甘寒，滋阴凉血；知母苦寒质润，滋阴降火，共助鳖甲以养阴退虚热，为臣药。牡丹皮辛苦性凉，泄血中伏火，以助青蒿清透阴分伏热，为佐药。诸药合用，共奏养阴透热之功。

【现代运用】本方可用于原因不明的发热、各种传染病恢复期低热、慢性肾盂肾炎、肾结核等属阴虚内热，低热不退者。

第六节　祛　暑　剂

凡用祛暑清热药或祛暑化湿药组成，具有祛除暑邪的作用，治疗夏月暑病的方剂，统称祛暑剂。代表方剂有香薷散。

香薷散《太平惠民和剂局方》

【组成】香薷去土一斤（500g）　白扁豆微炒　厚朴去粗皮姜制，各半斤（各250g）

【用法】上为粗末，每服三钱（9g），水一盏，入酒一分，煎七分，去滓，水中沉冷。连吃二服，不拘时候（现代用法：水煎服，或加酒少量同煎，用量按原方比例酌减）。

【功用】祛暑解表，化湿和中。

【主治】阴暑。恶寒发热，头重身痛，无汗，腹痛吐泻，胸脘痞闷，舌苔白腻，脉浮。

【方解】本方治证由夏月乘凉饮冷，感受寒湿所致。方中香薷辛温芳香，解表散寒，祛暑化湿，以祛在表之寒湿，是夏月解表之要药，为君药。厚朴辛香温燥，行气化湿而解胸闷，去苔腻，为臣药。白扁豆甘平，健脾和中，兼能渗湿消暑为佐药。入酒少许为使，温散以助药力。三药合用，共奏祛暑解表、化湿和中之效。

【现代运用】本方常用于夏季感冒、急性胃肠炎等属外感风寒夹湿者。

第七节 温　里　剂

凡由温热药组成，具有温里助阳、散寒通脉等作用，祛除脏腑经络间寒邪，治疗里寒证的方剂，统称温里剂。临床分为温中祛寒、回阳救逆、温经散寒三类。

一、温中祛寒

温中祛寒指运用温热药，温暖中焦（指脾胃），祛其寒邪的治法。适用于脾胃阳虚所致的脾胃虚寒证以及寒邪直中脾胃证，症见腹中冷痛，脘痞腹胀，肢体倦怠，纳少，手足不温，口淡不渴，舌淡苔白滑，脉沉细或沉迟等。吐血、便血、霍乱、小儿慢惊风等属脾胃虚寒证者也可使用本法。代表方剂有理中汤。

理中丸《伤寒论》

【组成】人参　干姜　甘草炙　白术各三两（各90g）

【用法】上四味，捣筛，蜜和为丸，如鸡子黄许大（9g）。以沸汤数合，和一丸，研碎，温服之，日三四服，夜二服。腹中未热，益至三四丸，然不及汤。汤法：以四物依两数切，用水八升，煮取三升，去滓，温服一升，日三服。服汤后，如食顷，饮热粥一升许，微自温，勿发揭衣被（现代用法：上药共研细末，炼蜜为丸，重9g，每次1丸，温开水送服，每日2～3次。或作汤剂，水煎服，用量按原方比例酌减）。

【功用】温中祛寒，补气健脾。

【主治】

（1）脾胃虚寒证　脘腹绵绵作痛，喜温喜按，呕吐，大便稀溏，脘痞食少，畏寒肢冷，口不渴，舌淡苔白润，脉沉细或沉迟无力。

（2）阳虚失血证　便血、吐血、衄血或崩漏等，血色暗淡，质清稀。

（3）脾胃虚寒所致的胸痹；或病后多涎唾；或小儿慢惊等。

【方解】本方所治诸证皆由脾胃虚寒所致。方中干姜为君，大辛大热，温脾阳，祛寒邪，扶阳抑阴。人参为臣，性味甘温，补气健脾。君臣相配，温中健脾。脾为湿土，虚则易生湿浊，故用甘温苦燥之白术为佐，健脾燥湿。甘草与诸药等量，寓意有三：一为合人参、白术以助益气健脾；二为缓急止痛；三为调和药性，是佐药而兼使药之用。纵观全方，温补并用，以温为主，温中阳，益脾气，助运化，故曰"理中"。

【现代运用】本方常用于急慢性胃肠炎、胃及十二指肠溃疡、胃痉挛、胃下垂、胃扩张、慢性结肠炎等属脾胃虚寒者。

二、回阳救逆

回阳救逆是运用具有温热作用的药物，以治疗阴寒内盛危重症的治法。适用于阳气极度衰惫，寒邪深入少阴的危重证候。常用附子、干姜、肉桂等药物组成方剂，代表方剂有四逆汤。

四逆汤 《伤寒论》

【组成】甘草二两（6g），炙　干姜一两半（6g）　附子一枚（15g），生用，去皮，破八片

【用法】上三味，以水三升，煮取一升二合，去滓，分温再服。强人可大附子一枚，干姜三两（现代用法：水煎服）。

【功用】回阳救逆。

【主治】心肾阳衰寒厥证。四肢厥逆，恶寒蜷卧，神衰欲寐，面色苍白，腹痛下利，呕吐不渴，舌苔白滑，脉微细。

【方解】本方证乃因心肾阳衰，阴寒内盛所致。方中以大辛大热之生附子为君，入心、脾、肾经，温壮元阳，破散阴寒，回阳救逆。生用则能迅达内外以温阳逐寒。臣以辛热之干姜，入心、脾、肺经，温中散寒，助阳通脉。附子与干姜同用，一温先天以生后天，一温后天以养先天，相须为用，相得益彰，温里回阳之力大增，是回阳救逆的常用组合。炙甘草之用有三：一则益气补中，使全方温补结合，以治虚寒之本；二则甘缓姜、附峻烈之性，使其破阴回阳而无暴散之虞；三则调和药性，并使药力作用持久，是为佐药而兼使药之用。综观本方，药简力专，大辛大热，使阳复厥回，故名"四逆汤"。

【现代运用】本方常用于心肌梗死、心力衰竭、急性胃肠炎吐泻过多或某些急症大汗而见休克属阳衰阴盛者。

三、温经散寒

温经散寒剂适应于寒凝经脉证，临床表现为手足厥寒或肢体疼痛等，代表方剂有当归四逆汤。

当归四逆汤 《伤寒论》

【组成】当归三两（12g）　桂枝三两（9g），去皮　芍药三两（9g）细辛三两（3g）　甘草二两（6g），炙　通草二两（6g）　大枣二十五枚（8枚），擘

【用法】上七味，以水八升，煮取三升，去滓。温服一升，日三服（现代用法：水煎服）。

【功用】温经散寒，养血通脉。

【主治】血虚寒厥证。手足厥寒，或腰、股、腿、足、肩臂疼痛，口不渴，舌淡苔白，脉沉细或细而欲绝。

【方解】本方证由营血虚弱，寒凝经脉，血行不利所致。本方以桂枝汤去生姜，倍大枣，加当归、通草、细辛组成。方中当归甘温，养血和血；桂枝辛温，温经散寒，温通血脉，为君药。细辛温经散寒，助桂枝温通血脉；白芍养血和营，助当归补益营血，共为臣药。通草通经脉，以畅血行；大枣、甘草益气健脾养血，共为佐药。重用大枣，既合当归、白芍以补营血，又防桂枝、细辛燥烈太过，伤及阴血。甘草兼调药性而为使药。全方共奏温经散寒、养血通脉之效。

【现代运用】本方常用于血栓闭塞性脉管炎、无脉症、雷诺现象、小儿麻痹、冻疮、妇女痛经、肩周炎、风湿性关节炎等属血虚寒凝者。

第八节　补　益　剂

补益剂指以补养强壮药物为主，具有补益人体气血阴阳作用的一类方剂。根据作用不同，补益剂可分为补气剂、补血剂、气血双补剂、补阴剂、补阳剂。

一、补气

补气是中医治疗气虚证的方法，又称益气，属补法。气虚证常因饮食失调、年老体弱、久病所致，临床表现出脏腑功能衰退的证候。常用人参、党参、黄芪、白术、山药等药物组成方剂，代表方剂有四君子汤。

四君子汤 《太平惠民和剂局方》

【组成】人参去芦　白术　茯苓去皮（各9g）　甘草炙（6g）各

等分

【用法】上为细末。每服二钱（15g），水一盏，煎至七分，通口服，不拘时候；入盐少许，白汤点亦得（现代用法：水煎服）。

【功用】益气健脾。

【主治】脾胃气虚证。面色萎白，语声低微，气短乏力，食少便溏，舌淡苔白，脉虚弱。

【方解】本方证由脾胃气虚，运化乏力所致。方中人参为君，甘温益气，健脾养胃。臣以苦温之白术，健脾燥湿，加强益气助运之力；佐以甘淡之茯苓，健脾渗湿，茯苓、白术相配，则健脾祛湿之功益著。使以炙甘草，益气和中，调和诸药。四药配伍，共奏益气健脾之功。

本方与理中丸比较，两方均用人参、白术、炙甘草以补益中气，仅一药之别，而功能相异。四君子汤配茯苓，功用以益气健脾为主，主治脾胃气虚证；理中丸用干姜，功用以温中祛寒为主，适用于中焦虚寒证。

【现代运用】本方常用于慢性胃炎、胃及十二指肠溃疡等属脾气虚者。

二、补血

补血（养血）是以补血药物治疗血虚证的方法。血虚以面色苍白或萎黄，唇甲色淡，头晕眼花，失眠健忘，心悸怔忡，月经量少或经闭，舌淡脉细为主症。常用药物有当归、熟地黄、阿胶、桑椹、龙眼肉、何首乌、枸杞子等。代表方剂有四物汤。

四物汤《仙授理伤续断秘方》

【组成】当归去芦，酒浸炒（9g）　川芎（6g）　白芍（9g）　熟干地黄酒蒸（熟地黄已有成品，干地黄即生地黄晒干，12g）各等分

【用法】上为粗末。每服三钱（15g），水一盏半，煎至八分，去渣，空心食前热服（现代用法：作汤剂，水煎服）。

【功用】补血调血。

【主治】营血虚滞证。头晕目眩，心悸失眠，面色无华，妇人月经不调，量少或经闭不行，脐腹作痛，甚或瘕块硬结，舌淡，口唇、爪甲色淡，脉细弦或细涩。

【方解】本方治证由营血亏虚，血行不畅，冲任虚损所致。方中熟地黄甘温味厚质润，入肝、肾经，长于滋养阴血、补肾填精，为补血要

药，故为君药。当归甘辛温，归肝、心、脾经，为补血良药，兼具活血作用，且为养血调经要药，用为臣药。佐以白芍养血益阴，川芎活血行气。四药配伍，共奏补血调血之功。

【现代运用】本方常用于妇女月经不调、胎产疾病、荨麻疹以及过敏性紫癜等属营血虚滞者。

三、气血双补

气血双补剂适用于气血两虚证、其临床表现中既有气虚的表现，亦有血虚的表现，治疗当气血双补，据其气血亏虚的偏重而调整药物，代表方剂有八珍汤。

八珍汤《瑞竹堂经验方》

【组成】当归（酒拌）10g　川芎5g　白芍8g　熟地黄（酒拌）15g　人参3g　白术（炒）10g　茯苓8g　炙甘草5g

【用法】清水二盅，加生姜三片、大枣二枚，煎至八分，食前服。

【功用】补益气血。

【主治】气血两虚证。面色苍白或萎黄，头晕目眩，四肢倦怠，气短懒言，心悸怔忡，饮食减少，舌淡苔薄白，脉细弱或虚大无力。

【方解】本方在原书用治于失血过多，以致气血皆虚诸证。方用人参、白术、茯苓、甘草补脾益气；当归、白芍、熟地黄滋养心肝，加川芎入血分而理气，则当归、熟地黄补而不滞；加生姜、大枣助人参、白术入气分以调和脾胃。全剂配合，共收气血双补之功。

【现代运用】本方用于病后虚弱、各种慢性病，以及妇女月经不调等属气血两虚者。

四、补阴

补阴剂是中医治疗阴虚证的方法，补阴法常用于治疗形体消瘦、口咽干燥、两目干涩、眩晕、耳鸣、干咳少痰、痰中带血等。代表方有六味地黄丸。

六味地黄丸（地黄丸）《小儿药证直诀》

【组成】熟地黄八钱（24g）　山茱萸　干山药各四钱（各20g）泽泻　牡丹皮　茯苓去皮，各三钱（9g）

【用法】上为末，炼蜜为丸，如梧桐子大。空心温水化下三丸（现代用法：亦可不煎服）。

【功用】滋补肝肾。

【主治】肝肾阴虚证。腰膝酸软，头晕目眩，耳鸣耳聋，盗汗，遗精，消渴，骨蒸潮热，手足心热，口燥咽干，牙齿动摇，足跟作痛，小便淋沥，以及小儿囟门不合，舌红少苔，脉沉细数。

【方解】方中重用熟地黄滋阴补肾，填精益髓，为君药。山茱萸补养肝肾，并能涩精，取"肝肾同源"之意；山药补益脾阴，亦能固肾，共为臣药。三药配合，肾、肝、脾三阴并补，是为"三补"，但熟地黄用量是山茱萸与山药之和，故仍以补肾为主。泽泻利湿而泄肾浊，并能减熟地黄之滋腻；茯苓淡渗脾湿，并助山药之健运，与泽泻共泻肾浊，助真阴得复其位；牡丹皮清泻虚热，并制山茱萸之温涩。三药称为"三泻"，均为佐药。六味合用，三补三泻，其中补药用量重于"泻药"，是以补为主；肝、脾、肾三阴并补，以补肾阴为主，这是本方的配伍特点。

【现代运用】本方常用于慢性肾炎、高血压病、糖尿病、肺结核、肾结核、甲状腺功能亢进症、中心性视网膜炎及无排卵性功能性子宫出血、更年期综合征等以肾阴虚弱为主者。

五、补阳

补阳是中医温煦脏腑组织，治疗阳虚证的方法，又称助阳，属补法。补阳法常用于治疗畏寒肢冷，神疲嗜睡，面色白，呕吐清水，下利清谷，筋脉拘挛，肢体关节冷痛，舌质淡，脉沉弱或迟等虚寒病证。代表方有肾气丸。

肾气丸 《金匮要略》

【组成】干地黄八两（240g）　薯蓣（即山药）　山茱萸各四两（各120g）　泽泻　茯苓　牡丹皮各三两（各90g）　桂枝　附子炮，各一两（各30g）

【用法】上为细末，炼蜜和丸，如梧桐子大，酒下十五丸（6g），日再服。

【功用】补肾助阳。

【主治】肾阳不足证。腰痛脚软，身半以下常有冷感，少腹拘急，小便不利，或小便反多，入夜尤甚，阳痿早泄，舌淡而胖，脉虚弱，尺部沉细，以及痰饮、水肿、消渴、脚气、转胞等。

【方解】本方证皆由肾阳不足所致。方中附子大辛大热，为温阳诸药之首；桂枝辛甘而温，乃温通阳气要药；两药相合，补肾阳之虚，助气化之复，共为君药。然肾为水火之脏，内寓元阴元阳，阴阳一方的偏衰必将导致阴损及阳或阳损及阴，而且肾阳虚一般病程较久，多可由肾阴虚发展而来，若单补阳而不顾阴，则阳无以附，无从发挥温升之能，正如张介宾所说："善补阳者，必于阴中求阳，则阳得阴助，而生化无穷"，故重用干地黄滋阴补肾；配伍山茱萸、山药补肝脾而益精血，共为臣药。君臣相伍，补肾填精，温肾助阳，不仅可藉阴中求阳而增补阳之力，而且阳药得阴药之柔润则温而不燥，阴药得阳药之温通则滋而不腻，两者相得益彰。方中补阳之品药少量轻而滋阴之品药多量重，可见其立方之旨，并非峻补元阳，乃在微微生火，鼓舞肾气，即取"少火生气"之义。正如柯琴所云："此肾气丸纳桂、附于滋阴剂中十倍之一，意不在补火，而在微微生火，即生肾气也。"再以泽泻、茯苓利水渗湿，配桂枝又善温化痰饮；牡丹皮苦辛而寒，擅入血分，合桂枝则可调血分之滞，三药寓泻于补，俾邪去而补药得力，为制诸阴药可能助湿碍邪之虞。诸药合用，助阳之弱以化水，滋阴之虚以生气，使肾阳振奋，气化复常，则诸症自除。

【现代运用】本方常用于慢性肾炎、糖尿病、醛固酮增多症、甲状腺功能减退症、神经衰弱、肾上腺皮质功能减退症、慢性支气管哮喘、更年期综合征等属肾阳不足者。

六、阴阳双补

阴阳双补剂适用于阴阳两虚证。其临床表现中既有阴虚的表现，亦有阳虚的表现，治疗当阴阳双补，据其阴阳亏虚的偏重而调整药物，代表方剂有地黄饮子。

地黄饮子（地黄饮）《圣济总录》

【组成】熟干地黄焙（12g） 巴戟天去心 山茱萸炒 石斛去根 肉苁蓉酒浸，切焙 附子炮裂，去皮脐 五味子炒 肉桂去粗皮 白茯苓去黑皮 麦冬去心，焙 菖蒲 远志去心，各半两（各15g）

【用法】上为粗末，每服三钱匕（9～15g），水一盏，加生姜三片、大枣二枚，擘破，同煎七分，去滓，食前温服（现代用法：加姜、枣水煎服）。

【功用】滋肾阴，补肾阳，开窍化痰。

【主治】下元虚衰，痰浊上泛之喑痱证。舌强不能言，足废不能用，口干不欲饮，足冷面赤，脉沉细弱。

【方解】"喑痱"是由于下元虚衰，阴阳两亏，虚阳上浮，痰浊随之上泛，堵塞窍道所致。"喑"是指舌强不能言语，"痱"是指足废不能行走。此类病证常见年老及重病之后，治宜补养下元为主，摄纳浮阳，佐以开窍化痰。方用熟地黄、山茱萸滋补肾阴，肉苁蓉、巴戟天温壮肾阳，四味共为君药。配伍附子、肉桂之辛热，以助温养下元，摄纳浮阳，引火归原；石斛、麦冬、五味子滋养肺肾，金水相生，壮水以济火，均为臣药。石菖蒲与远志、茯苓合用，是开窍化痰、交通心肾的常用组合，是为佐药。生姜、大枣和中调药，功兼佐使。综观全方，标本兼治，阴阳并补，滋阴药与温阳药的药味及用量相当，补阴与补阳并重，上下同治而以治本治下为主。诸药合用，使下元得以补养，浮阳得以摄纳，水火既济，痰化窍开则"喑痱"可愈。

【现代运用】本方常用于晚期高血压病、脑动脉硬化、中风后遗症、脊髓炎等慢性疾病过程中出现的阴阳两虚者。

第九节 固 涩 剂

主要治疗阳气虚弱，卫外不固，汗出不止；肾虚失藏，精关不固，或膀胱失约，以致遗精滑泄、尿频遗尿；脾胃虚寒，外泻久痢、滑脱不禁、带下量多色白等证。根据作用不同，可分为固表止汗剂、敛肺止咳剂、涩肠固脱剂、涩精止遗剂、固崩止带剂。

一、固表止汗

运用具有收涩止汗的药物，治疗虚证汗出的方法。本法适用于自汗、盗汗证，常用黄芪、浮小麦、麻黄根、牡蛎等药物组成方剂。代表方剂有牡蛎散。

牡蛎散 《太平惠民和剂局方》

【组成】黄芪去苗土　麻黄根洗　牡蛎米泔浸，刷去土，火烧通赤，各一两（各30g）

【用法】上三味为粗散。每服三钱（9g），水一盏半，小麦百余粒（30g），同煎至八分，去渣热服，日二服，不拘时候（现代用法：为粗散，每服9g，加小麦30g，水煎温服；亦作汤剂，用量按原方比例酌减，加小麦 30g，水煎温服）。

【功用】敛阴止汗，益气固表。

【主治】体虚自汗、盗汗证。常自汗出，夜卧更甚，心悸惊惕，短气烦倦，舌淡红，脉细弱。

【方解】本方证多由气虚卫外不固，阴伤心阳不潜，日久心气亦耗所致。方中煅牡蛎咸涩微寒，敛阴潜阳，固涩止汗，为君药。生黄芪性味甘微温，益气实卫，固表止汗，为臣药。君臣相配，是为益气固表、敛阴潜阳的常用组合。麻黄根甘平，功专收敛止汗，为佐药。小麦甘凉，专入心经，养气阴，退虚热，为佐使药。合而成方，补敛并用，兼潜心阳，共奏益气固表、敛阴止汗之功，可使气阴得复，汗出自止。

【现代运用】本方常用于病后、手术后或产后身体虚弱、自主神经功能失调以及肺结核等所致自汗、盗汗属体虚卫外不固，又复心阳不潜者。

二、敛肺止咳

适用于久咳肺虚，气阴耗伤，症见咳嗽，气喘，自汗，脉虚数等。常用敛肺止咳药如五味子、乌梅、罂粟壳等与益气养阴药如人参、阿胶等组成方剂，代表方九仙散。

九仙散《卫生宝鉴》

【组成】人参　款冬花　桑白皮　桔梗　五味子　阿胶　乌梅　各一两（各 10g）贝母半两（5g）　罂粟壳八两（15g），去顶，蜜炒黄

【用法】上为末，每服三钱（9g），白汤点服，嗽住止后服。

【功用】敛肺止咳，益气养阴。

【主治】久咳肺虚证。久咳不已，咳甚则气喘自汗，痰少而黏，脉虚数。

【方解】本方证为久咳伤肺，气阴两伤所致。方中重用罂粟壳，其味酸涩，善能敛肺止咳，为君药。臣以酸涩之五味子、乌梅收敛肺气，助君药敛肺止咳以治标；人参益气生津以补肺，阿胶滋阴养血以润肺，可复耗伤之气阴以治本。佐以款冬花、桑白皮降气化痰、止咳平喘；贝母止咳化痰，合桑白皮清肺热；桔梗宣肺祛痰，与以上诸药配伍，则敛中有宣，降中寓升。但全方总以敛肺止咳为主，兼顾气阴，是为治疗久咳肺虚之良方。

【现代运用】现代常用于治疗支气管炎、支气管哮喘、百日咳等见

上述证候者。

三、涩肠固脱

涩肠固脱，同涩肠止泻，系收涩法之一，是治疗大便滑泄的方法。适用于脾肾虚寒之泻痢日久、滑脱不禁等病证。常用药物有诃子、罂粟壳、赤石脂、乌梅、禹余粮等，代表方剂有四神丸。

四神丸《内科摘要》

【组成】肉豆蔻二两（60g）　补骨脂四两（120g）　五味子二两（60g）　吴茱萸浸炒，一两（30g）

【用法】上为末，用水一碗，煮生姜四两（120g）、红枣五十枚，水干，取枣肉为丸，如桐子大。每服五七十丸（6～9g），空心食前服（现代用法：以上5味，粉碎成细粉，过筛，混匀。另取生姜200g，捣碎，加水适量压榨取汁，与上述粉末泛丸，干燥即得。每服9g，每日1～2次，临睡用淡盐汤或温开水送服；亦作汤剂，加生姜、大枣水煎，临睡温服，用量按原方比例酌减）。

【功用】温肾暖脾，固肠止泻。

【主治】脾肾阳虚之肾泄证。五更泄泻，不思饮食，食不消化，或久泻不愈，腹痛喜温，腰酸肢冷，神疲乏力，舌淡，苔薄白，脉沉迟无力。

【方解】肾泄，又称五更泄、鸡鸣泻，多由命门火衰，火不暖土，脾失健运所致。方中重用补骨脂辛苦温，补命门之火以温养脾土，《本草纲目》谓其"治肾泄"，故为君药。臣以肉豆蔻温中涩肠，与补骨脂相伍，既可增温肾暖脾之力，又能涩肠止泻。吴茱萸温脾暖胃以散阴寒；五味子酸温，固肾涩肠，合吴茱萸以助君、臣药温涩止泻之力，为佐药。用法中生姜、大枣同煮，枣肉为丸，意在温补脾胃，鼓舞运化。诸药合用，俾火旺土强，肾泄自愈。方名"四神"，正如《绛雪园古方选注》所说："四种之药，治肾泄有神功也。"

【现代运用】本方常用于慢性结肠炎、肠结核、肠易激综合征等属脾肾虚寒者。

四、涩精止遗

涩精止遗药具有固精止遗、温摄下元之功，主要适用于肾虚失藏，精关不固，或下焦虚寒，肾气不摄，膀胱失约，以致遗精滑泄、尿频、遗尿等证。常用涩精止遗药与温补肾气药配合成方，药如沙苑蒺藜、芡实、莲须、龙骨、牡蛎、桑螵蛸、益智、肉桂、附子等。代表方剂有金锁固精丸。

金锁固精丸《医方集解》

【组成】沙苑子（炒）、芡实（蒸）、莲须各二两（60g），龙骨（煅）、牡蛎（煅）各一两（30g）

【用法】为细末，莲肉粉煮糊为丸，每服9克，空腹时淡盐汤下。近代用法：亦作汤剂水煎服。

【功用】收涩固精。

【主治】肾关不固，遗精滑泄，腰痛耳鸣，四肢无力者。

【方解】遗精之证，病属下焦。下焦为肝肾所主，一系肾虚失藏，精关不固；二系肝虚失养，疏泄太过，故遗精滑泄。方用沙苑蒺藜之味甘性温，归经入肾走肝，补肾壮阳，益肝助疏使其肾壮而封藏，木静而风恬，为本方之主药。遗者涩之，龙骨、牡蛎潜阳固涩；莲须更为涩精要药，合用协助主药补中寓涩为本方之辅治药物。遗精之证多兼神志不宁或多梦，故配入莲子清心安神以作协治。肾虚之病多因脾虚不能制约（土不制水），故配芡实健脾固肾，合而用之，成为滋补固肾涩精之强壮方剂。

【现代运用】常用于性神经功能紊乱、乳糜尿、慢性前列腺炎以及带下、崩漏属于肾虚精气不足，下元不固者。

五、固崩止带

固崩止带指运用具有收涩作用的药物，治疗妇女崩漏不止及带下淋漓病证的方法。适用于正气不足如脾气虚弱、气血不足、冲任不固或肾虚不摄等所致的崩漏不止及带下清稀连绵不断等证。代表方剂有固冲汤。

固冲汤《医学衷中参西录》

【组成】白术一两（30g），炒　生黄芪六钱（18g）　龙骨八钱（24g），煅，捣细　牡蛎八钱（24g），煅，捣细　山茱萸八钱（24g），去净核　生杭芍四钱（12g）　海螵蛸四钱（12g），捣细　茜草三钱（9g）　棕边炭二钱（6g）　五倍子五分（1.5g），轧细，药汁送服

【用法】水煎服。

【功用】固冲摄血，益气健脾。

【主治】脾肾亏虚，冲脉不固证。猝然血崩或月经过多，或漏下不止，色淡质稀，头晕肢冷，心悸气短，神疲乏力，腰膝酸软，舌淡，脉微弱。

【方解】本方为治肾虚不固，脾虚不摄，冲脉滑脱所致崩漏而设。山茱萸甘酸而温，既能补益肝肾，又能收敛固涩，故重用以为君药。龙骨味甘涩，牡蛎咸涩收敛，合用以"收敛元气，固涩滑脱""治女子崩带（《医学衷中参西录》中册），龙骨、牡蛎煅用，收涩之力更强，共助君药固涩滑脱，均为臣药。张锡纯每以此三药同用，成为收敛止血或为救元气欲脱的常用配伍组合。脾主统血，气随血脱，又当益气摄血，白术补气健脾，以助健运统摄；黄芪既善补气，又善升举，尤善治流产崩漏，两药合用，令脾气旺而统摄有权，亦为臣药。生白芍味酸收敛，功能补益肝肾、养血敛阴；棕榈炭、五倍子味涩收敛，善收敛止血；海螵蛸、茜草固摄下焦，既能止血，又能化瘀，使血止而无留瘀之弊，以上共为佐药。诸药合用，共奏固冲摄血、益气健脾之功。

【现代运用】本方常用于功能性子宫出血、产后出血过多等属脾气虚弱，冲任不固者。

第十节 安 神 剂

安神剂是指以滋养心神、金石贝类重镇药为主组成的具有安神作用的一类方剂。主要治疗因气血不足、痰热内扰等引起的心神不安、虚烦失眠、心悸怔忡、健忘，或惊狂癫痫、躁扰不宁等证。根据作用不同，安神剂可分为重镇安神剂和滋养安神剂。重镇安神剂中多为金石类药物，质重碍胃，故脾胃虚弱者宜慎用，而且有的药有一定毒性，只宜暂服，不可久用。使用安神剂服药期间忌服茶叶、咖啡等兴奋性饮料，饮食宜清淡。

一、重镇安神

重镇安神指用金石质重药物治疗心神不宁的方法。多用于治疗惊狂、失眠、怔忡、心悸等症。代表方剂有朱砂安神丸。

朱砂安神丸《内伤伤辨惑论》
【组成】朱砂五钱（15g）另研，水飞为衣　黄连去须，净，酒洗，

六钱（18g） 炙甘草五钱半（16.5g） 生地黄一钱半（4.5g） 当归二钱半（7.5g）

【用法】上药除朱砂外，四味共为细末，汤浸蒸饼为丸，如黍米大。以朱砂为衣，每服十五丸或二十丸（3～4g），津唾咽之，食后（现代用法：上药研末，炼蜜为丸，每次6～9g，临睡前温开水送服；亦可作汤剂，用量按原方比例酌减，朱砂研细末水飞，以药汤送服）。

【功用】镇心安神，清热养血。

【主治】心火亢盛，阴血不足证。失眠多梦，惊悸怔忡，心烦神乱，或胸中懊恼，舌尖红，脉细数。

【方解】本方证乃因心火亢盛，灼伤阴血所致。方中朱砂甘寒质重，专入心经，寒能清热，重可镇怯，既能重镇安神，又可清心火，治标之中兼能治本，是为君药。黄连苦寒，入心经，清心泻火，以除烦热为臣。君、臣相伍，重镇以安神，清心以除烦，以收泻火安神之功。佐以生地黄之甘苦寒，以滋阴清热；当归之辛甘温润，以补血，合生地黄滋补阴血以养心。使以炙甘草调药和中，以防黄连之苦寒、朱砂之质重碍胃。合而用之，标本兼治，清中有养，使心火得清，阴血得充，心神得养，则神志安定，是以"安神"名之。

【现代运用】本方常用于神经衰弱所致的失眠、心悸、健忘，精神忧郁症引起的神志恍惚，以及心脏早搏所致的心悸、怔忡等属于心火亢盛，阴血不足者。

二、滋养安神

滋养安神剂适用于阴血不足、心神失养证。症见虚烦不眠，心悸怔忡，健忘多梦，舌红少苔等，代表方剂有酸枣仁汤。

酸枣仁汤《金匮要略》

【组成】酸枣仁炒，二升（15g） 甘草一两（3g） 知母二两（6g） 茯苓二两（6g） 芎䓖（即川芎）二两（6g）

【用法】上五味，以水八升，煮酸枣仁得六升，内诸药，煮取三升，分温三服（现代用法：水煎，分3次温服）。

【功用】养血安神，清热除烦。

【主治】肝血不足，虚热内扰证。虚烦失眠，心悸不安，头目眩晕，咽干口燥，舌红，脉弦细。

【方解】本方证皆由肝血不足，阴虚内热而致。方中重用酸枣仁为君，以其甘酸质润，入心、肝之经，养血补肝，宁心安神。茯苓宁心安神；知母苦寒质润，滋阴润燥，清热除烦，共为臣药，与君药相伍，以助安神除烦之功。佐以川芎之辛散，调肝血而疏肝气，与大量之酸枣仁相伍，辛散与酸收并用，补血与行血结合，具有养血调肝之妙。甘草和中缓急、调和诸药为使。诸药相伍，标本兼治，养中兼清，补中有行，共奏养血安神、清热除烦之效。

【现代运用】本方常用于神经衰弱、心脏神经官能症、更年期综合征等属于心肝血虚、虚热内扰者。

第十一节　理 气 剂

凡以理气药为主，具有行气或降气作用，治疗气滞或气逆病证的方剂，统称为理气剂。主要治疗肝胆、脾胃气滞，胸胁胀痛，脘腹胀满，嗳气吞酸，恶心食少，大便失常，或疝气痛，月经不调、痛经，以及胃气上逆、呕吐、呃逆，肺气上逆，咳喘等证。根据作用不同，理气剂可分为行气剂、降气剂。

一、行气

行气剂多用于气机郁滞证，气滞一般以脾胃气滞和肝气郁滞为多见。脾胃气滞常见脘腹胀痛，嗳气吞酸，呕恶食少，大便失常等症；治疗常以陈皮、厚朴、枳壳、木香、砂仁等药为主组成方剂。代表方如半夏厚朴汤。

半夏厚朴汤 《金匮要略》
【组成】半夏一升（12g）　厚朴三两（9g）　茯苓四两（12g）生姜五两（15g）　紫苏叶二两（6g）
【用法】以水七升，煮取四升，分温四服，日三夜一服（现代用法：水煎服）。
【功用】行气散结，降逆化痰。
【主治】梅核气。咽中如有物阻，咳吐不出，吞咽不下，胸膈满闷，或咳或呕，舌苔白润或白滑，脉弦缓或弦滑。
【方解】本方证多因痰气郁结于咽喉所致。方中半夏辛温入肺胃，化痰散结，降逆和胃，为君药。厚朴苦辛温，下气除满，助半夏散结降逆，为臣药。茯苓甘淡渗湿健脾，以助半夏化痰；生姜辛温散结，和胃止呕，且制半夏之毒；紫苏叶芳香行气，理肺疏肝，助厚朴行气宽胸、宣通郁结之气，共为佐药。全方辛苦合用，辛以行气散结，苦以燥湿降逆，使郁气得疏，痰涎得化，则痰气郁结之梅核气自除。

【现代运用】本方常用于癔病、胃神经官能症、慢性咽炎、慢性支气管炎、食管痉挛等属气滞痰阻者。

二、降气

降气剂适用于肺胃气逆不降，以致咳喘、呕吐、嗳气、呃逆等症。若属肺气上逆而咳喘者，常用降气祛痰、止咳平喘药如紫苏子、杏仁、沉香、款冬花等为主组成方剂，代表方如苏子降气汤。若属胃气上逆而呕吐、嗳气、呃逆者，常用降逆和胃止呕药如旋覆花、赭石、半夏、生姜、竹茹、丁香、柿蒂等为主组成方剂，代表方如小半夏汤。

1. 苏子降气汤《太平惠民和剂局方》

【组成】紫苏子 半夏汤洗七次，各二两半（各75g） 川当归去芦，两半（4g） 甘草爁，二两（60g） 前胡去芦 厚朴去粗皮，姜汁拌炒，各一两（各30g） 肉桂去皮，一两半（45g） ［一方有陈皮去白一两半（45g）］

【用法】上为细末，每服二大钱（6g），水一盏半，入生姜二片、枣子一个、紫苏叶五叶，同煎至八分，去滓热服，不拘时候（现代用法：加生姜2片、枣子1个、紫苏叶2g，水煎服，用量按原方比例酌定）。

【功用】降气平喘，祛痰止咳。

【主治】上实下虚喘咳证。痰涎壅盛，胸膈满闷，喘咳短气，呼多吸少，或腰痛脚弱，肢体倦怠，或肢体浮肿，舌苔白滑或白腻，脉弦滑。

【方解】本方证由痰涎壅肺，肾阳不足所致。方中紫苏子降气平喘、祛痰止咳，为君药。半夏燥湿化痰降逆，厚朴下气宽胸除满，前胡下气祛痰止咳，三药助紫苏子降气祛痰平喘之功，共为臣药。君臣相配，以治上实。肉桂温补下元，纳气平喘，以治下虚；当归既治咳逆上气，又养血补肝润燥，同肉桂以增温补下虚之效；略加生姜、紫苏叶以散寒宣肺，共为佐药。甘草、大枣和中调药，是为使药。诸药合用，标本兼顾，上下并治，而以治上为主，使气降痰消，则喘咳自平。

【现代运用】本方常用于慢性支气管炎、肺气肿、支气管哮喘等属上实下虚者。

2. 旋覆代赭汤 《伤寒论》

【组成】旋覆花三两（9g）　人参二两（6g）　生姜五两（15g）赭石一两（6g）　甘草炙，三两（9g）　半夏洗，半升（9g）　大枣十二枚，擘（4枚）

【用法】以水一斗，煮取六升，去滓再煎，取三升，温服一升，日三服（现代用法：水煎服）。

【功用】降逆化痰，益气和胃。

【主治】胃虚痰阻气逆证。胃脘痞闷或胀满，按之不痛，频频嗳气，或见纳差、呃逆、恶心，甚或呕吐，舌苔白腻，脉缓或滑。

【方解】本方证因胃气虚弱，痰浊内阻所致胃脘痞闷胀满、频频嗳气，甚或呕吐、呃逆等症。方中旋覆花性温而能下气消痰、降逆止嗳，是为君药。赭石质重而沉降，善镇冲逆，但味苦气寒，故用量稍小为臣药；生姜于本方用量独重，寓意有三：一为和胃降逆以增止呕之效，二为宣散水气以助祛痰之功，三可制约赭石的寒凉之性，使其镇降气逆而不伐胃；半夏辛温，祛痰散结，降逆和胃，并为臣药。人参、炙甘草、大枣益脾胃，补气虚，扶助已伤之中气，为佐使之用。诸药配合，共成降逆化痰、益气和胃之剂，使痰涎得消，逆气得平，中虚得复，则心下之痞硬除而嗳气、呕呃可止。后世用治胃气虚寒之反胃、呕吐涎沫，以及中焦虚痞而善嗳气者，亦取本方益气和胃、降逆化痰之功。

【现代运用】本方常用于胃神经官能症、胃扩张、慢性胃炎、胃及十二指肠溃疡、幽门不完全性梗阻、神经性呃逆、膈肌痉挛等属胃虚痰阻者。

第十二节　理 血 剂

凡以理血药组成为主，具有活血祛瘀或止血作用，主治瘀血或出血病证的方剂，通称为理血剂。临床分为活血祛瘀剂和止血剂两类。

一、活血祛瘀

活血祛瘀指用具有消散作用的或能攻逐体内瘀血的药物治疗瘀血病证的方法。常用川芎、桃仁、红花、赤芍、丹参、蒲黄、乳香、没药等药物组成方剂，代表方剂有血府逐瘀汤。

血府逐瘀汤 《医林改错》

【组成】桃仁四钱（12g）　红花三钱（9g）　当归三钱（9g）　生地黄三钱（9g）　川芎一钱半（4.5g）　赤芍二钱（6g）　牛膝三钱（9g）　桔梗一钱半（4.5g）　柴胡一钱（3g）　枳壳二钱（6g）　甘草二钱（6g）

【用法】水煎服。

【功用】活血化瘀，行气止痛。

【主治】胸中血瘀证。胸痛，头痛，日久不愈，痛如针刺而有定处，或呃逆日久不止，或饮水即呛，干呕，或内热瞀闷，或心悸怔忡，失眠多梦，急躁易怒，入暮潮热，唇暗或两目暗黑，舌质暗红，或舌有瘀斑、瘀点，脉涩或弦紧。

【方解】本方主治诸症皆为瘀血内阻胸部，气机郁滞所致。方中桃仁破血行滞而润燥，红花活血祛瘀以止痛，共为君药。赤芍、川芎助君药活血祛瘀；牛膝活血通经，祛瘀止痛，引血下行，共为臣药。生地黄、当归养血益阴，清热活血；桔梗、枳壳，一升一降，宽胸行气；柴胡疏肝解郁，升达清阳，与桔梗、枳壳同用，尤善理气行滞，使气行则血行，以上均为佐药。桔梗并能载药上行，兼有使药之用；甘草调和诸药，亦为使药。全方配伍，特点有三：一为活血与行气相伍，既行血分瘀滞，又解气分郁结；二是祛瘀与养血同施，则活血而无耗血之虑，行气又无伤阴之弊；三为升降兼顾，既能升达清阳，又可降泄下行，使气血和调。合而用之，使血活瘀化气行，则诸症可愈，为治胸中血瘀证之良方。

【现代运用】本方常用于冠心病心绞痛、风湿性心脏病、胸部挫伤及肋软骨炎之胸痛，以及脑血栓形成、高血压病、高脂血症、血栓闭塞性脉管炎、神经官能症、脑震荡后遗症之头痛、头晕等属瘀阻气滞者。

二、止血

凡是以止血药为主组成，具有止血等作用，主治出血证的方剂，称为止血剂。常用于吐血、咯血、便血、尿血等出血证，代表方剂有十灰散。

十灰散 《十药神书》

【组成】大蓟　小蓟　荷叶　侧柏叶　茅根　茜根　栀子　大黄

牡丹皮　棕榈皮各等分（各 9g）

【用法】上药各烧灰存性，研极细末，用纸包，碗盖于地上一夕，出火毒，用时先将白藕捣汁或萝卜汁磨京墨半碗，调服五钱，食后服下（现代用法：各药烧炭存性，为末，藕汁或萝卜汁磨京墨适量，调服9～15g；亦可作汤剂，水煎服，用量按原方比例酌定）。

【功用】凉血止血。

【主治】血热妄行之上部出血证。呕血、吐血、咯血、嗽血、衄血等，血色鲜红，来势急暴，舌红，脉数。

【方解】本方主治上部出血证乃火热炽盛，气火上冲，损伤血络，离经妄行所致。方中大蓟、小蓟性味甘凉，长于凉血止血，且能祛瘀，是为君药。荷叶、侧柏叶、白茅根、茜根皆能凉血止血；棕榈皮收涩止血，与君药相配，既能增强澄本清源之力，又有塞流止血之功，皆为臣药。血之所以上溢，是由于气盛火旺，故用栀子、大黄清热泻火，挫其鸱张之势，可使邪热从大小便而去，使气火降而助血止，是为佐药；重用凉降涩止之品，恐致留瘀，故以牡丹皮配大黄凉血祛瘀，使止血而不留瘀，亦为佐药。用法中用藕汁和萝卜汁磨京墨调服，藕汁能清热凉血散瘀，萝卜汁降气清热以助止血，京墨有收涩止血之功，皆属佐药之用。诸药炒炭存性，亦可加强收敛止血之力。全方集凉血、止血、清降、祛瘀诸法于一方，但以凉血止血为主，使血热清，气火降，则出血自止。

【现代运用】本方常用于上消化道出血、支气管扩张及肺结核咯血等属血热妄行者。

第十三节　治　风　剂

凡具有疏散风热、搜风通络、息风止痉、养血祛风、平肝息风、镇肝息风、育阴潜阳等功效的方剂，均属治风剂。临床须分清内风、外风，有无兼夹，因此从大的层面上将治风剂分为疏散外风剂和平息内风剂。

一、疏散外风

疏散外风剂，适用于外风所致诸病，常用辛散祛风的药物，如羌活、独活、防风、川芎、白芷、荆芥、白附子等为主组成方剂。代表方剂有川芎茶调散。

川芎茶调散 《太平惠民和剂局方》

【组成】薄荷叶不见火，八两（240g）　　川芎　荆芥去梗，各四两（各120g）　细辛去芦，一两（30g）　防风去芦，一两半（45g）　白芷　羌活　甘草炙，各二两（各60g）

【用法】上为细末。每服二钱（6g），食后，茶清调下（现代用法：共为细末，每次6g，每日2次，饭后清茶调服；亦可作汤剂，用量按原方比例酌减）。

【功用】疏风止痛。

【主治】外感风邪头痛。偏正头痛，或巅顶作痛，目眩鼻塞，或恶风发热，舌苔薄白，脉浮。

【方解】本方所治之头痛，为外感风邪所致。方中川芎辛温香窜，为血中气药，上行头目，为治诸经头痛之要药，善于祛风活血而止头痛，长于治少阳、厥阴经头痛（头顶或两侧头痛），故为方中君药。薄荷、荆芥辛散上行，以助君药疏风止痛之功，并能清利头目，共为臣药。其中薄荷用量独重，以其之凉，可制诸风药之温燥，又能兼顾风为阳邪，易于化热化燥之特点。羌活、白芷疏风止痛，其中羌活长于治太阳经头痛（后脑连项痛），白芷长于治阳明经头痛（前额及眉棱骨痛），李东垣谓"头痛须用川芎。如不愈，各加引经药，太阳羌活，阳明白芷"；细辛祛风止痛，善治少阴经头痛（脑痛连齿），并能宣通鼻窍；防风辛散上部风邪。上述诸药，协助君、臣药以增强疏风止痛之功，共为方中佐药。甘草益气和中，调和诸药为使。服时以茶清调下，取其苦凉轻清，清上降下，既可清利头目，又能制诸风药之过于温燥与升散，使升中有降，亦为佐药之用。综合本方，集众多辛散疏风药于一方，升散中寓有清降，具有疏风止痛而不温燥的特点，共奏疏风止痛之功。

【现代运用】本方常用于感冒头痛、偏头痛、血管神经性头痛、慢性鼻炎头痛等属于风邪所致者。

二、平息内风

平息内风剂，适用于肝阳眩晕，高热痉厥抽搐，小儿惊风、妇人子痫等肝风内动证。常用药物有羚羊角、钩藤、石决明、牡蛎、蒺藜、菊花、桑叶、天麻、阿胶、白芍、鸡子黄等。其代表方有镇肝息风汤。

镇肝息风汤《医学衷中参西录》

【组成】怀牛膝一两（30g）　生赭石一两（30g），轧细　生龙骨五钱（15g），捣碎　生牡蛎五钱（15g），捣碎　生龟甲五钱（15g），捣碎　生杭芍五钱（15g）　玄参五钱（15g）　天冬五钱（15g）　川楝子二钱（6g），捣碎　生麦芽二钱（6g）　茵陈二钱（6g）　甘草钱半（4.5g）

【用法】水煎服。

【功用】镇肝息风，滋阴潜阳。

【主治】类中风。头目眩晕，目胀耳鸣，脑部热痛，面色如醉，心中烦热，或时常噫气，或肢体渐觉不利，口眼渐形㖞斜；甚或眩晕颠仆，昏不知人，移时始醒，或醒后不能复元，脉弦长有力。

【方解】本方所治之类中风，张氏称之为内中风。方中怀牛膝归肝、肾经，入血分，性善下行，故重用以引血下行，并有补益肝肾之效为君。赭石之质重沉降，镇肝降逆，合牛膝以引气血下行，急治其标；龙骨、牡蛎、龟甲、白芍益阴潜阳，镇肝息风，共为臣药。玄参、天冬下走肾经，滋阴清热，合龟甲、白芍滋水以涵木，滋阴以柔肝；肝为刚脏，性喜条达而恶抑郁，过用重镇之品，势必影响其条达之性，故又以茵陈、川楝子、生麦芽清泄肝热，疏肝理气，以遂其性，以上俱为佐药。甘草调和诸药，合生麦芽能和胃安中，以防金石、介类药物碍胃为使。全方重用潜镇诸药，配伍滋阴、疏肝之品，共成标本兼治，而以治标为主的良方。

【现代运用】本方常用于高血压病、脑血栓形成、脑出血、血管神经性头痛等属于肝肾阴虚，肝风内动者。

第十四节　治　燥　剂

　　凡以轻宣辛散或甘凉滋润药物为主，组成具有轻宣外燥或滋润内燥等作用，用于治疗燥证的方剂，统称治燥剂。临床根据其证型不同分为轻宣外燥和滋阴润燥两类。

一、轻宣外燥

　　轻宣外燥剂适用于外感凉燥或温燥之证。凉燥：深秋气凉，感受风寒燥邪，肺气不宣症见恶寒、头痛、咳嗽鼻塞、咽干口燥（有类风寒，但较严冬之风寒为轻，又称次寒）。温燥：初秋之燥热，或久晴无雨，燥伤肺津，症见头痛发热、干咳无痰，或气逆喘急，心烦口渴，舌干无苔（有类风热，但以伴见燥热伤津为特征）。治凉燥代表方有杏苏散，治温燥代表方有桑杏汤。

1. 杏苏散 《温病条辨》

【组成】紫苏叶（9g）　　半夏（9g）　　茯苓（9g）　　前胡（9g）苦桔梗（6g）　　枳壳（6g）　　甘草（3g）　　大枣（3枚）　　杏仁（9g）橘皮（6g）（原书未著用量）

【用法】水煎温服。

【功用】轻宣凉燥，理肺化痰。

【主治】外感凉燥证。恶寒无汗，头微痛，咳嗽痰稀，鼻塞咽干，苔白脉弦。

【方解】本方证为凉燥外袭，肺失宣降，痰湿内阻所致。方中紫苏叶辛温不燥，发表散邪，宣发肺气，使凉燥之邪从外而散；杏仁苦温而润，降利肺气，润燥止咳，两者共为君药。前胡疏风散邪，降气化痰，既协苏叶轻宣达表，又助杏仁降气化痰；桔梗、枳壳一升一降，助杏仁、苏叶理肺化痰，共为臣药。半夏、橘皮燥湿化痰，理气行滞；茯苓渗湿健脾以杜生痰之源；生姜、大枣调和营卫以利解表，滋脾行津以润干燥，是为佐药。甘草调和诸药，合桔梗宣肺利咽，功兼佐使。本方乃苦温甘辛之法，发表宣化，表里同治之方，外可轻宣发表而解凉燥，内可理肺化痰而止咳嗽，表解痰消，肺气调和，诸症自除。

【现代运用】本方常用于上呼吸道感染、慢性支气管炎、肺气肿等证属外感凉燥（或外感风寒轻证），肺失宣降，痰湿内阻者。

2. 桑杏汤 《温病条辨》

【组成】桑叶一钱（3g）　　杏仁一钱五分（4.5g）　　沙参二钱（6g）象贝一钱（3g）　　香豉一钱（3g）　　栀子皮一钱（3g）　　梨皮一钱（3g）

【用法】水二杯，煮取一杯，顿服之，重者再作服（现代用法：水煎服）。

【功用】清宣温燥，润肺止咳。

【主治】外感温燥证。身热不甚，口渴，咽干鼻燥，干咳无痰或痰少而黏，舌红，苔薄白而干，脉浮数而右脉大者。

【方解】本方证系温燥外袭，肺津受灼之轻证。方中桑叶清宣燥热，透邪外出；杏仁宣利肺气，润燥止咳，共为君药。豆豉辛凉透散，助桑叶轻宣透热；贝母清化热痰，助杏仁止咳化痰；沙参养阴生津，润肺止咳，共为臣药。栀子皮质轻而入上焦，清泄肺热；梨皮清热润燥，止咳化痰，均为佐药。本方乃辛凉甘润之法，轻宣凉润之方，使燥热除而肺津复，则诸症自愈。

【现代运用】本方常用于上呼吸道感染、急慢性支气管炎、支气管扩张咯血、百日咳等证属外感温燥，邪犯肺卫者。

二、滋阴润燥

滋阴润燥是指滋养阴液的一种治法（又指补阴、养阴、益阴，是治疗阴虚证的方法）。适用于阴虚潮热、盗汗，或热盛伤津而见舌红、口燥等症。代表方剂有增液汤。

增液汤 《温病条辨》

【组成】玄参一两（30g）　麦冬连心，八钱（24g）　细生地黄八钱（24g）

【用法】水八杯，煮取三杯，口干则与饮令尽；不便，再作服（现代用法：水煎服）。

【功用】增液润燥。

【主治】阳明温病，津亏便秘证。大便秘结，口渴，舌干红，脉细数或沉而无力。

【方解】本方所治大便秘结为热病耗损津液，阴亏液涸，不能濡润大肠，"无水舟停"所致。方中重用玄参，苦咸而凉，滋阴润燥，壮水制火，启肾水以滋肠燥，为君药。生地甘苦而寒，清热养阴，壮水生津，以增玄参滋阴润燥之力；又肺与大肠相表里，故用甘寒之麦冬，滋养肺胃阴津以润肠燥，共为臣药。三药合用，养阴增液，以补药之体为泻药之用，使肠燥得润、大便得下，故名之"增液汤"。本方咸寒苦甘同用，旨在增水行舟，非属攻下，欲使其通便，必须重用。

【现代运用】本方常用于温热病津亏肠燥便秘，以及习惯性便秘、慢性咽喉炎、复发性口腔溃疡、糖尿病、皮肤干燥综合征、肛裂、慢性牙周炎等证属阴津不足者。

第十五节 祛湿剂

以祛湿药物为主配伍组成，具有化湿行水、通淋泄浊作用，治疗水湿为病方剂的统称。分燥湿和胃剂、清热祛湿剂、利水渗湿剂、温化寒湿剂、祛风胜湿剂等。

一、燥湿和胃

燥湿和胃剂适用于湿浊内阻脾胃失和证。症见脘腹痞满，嗳气吞酸，呕吐，泄泻，食少体倦等。以苦温燥湿与芳香化湿药如苍术、藿香、厚朴、白豆蔻等为主配伍砂仁、陈皮等理气和中之品组成方剂。代表方有藿香正气散。

藿香正气散《太平惠民和剂局方》

【组成】大腹皮 白芷 紫苏 茯苓去皮，各一两（30g） 半夏曲 白术 陈皮去白 厚朴去粗皮，姜汁炙 苦桔梗各二两（各60g） 藿香去土，三两（90g） 甘草炙二两半（75g）

【用法】上为细末，每服二钱，水一盏，姜三片，枣一枚，同煎至七分，热服，如欲出汗，衣被盖，再煎并服（现代用法：散剂，每服9g，生姜、大枣煎汤送服；或作汤剂，加生姜、大枣，水煎服，用量按原方比例酌定）。

【功用】解表化湿，理气和中。

【主治】外感风寒，内伤湿滞证。恶寒发热，头痛，胸膈满闷，脘腹疼痛，恶心呕吐，肠鸣泄泻，舌苔白腻，以及山岚瘴疟等。

【方解】本方主治之外感风寒，内伤湿滞证，为夏月常见病证。方中藿香为君，既以其辛温之性而解在表之风寒，又取其芳香之气而化在里之湿浊，且可辟秽和中而止呕，为治霍乱吐泻之要药。半夏曲、陈皮理气燥湿，和胃降逆以止呕；白术、茯苓健脾运湿以止泻，共助藿香内化湿浊而止吐泻，俱为臣药。湿浊中阻，气机不畅，故佐以大腹皮、厚朴行气化湿，畅中行滞，且寓气行则湿化之义；紫苏、白芷辛温发散，助藿香外散风寒，紫苏尚可醒脾宽中、行气止呕，白芷兼能燥湿化浊；桔梗宣肺利膈，既益解表，又助化湿；煎用生姜、大枣，内调脾胃，外和营卫。使以甘草调和药性，并协姜、枣以和中。诸药合用，外散风寒与内化湿滞相伍，健脾利湿与理气和胃共施，使风寒外散，湿浊内化，气机通畅，脾胃调和，清升浊降，则霍乱自已。感受山岚瘴气及水土不服者，亦可以本方辟秽化浊、和中悦脾而治之。

【现代运用】本方常用于急性胃肠炎或四时感冒属湿滞脾胃、外感风寒者。

二、清热祛湿

清热祛湿剂适用于外感湿热或湿热内郁或湿热下注所致的湿温、黄疸、霍乱、热淋、痢疾、泄泻、痿痹等病证。常以清热利湿药如茵陈、滑石、薏苡仁等或清热燥湿药如黄连、黄芩、黄柏等为主组方。代表方有茵陈蒿汤。

茵陈蒿汤 《伤寒论》

【组成】茵陈六两（18g）　栀子十四枚（12g）　大黄二两（6g），去皮

【用法】上三味，以水一斗二升，先煮茵陈，减六升，内二味，煮取三升，去滓，分三服（现代用法：水煎服）。

【功用】清热，利湿，退黄。

【主治】湿热黄疸。一身面目俱黄，黄色鲜明，发热，无汗或但头汗出，口渴欲饮，恶心呕吐，腹微满，小便短赤，大便不爽或秘结，舌红苔黄腻，脉沉数或滑数有力。

【方解】本方为治疗湿热黄疸之常用方。方中重用茵陈为君药，本品苦泄下降，善能清热利湿，为治黄疸要药。臣以栀子清热降火，通利三焦，助茵陈引湿热从小便而去。佐以大黄泻热逐瘀，通利大便，导瘀热从大便而下。三药合用，利湿与泻热并进，通利二便，前后分消，湿邪得除，瘀热得去，黄疸自退。

【现代运用】本方常用于急性黄疸型传染性肝炎、胆囊炎、胆石症、钩端螺旋体病等所引起的黄疸，证属湿热内蕴者。

三、利水渗湿

利水渗湿剂适用于水湿壅盛所致的水肿、泄泻等症。常用甘淡利水药如茯苓、泽泻、猪苓等为主组方。代表方有五苓散。

五苓散 《伤寒论》

【组成】猪苓十八铢（9g），去皮　泽泻一两六铢（15g）　白术十

八铢（9g）　茯苓十八铢（9g）　桂枝半两（6g），去皮

【用法】捣为散，以白饮和服方寸匕，日三服，多饮暖水，汗出愈，如法将息（现代用法：散剂，每服6～10g；汤剂，水煎服，多饮热水，取微汗，用量按原方比例酌定）。

【功用】利水渗湿，温阳化气。

【主治】膀胱气化不利之蓄水证。小便不利，头痛微热，烦渴欲饮，甚则水入即吐；或脐下动悸，吐涎沫而头目眩晕；或短气而咳；或水肿、泄泻，舌苔白，脉浮或浮数。

【方解】本方主治病症虽多，但其病机均为水湿内盛，膀胱气化不利所致。方中重用泽泻为君，以其甘淡，直达肾与膀胱，利水渗湿。臣以茯苓、猪苓之淡渗，增强其利水渗湿之力。佐以白术、茯苓健脾以运化水湿。《素问·灵兰秘典论》谓："膀胱者，州都之官，津液藏焉，气化则能出矣"，膀胱的气化有赖于阳气的蒸腾，故方中又佐以桂枝温阳化气以助利水，解表散邪以祛表邪，《伤寒论》示人服后当饮暖水，以助发汗，使表邪从汗而解。诸药相伍，甘淡渗利为主，佐以温阳化气，使水湿之邪从小便而去。

【现代运用】本方常用于急慢性肾炎、水肿、肝硬化腹水、心源性水肿、急性肠炎、尿潴留、脑积水等属水湿内停者。

四、温化寒湿

温化寒湿剂适用于湿从寒化，阳虚不能化水所引起的痰饮、水肿等证。常用温阳药如干姜、桂枝、附子，与健脾祛湿药如茯苓、白术等为主组方，代表方剂有苓桂术甘汤。

苓桂术甘汤《金匮要略》

【组成】茯苓四两（12g）　桂枝去皮三两（9g）　白术二两（6g）甘草炙，二两（6g）

【用法】上四味，以水六升，煮取三升，去滓，分温三服（现代用法：水煎服）。

【功用】温阳化饮，健脾利湿。

【主治】中阳不足之痰饮。胸胁支满，目眩心悸，短气而咳，舌苔白滑，脉弦滑或沉紧。

【方解】本方所治痰饮乃中阳素虚，脾失健运，气化不利，水湿内停所致。本方重用甘淡之茯苓为君，健脾利水，渗湿化饮，既能消除已

聚之痰饮，又善平饮邪之上逆。桂枝为臣，功能温阳化气、平冲降逆。茯苓、桂枝相合为温阳化气、利水平冲之常用组合。白术为佐，功能健脾燥湿，茯苓、白术相须，为健脾祛湿的常用组合，在此体现了治生痰之源以治本之意；桂枝、白术同用，也是温阳健脾的常用组合。炙甘草用于本方，其用有三：一可合桂枝以辛甘化阳，以襄助温补中阳之力；二可合白术益气健脾，崇土以利制水；三可调和诸药，功兼佐使之用。四药合用，温阳健脾以助化饮，淡渗利湿以平冲逆。全方温而不燥，利而不峻，标本兼顾，配伍严谨，为治疗痰饮病之和剂。

【现代运用】本方适用于慢性支气管炎、支气管哮喘、心源性水肿、慢性肾小球肾炎水肿、梅尼埃病、神经官能症等属水饮停于中焦者。

五、祛风胜湿

祛风胜湿剂适用于风湿外袭所致的头身疼痛等症，或风湿侵袭痹阻经络所致的腰膝麻木疼痛等症。常用祛风胜湿药如羌活、独活、桑寄生等为主组方，代表方剂有独活寄生汤。

独活寄生汤 《备急千金要方》

【组成】独活三两（9g） 桑寄生 杜仲 牛膝 细辛 秦艽 茯苓 肉桂心 防风 川芎 人参 甘草 当归 芍药 干地黄各二两（各6g）

【用法】上咬咀，以水一斗，煮取三升，分三服，温身勿冷也（现代用法：水煎服）。

【功用】祛风湿，止痹痛，益肝肾，补气血。

【主治】痹症日久，肝肾两虚，气血不足证。腰膝疼痛、痿软，肢节屈伸不利，或麻木不仁，畏寒喜温，心悸气短，舌淡苔白，脉细弱。

【方解】本方为治疗久痹而肝肾两虚，气血不足之常用方。方中重用独活为君，辛苦微温，善治伏风，除久痹，且性善下行，以祛下焦与筋骨间的风寒湿邪。臣以细辛、防风、秦艽、肉桂心，细辛入少阴肾经，长于搜剔阴经之风寒湿邪，又除经络留湿；秦艽祛风湿、舒筋络而利关节；肉桂心温经散寒，通利血脉；防风祛一身之风而胜湿，君臣相伍，共祛风寒湿邪。本证因痹症日久而见肝肾两虚，气血不足，遂佐入桑寄生、杜仲、牛膝以补益肝肾而强壮筋骨，且桑寄生兼可祛风湿，牛膝尚能活血以通利肢节筋脉；当归、川芎、地黄、白芍养血和血，人参、茯苓、甘草健脾益气，以上诸药合用，具有补肝肾、益气血之功。

且白芍与甘草相合，尚能柔肝缓急，以助舒筋。当归、川芎、牛膝、肉桂心活血，寓"治风先治血，血行风自灭"之意。甘草调和诸药，兼使药之用。纵观全方，以祛风寒湿邪为主，辅以补肝肾、益气血之品，邪正兼顾，祛邪不伤正，扶正不留邪。

【现代运用】本方常用于慢性关节炎、类风湿关节炎、风湿性坐骨神经痛、腰肌劳损、骨质增生症、小儿麻痹等属风寒湿痹日久，正气不足者。

第十六节　祛　痰　剂

凡以祛痰药为主组成，具有排毒或消解痰饮作用的方剂统称为祛痰剂。临床分为燥湿化痰、清热化痰、润燥化痰、温化寒痰、化痰息风五类。

一、燥湿化痰

燥湿化痰剂主治湿痰证。症见咳嗽痰多色白易咳、胸膈胀满、恶心呕吐，或头眩心悸，舌苔白润或腻，脉滑。方如二陈汤等。

二陈汤《太平惠民和剂局方》

【组成】半夏汤洗七次　橘红各五两（15g）　白茯苓三两（9g）甘草炙，一两半（4.5g）

【用法】上药㕮咀，每服四钱（12g），用水一盏，生姜七片，乌梅一个，同煎六分，去滓，热服，不拘时候（现代用法：加生姜7片、乌梅1个，水煎温服）。

【功用】燥湿化痰，理气和中。

【主治】湿痰证。咳嗽痰多，色白易咳，恶心呕吐，胸膈痞闷，肢体困重，或头眩心悸，舌苔白滑或腻，脉滑。

【方解】本方证多由脾失健运，湿无以化，湿聚成痰，郁积而成。方中半夏辛温性燥，善能燥湿化痰，且又和胃降逆，为君药。橘红为臣，既可理气行滞，又能燥湿化痰。君臣相配，寓意有二：一为等量合用，不仅相辅相成，增强燥湿化痰之力，而且体现治痰先理气，气顺则痰消之意；二为半夏、橘红皆以陈久者良，而无过燥之弊，故方名"二陈"。此为本方燥湿化痰的基本结构。佐以茯苓健脾渗湿，渗湿以助化痰之力，健脾以杜生痰之源。鉴于橘红、茯苓是针对痰因气滞和生痰之源而设，故两药为祛痰剂中理气化痰、健脾渗湿的常用组合。煎加生姜，既能制半夏之毒，又能协助半夏化痰降逆、和胃止呕；复用少许乌梅，收敛肺气，与半夏、橘红相伍，散中兼收，防其燥散伤正之虞，均为佐药。以甘草为佐使，健脾和中，调和诸药。综合本方，结构严谨，散收相合，标本兼顾，燥湿理气祛已生之痰，健脾渗湿杜生痰之源，共奏燥湿化痰、理气和中之功。

【现代运用】本方常用于慢性支气管炎、慢性胃炎、梅尼埃病、神经性呕吐等属湿痰者。

二、清热化痰

清热化痰剂适用于痰热证。症见咳吐黄痰、咳吐不利、舌红苔黄腻、脉滑数。代表方有清气化痰丸。

清气化痰丸《医方考》

【组成】陈皮去白　杏仁去皮尖　枳实麸炒　黄芩酒炒　瓜蒌仁去油　茯苓各一两（各30g）　胆南星　制半夏各一两半（各45g）

【用法】姜汁为丸。每服6g，温开水送下（现代用法：以上8味，除瓜蒌仁霜外，其余黄芩等7味药粉碎成细粉，与瓜蒌仁霜混匀，过筛。另取生姜100g，捣碎加水适量，压榨取汁，与上述粉末泛丸，干燥即得。每服6～9g，1日2次，小儿酌减；亦可作汤剂，加生姜水煎服，用量按原方比例酌减）。

【功用】清热化痰，理气止咳。

【主治】痰热咳嗽。咳嗽气喘，咳痰黄稠，胸膈痞闷，甚则气急呕恶，烦躁不宁，舌质红，苔黄腻，脉滑数。

【方解】本方证因痰阻气滞，气郁化火，痰热互结所致。方中胆南星苦凉、瓜蒌仁甘寒，均长于清热化痰，瓜蒌仁尚能导痰热从大便而下，两者共为君药。制半夏虽属辛温之品，但与苦寒之黄芩相配，一化痰散结，一清热降火，既相辅相成，又相制相成，共为臣药。治痰者当须降其火，治火者必须顺其气，故佐以杏仁降利肺气以宣上，陈皮理气化痰以畅中，枳实破气化痰以宽胸，并佐茯苓健脾渗湿以杜生痰之源。使以姜汁为丸，用为开痰之先导。诸药合用，化痰与清热、理气并进，俾气顺则火降，火清则痰消，痰消则火无所附，诸症悉除。

【现代运用】本方常用于肺炎、急性支气管炎、慢性支气管炎急性发作等属痰热内结者。

三、润燥化痰

润燥化痰，即润肺化痰，是治疗燥痰的方法。症见咽喉干燥哽痛，呛咳痰稠难咳，声音嘶哑，舌红苔黄而干等。代表方有贝母瓜蒌散。

贝母瓜蒌散 《医学心悟》

【组成】贝母一钱五分（4.5g）　瓜蒌一钱（3g）　天花粉　茯苓　橘红　桔梗各八分（各2.5g）

【用法】水煎服。

【主治】燥痰咳嗽。咳嗽呛急，咳痰不爽，涩而难出，咽喉干燥哽痛，苔白而干。

【方解】本方证多由燥热伤肺，灼津成痰所致。方中贝母苦甘微寒，润肺清热，化痰止咳；瓜蒌甘寒微苦，清肺润燥，开结涤痰，与贝母相须为用，是润肺清热化痰的常用组合，共为君药。臣以天花粉，既清降肺热，又生津润燥，可助君药之力。痰因湿聚，湿自脾来，痰又易阻滞气机，无论湿痰抑或燥痰，皆须配伍橘红理气化痰、茯苓健脾渗湿，此乃祛痰剂配伍通则，但橘红温燥、茯苓渗利，故用量颇轻，少佐贝母、瓜蒌、天花粉于寒性药中，则可去性存用，并能加强脾运输津以润肺燥。桔梗宣肺化痰，且引诸药入肺经，为佐使药。全方清润宣化并用，肺脾同调，而以润肺化痰为主，且润肺而不留痰，化痰又不伤津，如此则肺得清润而燥痰自化，宣降有权而咳逆自平。

【现代运用】本方可用于肺结核、肺炎等属燥痰证者。

四、温化寒痰

温化寒痰剂适用于痰寒证。证见咳吐白痰、胸闷脘痞、气喘哮鸣、畏寒肢冷、舌苔白腻、脉弦滑或弦紧。代表方有苓甘五味姜辛汤。

苓甘五味姜辛汤 《金匮要略》

【组成】茯苓四两（12g）　甘草三两（9g）　干姜三两（9g）　细辛三两（5g）　五味子半升（5g）

【用法】上五味，以水八升，煮取三升，去滓，温服半升，日三服（现代用法：水煎温服）。

【功用】温肺化饮。

【主治】寒饮咳嗽。咳痰量多，清稀色白，或喜唾涎沫，胸满不舒，舌苔白滑，脉弦滑。

【方解】本方证多因脾阳不足，寒从中生，聚湿成饮，寒饮犯肺所致。方以干姜为君，既温肺散寒以化饮，又温运脾阳以化湿。臣以细辛，取其辛散之性，温肺散寒，助干姜温肺散寒化饮之力；复以茯苓健脾渗湿，化饮利水，一以导水饮之邪从小便而去，一以杜绝生饮之源，合干姜温化渗利，健脾助运。为防干姜、细辛耗伤肺气，又佐以五味子敛肺止咳，与干姜、细辛相伍，一温一散一敛，使散不伤正，敛不留邪，且能调节肺司开合之职，为仲景用以温肺化饮的常用组合。使以甘草和中调药。综观全方，具有温散并行、开合相济、肺脾同治、标本兼顾的配伍特点，堪称温化寒饮之良剂。

【现代运用】本方常用于慢性支气管炎、肺气肿等属寒饮内停者。

五、化痰息风

化痰息风剂适用于内风夹痰证。症见眩晕头痛，或发癫痫，甚则昏厥，不省人事，舌苔白腻，脉弦滑等。代表方有半夏白术天麻汤。

半夏白术天麻汤《医学心悟》

【组成】半夏一钱五分（4.5g）　天麻　茯苓　橘红各一钱（各3g）　白术三钱（9g）　甘草五分（1.5g）

【用法】生姜一片，大枣二枚，水煎服（现代用法：加生姜1片、大枣2枚，水煎服）。

【功用】化痰息风，健脾祛湿。

【主治】风痰上扰证。眩晕，头痛，胸膈痞闷，恶心呕吐，舌苔白腻，脉弦滑。

【方解】本方证缘于脾湿生痰，湿痰壅遏，引动肝风，风痰上扰清空所致。方中半夏燥湿化痰，降逆止呕；天麻平肝息风，而止头眩，两者合用，为治风痰眩晕头痛之要药。李东垣在《脾胃论》中说："足太阴痰厥头痛，非半夏不能疗；眼黑头眩，风虚内作，非天麻不能除。"故以两味为君药。以白术、茯苓为臣，健脾祛湿，能治生痰之源。佐以橘红理气化痰，俾气顺则痰消。使以甘草和中调药；煎加生姜、大枣调和脾胃，生姜兼制半夏之毒。综观全方，风痰并治，标本兼顾，但以化痰息风治标为主，健脾祛湿治本为辅。

【现代运用】本方常用于耳源性眩晕、高血压病、神经性眩晕、癫痫、面神经瘫痪等属风痰上扰者。

第十七节 消 食 剂

凡以消食药物为主组成，具有消食健脾、除痞化积等作用，以治疗食积停滞的方剂，统称为消食剂。属于"八法"中的"消法"范畴。临床将其分为消食化滞剂和健脾消食剂。

一、消食化滞

消食化滞剂适用于食积内停之证。症见胸脘痞满、腹胀时痛、嗳腐吞酸、呕恶厌食，或大便泄泻，舌苔厚腻而黄，脉滑。代表方剂为保和丸。

保和丸《丹溪心法》

【组成】山楂六两（180g） 神曲二两（60g） 半夏 茯苓各三两（各90g） 陈皮 连翘 莱菔子各一两（各30g）

【用法】上为末，炊饼为丸，如梧桐子大，每服七八十丸（9g），食远白汤下（现代用法：共为末，水泛为丸，每服6～9g，温开水送下。亦可水煎服，用量按原方比例酌减）。

【功用】消食和胃。

【主治】食滞胃脘证。脘腹痞满胀痛，嗳腐吞酸，恶食呕逆，或大便泄泻，舌苔厚腻，脉滑。

【方解】本方证因饮食不节，暴饮暴食所致。方中重用酸甘温之山楂为君，消一切饮食积滞，长于消肉食油腻之积；神曲甘辛温，消食健胃，长于化酒食陈腐之积；莱菔子辛甘而平，下气消食除胀，长于消谷面之积。三药同用为臣，能消各种食物积滞。食积易于阻气、生湿、化热，故以半夏、陈皮辛温，理气化湿，和胃止呕；茯苓甘淡，健脾利湿，和中止泻；连翘味苦微寒，既可散结以助消积，又可清解食积所生之热，均为佐药。诸药配伍，使食积得化，胃气得和，热清湿去，则诸症自除。

【现代运用】本方常用于急慢性胃炎、急慢性肠炎、消化不良、婴幼儿腹泻等属食积内停者。

二、健脾消食

健脾消食剂适用于脾胃虚弱，食积内停之证。症见脘腹痞满，不思饮食，面黄体瘦，倦怠乏力，大便溏薄等。代表方剂为健脾丸。

健脾丸《证治准绳》

【组成】白术炒，二两半（75g） 木香另研 黄连酒炒 甘草各七钱半（各22g） 白茯苓去皮，二两（60g） 人参一两五钱（45g） 神曲炒 陈皮 砂仁 麦芽炒取面 山楂取肉 山药 肉豆蔻面裹煨热，纸包槌去油，各一两（各30g）

【用法】上为细末，蒸饼为丸，如绿豆大，每服五十丸，空心服，一日二次，陈米汤下（现代用法：共为细末，糊丸或水泛小丸，每次6～9g，温开水送下，每日2次）。

【功用】健脾和胃，消食止泻。

【主治】脾虚食积证。食少难消，脘腹痞闷，大便溏薄，倦怠乏力，苔腻微黄，脉虚弱。

【方解】本方证因脾虚胃弱，运化失常，食积停滞，郁而生热所致。本方重用白术、茯苓为君，健脾祛湿以止泻。山楂、神曲、麦芽消食和胃，除已停之积；人参、山药益气补脾，以助茯苓、白术健脾之力，是为臣药。木香、砂仁、陈皮皆芳香之品，功能理气开胃，醒脾化湿，既可解除脘腹痞闷，又使全方补而不滞；肉豆蔻温涩，合山药以涩肠止泻；黄连清热燥湿，且可清解食积所化之热，皆为佐药。甘草补中和药，是为佐使之用。诸药合用，脾健则泻止，食消则胃和，诸症自愈。

【现代运用】本方常用于慢性胃炎、消化不良属脾虚食滞者。

第五讲

中医内科学入门

——内科疾病的全攻略

第一节　感　冒

感冒俗称伤风，是感触风邪或时行病毒，出现鼻塞、流涕、喷嚏、头痛、恶寒、发热、全身不适等主要临床表现的一种外感病。

【病因病机】 病位在肺卫，为感风邪或时行病毒，由口鼻、皮毛而入，犯及肺卫，卫表不和，肺失宣肃，属表实之证。

【诊断要点】

（1）临床表现　初起多见鼻道和卫表症状。鼻、咽部痒而不适，鼻塞，流涕，喷嚏，声重而嘶，头痛，恶风，恶寒等。部分患者病及脾胃，而表现胸闷、恶心、呕吐、食欲减退、大便稀溏等症。

时行感冒，多呈流行性，多人同时突然发病，迅速蔓延，首发症状常见恶寒、发热，体温在 39～40℃，周身酸痛，疲乏无力。初起全身症状重而肺系证候并不突出，1～3 天后出现明显的鼻塞、流涕、喷嚏、咳嗽、咽痛等，病情较一般感冒为重，体力恢复较慢。

（2）病邪由口鼻或皮毛而入，病程较短，3～7 天，普通感冒一般不向里传变。

（3）发病季节四时皆有，以冬、春季多见。

【治疗原则】 祛除表邪，宣通肺气。

【辨证论治】

1. 风寒证

症状：恶寒重，发热轻，无汗，头项强痛，鼻塞声重，流涕清稀，或有咽痒咳嗽，痰白稀，口不渴，肢节酸痛，舌苔薄白，脉浮紧。

治法：辛温解表，宣肺散寒。

方药：荆防败毒散（荆芥 9g，防风 9g，柴胡 12g，前胡 9g，川芎 9g，枳壳 9g，羌活 9g，独活 9g，茯苓 15g，桔梗 9g，甘草 6g）。水煎服，每日 1 剂。

2. 风热证

症状：发热重，微恶风寒，鼻塞流黄浊涕，身热无汗，头痛，咽痛，口渴欲饮或有咳嗽痰黄，舌苔薄黄，脉浮数。

治法：辛凉解表，疏泄风热。

方药：银翘散（金银花 15g，连翘 15g，桔梗 9g，薄荷后下 6g，竹叶 9g，淡豆豉 9g，牛蒡子 9g，荆芥 6g，甘草 6g）。水煎服，每日 1 剂。

3. 暑湿证

症状：恶寒发热，头重，胸腹闷胀，恶呕腹泻，肢倦神疲，或口中黏腻，渴不多饮，舌苔白腻，脉濡滑。

治法：解表化湿，理气和中。

方药：藿香正气散（广藿香 12g，大腹皮 12g，白芷 9g，紫苏 9g，茯苓 15g，半夏曲 9g，白术 9g，陈皮 6g，厚朴 9g，桔梗 9g，炙甘草 6g，生姜 6g，大枣 6g）。水煎服，每日 1 剂。

4. 体虚感冒

症状：以气虚证多见，形寒，自汗，语声低怯，气短，倦怠，苔白，脉浮无力。阳虚证见汗出则恶寒更甚、头痛、骨节酸冷疼痛、语言低微等。

治法：益气解表，调和营卫。

方药：参苏饮（党参 12g，紫苏叶 12g，葛根 12g，前胡 9g，法半夏 9g，茯苓 9g，陈皮 9g，炙甘草 6g，桔梗 9g，枳壳 9g，木香 6g）。水煎服，每日 1 剂。

5. 阴虚感冒

症状：阴虚津亏，感受外邪，津液不能作汗达邪，身热，手是心热，微恶风寒，少汗，头昏心烦，口干，干咳少痰，鼻塞流涕，舌红少苔，脉细数。

治法：滋阴解表。

方药：加减葳蕤汤（白薇 10g，玉竹 10g，薄荷 6g，桔梗 6g，豆豉 6g，甘草 6g，大枣 3 枚）。水煎服，每日 1 剂。

【单方验方】

（1）葱白生姜饮，以连须葱白 5 根、生姜 6g，加红糖 30g，水煎热服，1 日 1 剂。用于风寒感冒。

（2）野菊花 15g，大青叶 10g，鱼腥草 30g，淡竹叶 10g，水煎服，1 日 1 剂；或用葛根 30g，大青叶 15g，芦根 30g，共煎，1 日 1 剂，分 2～3 次温服。均可用于风热感冒。

第一节 咳 嗽

咳嗽是指肺失宣降，肺气上逆作声，咳吐痰液而言，为肺系疾病的主要证候之一。分别言之，有声无痰为之咳，有痰无声为之嗽，一般多为痰声并见，难以截然分开，故以咳嗽并称。现代医学中急慢性支气管炎、部分支气管扩张症、慢性咽炎等可参考咳嗽论治。

【病因病机】 本病的发生有外感、内伤两大类。外感咳嗽为六淫外邪侵袭肺系。内伤咳嗽为脏腑功能失调，内邪侵袭肺系。

【诊断要点】

（1）咳逆有声，或伴咽痒咳痰。外感咳嗽起病急，可伴有寒热等表证。内伤咳嗽每因外感反复发作，病程较长，咳而伴喘。

（2）听诊可闻及两肺野呼吸音增粗，或伴散在干湿性啰音。

（3）急性期，周围血白细胞总数和中性粒细胞增高；肺部 X 射线摄片检查正常或肺纹理增粗。

【治疗原则】 外感咳嗽应祛邪利肺，按病邪性质分风寒、风热、风燥论治。内伤咳嗽应祛邪止咳，扶正补虚，标本兼顾，分清虚实主次处理。

【辨证论治】

1. 外感咳嗽

（1）风寒袭肺

症状：咽痒咳嗽声重，气急，咳痰稀薄色白，常伴鼻塞、流清涕、头痛、肢体酸楚、恶寒发热、无汗等表证，舌苔薄白，脉浮或浮紧。

治法：疏风散寒，宣肺止咳。

方药：三拗汤合止嗽散（麻黄 6g，荆芥 10g，杏仁 10g，紫苏 12g，白前 12g，百部 12g，陈皮 6g，桔梗 6g，甘草 6g）。水煎服，每日 1 剂。

（2）风热犯肺

症状：咳嗽频剧，气粗或咳声嘶哑，喉燥咽痛，咳痰不爽，痰黏稠或稠黄，咳时汗出，常伴鼻流黄涕、口渴、头痛、恶风、身热等表证，舌苔薄黄，脉浮数或浮滑。

治法：疏风清热，宣肺止咳。

方药：桑菊饮（桑叶 10g，菊花 12g，薄荷 6g，杏仁 10g，桔梗 6g，甘草 6g，连翘 10g，芦根 12g）。水煎服，每日 1 剂。

（3）风燥伤肺

症状：喉痒干咳，连声作呛，咽喉干痛，唇舌干燥，无痰或痰少而黏连成丝，不易咳出，或痰中带有血丝，口干，初起或伴鼻塞、头痛、微寒、身热等表证，舌质红干而少津，苔薄白或薄黄，脉浮数或小数。

治法：疏风清肺，润燥止咳。

方药：桑杏汤（桑叶 10g，豆豉 10g，杏仁 6g，浙贝母 10g，南沙参 15g，梨皮 12g，栀子 6g）。水煎服，每日 1 剂

（4）凉燥伤肺

症状：干咳少痰或无痰，咽干鼻燥，兼有恶寒发热、头痛无汗、舌苔薄白而干等症。

治法：温而不燥，润而不凉。

方药：杏苏散（紫苏叶 10g，杏仁 6g，前胡 12g，紫菀 12g，款冬花 10g，百部 10g，甘草 6g）。水煎服，每日 1 剂。

2. 内伤咳嗽

（1）痰湿蕴肺

症状：咳嗽反复发作，咳声重浊，胸闷气憋，尤以晨起咳甚，痰多，痰黏腻或稠厚成块，色或带灰色，痰出则憋减咳缓，常伴体倦，胃脘胀满、食少，腹胀、大便时溏，舌苔白腻，脉濡滑。

治法：燥湿化痰，理气止咳。

方药：二陈汤合三子养亲汤（陈皮、法半夏各 10g，苍术 10g，厚朴 6g，紫苏 10g，白芥子 6g，莱菔子 10g，薏苡仁 20g）。水煎服，每日 1 剂。

（2）痰热郁肺

症状：咳嗽气息粗促，或喉中有痰声，痰多质黏厚或稠黄，咳吐不爽，或有热腥味，或吐血痰，胸胁胀满，咳时引痛，面赤，或有身热，口干而渴，欲饮水，舌质红，舌苔薄黄腻，脉滑数。

治法：清热肃肺，豁痰止咳。

方药：清金化痰汤（桑白皮 15g，黄芩 10g，栀子 6g，贝母、知母、桔梗各 10g，全瓜蒌 15g，橘红 6g，甘草 6g）。水煎服，每日 1 剂。

（3）肝火犯肺

症状：上气咳逆阵作，咳时面赤，咽干口苦，常感痰滞咽喉而咳之难出，痰少质黏，或如絮条，胸胁胀痛，咳时引痛。症状可随情绪波动而增减。舌红或舌边红，舌苔薄黄少津，脉弦数。

治法：清肝泻肺，化痰止咳。

方药：黛蛤散合泻白散［桑白皮、地骨皮各 15g，青黛（另包）6g，海蛤壳、黄芩、知母、天花粉各 10g，甘草 6g］。水煎服，每日 1 剂。

（4）肺阴亏耗

症状：干咳，咳声短促，或痰中带血丝，低热，午后颧红，盗汗，口干，舌质红，少苔，脉细数。

治法：滋阴润肺，化痰止咳。

方药：沙参麦冬汤（沙参、麦冬、玉竹、百合、天花粉各 12g，贝母、杏仁、桑叶各 10g，甘草 6g）。水煎服，每日 1 剂。

（5）肺气亏虚证

症状：病久咳声低微，咳而伴喘，咳痰色白，食少气短，神疲乏力，自汗畏寒，舌淡嫩，苔白，脉细弱。

治法：补益肺气，化痰止咳。

方药：补肺汤加减（黄芪 15g，党参 10g，紫菀 10g，桑白皮 10g，五味子 6g，法半夏 10g，茯苓 12g，白术 10g，陈皮、甘草各 6g）。水煎服，每日 1 剂。

【单方验方】 川贝母 5g、新鲜梨 1 只、冰糖适量，加水煎服或蒸服，适用于咳嗽见咽干、口干者为宜，尤其适宜于阴虚咳嗽。

第三节 哮 病

哮病是一种发作性的痰鸣气喘疾病。以发作时喉中哮鸣有声，呼吸气促困难，甚则喘息不能平卧为主要表现。西医学的支气管哮喘、喘息性支气管炎，或其他急性肺部过敏性疾患所致的哮喘相当于本病的范畴。

【病因病机】 引起本病的诱因较多，凡外感风寒暑湿，或吸入花粉烟尘，饮食酸咸甘甜、生冷腥鲜，恼怒气逆，劳倦乏力，皆可使气之升降发生逆乱，于是触动肺中的伏痰，则痰升气阻而发病。

【诊断要点】

(1) 本病多与先天禀赋有关，家族中可有哮病病史。常由气候突变、饮食不当、情志失调、劳累而诱发，呈反复发作性。发作时常突然，可见咽痒、喷嚏、咳嗽等先兆。喉中有明显的哮鸣声，呼吸困难不能平卧，甚至面色苍白，唇甲青紫，约数十分钟或数小时后缓解。

(2) 平时可一如常人，或稍感疲劳纳差。但病程日久，反复发作，导致正气亏虚，可常有轻度哮鸣，甚至在大发作时持续难平，出现喘脱。

(3) 查体　两肺可闻及哮鸣音，或伴有干湿啰音。血嗜酸性粒细胞可增高，痰液涂片可见嗜酸细胞。胸部 X 射线检查一般无特殊改变，久病可见肺气肿体征。

【治疗原则】
治疗本病，发作期以祛邪为主，根据辨证的寒热、痰郁以治之。缓解期以扶正为主，根据阴阳气血，对所病脏腑分别调补之。

【辨证论治】

1. 发作期

(1) 寒哮

症状：呼吸急促，喉中哮鸣有声，胸满闷，咳不甚，痰少咳吐不爽，面色晦暗带青，口不渴，或渴喜热饮，天冷或受寒易发，形寒怕冷，舌苔白滑，脉弦紧或浮紧。

治法：温肺散寒，化痰平喘。

方药：射干麻黄汤（射干、麻黄各 6g，细辛 3g，半夏 6g，生姜 6g，紫菀 12g，款冬花 12g，甘草 6g，五味子 6g，大枣 3g）。水煎服，每日 1 剂。

(2) 热哮

症状：气粗息涌，喉中哮鸣，胸高胁胀，咳呛阵作，咳痰色黄或白，黏浊稠厚，排吐不利，烦闷不安，汗出，面赤，口苦，口渴喜饮，舌质红，苔黄腻，脉弦滑或滑数。

治法：清热宣肺，化痰定喘。

方药：定喘汤（麻黄 6g，杏仁 6g，桑白皮 12g，黄芩 10g，紫苏子 10g，半夏 6g，款冬花 10g，白果 10g，甘草 6g）。水煎服，每日 1 剂。

2. 缓解期

（1）肺虚

症状：气短声低，咳痰清稀色白，面色白，平素自汗，怕风，常易感冒，每因气候变化而诱发，发前喷嚏频作，鼻塞流清涕，舌淡苔白，脉细弱或虚大。

治法：补肺固卫。

方药：玉屏风散（黄芪 12g，白术 10g，防风 10g）。水煎服，每日 1 剂。

（2）脾虚

症状：平素痰多，倦怠无力，食少便溏，或食油腻易腹泻，每因饮食不当而引发，面色萎黄不华，舌质淡，苔薄腻或白滑，脉象细软。

治法：健脾化痰。

方药：六君子汤（党参 12g，白术 12g，茯苓 12g，甘草 6g，陈皮 6g，半夏 10g）。水煎服，每日 1 剂。

（3）肾虚

症状：平素短气息促，动则为甚，吸气不利，腰酸腿软，脑转耳鸣，劳累后喘哮易发，或畏寒肢冷，面色苍白，舌淡苔白，质胖嫩，脉象沉细。或颧红，烦热，汗出黏手，舌红苔少，脉细数。

治法：补肾摄纳。

方药：金匮肾气丸加减（熟附子 6g，肉桂 3g，熟地黄、山药各 12g，山茱萸、牡丹皮各 10g，泽泻、茯苓各 12g）。水煎服，每日 1 剂。

【单方验方】 地龙煎：地龙 30g，钩藤 30g，葶苈子 15g。水煎取汁，1 日分 3 次服。适用于热哮。

第四节 喘 病

喘病是指由于外感或内伤，导致肺失宣降，肺气上逆或气无所主，肾失摄纳，以致呼吸困难，甚则张口抬肩，鼻翼煽动，不能平卧等为主要临床特征的一种病证。喘病主要见于西医的喘息性支气管炎、肺部感染、肺炎、肺气肿、心源性哮喘、肺结核、硅沉着病以及癔病性喘息等疾病。

【病因病机】 喘病的病因很复杂，外邪侵袭、饮食不当、情志失调、劳欲久病等均可成为喘病的病因，引起肺失宣降，肺气上逆或气无所主，肾失摄纳，便成为喘病。

【诊断要点】

（1）以喘促气逆，呼吸困难，甚至张口抬肩，鼻翼煽动，不能平卧，口唇发绀为特征。多有慢性咳嗽、哮病、肺结核、心悸等病史，每遇外感及劳累而诱发。

（2）两肺可闻及干湿性啰音或哮鸣音。

（3）实验室检查支持引起呼吸困难、喘促的西医有关疾病的诊断，如肺部感染有血白细胞总数及中性粒细胞升高，或 X 射线胸片有肺纹增多或有片状阴影等依据。

【治疗原则】 喘病的治疗原则是按虚实论治。实喘治肺，治以祛邪利气。虚喘治在肺肾，以肾为主，治以培补摄纳。

【辨证论治】

1．实喘

（1）风寒闭肺

症状：喘息，呼吸气促，胸部胀闷，咳嗽，痰多稀薄色白，兼有头痛、鼻塞、无汗、恶寒，或伴发热、口不渴，舌苔薄白而滑，脉浮紧。

治法：散寒宣肺。

方药：麻黄汤（麻黄、桂枝各 9g，杏仁、甘草各 6g）。水煎服，每日 1 剂。

（2）痰热遏肺

症状：喘咳气涌，胸部胀痛，痰多黏稠色黄，或夹血色，伴胸中烦热，面红身热，汗出、口渴喜冷饮，咽干，尿赤，或大便秘结，苔黄或腻，脉滑数。

治法：清泄痰热。

方药：桑白皮汤（桑白皮、黄芩各 12g，黄连、栀子各 6g，杏仁6g，贝母 12g，半夏 10g，紫苏子 10g）。水煎服，每日 1 剂。

（3）痰浊阻肺

症状：喘而胸满闷窒，甚则胸盈仰息，咳嗽痰多黏腻色白，咳吐不利，兼有呕恶纳呆，口黏不渴，苔厚腻色白，脉滑。

治法：化痰降逆。

方药：二陈汤合三子养亲汤（半夏 12g，茯苓 12g，陈皮 6g，甘草

6g，紫苏子 12g，白芥子 12g，莱菔子 12g）。水煎服，每日 1 剂。

（4）饮凌心肺

症状：喘咳气逆，倚息难以平卧，咳痰稀白，心悸，面目、肢体浮肿，小便量少，怯寒肢冷，面唇青紫，舌胖黯，苔白滑，脉沉细。

治法：温阳利水，泻肺平喘。

方药：真武汤合葶苈大枣泻肺汤（附子 6g，白术 12g，茯苓 12g，白芍 12g，干姜 6g，葶苈子 10g，大枣 3 枚）。水煎服，每日 1 剂。

（5）肝气乘肺

症状：每遇情志刺激而诱发，发病突然，呼吸短促，息粗气憋，胸闷胸痛，咽中如窒，咳嗽痰鸣不著，喘后如常人，或失眠、心悸，平素常多忧思抑郁，苔薄，脉弦。

治法：开郁降气。

方药：五磨饮子（沉香 10g，槟榔 10g，乌药 12g，木香 12g，枳实 12g）。水煎服，每日 1 剂。

2. 虚喘

（1）肺气虚

症状：喘促短气，气怯声低，喉有鼾声，咳声低弱，痰吐稀薄，自汗畏风，极易感冒，舌质淡红，脉软弱。

治法：补肺益气。

方药：补肺汤合玉屏风散（黄芪 12g，白术 12g，茯苓 12g，甘草 6g，防风 10g，五味子 6g，干姜 6g，半夏 10g，厚朴 12g，陈皮 6g）。水煎服，每日 1 剂。

（2）肾气虚

症状：喘促日久，气息短促，呼多吸少，动则喘甚，气不得续，小便常因咳甚而失禁，或尿后余沥，形瘦神疲，面青肢冷，或有跗肿，舌淡苔薄，脉微细或沉弱。

治法：补肾纳气。

方药：金匮肾气丸合参蛤散（制附子 6g，肉桂 6g，熟地黄 12g，山药 12g，山茱萸 6g，泽泻 12g，茯苓 12g，牡丹皮 12g，党参 15g，蛤蚧 15g）。水煎服，每日 1 剂。

（3）喘脱

症状：喘逆甚剧，张口抬肩，鼻翼煽动，端坐不能平卧，稍动则喘剧欲绝，或有痰鸣，咳吐泡沫痰，心慌动悸，烦躁不安，面青唇紫，汗出如珠，肢冷，脉浮大无根，或见歇止，或模糊不清。

治法：扶阳固脱，镇摄肾气。

方药：参附汤合黑锡丹（人参 15～30g，附子 15g，急煎频服，并送服黑锡丹 3～4.5g）。水煎服，每日 1 剂。

【单方验方】麻杏苏味汤：炙麻黄 6g，杏仁 10g，紫苏子 10g，紫苏叶 6g，桔梗 6g，干姜 3g，五味子 6g，炙甘草 3g。水煎服，每日 1 剂。适用于支气管哮喘病程日久者。

第五节　胸痹心痛

胸痹心痛是指以胸中或左胸部发作性憋闷、疼痛为主要表现的一种病证。轻者偶发短暂轻微的胸部沉闷或隐痛，或为发作性胸中或左胸含糊不清的不适感；重者疼痛剧烈，或呈压榨样绞痛。常伴有心悸、气短、呼吸不畅，甚至喘促，惊恐不安，面色苍白，冷汗自出等。本病可由劳累、饱餐、寒冷及情绪激动而诱发（亦可无明显诱因或安静时发病）。

【病因病机】本病主要病机为心脉痹阻。病位以心为主，且与肝、脾、肾三脏功能失调有关。病理变化表现为本虚标实，虚实夹杂。

【诊断要点】

（1）左侧胸膺或膻中处突发憋闷而痛，疼痛性质为隐痛、胀痛、刺痛、绞痛、灼痛。疼痛常可窜及肩背、前臂、咽喉、胃脘部等。

（2）突然发病，时作时止，反复发作。持续时间短暂，一般几秒至数十分钟，经休息或服药后可迅速缓解。

（3）多见于中年以上，常因情志波动、气候变化、多饮暴食、劳累过度等而诱发。亦有无明显诱因或安静时发病者。

（4）心电图应列为必需的常规检查，必要时可做动态心电图、标测心电图和心功能测定、运动试验心电图，休息时心电图明显心肌缺血，心电图运动试验阳性，有助于诊断。

若疼痛剧烈，持续时间长，达 30min 以上，含硝酸甘油片后难以缓解，可见汗出肢冷、面色苍白、唇甲青紫、手足青冷至肘膝关节处，甚至夕发旦死、旦发夕死，相当于急性心肌梗死，常合并心律失常、心功能不全及休克。多为真心痛表现，应配合心电图动态观察及心肌酶学检查，以进一步明确诊断。

【治疗原则】 补中寓通，通中寓补，通补兼施。

【辨证论治】

1. 瘀血痹阻

症状：心胸疼痛剧烈，如刺如绞，痛有定处，甚则心痛彻背，背痛彻心，或痛引肩背，伴有胸闷，日久不愈，可因暴怒而加重，舌质暗红或紫暗、有瘀斑，舌下瘀筋，苔薄。脉弦涩或结、代、促。

治法：活血化瘀，通脉止痛。

方药：血府逐瘀汤加减（川芎12g，桃仁12g，红花12g，赤芍12g，柴胡10g，桔梗6g，枳壳12g，牛膝15g，当归12g，生地黄15g，降香12g，郁金12g）。水煎服，每日1剂。

2. 寒凝心脉

症状：猝然心痛如绞，形寒，甚则手足不温，冷汗自出，心悸气短，或心痛彻背、背痛彻心。多因气候骤冷或骤遇风寒而发病或加重症状，苔薄白，脉沉紧或促。

治法：祛寒活血，宣痹通阳。

方药：枳实薤白桂枝合当归四逆汤加减（桂枝12g，细辛3g，薤白10g，瓜蒌15g，当归12g，芍药12g，甘草6g，枳实12g，厚朴12g，大枣3枚）。水煎服，每日1剂。

3. 痰浊闭阻

症状：胸闷重而心痛轻微，肥胖体沉，痰多气短，遇阴雨天而易发作或加重，伴有倦怠乏力，纳呆便溏，口黏，恶心，咳吐痰涎，苔白腻或白滑，脉滑。

治法：通阳泄浊，豁痰开结。

方药：瓜蒌薤白半夏汤合涤痰汤加味（瓜蒌15g，薤白12g，半夏10g，胆南星6g，竹茹6g，人参15g，茯苓12g，甘草6g，石菖蒲10g，陈皮6g，枳实10g）。水煎服，每日1剂。

4. 心气不足

症状：心胸阵阵隐痛，胸闷气短，动则益甚，心中动悸，倦怠乏力，神疲懒言，面色㿠白或易出汗，舌质淡红，舌体胖且边有齿痕，苔薄白，脉虚细缓或结代。

治法：补养心气，鼓动心脉。

方药：保元汤合甘麦大枣汤（人参12g，黄芪12g，肉桂10g，浮小麦15g，大枣2枚，甘草6g）。水煎服，每日1剂。

5. 心阴亏损

症状：心胸疼痛时作，或灼痛，或闷痛，心悸怔忡，五心烦热，口干盗汗，颜面潮热，舌红少津，苔薄或剥，脉细数或结代。

治法：滋阴清热，活血养心。

方药：天王补心丹加减〔麦冬10g，生地黄10g，玉竹10g，丹参15g，黄连5g，栀子10g，酸枣仁10g，柏子仁10g，磁石（先煎）25g，珍珠母（先煎）30g〕。水煎服，每日1剂。

6. 心阳不振

症状：心悸而痛，胸闷气短，自汗，动则更甚，神倦怯寒，面色㿠白，四肢欠温或肿胀，舌质淡胖，苔白或腻，脉沉细迟。

治法：补益阳气，温振心阳。

方药：参附汤合右归饮加减（人参15g，附子6g，肉桂6g，炙甘草6g，熟地黄15g，山茱萸6g，淫羊藿15g，补骨脂12g）。水煎服，每日1剂。

【单方验方】 山楂20g，草决明30g。水煎服，每日1剂，分2次服。适用于冠心病各证型。

第六节　胃　　痛

胃痛是由于胃气阻滞，胃络瘀阻，胃失所养，不通则痛导致的以上腹胃脘部疼痛为主症的一种脾胃肠病证。胃痛，又称胃脘痛。西医学中的急性胃炎、慢性胃炎、消化性溃疡、胃痉挛、胃下垂、胃黏膜脱垂症、胃神经官能症等疾病，可参照本节辨证论治。

【病因病机】 病初多由外邪、饮食、情志不遂所致，导致胃气阻滞，日久胃络瘀阻，胃失所养，不通则痛。

【诊断要点】

（1）上腹胃脘部疼痛及压痛，常伴有食欲缺乏、胃脘痞闷胀满、恶心呕吐、吞酸嘈杂等胃气失和的症状。

（2）常由饮食不节、情志不遂、劳累、受寒等诱因引起。

（3）上消化道 X 射线钡餐透视、纤维胃镜及病理组织学等检查，查见胃、十二指肠黏膜炎症、溃疡等病变，有助于诊断。

【治疗原则】 理气和胃止痛为基本原则。

【辨证论治】

1. 寒邪客胃

症状：胃痛暴作，甚则拘急作痛，得热痛减，遇寒痛增，口淡不渴，或喜热饮，苔薄白，脉弦紧。

治法：温胃散寒，理气止痛。

方药：良附丸（高良姜 4g，香附 6g，厚朴 9g，砂仁 6g，海螵蛸 20g，贝母 9g）。水煎服，每日 1 剂。

2. 饮食停滞

症状：暴饮暴食后，胃脘疼痛，胀满不消，疼痛拒按，得食更甚，嗳腐吞酸，或呕吐不消化食物，其味腐臭，吐后痛减，不思饮食或厌食，大便不爽，得矢气及便后稍舒，舌苔厚腻，脉滑有力。

治法：消食导滞，和胃止痛。

方药：保和丸（半夏 6g，陈皮 10g，茯苓 15g，连翘 6g，山楂 20g，神曲 10g，莱菔子 10g）。水煎服，每日 1 剂。

3. 肝气犯胃

症状：胃脘胀满，攻撑作痛，脘痛连胁，胸闷嗳气，喜长叹息，大便不畅，得嗳气、矢气则舒，遇烦恼郁怒则痛作或痛甚，苔薄白，脉弦。

治法：疏肝理气，和胃止痛。

方药：柴胡疏肝散（柴胡 10g，白芍 12g，川芎 10g，香附 10g，陈皮 10g，枳壳 10g，甘草 6g）。水煎服，每日 1 剂。

4. 肝胃郁热

症状：胃脘灼痛，痛势急迫，喜冷恶热，得凉则舒，心烦易怒，泛酸嘈杂，口干口苦，舌红少苔，脉弦数。

治法：疏肝理气，泻热和中。

方药：丹栀逍遥散合左金丸（牡丹皮 10g，栀子 10g，柴胡 10g，当归 6g，白芍 12g，白术 10g，茯苓 15g，甘草 6g，黄连 6g，吴茱萸 3g）。水煎服，每日 1 剂。

5. 瘀血停滞

症状：胃脘疼痛，痛如针刺刀割，痛有定处，按之痛甚，食后加剧，入夜尤甚，或见吐血、黑便，舌质紫暗或有瘀斑，脉涩。

治法：活血化瘀，理气止痛。

方药：失笑散合丹参饮 ﹇蒲黄 10g，五灵脂 10g（包煎），丹参 15g，檀香 6g，砂仁 6g﹞。水煎服，每日 1 剂。

6. 脾胃湿热

症状：胃脘灼热疼痛，嘈杂泛酸，口干口苦，渴不欲饮，口甜黏浊，食甜食则冒酸水，纳呆恶心，身重肢倦，小便色黄，大便不畅，舌苔黄腻，脉象滑数。

治法：清热化湿，理气和中。

方药：清中汤（黄连 6g，栀子 10g，半夏 10g，茯苓 15g，白蔻仁 6g，陈皮 10g，甘草 6g）。水煎服，每日 1 剂。

7. 胃阴亏虚

症状：胃脘隐隐灼痛，似饥而不欲食，口燥咽干，口渴思饮，消瘦乏力，大便干结，舌红少津或光剥无苔，脉细数。

治法：养阴益胃，和中止痛。

方药：一贯煎合芍药甘草汤（川楝子 10g，生地黄 12g，沙参 15g，麦冬 12g，枸杞子 10g，当归 6g，白芍 12g，甘草 6g）。水煎服，每日 1 剂。

8. 脾胃虚寒

症状：胃痛隐隐，绵绵不休，冷痛不适，喜温喜按，空腹痛甚，得食则缓，劳累或食冷或受凉后疼痛发作或加重，泛吐清水，食少，神疲乏力，手足不温，大便溏薄，舌淡苔白，脉虚弱。

治法：温中健脾，和胃止痛。

方药：黄芪建中汤 ﹇黄芪 15g，桂枝 10g，白芍 12g，饴糖 30g（冲服），生姜 3 片，大枣 3 枚﹞。水煎服，每日 1 剂。

【单方验方】 将鸡蛋壳 7 个洗净炒成黑黄色，捣成细粉，每日 1 次，每次约 1 个蛋壳分量，连服 1 周。

第七节 腹 痛

腹痛指胃脘以下，耻骨毛际以上部位发生的以疼痛为主要表现的病证，临床极常见。现代医学中急慢性胰腺炎、胃肠痉挛、不完全性肠梗阻、结核性腹膜炎、腹型过敏性紫癜、肠易激综合征、消化不良性腹痛、输尿管结石等疾病，可参考本节有关内容。

【病因病机】 凡外邪入侵、饮食所伤、情志失调、跌仆损伤，以及气血不足、阳气虚弱等原因，引起腹部脏腑气机不利，经脉气血阻滞，脏腑经络失养，均可发生腹痛。

【诊断要点】

(1) 以胃脘以下，耻骨毛际以上部位疼痛为主要表现，腹壁按之柔软，可有压痛，但无肌紧张及反跳痛。

(2) 常伴有腹胀、矢气，以及饮食、大便异常等脾胃症状。

(3) 腹部 X 射线、B 超、结肠镜、大便常规等有关实验室检查有腹部相关脏腑异常。能排除外科、妇科腹痛，以及其他内科病证中出现的腹痛症状。

【治疗原则】 实则泻之，虚则补之。

【辨证论治】

1. 寒邪内阻

症状：腹痛急起，剧烈拘急，得温痛减，遇寒尤甚，恶寒身蜷，手足不温，口淡不渴，小便清长，大便自可，苔薄白，脉沉紧。

治法：温里散寒，理气止痛。

方药：良附丸合正气天香散（高良姜 10g，干姜 6g，紫苏 10g，乌药 10g，香附 10g，陈皮 6g）。

2. 湿热积滞

症状：腹部胀痛，痞满拒按，得热痛增，遇冷则减，胸闷不舒，烦渴喜冷饮，大便秘结，或溏滞不爽，身热自汗，小便短赤，苔黄燥或黄腻，脉滑数。

治法：通腑泻热，行气导滞。

方药：大承气汤［大黄 10g（后下），芒硝 10g（冲服），厚朴 15g，枳实 15g］。

3. 饮食停滞

症状：脘腹胀痛，疼痛拒按，嗳腐吞酸，厌食，痛而欲泻，泻后痛减，粪便奇臭，或大便秘结，舌苔厚腻，脉滑。多有伤食史。

治法：消食导滞。

方药：枳实导滞丸［大黄 10g（后下），枳实 15g，神曲 10g，黄芩 10g，黄连 6g，泽泻 10g，白术 10g，茯苓 20g］。

4. 气机郁滞

症状：脘腹疼痛，胀满不舒，痛引两胁，时聚时散，攻窜不定，得嗳气、矢气则舒，遇忧思恼怒则剧，苔薄白，脉弦。

治法：疏肝解郁，理气止痛。

方药：柴胡疏肝散（柴胡 10g，枳壳 15g，香附 10g，陈皮 6g，芍药 12g，甘草 6g，川芎 10g）。

5. 瘀血阻滞

症状：腹痛如锥如刺，痛势较剧，腹内或有结块，痛处固定而拒按，经久不愈，舌质紫暗或有瘀斑，脉细涩。

治法：活血化瘀，理气止痛。

方药：少腹逐瘀汤［当归 10g，川芎 10g，赤芍 10g，蒲黄 10g，五灵脂 10g（包煎），没药 6g，延胡索 15g，小茴香 6g，肉桂 6g，干姜 6g］。

6. 中虚脏寒

症状：腹痛绵绵，时作时止，痛时喜按，喜热恶冷，得温则舒，饥饿劳累后加重，得食或休息后减轻，神疲乏力，气短懒言，形寒肢冷，胃纳不佳，大便溏薄，面色不华，舌质淡，苔薄白，脉沉细。

治法：温中补虚，缓急止痛。

方药：小建中汤（桂枝 10g，饴糖 30g，生姜 3 片，大枣 3 枚，芍药 12g，甘草 6g）。

【单方验方】 玄胡止痛片：口服，一次 4～6 片，一日 3 次。

第八节 泄 泻

泄泻是以大便次数增多，粪质稀薄，甚至泻出如水样为临床特征的一种脾胃肠病证。本病可见于西医学中的急慢性肠炎、肠结核、肠易激综合征、吸收不良综合征等。

【病因病机】 感受外邪、饮食所伤、情志失调、脾胃虚弱、命门火衰等。

【诊断要点】

（1）具有大便次数增多，粪质稀薄，甚至泻出如水样的临床特征。其中以粪质清稀为必备条件。

（2）常兼有脘腹不适、腹胀腹痛肠鸣、食少纳呆、小便不利等症状。

（3）起病或缓或急，常有反复发作史。常因外感寒热湿邪、内伤饮食情志、劳倦、脏腑功能失调等诱发或加重。

（4）大便常规、大便细菌培养、结肠 X 射线及内窥镜等检查有助于诊断和鉴别诊断。

（5）需除外其他病证中出现的泄泻症状。

【治疗原则】 运脾祛湿。

【辨证论治】

1. 急性泄泻

（1）寒湿泄泻

症状：泄泻清稀，甚则如水样，腹痛肠鸣，脘闷食少，苔白腻，脉濡缓。若兼外感风寒，则恶寒发热头痛，肢体酸痛，苔薄白，脉浮。

治法：芳香化湿，解表散寒。

方药：藿香正气散（藿香 10g，白术 10g，茯苓 20g，陈皮 10g，半夏 6g，厚朴 10g，大腹皮 10g，紫苏 10g，白芷 10g，桔梗 10g）。

（2）湿热泄泻

症状：泄泻腹痛，泻下急迫，或泻而不爽，粪色黄褐，气味臭秽，肛门灼热，或身热口渴，小便短黄，苔黄腻，脉滑数或濡数。

治法：清肠利湿。

方药：葛根黄芩黄连汤（葛根 20g，黄芩 10g，黄连 6g，甘草 6g）。

（3）伤食泄泻

症状：泻下稀便，臭如败卵，伴有不消化食物，脘腹胀满，腹痛肠鸣，泻后痛减，嗳腐酸臭，不思饮食，苔垢浊或厚腻，脉滑。

治法：消食导滞。

方药：保和丸（神曲 10g，山楂 20g，莱菔子 10g，半夏 10g，陈皮 10g，茯苓 20g，连翘 10g）。

2. 慢性泄泻

（1）脾虚泄泻

症状：因稍进油腻食物或饮食稍多，大便次数即明显增多而发生泄泻，伴有不消化食物，大便时泻时溏，迁延反复，饮食减少，食后脘闷不舒，面色萎黄，神疲倦怠，舌淡苔白，脉细弱。

治法：健脾益气，和胃渗湿。

方药：参苓白术散（人参 10g，白术 10g，茯苓 20g，甘草 6g，砂仁 6g，陈皮 10g，桔梗 10g，扁豆 10g，山药 15g，莲子肉 6g，薏苡仁 20g）。

（2）肾虚泄泻

症状：黎明之前脐腹作痛，肠鸣即泻，泻下完谷，泻后即安，小腹冷痛，形寒肢冷，腰膝酸软，舌淡苔白，脉细弱。

治法：温补脾肾，固涩止泻。

方药：四神丸（补骨脂 10g，吴茱萸 10g，肉豆蔻 6g，五味子 10g）。

（3）肝郁泄泻

症状：每逢抑郁恼怒，或情绪紧张之时，即发生腹痛泄泻，腹中雷鸣，攻窜作痛，腹痛即泻，泻后痛减，矢气频作，胸胁胀闷，嗳气食少，舌淡，脉弦。

治法：抑肝扶脾，调中止泻。

方药：痛泻要方（白芍 15g，白术 10g，陈皮 10g，防风 10g）。

【单方验方】苍术、山楂各等份，炒炭存性，研末。每次 1～2g，每日 3～4 次，开水调服。有运脾止泻之功，用于湿浊泻、伤食泻。久泻脾阳伤者加等份炮姜炭粉，用于脾虚泻。

第九节 便 秘

便秘是指由于大肠传导功能失常导致的以大便排出困难，排便时间或排便间隔时间延长为临床特征的一种大肠病证。相当于西医学中的功能性便秘、肠易激综合征、肠炎恢复期、直肠及肛门疾病所致便秘等。

【病因病机】 外感寒热之邪，内伤饮食、情志，病后体虚，阴阳气血不足等。

【诊断要点】

（1）大便排出困难，排便时间或排便间隔时间延长，粪质多干硬。起病缓慢，多属慢性病变过程。

（2）常伴有腹胀腹痛，头晕头胀，嗳气食少，心烦失眠，肛裂、出血、痔，以及汗出，气短乏力，心悸头晕等症状。

（3）其发病常与外感寒热、内伤饮食情志、脏腑失调、坐卧少动、年老体弱等因素有关。

（4）纤维结肠镜等有关检查，常有助于便秘的诊断和鉴别诊断。

【治疗原则】 当分虚实而治，原则是实证以祛邪为主，虚证以润肠为主。

【辨证论治】

1. 实秘

（1）肠胃积热

症状：大便干结，腹胀腹痛，面红身热，口干口臭，心烦不安，小便短赤，舌红苔黄燥，脉滑数。

治法：泻热导滞，润肠通便。

方药：麻子仁丸［大黄 10g（后下），枳实 10g，厚朴 10g，火麻仁 20g，杏仁 10g，白蜜 20g，芍药 12g］。

本型可用番泻叶 3～9g 开水泡服，代茶随意饮用。

（2）气机郁滞

症状：大便干结，或不甚干结，欲便不得出，或便而不畅，肠鸣矢气，腹中胀痛，胸胁满闷，嗳气频作，饮食减少，舌苔薄腻，脉弦。

治法：顺气导滞。

方药：六磨汤［木香 10g，乌药 12g，沉香 6g，大黄 10g（后下），槟榔 10g，枳实 10g］。

（3）阴寒积滞

症状：大便艰涩，腹痛拘急，胀满拒按，胁下偏痛，手足不温，呃逆呕吐，舌苔白腻，脉弦紧。

治法：温里散寒，通便导滞。

方药：大黄附子汤［附子 10g（先煎），大黄 10g（后下），细辛 3g］。

2. 虚秘

（1）气虚

症状：粪质并不干硬，也有便意，但临厕排便困难，需努挣方出，挣得汗出短气，便后乏力，体质虚弱，面白神疲，肢倦懒言，舌淡苔白，脉弱。

治法：补气润肠，健脾升阳。

方药：黄芪汤（黄芪 20g，火麻仁 20g，白蜜 20g，陈皮 10g）。

（2）血虚

症状：大便干结，排出困难，面色无华，心悸气短，健忘，口唇色淡，脉细。

治法：养血润肠。

方药：润肠丸（当归 12g，生地黄 15g，火麻仁 20g，桃仁 10g，枳壳 10g）。

（3）阴虚

症状：大便干结，如羊屎状，形体消瘦，头晕耳鸣，心烦失眠，潮热盗汗，腰酸膝软，舌红少苔，脉细数。

治法：滋阴润肠通便。

方药：增液汤（玄参 20g，麦冬 20g，生地黄 15g）。

（4）阳虚

症状：大便或干或不干，皆排出困难，小便清长，面色㿠白，四肢不温，腹中冷痛，得热痛减，腰膝冷痛，舌淡苔白，脉沉迟。

治法：温阳润肠。

方药：济川煎（肉苁蓉 20g，牛膝 15g，当归 10g，升麻 10g，泽泻 10g，枳壳 10g）。

【单方验方】芝麻核桃粉：选择黑芝麻、核桃仁各等量，将其一同炒熟，研成细末，装于瓶内。每日 1 次，每次 30 克，加蜂蜜适量，温水调服。

第十节　黄　疸

黄疸是由于感受湿热疫毒等外邪，导致湿浊阻滞，脾胃肝胆功能失调，胆液不循常道，随血泛溢引起的以目黄、身黄、尿黄为主要临床表现的一种肝胆病证。本病相当于西医学中的肝细胞性黄疸、阻塞性黄疸、溶血性黄疸、病毒性肝炎、肝硬化、胆石症、胆囊炎、钩端螺旋体病、某些消化系统肿瘤，以及出现黄疸的败血症等。

【病因病机】黄疸的病因主要有外感时邪、饮食所伤、脾胃虚弱及肝胆结石、积块瘀阻等，其发病往往是内外因相因为患。

【诊断要点】

（1）以目黄、身黄、小便黄为主症，其中目黄为必有的症状。

（2）常伴脘腹胀满、纳呆呕恶、胁痛、肢体困重等症。

（3）常有饮食不节，与肝炎病人接触，或服用损害肝脏的药物等病史，以及过度疲劳等诱因。

（4）血清总胆红素、直接胆红素、尿胆红素、尿胆原、血清丙氨酸氨基转移酶、天冬氨酸氨基转移酶，以及 B 超、CT、胆囊造影等检查，有助于诊断与鉴别诊断。

【治疗原则】祛湿利小便，健脾疏肝利胆。

【辨证论治】

1. 阳黄

（1）湿热兼表

症状：黄疸初起，目白睛微黄或不明显，小便黄，脘腹满闷，不思饮食，伴有恶寒发热，头身重痛，乏力，舌苔黄腻，脉浮弦或弦数。

治法：清热化湿，佐以解表。

方药：麻黄连翘赤小豆汤合甘露消毒丹（麻黄 6g，薄荷 10g，连翘 10g，黄芩 10g，藿香 10g，白蔻仁 6g，石菖蒲 10g，赤小豆 30g，桑白皮 15g，滑石 20g，木通 6g，杏仁 10g，茵陈 20g，生姜 3 片，大枣 5 枚，甘草 6g）。

（2）热重于湿

症状：初起目白睛发黄，迅速至全身发黄，色泽鲜明，右胁疼痛而拒按，壮热口渴，口干口苦，恶心呕吐，脘腹胀满，大便秘结，小便赤黄、短少，舌红，苔黄腻或黄糙，脉弦滑或滑数。

治法：清热利湿，通腑化瘀。

方药：茵陈蒿汤〔茵陈 20g，栀子 10g，大黄 10g（后下）〕。

（3）湿重于热

症状：身目发黄如橘，无发热或身热不扬，右胁疼痛，脘闷腹胀，头重身困，嗜卧乏力，纳呆便溏，厌食油腻，恶心呕吐，口黏不渴，小便不利，舌苔厚腻微黄，脉濡缓或弦滑。

治法：健脾利湿，清热利胆。

方药：茵陈四苓汤（茵陈 20g，猪苓 10g，茯苓 20g，泽泻 20g，炒白术 10g）。

（4）胆腑郁热

症状：身目发黄鲜明，右胁剧痛且放射至肩背，壮热或寒热往来，伴有口苦咽干，恶心呕吐，便秘，尿黄，舌红苔黄而干，脉弦滑数。

治法：清热化湿，疏肝利胆。

方药：大柴胡汤〔柴胡 10g，黄芩 10g，半夏 10g，生姜 3 片，大黄 10g（后下），枳实 10g，白芍 12g，大枣 3 枚〕。

（5）疫毒发黄

症状：起病急骤，黄疸迅速加深，身目呈深黄色，胁痛，脘腹胀满，疼痛拒按，壮热烦渴，呕吐频作，尿少便结，烦躁不安，或神昏谵语，或衄血、尿血，皮下紫斑，或有腹水，继之嗜睡昏迷，舌质红绛，苔黄褐干燥，脉弦大或洪大。本证又称急黄。

治法：清热解毒，凉血开窍。

方药：千金犀角散〔犀角（以水牛角 30g 代之），黄连 6g，栀子 10g，升麻 10g，茵陈 20g〕。

本证为黄疸重症，可用清开灵注射液 60～80ml，兑入 5％葡萄糖溶液中静脉滴注，每日 1 次，连续 2～3 周。

2. 阴黄

（1）寒湿阻遏

症状：身目俱黄，黄色晦暗不泽或如烟熏，右胁疼痛，痞满食少，神疲畏寒，腹胀便溏，口淡不渴，舌淡苔白腻，脉濡缓或沉迟。

治法：温中化湿，健脾利胆。

方药：茵陈术附汤（茵陈 20g，附子 10g，干姜 10g，白术 10g，甘草 6g）。

（2）脾虚湿郁

症状：多见于黄疸久郁者。症见身目俱黄，黄色较淡而不鲜明，胁肋隐痛，食欲缺乏，肢体倦怠乏力，心悸气短，食少腹胀，大便溏薄，舌淡苔薄白，脉濡细。

治法：健脾益气，祛湿利胆。

方药：六君子汤加茵陈、柴胡（人参 10g，茯苓 20g，白术 10g，甘草 6g，陈皮 10g，半夏 10g，茵陈 20g，柴胡 10g）。

（3）脾虚血亏

主症：面目及肌肤发黄，黄色较淡，面色不华，睑白唇淡，心悸气短，倦怠乏力，头晕目眩，舌淡苔白，脉细弱。

治法：补养气血，健脾退黄。

方药：小建中汤（桂枝 10g，生姜 3 片，大枣 5 枚，白芍 12g，甘草 6g，饴糖 30g）。

【单方验方】 薏苡仁 50g，赤小豆 50g，煮粥代早餐，有利湿退黄功效，适用于各种原因引起的黄疸，对乙型肝炎亦有一定治疗效果。

第十一节　胁　　痛

胁痛是以胁肋部疼痛为主要表现的一种肝胆病证。胁，指侧胸部，为腋以下至第 12 肋骨部位的统称。现代又指两侧下胸肋及肋缘部，肝、胆、胰所居之处。本证相当于西医学的急性肝炎、慢性肝炎、肝硬化、肝寄生虫病、肝癌、急性胆囊炎、慢性胆囊炎、胆石症、慢性胰腺炎、胁肋外伤以及肋间神经痛等病症。

【病因病机】 胁痛的基本病机为气滞、血瘀、湿热蕴结致肝胆疏泄不利，不通则痛，或肝阴不足，络脉失养，不荣则痛。

【诊断要点】

（1）以胁肋部疼痛为主要特征。

（2）疼痛性质可表现为胀痛、窜痛、刺痛、隐痛，多为拒按，间有喜按者。

（3）反复发作的病史。

（4）血常规、肝功能、胆囊造影、B超等实验室检查，有助于诊断。

【治疗原则】
实证宜理气、活血通络、清热祛湿；虚证宜滋阴、养血柔肝。

【辨证论治】

1. 肝气郁结

症状：胁肋胀痛，走窜不定，甚则连及胸肩背，且情志不舒则痛增，胸闷，善太息，得嗳气则舒，饮食减少，脘腹胀满，舌苔薄白，脉弦。

治法：疏肝理气。

方药：柴胡疏肝散（柴胡10g，香附10g，枳壳10g，陈皮10g，川芎10g，白芍12g，甘草6g）。

2. 瘀血阻络

症状：胁肋刺痛，痛处固定而拒按，疼痛持续不已，入夜尤甚，或胁下有积块，或面色晦暗，舌质紫暗，脉沉弦。

治法：活血化瘀，理气通络。

方药：血府逐瘀汤（桃仁10g，红花6g，当归10g，生地黄12g，川芎10g，赤芍12g，柴胡10g，桔梗10g，枳壳10g，牛膝10g）。

3. 湿热蕴结

症状：胁肋胀痛，触痛明显而拒按，或引及肩背，伴有脘闷纳呆，恶心呕吐，厌食油腻，口干口苦，腹胀尿少，或有黄疸，舌苔黄腻，脉弦滑。

治法：清热利湿，理气通络。

方药：龙胆泻肝汤（龙胆6g，栀子10g，黄芩10g，柴胡10g，木通6g，泽泻10g，车前子10g，生地黄10g，当归10g）。

4. 肝阴不足

症状：胁肋隐痛，绵绵不已，遇劳加重，口干咽燥，两目干涩，心中烦热，头晕目眩，舌红少苔，脉弦细数。

治法：养阴柔肝，佐以理气通络。

方药：一贯煎（生地黄 10g，枸杞子 10g，沙参 15g，麦冬 12g，当归 6g，川楝子 10g）。

【单方验方】 玄胡止痛片：口服，一次 4～6 片，一日 3 次。

第十二节 臌 胀

臌胀系指肝病日久，肝脾肾功能失调，气滞、血瘀、水停于腹中所导致的以腹胀大如鼓，皮色苍黄，脉络暴露为主要临床表现的一种病证。臌胀多属西医学所指的肝硬化腹水，其中包括肝炎后性、血吸虫性、胆汁性、营养性、中毒性等肝硬化之腹水期。其他如腹腔内肿瘤、结核性腹膜炎等疾病，若出现臌胀证候，亦可参考本节辨证论治。

【病因病机】 肝、脾、肾三脏功能失调，气滞、血瘀、水停于腹中。

【诊断要点】

（1）具臌胀的证候特征：初起脘腹作胀，腹渐胀大，按之柔软，食后尤甚，叩之呈鼓音及移动性浊音。继则腹部胀满膨隆，高于胸部，仰卧时则腹部胀满两侧尤甚，按之如囊裹水，病甚者腹部膨隆坚满，脐突皮光。腹部青筋暴露，颈胸部出现赤丝血缕，手部出现肝掌。四肢消瘦，面色青黄。

（2）常伴胁腹疼痛、食少、神疲乏力、尿少、出血倾向。

（3）起病多缓慢，病程较长，常有黄疸、胁痛、积证的病史，酒食不节、虫毒感染等病因。

（4）腹部 B 超、X 射线食管钡餐造影、CT 检查、腹水检查，以及血清蛋白、凝血酶原时间等检查，有助于诊断。

【治疗原则】 攻补兼施为原则。

【辨证论治】

1. 气滞湿阻

症状：腹部胀大，按之不坚，胁下胀满或疼痛，饮食减少，食后腹胀，嗳气后稍减，尿量减少，舌白腻，脉弦细。

治法：疏肝理气，健脾利水。

方药：柴胡疏肝散合胃苓汤（柴胡 10g，枳壳 10g，白芍 12g，川芎 10g，香附 10g，白术 10g，茯苓 20g，猪苓 10g，泽泻 20g，桂枝 10g，苍术 10g，厚朴 10g，陈皮 10g）。

2. 寒湿困脾

症状：腹大胀满，按之如囊裹水，胸脘胀闷，得热则舒，周身困重，畏寒肢肿，面浮或下肢微肿，大便溏薄，小便短少，舌苔白腻水滑，脉弦迟。

治法：温中健脾，行气利水。

方药：实脾饮〔附子 10g（先煎），干姜 6g，白术 10g，木瓜 10g，槟榔 10g，茯苓 20g，厚朴 10g，木香 10g，草果 6g，甘草 6g，生姜 3片，大枣 3枚〕。

3. 湿热蕴结

症状：腹大坚满，脘腹绷急，外坚内胀，拒按，烦热口苦，渴不欲饮，小便赤涩，大便秘结或溏垢，或有面目肌肤发黄，舌边尖红，苔黄腻或灰黑而润，脉弦数。

治法：清热利湿，攻下逐水。

方药：中满分消丸合茵陈蒿汤、舟车丸（黄芩 10g，黄连 6g，知母 10g，茯苓 20g，猪苓 10g，泽泻 10g，厚朴 10g，枳壳 10g，半夏 10g，陈皮 10g，砂仁 6g，姜黄 10g，干姜 6g，人参 10g，白术 10g，甘草 6g）。

4. 肝脾血瘀

症状：腹大坚满，按之不陷而硬，青筋怒张，胁腹刺痛拒按，面色晦暗，头、颈、胸、臂等处可见红点赤缕，唇色紫褐，大便色黑，肌肤甲错，口干饮水不欲下咽，舌质紫暗或边有瘀斑，脉细涩。

治法：活血化瘀，行气利水。

方药：调营饮（川芎 10g，赤芍 12g，大黄 10g，莪术 10g，延胡索 10g，当归 10g，瞿麦 12g，槟榔 10g，葶苈子 10g，赤茯苓 20g，桑白皮 15g，大腹皮 10g，陈皮 10g，肉桂 5g，细辛 3g，甘草 6g）。

5. 脾肾阳虚

症状：腹大胀满，形如蛙腹，撑胀不甚，朝宽暮急，面色苍黄，胸脘满闷，食少便溏，畏寒肢冷，尿少腿肿，舌淡胖边有齿痕，苔厚腻水滑，脉沉弱。

治法：温补脾肾，化气行水。

方药：附子理中丸合五苓散、济生肾气丸［附子 10g（先煎），干姜 10g，党参 15g，白术 10g，甘草 6g，猪苓 10g，茯苓 20g，泽泻 10g，桂枝 10g］。

6. 肝肾阴虚

症状：腹大坚满，甚则腹部青筋暴露，形体反见消瘦，面色晦暗，口燥咽干，心烦失眠，齿鼻时或衄血，小便短少，舌红绛少津，脉弦细数。

治法：滋养肝肾，凉血化瘀。

方药：六味地黄丸或一贯煎合膈下逐瘀汤（熟地黄 12g，山茱萸 10g，山药 12g，茯苓 20g，泽泻 10g，牡丹皮 10g，当归 10g，川楝子 10g，五灵脂 10g，赤芍 15g，桃仁 10g，红花 6g，乌药 10g，延胡索 10g，香附 10g，枳壳 10g，甘草 6g）。

7. 臌胀出血

症状：轻者齿鼻出血，重者病势突变，大量吐血或便血，脘腹胀满，胃脘不适，吐血鲜红或大便油黑，舌红苔黄，脉弦数。

治法：清胃泻火，化瘀止血。

方药：泻心汤（大黄 10g，黄连 10g，黄芩 10g）。

8. 臌胀神昏

症状：神志昏迷，高热烦躁，怒目狂叫，或手足抽搐，口臭便秘，尿短赤，舌红苔黄，脉弦数。

治法：清心开窍。

方药：安宫牛黄丸、紫雪丹、至宝丹或用醒脑静注射液。

【单方验方】

（1）用麝香 0.1g、白胡椒粉 0.1g，拌匀，水调呈糊状，敷脐上，用纱布覆盖，胶布固定，2 日更换 1 次。有温中散寒、理气消胀之功。适用于寒湿困脾证。

（2）鲤鱼赤小豆汤　鲤鱼 500g（去鳞及内脏），赤小豆 30g，炖汤。多用于臌胀虚证。

（3）阿魏、硼砂各 30g，共为细末，用白酒适量调匀，敷于脐上，外用布带束住，数日一换，有软坚散结之效。

第十三节　消　渴

消渴病是由于先天禀赋不足，复因情志失调、饮食不节等原因所导致的以阴虚燥热为基本病机，以多尿、多饮、多食、乏力、消瘦，或尿有甜味为典型临床表现的一种疾病。本节之消渴病与西医学的糖尿病基本一致。西医学的尿崩症，因具有多尿、烦渴的临床特点，与消渴病有某些相似之处，可参考本节辨证论治。

【病因病机】 阴津亏损，燥热偏盛，而以阴虚为本，燥热为标，两者互为因果。

【诊断要点】

（1）凡以口渴多饮、多食易饥、尿频量多、形体消瘦或尿有甜味为临床特征者，即可诊断为消渴病。本病多发于中年以后，以及嗜食膏粱厚味、醇酒炙煿之人。若有青少年期即罹患本病者，一般病情较重。

（2）初起可"三多"症状不著，病久常并发眩晕、肺痨、胸痹心痛、中风、雀目、疮痈等。严重者可见烦渴、头痛、呕吐、腹痛、呼吸短促，甚或昏迷厥脱危象。由于本病的发生与禀赋不足有较为密切的关系，故消渴病的家族史可供诊断参考。

（3）查空腹、餐后 2h 血糖和尿糖、尿比重、葡萄糖耐量试验等，有助于确定诊断。

【治疗原则】 清热润燥、养阴生津为本病的治疗大法。

【辨证论治】

1. 上消

肺热津伤

症状：烦渴多饮，口干舌燥，尿频量多，舌边尖红，苔薄黄，脉洪数。

治法：清热润肺，生津止渴。

方药：消渴方（天花粉 20g，黄连 10g，生地黄 15g，藕节 10g，葛根 20g，麦冬 15g）。

2. 中消

胃热炽盛

症状：多食易饥，口渴，尿多，形体消瘦，大便干燥，苔黄，脉滑实有力。

治法：清胃泻火，养阴增液。

方药：玉女煎［生石膏 30g（先煎），知母 15g，生地黄 15g，麦冬 15g，川牛膝 10g］。

3. 下消

（1）肾阴亏虚

症状：尿频量多，混浊如脂膏，或尿甜，腰膝酸软，乏力，头晕耳鸣，口干唇燥，皮肤干燥、瘙痒，舌红苔，脉细数。

治法：滋阴补肾，润燥止渴。

方药：六味地黄丸（熟地黄 15g，山茱萸 10g，山药 15g，茯苓 20g，泽泻 10g，牡丹皮 10g）。

（2）阴阳两虚

症状：小便频数，混浊如膏，甚至饮一溲一，面容憔悴，耳轮干枯，腰膝酸软，四肢欠温，畏寒肢冷，阳痿或月经不调，舌苔淡白而干，脉沉细无力。

治法：温阳滋阴，补肾固摄。

方药：金匮肾气丸［熟地黄 15g，山茱萸 10g，山药 15g，茯苓 20g，泽泻 10g，牡丹皮 10g，附子 10g（先煎），肉桂 5g］。

【单方验方】

（1）苦瓜治疗糖尿病　用药方法：每日取苦瓜 250 克，煮熟分 2 次服食，1 个月为 1 个疗程。研究表明苦瓜制剂能明显降低血糖及尿糖，苦瓜粗提取物有类似胰岛素的作用。

（2）僵蚕散治疗糖尿病　用药方法：取僵蚕适量，研为细末，每天服 3 次，每次 2 克。饭前白开水送服，2 个月为 1 个疗程，休息 15 天再进行第 2 个疗程，服药时配合饮食疗法。

第十四节　血　证

凡由多种原因引起火热熏灼或气虚不摄，致使血液不循常道，或上溢于口鼻诸窍，或下泄于前后二阴，或渗出于肌肤所形成的疾患，统称为血证。西医学中多种急慢性疾病所引起的出血，包括呼吸、消化系统疾病有出血症状者，均可参考本节辨证论治。

【病因病机】 感受外邪、情志过极如忧思恼怒过度、饮食不节、饮酒过多、劳倦过度、久病或热病之后导致脉络损伤或血液妄行。

【诊断要点】

1. 咯血

（1）多有慢性咳嗽、痰喘、肺结核等肺系病证。

（2）血由肺、气道而来，经咳嗽而出，或觉喉痒胸闷一咳即出，血色鲜红，或夹泡沫；或痰血相兼、痰中带血。

（3）实验室检查 如白细胞及分类、血沉、痰培养细菌、痰检查抗酸杆菌及脱落细胞，以及胸部 X 射线检查、支气管镜检或造影、胸部 CT 等，有助于进一步明确咯血的病因。

2. 吐血

（1）有胃痛、胁痛、黄疸、癥积等宿疾。

（2）发病急骤，吐血前多有恶心、胃脘不适、头晕等症。

（3）血随呕吐而出，常会有食物残渣等胃内容物，血色多为咖啡色或紫暗色，也可为鲜红色，大便色黑如漆，或呈暗红色。

（4）实验室检查 呕吐物及大便潜血试验阳性。纤维胃镜、上消化道钡餐造影、B超等检查可进一步明确引起吐血的病因。

3. 便血

（1）有胃肠道溃疡、炎症、息肉、憩室或肝硬化等病史。

（2）大便色鲜红、暗红或紫暗，或黑如柏油样，次数增多。

（3）实验室检查 如大便潜血试验阳性。

【治疗原则】 治火、治气、治血三个原则。

【辨证论治】

1. 咯血

血由肺及气管外溢，经口而咳出，表现为痰中带血，或痰血相兼，或纯血鲜红，间夹泡沫，均称为咳血，亦称为嗽血或咯血。现代医学的支气管扩张症、急性气管-支气管炎、慢性支气管炎、肺炎、肺结核、肺癌等可参考本内容治疗。

（1）燥热伤肺

症状：喉痒咳嗽，痰中带血，口干鼻燥，或有身热，舌质红，少津，苔薄黄，脉数。

治法：清热润肺，宁络止血。

方药：桑杏汤（桑叶 15g，栀子 10g，淡豆豉 10g，沙参 15g，梨皮 10g，贝母 6g，杏仁 10g）。

（2）肝火犯肺

症状：咳嗽阵作，痰中带血或纯血鲜红，胸胁胀痛，烦躁易怒，口苦，舌质红，苔薄黄，脉弦数。

治法：清肝泻火，凉血止血。

方药：泻白散合黛蛤散〔桑白皮 15g，地骨皮 15g，海蛤壳 10g，甘草 6g，青黛 3g（冲服）〕。

（3）阴虚肺热

症状：咳嗽痰少，痰中带血或反复咯血，血色鲜红，口干咽燥，颧红，潮热盗汗，舌质红，脉细数。

治法：滋阴润肺，宁络止血。

方药：百合固金汤（百合 20g，麦冬 15g，玄参 10g，生地黄 10g，熟地黄 10g，当归 6g，白芍 10g，贝母 6g，甘草 6g）。

2. 吐血

血由胃来，经呕吐而出，血色红或紫暗，常夹有食物残渣，称为吐血，亦称为呕血。现代医学的食管炎、急慢性胃炎、胃黏膜脱垂症等，以及某些全身性疾病（如血液病、尿毒症、应激性溃疡）引起的出血可参考本内容治疗。

（1）胃热壅盛

症状：脘腹胀闷，甚则作痛，吐血色红或紫暗，常夹有食物残渣，口臭，便秘，大便色黑，舌质红，苔黄腻，脉滑数。

治法：清胃泻火，化瘀止血。

方药：泻心汤合十灰散〔黄芩 10g，黄连 6g，大黄 10g（后下），大蓟 10g，小蓟 10g，侧柏叶 10g，茜草根 10g，白茅根 20g，棕榈炭 10g，牡丹皮 10g，栀子 6g〕。

（2）肝火犯胃

症状：吐血色红或紫暗，口苦胁痛，心烦易怒，寐少梦多，舌质红绛，脉弦数。

治法：泻肝清胃，凉血止血。

方药：龙胆泻肝汤（龙胆 6g，栀子 10g，黄芩 10g，柴胡 10g，木通 6g，泽泻 10g，车前子 10g，生地黄 10g，当归 10g）。

（3）气虚血溢

症状：吐血缠绵不止，时轻时重，血色暗淡，神疲乏力，心悸气短，面色苍白，舌质淡，脉细弱。

治法：健脾养心，益气摄血。

方药：归脾汤（人参 10g，茯苓 20g，白术 10g，炙甘草 6g，黄芪 20g，当归 6g，远志 10g，木香 6g，龙眼肉 10g，仙鹤草 20g）。

3. 便血

便血系胃肠脉络受损，出现血液随大便而下，或大便显柏油样为主要临床表现的病证。现代医学的胃肠道炎症、溃疡、肿瘤、息肉、憩室炎等可参考本内容治疗。

（1）肠道湿热

症状：便血色红，大便不畅或稀溏，或有腹痛，口苦，舌质红，苔黄腻，脉濡数。

治法：清化湿热，凉血止血。

方药：地榆散合槐角丸（地榆 15g，茜草 10g，栀子 10g，黄芩 10g，黄连 6g，茯苓 20g，槐角 10g，防风 10g，枳壳 10g，当归 6g）。

（2）气虚不摄

症状：便血色红或紫暗，食少，体倦，面色萎黄，心悸，少寐，舌质淡，脉细。

治法：益气摄血。

方药：归脾汤（人参 10g，茯苓 20g，白术 10g，炙甘草 6g，黄芪 20g，当归 6g，远志 10g，木香 6g，龙眼肉 10g，仙鹤草 20g）。

（3）脾胃虚寒

症状：便血紫暗，甚则黑色，腹部隐痛，喜热饮，面色不华，神倦懒言，便溏，舌质淡，脉细。

治法：健脾温中，养血止血。

方药：黄土汤［灶心土 60g，白术 10g，附子 10g（先煎），甘草 6g，地黄 10g，阿胶 10g（烊化），黄芩 10g］。

【单方验方】云南白药粉冲服，适用于各种出血。

第十五节 瘿 病

瘿病是由于情志内伤、饮食及水土失宜等因素引起的，以致气滞、痰凝、血瘀壅结颈前为基本病机，以颈前喉结两旁结块肿大为主要临床特征的一类疾病。西医学中具有甲状腺肿大表现的一类疾病，如单纯性甲状腺肿大、甲状腺功能亢进症、甲状腺肿瘤，以及慢性淋巴细胞性甲状腺炎等疾病，可参考本节辨证论治。

【病因病机】情志内伤和饮食及水土失宜，但也与体质因素有密切关系。

【诊断要点】

（1）多见于女性，以离海较远的山区发病较多。

（2）颈前结块肿大，其块可随吞咽动作而上下移动，触之多柔软、光滑，病程日久则质地较硬，或可扪及结节。

（3）基础代谢率（BMR）、甲状腺摄碘率、血清总甲状腺素测定及血清总三碘甲状腺原氨酸测定等试验，以及必要时作 X 射线检查等，有助于鉴别瘿病的不同类型及了解病情的不同程度。

【治疗原则】以理气化痰、消瘿散结为基本治则。

【辨证论治】

1. 气郁痰阻

症状：颈前正中肿大，质软不痛；颈部觉胀，胸闷，喜太息，或兼胸胁窜痛，病情的波动常与情志因素有关，苔薄白，脉弦。

治法：理气舒郁，化痰消瘿。

方药：四海舒郁丸加减（青木香 10g，陈皮 10g，昆布 20g，海藻20g，海螵蛸 10g，海蛤壳 10g）。

2. 痰结血瘀

症状：颈前出现肿块，按之较硬或有结节，肿块经久未消，胸闷，纳差，苔薄白或白腻，脉弦或涩。

治法：理气活血，化痰消瘿。

方药：海藻玉壶汤加减（海藻 20g，昆布 20g，青皮 10g，陈皮

10g，半夏 10g，贝母 6g，连翘 10g，甘草 6g，当归 10g，川芎 10g）。

3. 肝火炽盛

症状：颈前轻度或中度肿大，一般柔软、光滑，烦热，容易出汗，性情急躁易怒，眼球突出，手指颤抖，面部烘热，口苦，舌质红，苔薄黄，脉弦数。

治法：清肝泄火。

方药：栀子清肝汤合藻药散加减（栀子 10g，柴胡 10g，白芍 10g，茯苓 20g，甘草 6g，当归 10g，川芎 10g，牡丹皮 10g，牛蒡子 10g，海藻 20g，黄药子 6g）。

4. 心肝阴虚

症状：瘿肿或大或小，质软，病起缓慢，心悸不宁，心烦少寐，易出汗，手指颤动，眼干，目眩，倦怠乏力，舌质红，舌体颤动，脉弦细数。

治法：滋养阴精，宁心柔肝。

方药：天王补心丹加减（生地黄 10g，玄参 10g，麦冬 10g，天冬 10g，人参 10g，茯苓 20g，五味子 6g，当归 10g，丹参 20g，酸枣仁 20g，柏子仁 10g，远志 10g）。

【单方验方】 生鳖甲 18g，夏枯草 20g，浙贝母 20g，麦冬 12g，茯苓 15g，香附 15g，柴胡 10g，阿胶 10g，火麻仁 15g，栀子 10g。水煎服，每日 1 剂，适用于甲状腺肿大、甲状腺结节。

第十六节　腰　　痛

腰痛又称"腰脊痛"，是指腰部感受外邪，或因外伤，或由肾虚而引起的气血运行失调，脉络细急，腰府失养所致的以腰部一侧或两侧疼痛为主要症状的一类病证。西医学的腰肌劳损、腰肌纤维炎、强直性脊柱炎、腰椎骨质增生、腰椎间盘病变等凡是以腰痛症状为主者，可参照本节辨证论治。但肾与膀胱疾病和骨伤科、外科、妇科有关疾病引起腰痛症状者均不属此范围。

【病因病机】 外邪侵袭或外伤后造成经脉受阻，气血运行不畅而发腰痛。

【诊断要点】

（1）一侧或两侧腰痛，或痛势绵绵。时作时止，遇劳则剧，得逸则缓，按之则减；或痛处固定，胀痛不适，或如锥刺，按之痛甚。

（2）具有腰部感受外邪、外伤、劳损等病史。

（3）排除腰部器质性病变。必要时摄腰部 X 射线平片，做相关实验室检查，有助于明确诊断。

【治疗原则】 腰痛其虚者以补肾壮腰为主，兼调养气血；实者祛邪活络为要，针对病因，施以活血化瘀、散寒除湿、清泻湿热。

【辨证论治】

1. 寒湿腰痛

症状：腰部冷痛重着，转侧不利，逐渐加重，每遇阴雨天或腰部感寒后加剧，痛处喜温，体倦乏力，或肢末欠温，食少腹胀，舌淡体大，苔白腻而润，脉象沉紧或沉迟。

治法：散寒除湿，温通经络。

方药：甘姜苓术汤（干姜 9g，甘草 6g，苍术 12g，白术 12g，茯苓 20g）。

2. 湿热腰痛

症状：腰部疼痛，牵掣拘急，痛处伴有热感，每于热天或腰部着热后痛剧，遇冷痛减，口渴不欲饮，尿色黄赤，或午后身热，微汗出，舌红苔黄腻，脉濡数或弦数。

治法：清热利湿，舒筋活络。

方药：加味二妙散（黄柏 12g，苍术 10g，防己 12g，萆薢 12g，当归 6g，牛膝 15g）。

3. 瘀血腰痛

症状：痛处固定，或胀痛不适，或痛如锥刺，日轻夜重，或持续不解，活动不利，甚则不能转侧，痛处拒按，面晦唇暗，舌质隐青或有瘀斑，脉多弦涩或细数。病程迁延，常有外伤、劳损史。

治法：活血化瘀，理气止痛。

方药：身痛逐瘀汤（当归 12g，川芎 9g，桃仁 12g，红花 9g，没药 6g，五灵脂 12g，地龙 10g，香附 9g，牛膝 15g）。

4. 肾虚腰痛

症状：腰痛以酸软为主，喜按喜揉，腿膝无力，遇劳更甚，卧则减轻，常反复发作。偏阳虚则少腹拘急、面色㿠白，手足不温，舌淡，脉沉细；偏阴虚则心烦失眠，口燥咽干，面色潮红，手足心热，舌红少苔，脉弦细数。

治法：偏阳虚者宜温补肾阳，偏阴虚者宜滋补肾阴。

方药：偏阳虚者以右归丸为主方，温养命门之火（枸杞子9g、杜仲12g、菟丝子15g、当归9g、熟地黄15g、山药12g、山茱萸9g）。

偏阴虚者以左归丸为主方（地黄15g、枸杞子9g、山茱萸9g、龟甲胶12g、菟丝子12g、鹿角胶9g、牛膝15g）。

【单方验方】 乳香、没药、杜仲各12g，麻黄、自然铜各10g，马前子、生草乌、生川乌各5g，骨碎补20g。上药共炼制成膏药备用。用时取适量调敷患处，每日1次，10次为1个疗程。

第十七节　颤　证

颤证，是指以头部或肢体摇动、颤抖为主要临床表现的一种病证。轻者仅有头摇或手足微颤，尚能坚持工作和生活自理；重者头部展摇大动，甚则有痉挛扭转样动作，两手及上下肢颤动不止，或兼有项强、四肢拘急。西医学中的帕金森综合征、舞蹈病、手足徐动症等，可参考本节辨证论治。

【病因病机】 多由年迈久病肾亏，劳欲太过，饮酒无度，虚阳内动，脑髓失养，神机失调，血脉不利，心神失主而成。

【诊断要点】

（1）具有头部及肢体摇动、颤抖的特定临床表现。轻者头摇肢颤，重者头部振摇大动，肢体震颤不已，不能持物；继见肢体不灵、行动迟缓、表情淡漠、呆滞、口角流涎等症。

（2）多发于中老年人，男性多于女性。

（3）起病隐袭，渐进发展加重，不能自行缓解。

（4）测血压，查眼底，必要时做颅脑CT、核磁共振等检查有助于明确诊断。

【治疗原则】 治以填精补髓以息风解痉，健脾益气以化瘀散结为其大法。

【辨证论治】

1. 风阳内动

症状：肢体颤动粗大，程度较重，不能自制，眩晕耳鸣，面赤烦躁，易激动，心情紧张时颤动加重。伴有肢体麻木，口苦而干，语言迟缓不清，流涎，尿赤，大便干。舌质红，苔黄，脉弦。

治法：镇肝息风，舒筋止颤。

方药：天麻钩藤饮合镇肝息风汤加减（天麻 12g，钩藤 12g，石决明 15g，赭石 15g，生龙骨 30g，生牡蛎 30g，生地黄 15g，白芍 12g，玄参 12g，龟甲 15g，天冬 12g，怀牛膝 15g，杜仲 15g，桑寄生 15g，黄芩 12g，栀子 9g，夜交藤 15g）。

2. 痰热动风

症状：头摇不止，肢麻震颤，重则手不能持物，头晕目眩，胸脘痞闷，口苦口黏，甚则口吐痰涎。舌体胖大有齿痕，舌质红，苔黄腻，脉弦滑数。

治法：清热化痰，平肝息风。

方药：导痰汤合羚角钩藤汤加减（半夏 12g，胆南星 6g，竹茹 6g，川贝母 12g，黄芩 12g，羚羊角 3g，桑叶 12g，钩藤 12g，菊花 12g，生地黄 15g，生白芍 12g，甘草 6g，橘红 6g，茯苓 20g，枳实 12g）。

3. 气血亏虚

症状：头摇肢颤，面色㿠白，表情淡漠，神疲乏力，动则气短，心悸健忘，眩晕，纳呆，舌体胖大，舌质淡红，苔薄白滑，脉沉濡无力或沉细弱。

治法：益气养血，濡养筋脉。

方药：人参养荣汤加减（熟地黄 15g，白芍 12g，当归 6g，人参 12g，白术 12g，黄芪 15g，茯苓 12g，炙甘草 6g，肉桂 6g，天麻 12g，钩藤 15g，珍珠母 15g，五味子 6g，远志 12g）。

4. 髓海不足

症状：头摇肢颤，持物不稳，腰膝酸软，失眠心烦，头晕，耳鸣，健忘，老年患者常兼有神呆、痴傻。舌质红，苔薄白，或红绛无苔，脉象细数。

治法：填精补髓，育阴息风。

方药：龟鹿二仙膏合大定风珠加减（龟甲 15g，鳖甲 12g，生牡蛎 15g，钩藤 12g，阿胶 12g，枸杞子 12g，熟地黄 15g，生地黄 15g，白芍 12g，麦冬 12g，火麻仁 15g，人参 15g，山药 15g，茯苓 20g，五味子 6g，甘草 6g）。

5. 阳气虚衰

症状：头摇肢颤，筋脉拘挛，畏寒肢冷，四肢麻木，心悸懒言，动则气短，自汗，小便清长或自遗，大便溏。舌质淡，舌苔薄白，脉沉细无力。

治法：补肾助阳，温煦筋脉。

方药：地黄饮子加减（附子 6g，肉桂 6g，巴戟天 15g，山茱萸 6g，熟地黄 15g，党参 15g，白术 12g，茯苓 15g，生姜 6g，白芍 12g，甘草 6g）。

【单方验方】 黄芪 30 克，川芎、全蝎、当归、地龙各 10 克，巴戟天、天麻、赤芍各 15 克，红花 6 克，蜈蚣 6 条，丹参 20 克，木瓜 18 克。水煎服，每日 1 剂，30 天为 1 个疗程。功效：补气活血，养血通络。主治老年人帕金森综合征、手脚颤抖，或伴局部疼痛等。

第十八节　痹　　症

痹症指正气不足，风、寒、湿、热等外邪侵袭人体，痹阻经络，气血运行不畅所导致的，以肌肉、筋骨、关节发生疼痛、麻木、重着、屈伸不利，甚至关节肿大灼热为主要临床表现的病证。西医学的风湿性关节炎、类风湿关节炎、强直性脊柱炎、骨性关节炎、坐骨神经痛等疾病以肢体痹症为临床特征者，可参照本节辨证论治。

【病因病机】 风、寒、湿、热邪留注肌肉、筋骨、关节，造成经络壅塞，气血运行不畅，肢体筋脉拘急、失养为本病的基本病机。

【诊断要点】

（1）发病特点　本病不分年龄、性别，但青壮年和体力劳动者、运动员以及体育爱好者易于罹患。同时，发病的轻重与寒冷、潮湿、劳累以及天气变化、节气等有关。

（2）临床表现　突然或缓慢地自觉肢体关节肌肉疼痛、屈伸不利为本病的症状学特征。或游走不定，恶风寒；或痛剧，遇寒则甚，得热则缓；或重着而痛，手足笨重，活动不灵，肌肉麻木不仁；或肢体关节疼痛，痛处焮红灼热，筋脉拘急；或关节剧痛，肿大变形，也有绵绵而痛，麻木尤甚，伴心悸、乏力者。

（3）舌苔脉象　舌质红，苔多白滑，脉象多见沉紧、沉弦、沉缓、涩。

（4）辅助检查　实验室和X射线等检查常有助于痹症诊断。

【治疗原则】祛邪活络、缓急止痛为本病的治疗原则。

【辨证论治】

1. 行痹

症状：肢体关节、肌肉酸痛，上下左右关节游走不定，但以上肢多见，以寒痛为多，亦可轻微热痛，或见恶风寒，舌苔薄白或薄腻，脉多浮或浮紧。

治法：祛风通络，散寒除湿。

方药：防风汤加减（防风12g，麻黄6g，桂枝12g，葛根15g，当归10g，茯苓20g，生姜3片，大枣3枚，甘草6g）。

2. 痛痹

症状：肢体关节疼痛较剧，甚至关节不可屈伸，遇冷痛甚，得热则减，痛处多固定，亦可游走，皮色不红，触之不热，苔薄白，脉弦紧。

治法：温经散寒，祛风除湿。

方药：乌头汤［制川乌15g（先煎），麻黄10g，白芍12g，甘草6g，黄芪15g，蜂蜜30g］。

3. 着痹

症状：肢体关节疼痛重着、酸楚，或有肿胀，痛有定处，肌肤麻木，手足困重，活动不便，苔白腻，脉濡缓。

治法：除湿通络，祛风散寒。

方药：薏苡仁汤加减（薏苡仁20g，苍术15g，羌活10g，独活10g，防风10g，川乌10g，麻黄6g，桂枝10g，当归10g，川芎10g，生姜3片，甘草6g）。

4. 热痹

症状：肢体关节疼痛，痛处焮红灼热，肿胀疼痛剧烈，得冷则舒，筋脉拘急，日轻夜重，多兼有发热，口渴，烦闷不安，舌质红，苔黄腻或黄燥，脉滑数。

治法：清热通络，祛风除湿。

方药：白虎加桂枝汤合宣痹汤（石膏30g，桂枝15g，知母15g，粳米20g，甘草6g，黄柏12g，连翘12g，防己10g，杏仁6g，薏苡仁15g，滑石15g，赤小豆15g，蚕沙6g）。

5. 尪痹

症状：肢体关节疼痛，屈伸不利，关节肿大、僵硬、变形，甚则肌肉萎缩，筋脉拘急，肘膝不得伸，或尪以代踵、脊以代头而成废人，舌质暗红，脉细涩。

治法：补肾祛寒，活血通络。

方药：补肾祛寒治尪汤（川续断20g，补骨脂10g，骨碎补15g，淫羊藿10g，制附片10g，熟地黄12g，桂枝10g，独活10g，威灵仙10g，白芍10g）。

6. 气血亏虚证

症状：四肢乏力，关节酸沉，绵绵而痛，麻木尤甚，汗出畏寒，时见心悸，纳呆，颜面微青而白，形体虚弱，舌质淡红欠润滑，苔黄或薄白，脉多沉虚而缓。

治法：益气养血，舒筋活络。

方药：气血并补荣筋汤（生薏苡仁20g，茯苓20g，生白术10g，何首乌10g，当归6g，砂仁6g，熟地黄12g，黄精10g，蜂房10g，乌梢蛇10g，豨莶草15g，络石藤10g，金毛狗脊10g，秦艽10g，菟丝子10g）。

【单方验方】 蠲痹汤：羌活10g，独活10g，桂枝10g，秦艽10g，当归15g，川芎15g，甘草6g，海风藤10g，桑枝20g，乳香6g，木香6g。适用于风、寒、湿邪引起的痹症。

第十九节　虚　劳

虚劳是脏腑功能减退、气血阴阳不足为主要病机的多种慢性虚弱证候的总称。西医学中多个系统的多种慢性消耗性疾病，出现虚劳的临床表现时，可参照本节处理。

【病因病机】 禀赋薄弱，烦劳过度，因虚致病，损伤五脏气血阴阳。

【诊断要点】

（1）特征 神疲体倦，心悸气短，面容憔悴，自汗盗汗肢冷，脉虚无力，或五心烦热，或畏寒。

（2）有引起虚劳的较长病史（慢性消耗性疾病）。

【治疗原则】 补益脾肾为主。

【辨证论治】

1. 气虚证

（1）肺气虚证

症状：短气自汗，声音低怯，时寒时热，经常感冒，面白，舌质淡，脉弱。

治法：补益肺气。

方药：补肺汤加减（党参 10g，黄芪 12g，熟地黄 10g，五味子 6g，桑白皮 10g，紫菀 10g）。

（2）心气虚证

症状：心悸、气短，劳则尤甚，神疲体倦，自汗舌质淡，脉弱。

治法：益气养心。

方药：七福饮加减（党参 10g，白术 10g，炙甘草 3g，熟地黄 10g，当归 10g，酸枣仁 10g，远志 6g）。

（3）脾气虚证

症状：饮食减少，食后胃脘不舒，倦怠乏力，大便溏薄，面色萎黄，舌质淡，苔薄白，脉弱。

治法：健脾益气。

方药：加味四君子汤加减（党参 10g，黄芪 12g，白术 10g，炙甘草 3g，茯苓 12g，白扁豆 10g）。

（4）肾气虚证

症状：神疲乏力，腰膝酸软，小便频数而清，白带清稀，舌质淡，脉弱。

治法：益气补肾。

方药：大补元煎加减（熟地黄12g，山茱萸10g，山药10g，枸杞子10g，党参10g，当归10g，杜仲10g）。

2. 血虚证

（1）心血虚证

症状：心悸怔忡，健忘，失眠、多梦，面色不华，舌质淡，脉细或结代。

治法：养血宁心。

方药：养心汤加减（党参10g，黄芪15g，茯苓10g，炙甘草3g，当归10g，川芎10g，五味子6g，柏子仁10g，酸枣仁10g，远志6g，肉桂3g）。

（2）脾血虚证

症状：体倦乏力，纳差食少，心悸气短，健忘、失眠，面色萎黄，舌质淡，苔薄白，脉细缓。

治法：补脾养血。

方药：归脾汤加减（党参10g，白术10g，黄芪15g，当归10g，白芍10g，龙眼肉10g，远志6g，茯神10g，夜交藤10g，陈皮6g，大枣5枚，炙甘草3g）。

（3）肝血虚证

症状：头晕，目眩，胁痛，肢体麻木，筋脉拘急，或筋惕肉瞤，妇女月经不调，甚则经闭，面色不华，舌质淡，脉弦细或细涩。

治法：补血养肝。

方药：四物汤加减〔当归10g，白芍10g，川芎10g，熟地黄12g，阿胶（烊化冲服）10g〕。

3. 阴虚证

（1）肺阴虚证

症状：干咳，咽燥，甚或失音，咯血，潮热，盗汗，面色潮红，舌红少津，脉细数。

治法：养阴润肺。

方药：沙参麦冬汤加减（沙参12g，麦冬10g，玉竹10g，天花粉10g，桑叶10g，炙甘草3g）。

（2）心阴虚证

症状：心悸，失眠，烦躁，潮热，盗汗，或口舌生疮，面色潮红，舌红少津，脉细数。

治法：滋阴养心。

方药：天王补心丹加减（生地黄 10g，玄参 10g，麦冬 10g，天冬 10g，党参 10g，茯苓 20g，五味子 6g，当归 10g，丹参 12g、柏子仁 10g，酸枣仁 10g，远志 6g，桔梗 6g）。

（3）脾阴虚证

症状：口干唇燥，不思饮食，大便燥结，甚则干呕，呃逆，面色潮红，舌干苔少或无苔，脉细数。

治法：养阴和胃。

方药：益胃汤加减（沙参 12g，麦冬 10g，生地黄 12g，玉竹 10g，山药 12g，白扁豆 12g）。

（4）肝阴虚证

症状：头痛，眩晕，耳鸣，目干畏光，视物不明，急躁易怒，或肢体麻木，筋惕肉瞤，面色潮红，舌红干，脉弦细数。

治法：滋养肝阴。

方药：补肝汤加减（当归 10g，白芍 10g，川芎 10g，熟地黄 10g，木瓜 10g，炙甘草 3g，麦冬 10g，酸枣仁 10g）。

（5）肾阴虚证

症状：腰酸，遗精，两足痿弱，眩晕，耳鸣，甚则耳聋，口干，咽痛，颧红，舌红少津，脉沉细。

治法：滋补肾阴。

方药：左归丸加减［熟地黄 10g，枸杞子 10g，山药 15g，龟甲（先煎）10g，牛膝 10g，山茱萸 10g，菟丝子 10g，鹿角胶（烊化冲服）10g］。

4. 阳虚证

（1）心阳虚证

症状：心悸，自汗，神倦嗜卧，心胸憋闷疼痛，形寒肢冷，面色苍白，舌质淡或紫暗，脉细弱或沉迟。

治法：益气温阳。

方药：保元汤加减［红参（另煎）10g，黄芪 12g，炙甘草 3g，肉桂 6g，生姜 3g］。

（2）脾阳虚证

症状：面色萎黄，食少，形寒，神倦乏力，少气懒言，大便溏泻，肠鸣腹痛，每因受寒或饮食不慎而加剧，舌质淡，苔白，脉弱。

治法：温中健脾。

方药：附子理中汤加减（党参 10g，白术 10g，炙甘草 3g，干姜 6g，制附子 6g）。

（3）肾阳虚证

症状：腰背酸痛，遗精，阳痿，多尿或失禁，面色苍白，畏寒肢冷，下利清谷或五更泄泻，舌质淡胖、有齿痕，苔白，脉沉迟。

治法：温补肾阳。

方药：右归丸加减〔制附子 6g，肉桂 3g，杜仲 10g，山茱萸 10g，菟丝子 10g，鹿角胶（烊化冲服）10g，熟地黄 12g，山药 12g，枸杞子 10g，当归 10g〕。

【单方验方】

（1）西洋参适量泡水当茶饮，适用于气阴两虚者。

（2）黄芪 30g，当归 6g。煎服，每天 1 剂，适用于血虚者。

第二十节　阳　　痿

阳痿是指成年男子性交时，由于阴茎萎软不举，或举而不坚，或坚而不久，无法进行正常性生活的病证。但对发热、过度劳累、情绪反常等因素造成的一时性阴茎勃起障碍，不能视为病态。现代医学的男子性功能障碍属于阳痿范畴，可参照本节内容辨证论治。

【病因病机】
病位：涉及肝、脾、肾及心。病性：虚者（命门火衰）多见，实者（湿热）少见。

【诊断要点】

（1）青壮年男子性交时，由于阴茎不能有效勃起，无法进行正常的性生活即可诊断。

（2）多有房劳、久病等病史，伴有脾、肾虚的合并症。

（3）排除性器官发育不全，或药物引起的阳痿。

【治疗原则】
肝郁宜疏通，湿热宜清利，命门火衰宜温补，结合养精。心脾血虚当调养气血，佐以温补开郁；虚实夹杂者需标本兼顾。

【辨证论治】

1. 命门火衰

症状：阳事不举，精薄清冷，头晕耳鸣，面色㿠白，精神萎靡，腰膝酸软，胃寒肢冷，舌质淡，苔白，脉沉细。

治法：温补下元。

方药：赞育丹加减（巴戟天 10g，仙茅 10g，淫羊藿 10g，韭子 10g，菟丝子 10g，肉苁蓉 10g，熟地黄 12g，山药 12g，山茱萸 10g，枸杞子 10g）。

2. 心脾受损

症状：阳事不举，精神不振，夜寐不安，胃纳不佳，面色不华，苔薄腻，舌质淡，脉细。

治法：补益心脾。

方药：归脾汤加减（党参 10g，白术 10g，黄芪 15g，当归 10g，白芍 10g，龙眼肉 10g，远志 6g，茯苓 20g，夜交藤 12g，陈皮 10g，大枣 5 枚，炙甘草 3g）。

3. 惊恐伤肾

症状：阳痿不举，举而不刚，胆怯多疑，心悸易惊，寐不安宁，苔薄腻，脉弦细。

治法：益肾宁神。

方药：大补元煎加减（熟地黄 10g，山茱萸 10g，山药 10g，枸杞子 15g，党参 10g，当归 10g，杜仲 10g）。

4. 肝郁不舒

症状：阳痿不举，情绪抑郁或烦躁易怒，胸脘不适，胁肋胀闷，食少便溏，苔薄，脉弦。

治法：疏肝解郁。

方药：逍遥散加减（醋炒柴胡 6g，当归 10g，白芍 12g，茯苓 20g，广郁金 10g，炒白术 10g，炒薏苡仁 15g，炒谷芽 15g）。

5. 湿热下注

症状：阴茎萎软，阴囊潮湿、臊臭，下肢酸困，小便黄赤，苔黄腻，脉濡数。

治法：清化湿热。

方药：龙胆泻肝汤加减（龙胆 6g，栀子 10g，车前子 10g，黄芩

10g，柴胡 6g，生地黄 12g，当归 10g，甘草 3g，木通 3g，泽泻 10g）。

【单方验方】 羊睾丸 2 只，加陈酒少许，每晨蒸服，连用 1 个月为 1 个疗程。适用于命火衰微之阳痿。

第二十一节 淋 证

淋证是指小便频急短涩，滴沥刺痛，小腹拘急，或痛引腰腹的病证。西医学的泌尿系统疾患、男性生殖系统疾患，如急慢性肾盂肾炎、肾结核、膀胱炎、膀胱结核、泌尿系统结石、膀胱肿瘤、前列腺增生、前列腺炎、尿道炎、乳糜尿等，均可参考本节辨证论治。

【病因病机】 多为膀胱湿热，肝郁化火所致。

【诊断要点】 小便频急短涩、滴沥刺痛，小腹拘急，腰腹疼痛为淋证的基本特征，各种淋证又有各自不同的特点。结合小便、B 超常规检查协助诊断。

【治疗原则】 淋证有虚实之别，实则清利，虚则补益。

【辨证论治】

1. 热淋

症状：小便频数短涩，灼热刺痛，痛引腹中，伴腰痛拒按，或有寒热，口苦，呕恶，便秘，苔黄或黄腻，脉濡数。

治法：清热利湿通淋。

方药：八正散加减（木通 6g，车前子 12g，萹蓄 12g，瞿麦 12g，滑石 10g，大黄 6g，栀子 6g，甘草梢 6g，灯心草 3g）。

2. 气淋

症状：实证者小便艰涩疼痛，坠胀，尿有余沥，苔薄白，脉沉弦。虚证者少腹胀满，淋沥不已，面色㿠白，舌质淡，脉虚细无力。

治法：实证宜疏肝理气，利尿通淋。虚证宜补中益气。

方药：实证用沉香散加减（石韦 10g，冬葵子 10g，滑石 12g，沉香 10g，陈皮 12g，王不留行 15g，当归 12g）。

虚证用补中益气汤加减（黄芪 15g，升麻 6g，柴胡 6g，甘草 6g，生白芍 12g，甘草 6g，党参 12g，当归 10g，白术 12g，陈皮 6g）。

3. 石淋

症状：小便排出沙石或小便艰涩窘迫疼痛，或排尿突然中断，腰腹绞痛，舌边有齿印，苔薄黄，脉细弱。

治法：清热利湿，通淋排石。

方药：石韦散加减（石韦 15g，冬葵子 12g，瞿麦 10g，海金沙 12g，鸡内金 12g，滑石 10g，车前子 12g，金钱草 15g，甘草梢 6g）。

4. 血淋

症状：实证者小便热涩刺痛，尿色深红或夹血块，舌尖红苔黄，脉滑数；虚证者尿色淡红，尿痛涩滞不显著，腰酸膝软，神疲乏力，舌红少苔，脉细数。

治法：实证宜清热通淋，凉血止血；虚证宜滋阴清热，凉血止血。

方药：实证用小蓟饮子加减（生地黄 15g，小蓟 12g，滑石 10g，炒蒲黄 12g，淡竹叶 6g，藕节 12g，当归 6g，栀子 6g，通草 6g，甘草梢 6g）。

虚证用六味地黄丸加减（熟地黄 15g，山药 15g，山茱萸 6g，牡丹皮 12g，茯苓 15g，小蓟 10g，白茅根 12g）。

5. 膏淋

症状：实证者小便混浊如米泔水，置之沉淀如絮状，上有浮油如脂。或夹凝块，尿时不畅，灼热而痛，舌红苔黄腻，脉濡数。虚证者病久不已，涩痛减轻，形体消瘦，头昏乏力，腰膝酸软，舌淡，脉虚弱。

治法：实证宜清热利湿，分清泌浊。虚证宜补肾固涩。

方药：实证用程氏萆薢分清饮加减（萆薢 12g，车前子 12g，茯苓 15g，莲子心 6g，石菖蒲 12g，黄柏 12g，丹参 15g，白术 12g）。

虚证用膏淋汤加减（山药 15g，党参 15g，白芍 12g，白术 12g，芡实 12g，煅龙骨 30g，煅牡蛎 30g，生地黄 15g）。

6. 劳淋

症状：小便不甚赤涩，但淋沥不已，时作时止，遇劳即发，腰酸膝软，神疲乏力，舌质淡，脉虚弱。

治法：补肾固涩。

方药：无比山药丸加减（淮山药 15g，肉苁蓉 15g，熟地黄 15g，五味子 6g，赤石脂 12g，巴戟天 15g，山茱萸 6g，茯神 12g，菟丝子 15g，泽泻 15g，杜仲 15g，怀牛膝 12g）。

【单方验方】 新鲜车前草适量泡水当茶饮，适用于临证属于热淋者。

第二十二节　水　　肿

水肿是指因感受外邪，饮食失调，或劳倦过度等，使肺失宣降通调，脾失健运，肾失开合，膀胱气化失常，导致体内水液潴留，泛滥肌肤，以头面、眼睑、四肢、腹背，甚至全身浮肿为临床特征的一类病症。西医学中的急慢性肾小球肾炎、肾病综合征、充血性心力衰竭、内分泌失调，以及营养障碍等疾病出现的水肿，可参考本节进行辨证论治。

【病因病机】 外感风寒湿热之邪、水湿浸渍、疮毒浸淫、饮食劳倦、久病体虚等导致脏腑功能失调，三焦决渎失司，膀胱气化不利，体内水液潴留，泛滥肌肤。

【诊断要点】

（1）水肿初起多从眼睑开始，继则延及头面、四肢、腹背，甚者肿遍全身，也有先从下肢足胫开始，然后及于全身者。轻者仅眼睑或足胫浮肿；重者全身皆肿，肿处按之凹陷，其凹陷或快或慢皆可恢复。如肿势严重，可伴有胸腹水而见腹部膨胀、胸闷心悸、气喘不能平卧等症。

（2）可有乳蛾、心悸、疮毒、紫癜、感受外邪，以及久病体虚的病史。

（3）尿常规、24h 尿蛋白定量、血常规、血沉、血浆白蛋白、血尿素氮、肌酐、体液免疫、心电图、心功能测定、肾脏 B 超等实验室检查，有助于诊断和鉴别诊断。

【治疗原则】 阳水主要治以发汗、利小便；阴水则主要治以温阳益气、健脾、益肾、补心，兼利小便。

【辨证论治】

1. 阳水

（1）风水泛滥

症状：浮肿起于眼睑，继则四肢及全身皆肿，甚者眼睑浮肿，眼合不能开，来势迅速，多有恶寒发热、肢节酸痛、小便短少等症。偏于风热者，伴咽喉红肿疼痛，口渴，舌质红，脉浮滑数。偏于风寒者，兼恶寒无汗，头痛鼻塞，咳喘，舌苔薄白，脉浮滑或浮紧。如浮肿较甚，此型亦可见沉脉。

治法：疏风清热，宣肺行水。

方药：越婢加术汤（麻黄 10g，生石膏 20g，白术 15g，甘草 6g，生姜 5 片，大枣 3 枚）。

（2）湿毒浸淫

症状：身发疮痍，甚则溃烂，或咽喉红肿，或乳蛾肿大疼痛，继则眼睑浮肿，延及全身，小便不利，恶风发热，舌质红，苔薄黄，脉浮数或滑数。

治法：宣肺解毒，利尿消肿。

方药：麻黄连翘赤小豆汤合五味消毒饮（麻黄 6g，杏仁 10g，桑白皮 15g，连翘 10g，赤小豆 30g，金银花 10g，野菊花 10g，蒲公英 20g，紫花地丁 10g，紫背天葵 10g）。

（3）水湿浸渍

症状：全身水肿，按之没指，小便短少，身体困重，胸闷腹胀，纳呆，泛恶，苔白腻，脉沉缓，起病较缓，病程较长。

治法：健脾化湿，通阳利水。

方药：胃苓汤合五皮饮（白术 10g，茯苓 20g，苍术 10g，厚朴 10g，猪苓 10g，泽泻 20g，肉桂 5g，桑白皮 15g，陈皮 10g，大腹皮 10g，生姜皮 10g）。

（4）湿热壅盛

症状：遍体浮肿，皮肤绷紧光亮，胸脘痞闷，烦热口渴，或口苦口黏，小便短赤，或大便干结，舌红，苔黄腻，脉滑数或沉数。

治法：分利湿热。

方药：疏凿饮子（羌活 10g，秦艽 10g，大腹皮 10g，茯苓皮 20g，生姜 3 片，泽泻 20g，木通 6g，椒目 10g，赤小豆 30g，商陆 10g，槟榔 10g）。

2. 阴水

（1）脾阳虚衰

症状：身肿，腰以下为甚，按之凹陷不易恢复，脘腹胀闷，纳减便溏，食少，面色不华，神倦肢冷，小便短少，舌质淡，苔白腻或白滑，脉沉缓或沉弱。

治法：温阳健脾，化气利水。

方药：实脾饮（干姜 10g，附子 10g，草果仁 6g，白术 10g，茯苓 20g，炙甘草 6g，生姜 3 片，大枣 3 枚，大腹皮 15g，木瓜 10g，木香 10g）。

（2）肾阳衰微

症状：面浮身肿，腰以下为甚，按之凹陷不起，心悸，气促，腰部冷痛酸重，尿量减少，四肢厥冷，怯寒神疲，面色㿠白或灰滞，舌质淡胖，苔白，脉沉细或沉迟无力。

治法：温肾助阳，化气行水。

方药：济生肾气丸合真武汤（制附子 6g，肉桂 6g，熟地黄 12g，山药 12g，山茱萸 6g，泽泻 12g，茯苓 12g，牡丹皮 12g，白术 10g，车前子 15g，生姜 3 片，白芍 12g，牛膝 10g）。

【单方验方】 黑丑、白丑各 65g，红糖 125g，老姜 500g，大枣 60g，研极细末或捣烂泛丸，每日 3 次，分 3 天服完。对于肾病水肿消水效果良好，但疗效不巩固。

第二十三节　眩　晕

眩晕是由于情志、饮食内伤、体虚久病、失血劳倦及外伤、手术等病因，引起风、火、痰、瘀上扰清空或精亏血少，清窍失养为基本病机，以头晕、眼花为主要临床表现的一类病症。眩即眼花，晕是头晕，两者常同时并见，故统称为"眩晕"，其轻者闭目可止，重者如坐车船，旋转不定，不能站立，或伴有恶心、呕吐、汗出、面色苍白等症状。西医学中的高血压、低血压、低血糖、贫血、梅尼埃病、脑动脉硬化、椎-基底动脉供血不足、神经衰弱等疾病，临床表现以眩晕为主要症状者，可参照本节辨证论治。

【病因病机】 本病病位在清窍，由气血亏虚、肾精不足致脑髓空虚，清窍失养，或肝阳上亢、痰火上逆、瘀血阻窍而扰动清窍发生眩晕，与肝、脾、肾三脏关系密切。

【诊断要点】

（1）头晕目眩，视物旋转，轻者闭目即止，重者如坐车船，甚则仆倒。

（2）可伴有恶心呕吐、眼球震颤、耳鸣耳聋、汗出、面色苍白等。

（3）多慢性起病，反复发作，逐渐加重。也可见于急性起病者。

（4）血红蛋白、红细胞计数、血压、心电图、颈椎 X 射线、头部 CT、MRI 等检查，有助于明确诊断。

（5）应注意排除颅内肿瘤、血液病等。

【治疗原则】 补虚而泻实，调整阴阳。

【辨证论治】

1. 肝阳上亢

症状：眩晕耳鸣，头痛且胀，遇劳、恼怒加重，肢麻震颤，失眠多梦，急躁易怒，舌红苔黄，脉弦。

治法：平肝潜阳，滋养肝肾。

方药：天麻钩藤饮（天麻 10g，钩藤 12g，石决明 15g，黄芩 10g，栀子 10g，益母草 12g，牛膝 10g，杜仲 10g，桑寄生 10g，茯神 15g，夜交藤 10g）。

2. 肝火上炎

症状：头晕且痛，其势较剧，目赤口苦，胸胁胀痛，烦躁易怒，寐少多梦，小便黄，大便干结，舌红苔黄，脉弦数。

治法：清肝泻火，清利湿热。

方药：龙胆泻肝汤（龙胆 6g，栀子 10g，黄芩 10g，柴胡 10g，木通 6g，泽泻 10g，车前子 10g，生地黄 10g，当归 10g）。

3. 痰浊上蒙

症状：眩晕，头重如蒙，视物旋转，胸闷作恶，呕吐痰涎，食少多寐，苔白腻，脉弦滑。

治法：燥湿祛痰，健脾和胃。

方药：半夏白术天麻汤（法半夏 10g，橘红 10g，茯苓 20g，白术 10g，天麻 10g，甘草 6g，生姜 3 片，大枣 3 枚）。

4. 瘀血阻窍

症状：眩晕头痛，兼见健忘，失眠，心悸，精神不振，耳鸣耳聋，面唇紫暗，舌有瘀点或瘀斑，脉弦涩或细涩。

治法：活血化瘀，通窍活络。

方药：通窍活血汤〔赤芍 10g，川芎 10g，桃仁 10g，红花 6g，麝香 1g（冲服），老葱 7 根，黄酒 30ml，大枣 5 枚]。

5. 气血亏虚

症状：头晕目眩，动则加剧，遇劳则发，面色㿠白，爪甲不荣，神疲乏力，心悸少寐，纳差食少，便溏，舌淡苔薄白，脉细弱。

治法：补养气血，健运脾胃。

方药：归脾汤（黄芪 20g，人参 10g，白术 10g，当归 6g，龙眼肉 10g，茯神 15g，远志 10g，酸枣仁 20g，木香 6g，甘草 6g）。

6. 肝肾阴虚

症状：眩晕久发不已，视力减退，两目干涩，少寐健忘，心烦口干，耳鸣，神疲乏力，腰酸膝软，遗精，舌红苔薄，脉弦细。

治法：滋养肝肾，养阴填精。

方药：左归丸（熟地黄 12g，山茱萸 10g，山药 15g，枸杞子 10g，菟丝子 10g，鹿角霜 10g，牛膝 10g，龟甲 10g）。

【单方验方】 天麻适量蒸鸡，适用于眩晕属虚证者。

第二十四节 中 风 病

中风病是由于正气亏虚，饮食、情志、劳倦内伤等引起气血逆乱，产生风、火、痰、瘀，导致脑脉痹阻或血溢脑脉之外为基本病机，以突然昏仆、半身不遂、口舌歪斜、言语謇涩或不语、偏身麻木为主要临床表现的病症。根据脑髓神经受损程度的不同，有中经络、中脏腑之分，有相应的临床表现。其临床表现与西医所称的脑血管病相似。脑血管病主要包括缺血性和出血性两大类型，均可参考本节辨证论治。

【病因病机】 脏腑功能失调，气血素虚或痰浊、瘀血内生。

【诊断要点】

（1）以神志恍惚、迷蒙，甚至昏迷或昏愦，半身不遂，口舌歪斜，舌强言謇或不语，偏身麻木为主症。

（2）多急性起病。

（3）病发多有诱因，病前常有头晕、头痛、肢体麻木、力弱等先兆症。

（4）好发年龄为 40 岁以上。

（5）血压、脑脊液检查、颅脑 CT、核磁共振等检查，有助于诊断。

【治疗原则】 平肝息风、清热化痰、通腑、活血通络、醒神开窍。

【辨证论治】

1. 中经络

（1）风痰瘀血，痹阻脉络

症状：半身不遂，口舌歪斜，舌强言謇或不语，偏身麻木，头晕目眩，舌质暗淡，舌苔薄白或白腻，脉弦滑。

治法：活血化瘀，化痰通络。

方药：桃红四物汤合涤痰汤（桃仁 10g，红花 6g，半夏 10g，茯苓 20g，白术 10g，橘红 10g，赤芍 10g，川芎 10g，当归 6g）。

（2）肝阳暴亢，风火上扰

症状：半身不遂，偏身麻木，舌强言謇或不语，或口舌歪斜，眩晕头痛，面红目赤，口苦咽干，心烦易怒，尿赤便干，舌质红或红绛，脉弦有力。

治法：平肝息风，清热活血，补益肝肾。

方药：天麻钩藤饮（天麻 10g，钩藤 12g，石决明 15g，黄芩 10g，栀子 10g，益母草 12g，牛膝 10g，杜仲 10g，桑寄生 10g，茯神 15g，夜交藤 10g）。

（3）痰热腑实，风痰上扰

症状：半身不遂，口舌歪斜，言语謇涩或不语，偏身麻木，腹胀，便干便秘，头晕目眩，咳痰或痰多，舌质暗红或暗淡，苔黄或黄腻，脉弦滑或偏瘫侧脉弦滑而大。

治法：通腑化痰。

方药：大承气汤加味［大黄 10g（后下），芒硝 10g（冲服），厚朴 15g，枳实 15g］。

（4）气虚血瘀

症状：半身不遂，口舌歪斜，口角流涎，言语謇涩或不语，偏身麻木，面色㿠白，气短乏力，心悸，自汗，便溏，手足肿胀，舌质暗淡，舌苔薄白或白腻，脉沉细、细缓或细弦。

治法：益气活血，扶正祛邪。

方药：补阳还五汤（黄芪 30～120g，当归 10g，赤芍 10g，川芎

15g，桃仁 10g，红花 6g，地龙 10g）。

（5）肝阳上亢

症状：半身不遂，口舌㖞斜，舌强言謇或不语，偏身麻木，烦躁失眠，眩晕耳鸣，手足心热，舌质红绛或暗红，少苔或无苔，脉细弦或细弦数。

治法：滋养肝肾，潜阳息风。

方药：镇肝熄风汤（赭石 15g，生龙骨 30g，生牡蛎 30g，生地黄 15g，白芍 12g，玄参 12g，龟甲 15g，天冬 12g，怀牛膝 15g，杜仲 15g，桑寄生 15g）。

2. 中腑脏

（1）痰热内闭清窍（阳闭）

症状：起病骤急，神昏或昏愦，半身不遂，鼻鼾痰鸣，肢体强痉拘急，项背身热，躁扰不宁，甚则手足厥冷，频繁抽搐，偶见呕血，舌质红绛，舌苔黄腻或干腻，脉弦滑数。

治法：清热化痰，醒神开窍。

方药：羚角钩藤汤配合灌服或鼻饲安宫牛黄丸〔羚羊角 5g（先煎），桑叶 15g，钩藤 12g，菊花 10g，生地黄 12g，白芍 10g，川贝母 5g，竹茹 10g，茯神 15g，甘草 6g〕。

（2）痰湿蒙塞心神（阴闭）

症状：素体阳虚，突发神昏，半身不遂，肢体松懈，瘫软不温，甚则四肢逆冷，面白唇暗，痰涎壅盛，舌质暗淡，舌苔白腻，脉沉滑或沉缓。

治法：温阳化痰，醒神开窍。

方药：涤痰汤配合灌服或鼻饲苏合香丸（半夏 10g，陈皮 10g，茯苓 20g，胆南星 10g，竹茹 10g，石菖蒲 10g，人参 10g）。

（3）元气败脱，神明散乱（脱证）

症状：突然神昏或昏愦，肢体瘫软，手撒，肢冷，汗多，重则周身湿冷，二便失禁，舌痿，舌质紫暗，苔白腻，脉沉缓、沉微。

治法：益气回阳固脱。

方药：参附汤（人参 10g，附子 15g，山茱萸 15g，黄芪 20g，龙骨 20g，牡蛎 20g）。

【单方验方】 阳闭可用清开灵注射液 40ml 加 5％葡萄糖注射液 250～500ml 静滴，每日 2 次。可配合灌服牛黄清心丸，每次 1～2 丸，每日 3～4 次。痰多化热者用穿琥宁静滴治疗。缺血性中风病可辨证选用脉络宁注射液、川芎嗪注射液、丹参注射液治疗。

第二十五节　失　　眠

失眠主要表现为睡眠时间、深度的不足以及不能消除疲劳、恢复体力与精力，轻者入睡困难，或寐而不酣，时寐时醒，或醒后不能再寐，重则彻夜不寐。

【病因病机】情志、饮食内伤、病后及年迈、禀赋不足、心虚胆怯等病因，引起心神失养或心神不安。

【诊断要点】

（1）轻者入睡困难或睡而易醒，醒后不寐，连续 3 周以上，重者彻夜难眠。

（2）常伴有头痛头昏、心悸健忘、神疲乏力、心神不宁、多梦等。

（3）经各系统及实验室检查，未发现有妨碍睡眠的其他器质性病变。

【治疗原则】补虚泻实，在调整脏腑气血阴阳的基础上辅以安神定志是本病的基本治疗方法。

【辨证论治】

1. 心火偏亢

症状：心烦不寐，躁扰不宁，怔忡，口干舌燥，小便短赤，口舌生疮，舌尖红，苔薄黄，脉细数。

治法：清心泻火，宁心安神。

方药：朱砂安神丸［朱砂 3g（冲服），黄连 6g，生地黄 10g，当归 6g，黄芩 10g，栀子 10g，连翘 10g］。

2. 肝郁化火

症状：急躁易怒，不寐多梦，甚至彻夜不眠，伴有头晕头胀，目赤耳鸣，口干而苦，便秘溲赤，舌红苔黄，脉弦而数。

治法：清肝泻火，镇心安神。

方药：龙胆泻肝汤（龙胆 6g，栀子 10g，黄芩 10g，柴胡 10g，木通 6g，泽泻 10g，车前子 10g，生地黄 10g，当归 10g）。

3. 痰热内扰

症状：不寐，胸闷心烦，泛恶，嗳气，伴有头重目眩，口苦，舌红，苔黄腻，脉滑数。

治法：清化痰热，和中安神。

方药：黄连温胆汤（半夏 10g，陈皮 10g，竹茹 10g，茯苓 20g，枳实 10g，黄连 6g）。

4. 胃气失和

症状：不寐，脘腹胀满，胸闷嗳气，嗳腐吞酸，或见恶心呕吐，大便不爽，舌苔腻，脉滑。

治法：和胃化滞，宁心安神。

方药：保和丸（山楂 20g，神曲 10g，半夏 10g，陈皮 10g，茯苓 20g，莱菔子 10g，连翘 10g）。

5. 阴虚火旺

症状：心烦不寐，心悸不安，腰酸足软，伴头晕，耳鸣，健忘，遗精，口干津少，五心烦热，舌红少苔，脉细而数。

治法：滋阴降火，清心安神。

方药：黄连阿胶汤［黄连 6g，黄芩 10g，白芍 10g，阿胶 10g（烊化），鸡子黄 1 个（冲服）］。

6. 心脾两虚

症状：多梦易醒，心悸健忘，神疲食少，头晕目眩，伴有四肢倦怠，面色少华，舌淡苔薄，脉细无力。

治法：补益心脾，养心安神。

方药：归脾汤（黄芪 20g，人参 10g，白术 10g，当归 6g，龙眼肉 10g，茯神 15g，远志 10g，酸枣仁 20g，木香 6g，甘草 6g）。

7. 心胆气虚

症状：心烦不寐，多梦易醒，胆怯心悸，触事易惊，伴有气短自汗，倦怠乏力，舌淡，脉弦细。

治法：益气镇惊，安神定志。

方药：安神定志丸合酸枣仁汤（人参 10g，茯神 20g，远志 10g，龙齿 20g，石菖蒲 10g，酸枣仁 20g，知母 10g，川芎 10g）。

【单方验方】 猪心（不洗不去血）1 个，熟酸枣仁 30 克。将猪心切成片，与熟酸枣仁研碎同煮，临睡前吃猪心及喝汤。轻者连服 5～7 个，重者连服 20 个。有养心安神的功效。

第二十六节 头　痛

　　头痛是指由于外感与内伤，致使脉络拘急或失养，清窍不利所引起的以头部疼痛为主要临床特征的疾病。西医学中的偏头痛、周期性偏头痛、紧张性头痛、丛集性头痛及慢性阵发性偏头痛等均可参考本节辨证论治。

【病因病机】 风、火、痰、瘀、虚等导致邪阻脉络，清窍不利或精血不足，脑失所养。

【诊断要点】

　　(1) 以头痛为主症，表现为前额、额颞、巅顶、顶枕部甚至全头部疼痛，头痛性质为跳痛、刺痛、胀痛、昏痛、隐痛、空痛。可以突然发作，可以反复发作。疼痛持续时间可以数分钟、数小时、数天或数周不等。

　　(2) 有外感、内伤引起头痛的因素，或有反复发作的病史。

　　(3) 检查血常规、测血压，必要时做脑脊液、脑血流图、脑电图检查，有条件时做经颅多普勒、颅脑 CT 和 MRI 检查，有助于排除器质性疾病，明确诊断。

【治疗原则】 外感治疗当以祛邪活络为主。内伤治疗以补虚为要。

【辨证论治】

1. 外感头痛

(1) 风寒证

症状：头痛起病较急，其痛如破，痛连项背，恶风畏寒，口不渴，苔薄白，脉多浮紧。

治法：疏风散寒。

方药：川芎茶调散（川芎 15g，羌活 10g，白芷 10g，细辛 3g，薄荷 10g，荆芥 10g，防风 10g，生姜 3 片）。

（2）风热证

症状：起病急，头呈胀痛，甚则头痛如裂，发热或恶风，口渴欲饮，面红目赤，便秘溲黄，舌红苔黄，脉浮数。

治法：疏风清热。

方药：芎芷石膏汤（川芎 15g，白芷 10g，菊花 10g，石膏 30g，羌活 10g，藁本 10g，菊花 10g）。

（3）风湿证

症状：头痛如裹，肢体困重，胸闷纳呆，小便不利，大便或溏，苔白腻，脉濡。

治法：祛风胜湿。

方药：羌活胜湿汤（羌活 10g，独活 10g，防风 10g，川芎 15g，藁本 10g，蔓荆子 15g，甘草 6g）。

2. 内伤头痛

（1）肝阳证

症状：头胀痛而眩，心烦易怒，面赤口苦，或兼耳鸣胁痛，夜眠不宁，舌红苔薄黄，脉弦有力。

治法：平肝潜阳。

方药：天麻钩藤饮（天麻 10g，钩藤 12g，石决明 15g，黄芩 10g，栀子 10g，益母草 12g，牛膝 10g，杜仲 10g，桑寄生 10g，茯神 15g，夜交藤 10g）。

（2）肾虚证

症状：头痛而空，每兼眩晕耳鸣，腰膝酸软，遗精，带下，少寐健忘，舌红少苔，脉沉细无力。

治法：滋阴补肾。

方药：大补元煎（熟地黄 10g，山茱萸 12g，山药 15g，枸杞子 10g，人参 10g，当归 6g，杜仲 10g）。

（3）气血虚证

症状：头痛而晕，遇劳加重，面色少华，心悸不宁，自汗，气短，畏风，神疲乏力，舌淡苔薄白，脉沉细而弱。

治法：气血双补。

方药：八珍汤（当归 10g，川芎 15g，白芍 12g，生地黄 10g，人参 10g，白术 10g，茯苓 20g，炙甘草 6g）。

（4）痰浊证

症状：头痛昏蒙，胸脘满闷，呕恶痰涎，苔白腻，或舌胖大有齿痕，脉滑或弦滑。

治法：健脾化痰，降逆止痛。

方药：半夏白术天麻汤（法半夏 10g，橘红 10g，茯苓 20g，白术 10g，天麻 10g，甘草 6g，生姜 3 片，大枣 3 枚）。

（5）瘀血证

症状：头痛经久不愈，其痛如刺，入夜尤甚，固定不移，或头部有外伤史，舌紫或有瘀斑、瘀点，苔薄白，脉沉细或细涩。

治法：活血通窍止痛。

方药：通窍活血汤［赤芍 10g，川芎 10g，桃仁 10g，红花 6g，麝香 1g（冲服），老葱 7 根，黄酒 30ml，大枣 5 枚］。

【单方验方】 头痛神效丹：川芎 15～20 克，白芍 10～20 克，当归、生地黄、桃仁、红花、防风、羌活、白芷各 10 克，独活 6 克，鸡血藤 30 克。水煎服，每日 1 剂。

第六讲

中医外科学入门

中医外科学是中医学的一个重要临床学科，内容丰富，包括疮疡、乳房病、瘿、瘤、岩、肛门直肠疾病、男性前阴病、皮肤病及性传播疾病、外伤性疾病与周围血管病等。由于医学的发展，分工愈来愈细，以上各病都先后发展分化成了有关专科。为方便读者学习，本书将中医皮肤病单独列为一讲进行论述。

第一节　疖

疖是一种生于皮肤浅表的急性化脓性疾患，随处可生，小儿、青年多见。本病多发于夏秋季节，突起根浅，肿势局限，焮红疼痛，范围多在 3cm 左右，易肿，易溃，易敛。本病相当于西医的单个毛囊及其皮脂腺或汗腺的急性化脓性炎症。

【病因病机】 内郁湿火，外感风邪，两相搏结，蕴阻肌肤而成。

【诊断要点】 局部皮肤红肿疼痛，局部色红、灼热、疼痛，肿势局限，范围多在 3~6cm，可伴发热、恶寒、口干、便秘、小便黄等症状，脓出即愈。四季均可发生，但以夏秋发病为多。好发于头面、颈项、臀部等处。

【辨证论治】

1. 内治法

（1）热毒蕴结

症状：多见于气实火盛患者。轻者疖肿只有 1~2 个，也可散发全身，或簇集一处，或此愈彼起，伴发热、口渴、溲赤、便秘，舌红，苔黄，脉数。

治法：清热解毒。

方药：五味消毒饮（金银花 15g，野菊花 15g，紫花地丁 15g，蒲公英 20g，紫背天葵 15g）。水煎服，每日 1 剂。

（2）暑湿蕴结

症状：发于夏秋季节，好发于头面、颈、背、臀部，单个或多个成片，疖肿红、热、胀、痛，抓破流脓水，伴心烦、胸闷、口苦咽干、便秘、溲赤等，舌红，苔黄而腻，脉滑数。

治法：清暑化湿解毒。

方药：清暑汤（连翘 15g，天花粉 10g，赤芍 10g，金银花 15g，甘草 6g，滑石 20g，车前子 15g，泽泻 15g）。水煎服，每日 1 剂。

（3）体虚毒恋

症状：疖肿散发于全身各处，此愈彼起，不断发生，疖肿较大，易转变成有头疽，疖肿颜色暗红，脓水稀少，常伴低热、烦躁口渴、或乏力肢软，舌质红，苔薄黄，脉细数。

治法：扶正解毒。

方药：四妙汤（黄芪 30g，当归 10g，金银花 15g，甘草 10g）。水煎服，每日 1 剂。

2. 外治法

初起，小者用千捶膏盖贴或三黄洗剂外搽，大者用金黄散或玉露散，以银花露或菊花露调成糊状外敷。遍体发疮，破流脓水成片者，用青黛散，麻油调敷。

脓成则切开排脓，用九一丹掺太乙膏盖贴。脓尽改用生肌散收口。

第二节　丹　毒

丹毒是以患部突然皮肤鲜红成片，色如涂丹，灼热肿胀，迅速蔓延为主要表现的急性感染性疾病。本病发无定处，生于胸腹腰胯部者，称内发丹毒；发于头面部者，称抱头火丹；发于小腿足部者，称流火；新生儿多生于臀部，称赤游丹。本病相当于西医的急性网状淋巴管炎。

【病因病机】 由于素体血分有热，外受火毒，热毒蕴结，郁阻肌肤而发。

【诊断要点】 多数发生于下肢，其次为头面部。新生儿丹毒，常为游走性。可有皮肤、黏膜破损等病史。

发病急骤，初起往往先有恶寒发热、头痛骨楚、胃纳不香、便秘溲赤等全身症状，继则局部见小片红斑，迅速蔓延成大片鲜红斑，略高出皮肤表面，边界清楚，压之皮肤红色稍退，放手后立即恢复，表面紧张光亮，摸之灼手，肿胀、触痛明显。一般预后良好，经 5～6 天后消退，皮色由鲜红转暗红或棕黄色，最后脱屑而愈。病情严重者，红肿处可伴发瘀点、紫斑，或大小不等的水疱，偶有化脓或皮肤坏死。

【辨证论治】

1. 内治法

（1）风热毒蕴

症状：发于头面部，皮肤嫩红灼热，肿胀疼痛，甚至发生水疱，眼睑肿胀难睁，伴恶寒发热、头痛，舌红，苔薄黄，脉浮数。

治法：疏风清热解毒。

方药：普济消毒饮（牛蒡子10g，黄芩15g，黄连10g，甘草6g，桔梗10g，板蓝根15g，马勃10g，连翘10g，玄参10g，升麻10g，柴胡6g，陈皮6g，薄荷10g，僵蚕10g）。

（2）湿热毒蕴

症状：发于下肢，局部红赤肿胀、灼热疼痛，或见水疱、紫斑，甚至结毒化脓或皮肤坏死，可伴轻度发热、胃纳不香，舌红，苔黄腻，脉滑数。反复发作，可形成象皮腿。

治法：清热利湿解毒。

方药：五神汤合萆薢渗湿汤（茯苓20g，车前子15g，金银花20g，牛膝15g，紫花地丁15g，萆薢15g，薏苡仁30g，黄柏10g，牡丹皮10g，泽泻15g，滑石30g，通草6g）。

（3）胎火蕴毒

症状：发生于新生儿，多见于臀部，局部红肿灼热，常呈游走性，或伴壮热烦躁，甚则神昏谵语、恶心呕吐。

辨证分析：胎火蕴毒，与气血搏结，故见局部皮肤红肿灼热；火毒入于心包，心神受扰，故可伴壮热烦躁，甚则神昏谵语；邪热侵扰脾胃，故恶心呕吐。

治法：凉血清热解毒。

方药：犀角地黄汤合黄连解毒汤（水牛角30g，生地黄20g，赤芍15g，牡丹皮10g，黄连10g，栀子10g，黄芩10g，黄柏10g，甘草5g）。

2. 外治法

用金黄散或玉器散冷开水或金银花露调敷；或用新鲜野菊花叶、鲜地丁全草、鲜蒲公英等捣烂外敷。

皮肤坏死者，若有积脓，可在坏死部位切1～2个小口，以引流排脓。

第三节 乳　痈

乳痈是发生于乳房部的急性化脓性疾病。其临床特点为：乳房部结块、肿胀疼痛，伴有全身发热，溃后脓出稠厚。常发生于哺乳期妇女，尤以尚未满月的初产妇多见。本病相当于西医的急性乳腺炎。

【病因病机】 情志内伤，肝气不舒，厥阴之气失于疏泄，使乳汁发生壅滞而结块，郁久化热，热胜肉腐则成脓。

【诊断要点】 多发于产后尚未满月的哺乳妇女，尤以乳头破碎或乳汁郁滞者多见。

（1）郁乳期　病人感觉患侧乳房肿胀疼痛，并出现硬块（或无硬块），多在乳房外下象限，乳汁排出不畅，同时伴有发热、寒战、头痛骨楚、食欲缺乏等全身症状。经治疗后，若2～3日内寒热消退、肿消痛减，病将痊愈。

（2）成脓期　上述症状加重，硬块逐渐增大，继而皮肤发红灼热，疼痛呈搏动性，有压痛，患侧腋窝淋巴结肿大，并有高热不退，此为化脓的征象。若硬块中央渐软，按之有波动感者，表明脓肿已熟。但深部脓肿波动感不明显，需进行穿刺才能确定。

（3）溃脓期　自然破溃或切开排脓后，一般肿消痛减，寒热渐退，逐渐向愈。若脓流不畅，肿热不消，疼痛不减，身热不退，可能形成袋脓，或脓液波及其他乳囊（腺叶），形成"传囊乳痈"，亦可形成败血症。若有乳汁从疮口溢出，久治不愈，则可形成乳漏。

辅助检查：血常规检查血象升高。

【辨证论治】

1. 内治法

（1）气滞热蕴

症状：乳房部肿胀疼痛，肿块或有或无，皮色不变或微红，乳汁排泄不畅，伴恶寒发热、头痛骨楚、口渴、便秘，舌淡红或红，苔薄黄，脉浮数或弦数。

治法：疏肝清胃，通乳消肿。

方药：瓜蒌牛蒡汤（瓜蒌仁 20g，牛蒡子 15g，天花粉 15g，黄芩

10g，生栀子 10g，连翘 10g，皂角刺 20g，金银花 15g，生甘草 6g）。

（2）**热毒炽盛**

症状：肿块逐渐增大，皮肤掀红，灼热，疼痛如鸡啄，肿块中央渐软，有应指感，可伴壮热、口渴饮冷、面红目赤、烦躁不宁、大便秘结、小便短赤，舌红，苔黄干，脉数或滑数。

治法：清热解毒，托毒透脓。

方药：透脓散〔黄芪 20g，穿山甲（炒末）5g，川芎 10g，当归 6g，皂角刺 20g〕。

（3）**正虚邪恋**

症状：溃破后乳房肿痛减轻，但疮口脓水不断，脓汁清稀，愈合缓慢，或乳汁从疮口溢出形成乳漏，面色少华，全身乏力，头晕目眩，或低热不退，食欲不振，舌淡，苔薄，脉弱无力。

治法：益气和营托毒。

方药：托里消毒散（人参 10g，黄芪 20g，当归 10g，川芎 10g，白芍 10g，白术 10g，茯苓 20g，金银花 15g，白芷 10g，甘草 6g）。

2. 外治法

（1）**郁乳期** 用金黄散或玉露散以冷开水或醋调敷；或用金黄膏或玉露膏敷贴；或用鲜野菊花、鲜蒲公英、鲜地丁草、仙人掌（去刺）等洗净捣烂外敷；或用 20% 芒硝溶液湿敷；或用大黄、芒硝各等份研末，用适量凡士林调敷。

（2）**成脓期** 局部按之有波动感或经穿刺抽脓抽得脓液者，应及时切开引流。一般采用与乳头方向呈放射状的切口，切口位置选择脓肿稍低的部位，切口长度与脓腔基底的大小基本一致，使引流通畅不致袋脓，但需避免手术损伤乳络形成乳漏。而乳晕部的浅表脓肿、乳房后的脓肿或乳房周边脓肿，则可在乳晕边缘或乳房周边做弧形切口。若脓腔较大者，必要时可在脓腔最低部位做对口引流。脓肿小而浅者，可穿刺抽脓。

（3）**溃后期** 切开排脓后用八二丹、九一丹药线或凡士林纱条引流，外敷金黄散或金黄膏；脓尽改用生肌散收口，外用红油膏或生肌玉红膏盖贴；若有袋脓现象，可在脓腔下方用垫棉法加压，使脓液不致潴留；如有乳汁从疮口溢出，则可在患侧用垫棉法束紧，排出乳汁，促进愈合；若成传囊乳痈者，则在肿块按之应指处另做一切口；若形成乳房部窦道者，可用五五丹药捻，插入窦道至脓腔深处，以腐蚀管壁，至脓液减少后用九一丹药线，脓净则改用生肌散药条，直至愈合。

第四节　乳　癖

乳癖是以乳房有形状大小不一的肿块，疼痛，与月经周期相关为主要表现的乳腺组织良性增生性疾病。好发于 30～50 岁妇女，约占全部乳腺疾病的 75%，是临床上最常见的乳房疾病。本病有一定的癌变危险，相当于西医的乳腺囊性增生症。

【病因病机】 情志不遂，或受到精神刺激，导致肝气郁结，气机阻滞，痰浊内生，肝郁痰凝，阻于乳络而发。

【诊断要点】 多见于青中年妇女，常伴有月经失调、流产史。常同时或相继在两侧乳房内发生多个大小不一的肿块，其形态不规则，或圆或扁，质韧，分散于整个乳房，或局限在乳房的一处。

肿块与周围组织分界不清，与皮肤和肌筋膜无粘连，推之移动，腋下淋巴结不肿大。常感乳房胀痛，在月经前 3～4 天更甚，经后痛减或消失。有时乳头溢出黄绿色、棕色或血性液体。本病病程较长，常达数年，肿块的生长和发展多为间歇性，常在经前加剧，也可出现一段较长时间的缓解。

辅助检查：B 型超声波可显示乳腺增生部位不均匀的低回声区，以及无回声的囊肿。X 线造影示各级乳管失去正常树枝样结构，管网大小不均、紊乱和异位，大乳管有囊状扩张，但无充盈缺损。乳头溢液者取分泌物作涂片检查，可帮助排除癌变的可能。对疑为癌变的肿块应取活体组织做病理切片检查。

【辨证论治】

1. 内治法

（1）肝郁痰凝

症状：多见于青壮年妇女。乳房胀痛或刺痛，乳房肿块随喜怒消长，伴胸闷胁胀、善郁易怒、失眠多梦，舌质淡红，苔薄白，脉弦和细涩。

治法：疏肝解郁，化痰散结。

方药：逍遥蒌贝散（柴胡 10g，当归 10g，白芍 10g，茯苓 20g，白术 10g，瓜蒌 15g，贝母 10g，半夏 10g，南星 6g，生牡蛎 30g，山慈菇 10g）。

（2）冲任失调

症状：多见于中年妇女。乳房肿块或胀痛，经前加重，经后缓减；伴腰酸乏力、神疲倦怠、头晕、月经先后失调、量少色淡，甚或经闭，舌淡，苔白，脉沉细。

治法：调摄冲任。

方药：加味二仙汤（仙茅、淫羊藿、巴戟天、当归、知母、黄柏各 10g，牡蛎 30g，浙贝母 15g，山慈菇 10g）。

2. 外治法

阳和解凝膏外贴，7 日换一次。

第五节　肉　瘿

肉瘿是以颈前喉结正中附近出现半球形柔软肿块，能随吞咽而上下移动为主要表现的甲状腺良性肿瘤。好发于青年及中年人，女性多见。相当于西医的甲状腺腺瘤。

【病因病机】由于情志抑郁，肝失调达，遂使肝郁气滞，形成痰浊内蕴，湿痰留注于任、督，汇集于结喉，聚而成形。

【诊断要点】本病多见于 30～40 岁女性。在喉结正中一侧或双侧有单个肿块，呈圆形或椭圆形，表面光滑，质韧有弹性，可随吞咽而上下移动，生长缓慢，一般无任何不适，多在无意中发现。若肿块增大，可感到憋气或有压迫感。部分患者可发生肿物突然增大，并出现局部疼痛，是因乳头状囊性腺瘤囊内出血所致。巨大的肉瘿可压迫气管，使之移位，但少有发生呼吸困难和声音嘶哑者，有的可伴有性情急躁、胸闷易汗、心悸、手颤等症。极少数病例可发生癌变。

辅助检查：甲状腺同位素碘 131 扫描显示多为温结节，囊肿多为凉结节，伴甲状腺功能亢进症者多为热结节。B 型超声为实质性肿块或混合性肿块。

【辨证论治】

1. 内治法

肝郁痰凝

症状：结喉正中附近单个瘿肿，圆形或卵圆形，随吞咽上下移动，伴胸闷不舒、咽部发憋，舌淡，苔薄微腻，脉弦细。

辨证分析：情志不畅，肝郁气滞，脾失健运，痰湿内生，痰气互凝，结于颈前，故生瘿肿；痰气搏结日久则血行失畅，瘀血内生，与痰气相凝而生结节；胸闷不舒、咽部发憋、舌淡、苔薄腻、脉弦细皆为肝郁痰凝之象。

治法：理气解郁，化痰软坚。

方药：海藻玉壶汤（海藻 20g，昆布 20g，青皮 10g，陈皮 10g，半夏 10g，贝母 6g，连翘 10g，甘草 6g，当归 10g，川芎 10g）。

2. 外治法

用阳和解凝膏外敷。

第六节　筋　　瘤

筋瘤是以筋脉色紫、盘曲突起如蚯蚓状、形成团块为主要表现的浅表静脉病变。相当于西医下肢静脉曲张交错所形成的静脉团块。

【病因病机】由于长期从事站立负重工作，劳倦伤气，或多次妊娠，气滞血瘀，筋脉纵横，血壅于下，结成筋瘤。

【诊断要点】好发于长久站立工作者或怀孕的妇女，多见于下肢的两小腿。

早期感觉患肢酸胀不适和疼痛，站立时明显，行走或平卧时消失。患肢静脉逐渐怒张，小腿静脉盘曲如条索状，色带青紫，甚则状如蚯蚓，瘤体质地柔软，抬高患肢或向远心方向挤压，可缩小，但患肢下垂或放手顷刻充盈恢复。有的在肿胀处发生红肿、灼热、压痛等症状，经治疗后则条索状肿胀较为坚韧。瘤体如被碰破，流出大量瘀血，经压迫或结扎后方能止血。病程久者，皮肤萎缩，颜色褐黑，易伴发湿疮和臁疮（慢性溃疡）。

【辨证论治】

1. 内治法

（1）劳倦伤气

症状：久站久行或劳累时瘤体增大，下坠不适感加重，常伴气短乏力、脘腹坠胀、腰酸，舌淡，苔薄白，脉细缓无力。

治法：补中益气；活血舒筋。

方药：补中益气汤（黄芪 15g，升麻 6g，柴胡 6g，生白芍 12g，甘草 6g，党参 12g，当归 10g，白术 12g，陈皮 6g）。

（2）寒湿凝筋

症状：瘤色紫暗，喜暖，下肢轻度肿胀，伴形寒肢冷、口淡不渴、小便清长，舌淡暗，苔白腻，脉弦细。

治法：暖肝散寒，益气通脉。

方药：当归四逆汤（桂枝 12g，细辛 3g，当归 12g，芍药 12g，甘草 6g，枳实 12g，厚朴 12g，大枣 3 枚）。

（3）外伤瘀滞

症状：青筋盘曲，状如蚯蚓，表面色青紫，患肢肿胀疼痛，舌有瘀点，脉细涩。

治法：活血化瘀，和营消肿。

方药：活血散瘀汤（川芎、当归尾、赤芍、苏木、牡丹皮、枳壳、桃仁、槟榔各 10g，瓜蒌 15g，大黄 6g）。

2. 其他疗法

患肢用弹力绷带包扎，长期使用能使瘤体缩小或停止发展。

第七节　痔

痔是直肠末端黏膜下和肛管皮肤下的直肠静脉丛发生扩大、曲张所形成的柔软静脉团，或肛缘皮肤结缔组织增生或肛管皮下静脉曲张破裂形成的隆起物。男女老幼皆可为患。根据发病部位不同，痔分为内痔、外痔及混合痔。

【病因病机】　多因脏腑本虚，静脉壁薄弱，兼因久坐，负重远行，或长期便秘，或泻痢日久，或临厕久蹲努责，或饮食不节，过食辛辣肥甘之品，导致脏腑功能失调，风燥湿热下迫，气血瘀滞不行而生痔。

【诊断要点】 内痔多发于成年人。初发常以无痛性便血为主要症状，血液与大便不相混，多在排便时滴血或射血。出血呈间歇性，每因饮酒、过劳、便秘或腹泻时使便血复发和加重。出血严重时可引起贫血。肛查时见齿线上黏膜呈半球状隆起，色鲜红、暗红或灰白。随着痔核增大，在排便时或咳嗽时可脱出肛外，若不及时回纳，可形成内痔嵌顿，并有分泌物溢出，肛门坠胀。

外痔多在肛门边缘生皮赘，逐渐增大，质地柔软，一般不痛，无出血，仅觉肛门异物感，当染毒肿胀时才觉疼痛。

【辨证论治】

1. 内治法

适用于Ⅰ期、Ⅱ期内痔，或痔核嵌顿继发感染，或年老体弱的内痔患者，或兼有其他慢性病，不宜手术者。

（1）风伤肠络

症状：大便带血，滴血或喷射而出，血色鲜红，或伴口干、大便秘结，舌红，苔黄，脉数。

治法：清热凉血祛风。

方药：凉血地黄汤（当归尾 6g，生地黄 10g，赤芍 10g，黄连 6g，枳壳 6g，黄芩 9g，槐角 15g，地榆 15g，荆芥 6g，升麻 6g，天花粉 9g，甘草 6g）。

（2）湿热下注

症状：便血色鲜，量较多，痔核脱出嵌顿，肿胀疼痛，或糜烂坏死，口干不欲饮，口苦，小便黄，苔黄腻，脉滑数。

治法：清热利湿止血。

方药：止痛如神汤（秦艽 6g，皂角子 6g，苍术 10g，防风 6g，黄柏 10g，当归 10g，泽泻 10g，槟榔 6g，熟大黄 6g）。

（3）脾虚气陷

症状：肛门坠胀，痔核脱出，需用手托还，大便带血，色鲜红或淡红，病程日久，面色少华，神疲乏力，纳少便溏，舌淡，苔白，脉弱。

治法：健脾益气。

方药：补中益气汤（黄芪 15g，升麻 6g，柴胡 6g，甘草 6g，生白芍 12g，甘草 6g，党参 12g，当归 10g，白术 12g，陈皮 6g）。

2. 外治法

（1）熏洗法　适用于各期内痔及内痔脱出时。将药物加水煮沸，先熏后洗，或湿敷，具有收敛止痛消肿等作用。常用五倍子汤、苦参汤等。

（2）敷药法　适用于各期内痔及手术后换药。将药膏或药散敷于患处，具有消肿止痛或收敛止血或生肌收口等作用。常用药物有马应龙痔疮膏、桃花散、生肌玉红膏等。

（3）塞药法　适用于各期内痔。将药物制成栓剂，塞入肛内，具有消肿止痛、止血的作用，如化痔栓。

（4）外痔肿胀明显时，先用苦参汤熏洗，再外敷消痔膏或黄连膏。

第八节　肛　痛

肛痛是指直肠周围间隙发生急慢性感染而形成的脓肿。相当于西医学的肛门直肠周围脓肿。

【病因病机】　过食辛辣肥甘、醇酒炙煿之品，损伤脾胃，湿热内生，下注肛门，蕴久化热，热胜肉腐，发为痈疽。

【诊断要点】

（1）肛门旁皮下脓肿　发于肛门周围的皮下组织内，局部红肿热痛明显，成脓后按之应指，全身症状较轻。溃脓后易形成皮下肛瘘或低位瘘。

（2）坐骨直肠窝脓肿　位于坐骨直肠窝内，初起觉肛门部坠胀微痛，逐渐全身恶寒发热，头身疼痛，肛门胀痛加剧或跳痛，坐卧不安，患侧肛周皮肤微红肿，肛门指检患侧直肠壁饱满，压痛明显，可有波动感。

（3）骨盆直肠间隙脓肿　位于提肛肌以上，腹膜反折以下，位置较深，局部症状不典型，仅觉肛门胀痛，全身恶寒发热，头身疼痛。肛周皮肤多无明显红肿，肛门指检患侧直肠壁饱满、压痛及波动感，溃脓后多形成高位肛瘘。

（4）直肠后间隙脓肿　部位较深，表现为直肠内坠胀痛，逐渐加重，全身恶寒发热，头身疼痛，肛周皮肤无明显改变，肛门指检直肠后壁饱满、压痛或波动感。

辅助检查：血常规白细胞总数升高，中性粒细胞大于70%。

【辨证论治】

1. 内治法

(1) 湿热蕴结

症状：肛门周围突然肿痛，逐渐加剧，肛周压痛或见红肿，伴恶寒发热、口干、尿黄，舌红，苔黄腻，脉数。

治法：清热利湿解毒。

方药：萆薢渗湿汤合黄连解毒汤（萆薢15g，薏苡仁30g，黄柏10g，牡丹皮10g，泽泻15g，滑石30g，通草6g，黄连10g，栀子10g，黄芩10g，黄柏10g，甘草5g）。

(2) 热毒炽盛

症状：肛门肿痛剧烈，持续数日，痛如鸡啄，难以入寐，肛周红肿热痛，按之有应指感，或穿刺时有脓液，恶寒，发热，口干，便秘，小便黄，舌质红，苔黄，脉弦滑。

治法：清热解毒透脓。

方药：透脓散〔黄芪20g，穿山甲（炒末）5g，川芎10g，当归6g，皂角刺20g〕。

(3) 阴虚毒恋

症状：肛门肿痛，日久不消，皮色暗红，成脓时间长，溃脓稀薄，疮口难敛，伴午后潮热、心烦口干，舌红、少苔、脉细数。

治法：养阴清热解毒。

方药：青蒿鳖甲汤合三妙丸（青蒿6g，鳖甲15g，细生地黄12g，知母6g，牡丹皮10g，黄柏10g，苍术10g，薏苡仁20g）。

2. 外治法

(1) 初起实证，用如意金黄膏（散）外敷，位置较深者可用如意金黄散调糊灌肠。虚证，用冲和膏或阳和解凝膏外敷。

(2) 成脓的宜切开排脓，根据脓肿位置的深浅和病情缓急选择手术方法。

(3) 溃后先用红油膏，后用生肌玉红膏或生肌白玉膏纱条引流。日久成瘘者，按肛瘘处理。

第九节 脱 肛

脱肛是直肠黏膜、肛管、直肠全层，甚至部分乙状结肠向下移位，脱出肛门外的一种疾病。其特点是直肠黏膜及直肠反复脱出肛门外，伴肛门松弛，多见于儿童及老年人。相当于西医的肛管直肠脱垂。

【病因病机】 小儿气血未旺，中气不足；或年老体弱，气血不足；或妇女分娩过程中，耗力伤气；或慢性泻痢、习惯性便秘、长期咳嗽引起中气下陷，固摄失司，导致肛管直肠向外脱出。

【诊断要点】 多见于儿童、老年人、久病体弱患者及经产妇。

本病起病缓慢，无明显全身症状，早期大便时直肠或肛管脱出肛门外，便后能自行回纳，以后逐渐不能自行回纳，需用手托回。日久失治，脱出物逐渐增长，甚至咳嗽远行时也可脱出。

病情严重时可伴有大便不尽，或下腹坠胀感，因直肠黏膜反复脱出，常发生充血、水肿、糜烂、渗液，甚至渗血。查体可见肛门松弛，收缩力减弱，肛门镜检可看到直肠内黏膜折叠。

直肠脱垂临床上分为三度。Ⅰ度脱垂：为直肠黏膜脱出，脱出物色较红，长 3～5cm，触之柔软，无弹性，不易出血，便后可自行还纳。Ⅱ度脱垂：为直肠全层脱出，长 5～10cm，呈圆锥状，色淡红，表面为环状而有层次的黏膜皱襞，触之较厚有弹性，肛门松弛，便后有时需用手托回。Ⅲ度脱垂：直肠及部分乙状结肠脱出，长达 10cm 以上，色淡红，呈圆柱形，触之很厚，便后需用手托回。

【辨证论治】

1. 内治法

（1）脾虚气陷

症状：大便或咳嗽、远行时肛内肿物脱出，轻重不一，色淡红，肛门坠胀，疲乏无力，食欲缺乏，舌淡苔白，脉弱。

治法：健脾益气，升提固涩。

方药：补中益气汤（黄芪 15g，升麻 6g，柴胡 6g，甘草 6g，生白芍 12g，甘草 6g，党参 12g，当归 10g，白术 12g，枳壳 20g，陈皮 6g）。

（2）湿热下注

症状：直肠脱出难纳，肿胀焮红灼热，渗液流滋，肛门胀痛，舌红，苔黄腻，脉滑数。

治法：清热利湿。

方药：萆薢渗湿汤（萆薢 15g，薏苡仁 30g，黄柏 10g，牡丹皮 10g，泽泻 15g，滑石 30g，通草 6g）。

2. 外治法

（1）熏洗疗法　以苦参汤加石榴皮、枯矾、五倍子，煎水熏洗。

（2）敷药疗法　以五倍子散或马勃散调凡士林外敷肛门。

第十节　肛　　裂

肛裂是指肛管皮肤全层裂开，并形成慢性溃疡的一种疾病。本病好发于肛门前后正中，男性多见于后正中，女性多见于前正中。临床以周期性肛门疼痛、大便带血、便秘为特点。

【病因病机】　由于过食辛辣、炙煿之品，实热内生，热结肠腑，粪便秘结，擦破肛门皮肤，复染邪毒，长久不愈，形成慢性溃疡。

【诊断要点】　多见于 20～40 岁青壮年，好发于肛管 6 点、12 点，男性多发于 6 点，女性多发于 12 点。

主要症状为排便时肛门疼痛，排便后数分钟内疼痛减轻或消失，称疼痛间歇期，随后又因括约肌痉挛而剧烈疼痛，疼痛持续数小时至十多小时。每次排便时这一疼痛过程称周期性疼痛。同时大便表面带血，或滴血，大便秘结。

根据病程不同，肛裂分为两大类，即新鲜肛裂（早期肛裂）和陈旧性肛裂。

① 新鲜肛裂：病程较短（约 3 个月以内），疼痛轻微，疼痛时间较短，肛裂创面颜色鲜红，边缘整齐。

② 陈旧性肛裂：病程较长（3～5 个月以上），反复发作，疼痛剧烈，肛裂创面色灰白，创缘呈缸口样增厚，底部形成平整而硬的灰白组织（栉膜带）。由于裂口周围慢性炎症，常可伴发结缔组织外痔（哨兵痔）、单口内瘘、肛乳头肥大、肛窦炎、肛乳头炎等。因此，裂口、栉膜带、哨兵痔、肛乳头肥大、单口内瘘、肛窦炎、肛乳头炎这 7 种病理

改变，为陈旧性肛裂的病理特征。

【辨证论治】

1. 内治法

（1）热结肠燥

症状：大便干结，数日一行，便时有肛门疼痛，便时滴鲜血或大便表面带血或便纸染血；舌偏红，脉弦数。

治法：清热润肠通便。

方药：凉血地黄汤合麻仁丸（当归尾 6g，生地黄 10g，赤芍 10g，黄连 6g，枳壳 6g，黄芩 9g，槐角 15g，地榆 15g，荆芥 6g，升麻 6g，天花粉 9g，火麻仁 20g，杏仁 10g，大黄 6g，厚朴 10g，甘草 6g）。

（2）阴虚肠燥

症状：大便干结，数日一行，便时疼痛，点滴下血，裂口深红，口干咽燥，五心烦热，舌红，少苔，脉细数。

治法：养阴清热润肠。

方药：润肠汤（火麻仁 20g，桃仁 10g，胡麻仁 20g，肉苁蓉 15g，荆芥穗 10g）。

2. 外治法

（1）早期肛裂　每天用生肌玉红膏外涂肛门内 1～2 次，每次大便后用 1/5000 高锰酸钾溶液坐浴。

（2）陈旧性肛裂　可先用七三丹擦于裂口，3～5 天后，改用生肌玉红膏外涂伤口，再配合其他方法。

第十一节　冻　疮

冻疮是指人体受寒邪侵袭所引起的全身性或局部性损伤，相当于西医的冻伤。

【病因病机】 冬令时节或寒冷潮湿环境，寒邪侵袭过久，以致气血运行不畅，气血瘀滞，而成冻疮。若寒邪太重，耗伤阳气太过，则可因阳气耗竭而亡。

【诊断要点】 局部性冻疮，主要发于手背、足跟、耳郭等暴露部位，多呈对称性，轻者受冻部位皮肤先苍白，继而红肿，或有硬结、斑块、边缘掀红，中央青紫，自觉灼痛、麻木，暖热时自觉灼热、痒痛。重者则有大小不等的水疱或肿块，皮肤淡白或暗红，或转紫色，疼痛剧烈，或感觉消失，局部出现暗红色血疱，血疱破溃后渗流脓血水，收口缓慢，常需1～2个月或更长时间。

根据冻伤的严重程度，将其分为三度。

Ⅰ度（红斑性冻疮）：损伤在表皮层，皮肤红肿，疼痛瘙痒。

Ⅱ度（水疱性冻疮）：损伤达真皮层，先出现红肿，继而出现大小不等的水疱或血疱，局部感觉迟钝，疼痛较剧烈。

Ⅲ度（坏死性冻疮）：损伤皮肤全层，严重者可深达皮下，肌肉或整个肢体坏死，一般伤后3～7天出现水疱，肢体活动受限，病变部位变紫黑色，周围水肿，疼痛明显，约7天后出现干性坏疽，患部感觉和功能完全丧失。2～3周后，冻伤坏死组织与正常组织分离。

如感染毒邪可变为湿性坏疽，可伴有发热、恶寒等症，甚至出现内陷证。

全身性冻疮者，初起出现寒战，继则感觉迟钝，疲乏无力，视物模糊，幻觉，嗜睡，不省人事，体温逐渐降低，瞳孔散大，对光反射迟钝，呼吸变浅，脉搏细弱，甚至呼吸、心跳停止而死亡。

【辨证论治】

1. 内治法

（1）寒凝血瘀

症状：形寒肢冷，颜色苍白，继而红肿，有灼痛或瘙痒，麻木，或出现水疱、肿块，皮色紫暗，感觉迟钝或消失，舌淡苔白，脉弦细。

辨证分析：寒性收引，其入腠理则形寒肢冷，皮色苍白；寒性凝滞，气血瘀滞则继而出现皮色红肿紫暗；气血瘀滞，不能荣于肌肤则痛、痒、麻木相兼，甚则全无感觉；舌淡苔白、脉弦细为寒邪入侵之象。

治法：温阳散寒，调和营卫。

方药：当归四逆汤（桂枝12g，细辛3g，当归12g，芍药12g，甘草6g，枳实12g，厚朴12g，大枣3枚）。

（2）寒盛阳衰

症状：寒战，四肢厥冷，倦怠，嗜睡，呼吸微弱，舌淡苔白，脉沉细弱。

辨证分析：寒邪入侵，耗伤阳气，邪正交争则寒战；阳气衰微则倦怠、嗜睡、呼吸微弱；阳气不能温养则四肢厥冷；舌淡苔白、脉沉细弱为寒盛阳衰之象。

治法：回阳救逆，温通血脉。

方药：四逆加人参汤（附子 30g，干姜 15g，炙甘草 10g，人参 10g）。

（3）瘀滞化热

症状：患处暗红肿胀，甚则灼热腐溃，脓水淋漓，恶寒，发热，口干，舌红，苔黄，脉弦数。

辨证分析：寒邪入侵，气血瘀滞，日久化热，复感外邪，邪正相争则恶寒、发热；热伤津液则口干；热胜肉腐则红肿腐溃，脓水淋漓；舌红苔黄、脉弦数为邪热内盛之象。

治法：清热解毒，理气活血。

方药：四妙勇安汤（黄芪 30g，当归 10g，金银花 15g，甘草 10g）。

2. 外治法

Ⅰ、Ⅱ度冻疮用 10％胡椒酒精溶液或冻伤膏涂敷患处，每天 2 次，外包敷料。

有较大水疱者宜抽出疱内液体后再涂上述药物。局部染毒糜烂或溃疡时，宜用红油膏或黄连素软膏外涂，每天 1 次；另外可用桑枝 90g、甘草 30g，或用甘草、甘遂各 30g，共煎，先熏后浸泡，每日 2 次。或用红灵酒轻柔按摩冻疮未破溃的部位。

第十二节　水火烫伤

水火烫伤是指因热力（火焰、灼热气体、液体、固体）、化学物质、放射性物质及电引起的损伤，西医称为烧伤。

【病因病机】由于强热作用于人体，热毒入侵，气血瘀滞，轻者皮肉腐烂，重者热毒炽盛，伤及体内阴液，或热毒内攻脏腑，以致脏腑失和，阴阳失调。

【诊断要点】本病的诊断，实际是对烧伤后伤情作一个较准确判断的过程，而准确判断患者的伤情，对制订正确的治疗方案、判断预后有重要意义。

1. 烧伤面积估计

（1）中国九分法　此法将成人体表面积分为 11 个 9 等份。其中，头面颈部为 9%，双上肢为 2 个 9%（即 18%），躯干前后（各占 13%）及会阴（占 1%）为 3 个 9%，双下肢包括臀部为 5 个 9%＋1%（46%）。

（2）手掌法　以伤员五指并拢时手掌的面积，占其体表面积的 1%。此法计算简便，常用于小面积或散在的烧伤面积估算。

（3）小儿烧伤面积估算法　在各个不同年龄期的婴儿和儿童，身体各部体表百分比亦不同。其特点是头大肢小，年龄越小，头部相对面积越大，而下肢体表面积越小，其他部位相对体表面积与成人大致相同，计算公式如下：

$$头面部＝9\%＋(12－年龄)\%$$
$$双下肢＝46\%－(12－年龄)\%$$

2. 烧伤深度估计

烧伤深度一般采用三度四分法，即Ⅰ度、Ⅱ度（又分浅Ⅱ度、深Ⅱ度）、Ⅲ度烧伤。

3. 伤情分类

（1）轻度烧伤　总面积在 10%（儿童 5%）以下的Ⅱ度烧伤。

（2）中度烧伤　总面积在 11%～30%（儿童 6%～15%）的Ⅱ度烧伤，或 10%（儿童 5%）以下的Ⅲ度烧伤。

（3）重度烧伤　总面积在 31%～50% 或Ⅲ度烧伤面积在 11%～20%（小儿总面积在 15%～25% 或Ⅲ度烧伤面积在 5%～10%）。如果烧伤面积未达到此标准，但有下列情况之一者也属重度烧伤：①全身情况较差或已休克；②合并其他严重创伤或化学中毒；③重度呼吸道烧伤；④头、面、颈、手、会阴部烧伤。

（4）严重烧伤　总面积在 51%～80%（儿童 26%～40%），或Ⅲ度烧伤面积在 21%～25%（儿童 10%～23%）。

（5）特重烧伤　总面积在 80% 以上（儿童 40% 以上）或Ⅲ度烧伤面积超过 50%（儿童 25%）者。

【辨证论治】

1. 内治法

（1）火热伤津

症状：发热，口干欲饮，大便秘结，小便短赤，舌红，苔黄，脉数。

治法：清热解毒，养阴生津。

方药：黄连解毒汤合增液汤（黄连10g，栀子10g，黄芩10g，黄柏10g，玄参15g，生地黄15g，麦冬10g，甘草5g）。

（2）阴伤阳脱

症状：面色苍白，神疲乏力，气息低促，自汗肢冷，体温反低，嗜睡，甚则神志恍惚，舌质红绛或紫暗，无苔，脉细欲绝。

治法：回阳救逆，养阴生津。

方药：参附汤合生脉散（附子15g，人参10g，麦冬15g，五味子6g）。

（3）火毒内陷

症状：壮热烦渴或高热神昏，躁动不安，口唇干燥，大便秘结，小便短赤，舌质红绛，脉细数。

治法：清营凉血解毒。

方药：清营汤（水牛角30g，生地黄20g，玄参15g，竹叶心10g，麦冬10g，丹参10g，黄连10g，金银花10g，连翘10g）。

（4）气血两虚

症状：低热或不发热，神疲乏力，食欲缺乏，形体消瘦，面色少华，创面肉芽色淡，难以愈合，舌淡，苔薄白，脉细弱。

治法：补益气血。

方药：八珍汤（当归10g，川芎15g，白芍12g，生地黄10g，人参10g，白术10g，茯苓20g，炙甘草6g）。

（5）脾胃虚弱

症状：病程日久，创面难以愈合，疲乏无力，食欲缺乏，脘腹胀满，或呕吐腹泻，面色少华，形体消瘦，舌淡，苔白腻，脉弱。

治法：健脾和胃。

方药：参苓白术散（人参10g，白术10g，茯苓20g，甘草6g，砂仁6g，陈皮10g，桔梗10g，扁豆10g，山药15g，莲子肉6g，薏苡仁20g）。

2. 外治法

创面是一系列并发症的根源，创面处理正确与否，直接关系疾病的病情演变过程和创面愈合情况，故必须保持创面清洁以预防和控制感染。Ⅱ度创面争取痂下愈合，减少瘢痕形成。Ⅲ度创面，早期保持焦痂完整干燥，争取早期切痂植皮，缩短疗程。

第七讲

中医皮肤病学入门

中医皮肤病学属于中医外科学范畴，本书为方便读者学习，将皮肤病学单独列为一讲。

第一节　蛇串疮

蛇串疮是一种皮肤上出现成簇水疱，呈带状分布，痛如火燎的急性疱疹性皮肤病。因皮损状如蛇行，故名蛇串疮；因每多缠腰而发，故又称缠腰火丹。相当于西医的带状疱疹。

【病因病机】本病多为情志内伤，肝郁气滞，久而化火，肝经火毒，外溢肌肤而发年老体虚者，常因血虚肝旺，湿热毒盛，气血凝滞，以致疼痛剧烈，病程迁延。

【诊断要点】一般先有轻度发热、倦怠、食欲缺乏，以及患部皮肤灼热感或神经痛等前驱症状，但亦有无前驱症状即发疹者。经 1～3 天后，患部发生不规则的红斑，继而出现多数和成簇的粟粒至绿豆大小的丘疱疹，迅速变为水疱，聚集一处或数处，排列成带状，水疱往往成批发生，簇间隔以正常皮肤。疱液透明，5～7 天后转为混浊，或部分破溃、糜烂和渗液，最后干燥结痂，再经数日，痂皮脱落而愈。少数患者，不发出典型水疱，仅仅出现红斑、丘疹，或大疱，或血疱，或坏死；岩瘤患者或年老体弱者可在局部发疹后数日内，全身发生类似于水痘样皮疹，常伴高热，可并发肺、脑损害，病情严重，可致死亡。

疼痛为本病的特征之一，疼痛的程度可因年龄、发病部位、损害轻重不同而有所差异，一般儿童患者没有疼痛或疼痛轻微，年龄愈大疼痛愈重；头面部较其他部位疼痛剧烈；皮疹为出血或坏死者，往往疼痛严重。部分老年患者在皮疹完全消退后，仍遗留神经疼痛，持续数月之久。

【辨证论治】

1. 内治法

（1）肝经郁热

症状：皮损鲜红，疱壁紧张，灼热刺痛，伴口苦咽干、烦躁易怒、大便干或小便黄，舌质红，苔薄黄或黄厚，脉弦滑数。

治法：清肝火解热毒。

方药：龙胆泻肝汤（龙胆 6g，栀子 10g，黄芩 10g，柴胡 10g，木通 6g，泽泻 10g，车前子 10g，生地黄 10g，当归 10g）。

（2）脾虚湿蕴

症状：皮损颜色较淡，疱壁松弛，疼痛略轻，伴食少腹胀、口不渴、大便时溏，舌质淡，苔白或白腻，脉沉缓或滑。

治法：健脾利湿。

方药：除湿胃苓汤（苍术、厚朴、陈皮、猪苓、白术、栀子各 10g，泽泻、赤茯苓、滑石各 20g，防风 6g，木通 6g，肉桂 3g，甘草 6g）。

（3）气滞血瘀

症状：皮疹消退后局部疼痛不止，舌质黯，苔白，脉弦细。

治法：理气活血，重镇止痛。

方药：桃红四物汤（桃仁 10g，红花 6g，生地黄 12g，赤芍 10g，川芎 10g，当归 6g）。

2. 外治法

（1）初起用玉露膏外敷；或外搽双柏散、三黄洗剂、清凉乳剂（麻油加饱和石灰水上清液充分搅拌成乳状）外涂；或鲜马齿苋、玉簪叶捣烂外敷。

（2）水疱破后，用四黄膏或青黛膏外涂；有坏死者，用九一丹换药。

（3）若水疱不破，可用三棱针或消毒针头挑破，使疱液流出，以减轻疼痛。

第二节　湿　疮

湿疮是一种由多种内外因素引起的过敏性炎症性皮肤病。以多形性皮损、对称分布、易于渗出、自觉瘙痒、反复发作和慢性化为临床特征。本病相当于西医的湿疹。

【病因病机】 总因禀赋不耐，风、湿、热阻于肌肤所致。

【诊断要点】 根据病程和皮损特点，一般分为急性、亚急性、慢性三类。

（1）急性湿疮　起病较快，常对称发生，可发于身体的任何部位，亦可泛发于全身，但以面部的前额、眼皮、颊部、耳部、口唇周围等处多见。初起皮肤潮红、肿胀、瘙痒，继而在潮红、肿胀或其周围的皮肤上，出现丘疹、丘疱疹、水疱。皮损群集或密集成片，形态大小不一，边界不清。常因搔抓而水疱破裂，形成糜烂、流滋、结痂。自觉瘙痒，轻者微痒，重者剧烈瘙痒呈间隙性或阵发性发作，常在夜间增剧，影响睡眠。皮损广泛者，可有发热、大便秘结、小便短赤等全身症状。

（2）亚急性湿疮　多由急性湿疮迁延而来，急性期的红肿、水疱减轻，流滋减少，但仍有红斑、丘疹、脱屑。自觉瘙痒，或轻或重，一般无全身不适。

（3）慢性湿疮　多由急性、亚急性湿疮反复发作而来，也可起病即为慢性湿疮，其表现为患部皮肤增厚，表面粗糙，皮纹显著或有苔藓样变，触之较硬，暗红或紫褐色，常伴有少量抓痕、血痂、鳞屑及色素沉着，间有糜烂、流滋。自觉瘙痒剧烈，尤以夜间、情绪紧张、食辛辣鱼腥动风之品时为甚。若发生在掌跖、关节部的易发生皲裂，引起疼痛。病程较长，数月至数年不等，常伴有头昏乏力、腰酸肢软等全身症状。

湿疹根据发生部位不同有耳部湿疹、乳房湿疹、手部湿疹、小腿湿疹、女阴或阴囊湿疹、肛门湿疹等。除上述以外，在临床上还有部分湿疹，其症状表现非同寻常，称为特殊型湿疹，如传染性湿疹样皮炎、自体敏感性湿疹、婴儿湿疹、钱币状湿疹。

【辨证论治】

1. 内治法

（1）湿热浸淫

症状：发病急，皮损潮红灼热，瘙痒无休，渗液流滋，伴身热、心烦、口渴、大便干、尿短赤，舌红，苔薄白或黄，脉滑或数。

治法：清热利湿。

方药：龙胆泻肝汤合萆薢渗湿汤（龙胆 6g，栀子 10g，黄芩 10g，柴胡 10g，车前子 10g，生地黄 10g，当归 10g，萆薢 15g，薏苡仁 30g，黄柏 10g，牡丹皮 10g，泽泻 15g，滑石 30g，通草 6g）。

（2）脾虚湿蕴

症状：发病较缓，皮损潮红，瘙痒，抓后糜烂流滋，可见鳞屑，伴纳少、神疲、腹胀便溏，舌淡胖，苔白或腻，脉弦缓。

治法：健脾利湿。

方药：除湿胃苓汤（苍术、厚朴、陈皮、猪苓、白术、栀子各10g，泽泻、赤茯苓、滑石各20g，防风6g，木通6g，肉桂3g，甘草6g）。

（3）血虚风燥

症状：病久皮损色暗或色素沉着，剧痒，或皮损粗糙肥厚，伴口干不欲饮、纳差腹胀；舌淡，苔白，脉细弦。

治法：养血润肤，祛风止痒。

方药：当归饮子（当归、大黄、柴胡、人参、黄芩各10g，甘草6g，白芍15g，滑石20g）。

2. 外治法

（1）急性湿疮　初起仅有皮肤潮红而无流滋者，以清热安抚、避免刺激为原则，可选用清热止痒的苦参、黄柏、地肤子、荆芥等中药煎汤外洗，或用10%黄柏溶液、炉甘石洗剂外搽；若糜烂、水疱、流滋较多者，以收敛清热止痒为原则，可选用马齿苋水洗剂、黄柏溶液外搽，或蒲公英、龙胆、野菊花、炉甘石、明矾各20g，煎水待冷后湿敷，或2%～3%硼酸水、0.5%醋酸铅外洗。急性湿疮后期，滋水减少、结痂时，以保护皮损、避免刺激、促进角质新生、消除残余炎症为原则，可选用黄连软膏、青黛膏外搽。

（2）亚急性湿疮　以消炎、止痒、干燥、收敛为原则，有少量流滋者，选用苦参汤、三黄洗剂湿敷外搽；无流滋者，可选用青黛散、祛湿散、新三妙散等油调外敷或黄柏霜外搽。

（3）慢性湿疮　以止痒、抑制表皮细胞增生、促进真皮炎症浸润吸收为原则。可选用各种软膏、乳剂，根据瘙痒及皮肤肥厚程度加入不同浓度的止痒剂、角质促成和溶解剂，如青黛膏、5%硫黄软膏、5%～10%复方松馏油软膏、湿疮膏、皮脂膏、10%～20%黑豆馏油软膏及皮质类固醇激素软膏。

第三节　药　毒

药毒是指药物通过口服、注射、皮肤黏膜用药等途径进入人体所引起的皮肤黏膜的急性炎症反应。本病相当于西医的药物性皮炎，又称药疹。

【病因病机】 总由禀赋不耐，药毒内侵所致。引起本病的药物，随着新药不断增加，种类不断增多，任何一种药物在一定条件下，都有引起本病的可能，但临床上常见的有以下几种：①抗生素类：以青霉素、链霉素最多，其次为氨苄青霉素、氯霉素、土霉素等；②磺胺类：如磺胺噻唑、长效磺胺等；③解热镇痛类：其成分大多是阿司匹林、氨基比林和非那西丁等，其中以吡唑酮类和水杨酸类的发病率最高；④催眠药、镇静药与抗癫痫药：如苯巴比妥（鲁米那）、甲丙氨酯（眠尔通）、苯妥英钠等，以鲁米那引起者最多；⑤异种血清制剂及疫苗等：如破伤风抗毒素、抗蛇毒血清、狂犬病疫苗等；⑥中草药：文献中报告的单味药物有葛根、天花粉、板蓝根、大青叶、穿心莲、丹参、毛冬青、益母草、槐花、紫草、青蒿、防风、白蒺藜、大黄等，中成药中有六神丸、云南白药、安宫牛黄丸、牛黄解毒片、银翘解毒片等。

【诊断要点】 本病症状多样，表现复杂，但基本上都具有以下特点：①发病前有用药史，原因除去易于治愈；②有一定的潜伏期，第一次发病多在用药后5～20天内，重复用药常在24小时内发生，短者甚至在用药后瞬间或数分钟内发生；③发病突然，自觉灼热瘙痒，重者伴有发热、倦怠、全身不适、纳差、大便干、小便黄赤等全身症状；④皮损分布除固定型药疹外，多呈全身性、对称性，且有由面颈部迅速向躯干四肢发展的趋势，皮损形态多样。

【辨证论治】

1. 内治法

（1）湿毒蕴肤

症状：皮肤上出现红斑、水疱，甚则糜烂渗液，表皮剥脱，伴剧痒、烦躁、口干、大便燥结、小便黄赤，或有发热，舌红，苔薄白或黄，脉滑或数。

治法：清热利湿解毒。

方药：萆薢渗湿汤（萆薢15g，薏苡仁30g，黄柏10g，牡丹皮10g，泽泻15g，滑石30g，通草6g）。

（2）热毒入营

症状：皮损鲜红或紫红，甚则紫斑、血疱，伴高热、神志不清、口唇焦燥、口渴不欲饮、大便干、小便短赤，舌绛，苔少，或镜面舌，脉洪数。

治法：清营解毒。

方药：清营汤（水牛角 30g，生地黄 20g，玄参 15g，竹叶心 10g，麦冬 10g，丹参 10g，黄连 10g，金银花 10g，连翘 10g）。

（3）气阴两虚

症状：皮损消退，伴低热、口渴、乏力、气短、大便干、尿黄，舌红、少苔，脉细数。

治法：益气养阴清热。

方药：增液汤合益胃汤（生地黄 15g，玉竹 10g，冰糖 15g，沙参 15g，玄参 15g，麦冬 10g）。

2. 外治法

外治以清热利湿、收敛止痒为原则。

（1）局部红斑、风团、瘙痒甚者，用炉甘石洗剂、三黄洗剂外搽。

（2）糜烂渗液多者，以黄柏、地榆各 15g，水煎湿敷，渗出减少后，用青黛散外扑。

（3）局部干燥结痂者，可外涂黄连膏；结痂较厚，可先予地榆油外涂轻揩，待痂去，再涂黄连膏。

第四节　瘾　疹

瘾疹是一种皮肤出现红色或苍白风团，时隐时现的瘙痒性、过敏性皮肤病。本病相当于西医的荨麻疹。

【病因病机】 本病总因禀赋不耐，人体对某些物质过敏所致。

【诊断要点】 皮肤上突然出现风团，色白或红或正常肤色；大小不等，形态不一；局部出现，或泛发全身，或稀疏散在，或密集成片；发无定时，但以傍晚为多。风团成批出现，时隐时现，持续时间长短不一，但一般不超过 24 小时，消退后不留任何痕迹，部分患者一天反复发作多次。自觉剧痒、烧灼或刺痛。部分患者，搔抓后随手起条索状风团；少数患者，在急性发作期，出现气促、胸闷、呼吸困难、恶心呕吐、腹痛腹泻、心慌心悸。急性者，发病急来势猛，风团骤然而起，迅速消退，瘙痒随之而止；慢性者，反复发作，经久不愈，病期多在 1～2 个月以上，甚至更久。

1. 内治法

（1）风热犯表

症状：风团鲜红，灼热剧痒，遇热则皮损加重，伴发热恶寒、咽喉肿痛，舌质红，苔薄白或薄黄，脉浮数。

治法：疏风清热。

方药：消风散（荆芥穗、陈皮、人参、白僵蚕、防风、川芎、藿香叶、蝉蜕、厚朴、羌活各 10g，茯苓 20g，甘草 6g）。

（2）风寒束表

症状：风团色白，遇风寒加重，得暖则减，口不渴，舌质淡，苔白，脉浮紧。

治法：疏风散寒。

方药：麻黄桂枝各半汤（麻黄 5g，桂枝 10g，白芍 9g，杏仁 5g，甘草 6g，生姜 3 片，大枣 3 枚）。

（3）血虚风燥

症状：风团反复发作，迁延日久，午后或夜间加剧，伴心烦易怒、口干、手足心热，舌红少津，脉沉细。

治法：养血祛风润燥。

方药：当归饮子（当归、大黄、柴胡、人参、黄芩各 10g，甘草 6g，白芍 15g，滑石 20g）。

2. 外治法

（1）香樟木、蚕沙各 30～60g，煎水外洗。

（2）炉甘石洗剂外搽。

第五节　牛皮癣

牛皮癣是一种患部皮肤状如牛项之皮、厚且坚的慢性瘙痒性皮肤病。相当于西医的神经性皮炎。

【病因病机】情志内伤、风邪侵袭是本病发病的诱发因素，营血失和、经脉失疏、气血凝滞则为其病机。

【诊断要点】好发于颈部、肘部、骶部及小腿伸侧等处。常呈对称性分布，亦可沿皮神经分布呈线状排列。

皮损初起为有聚集倾向的多角形扁平丘疹，皮色正常或略潮红，表面光泽或覆有菲薄的糠皮状鳞屑，以后由于不断搔抓或摩擦，丘疹逐渐扩大，互相融合成片，继之则局部皮肤增厚，纹理加深，互相交错，表面干燥粗糙，并有少许灰白色鳞屑，而呈苔藓样变，皮肤损害可呈圆形或不规则形斑片，边界清楚，触之粗糙。由于搔抓，患部及其周围可伴有抓痕、出血点或血痂，其附近也可有新的扁平小丘疹出现。

自觉阵发性奇痒，被衣摩擦与汗渍时更剧，入夜尤甚，搔之不知痛楚。情绪波动时，瘙痒也随之加剧。因瘙痒可影响工作和休息，患者常伴有失眠、头昏、烦躁症状。

【辨证论治】

1. 内治法

（1）肝郁化火

症状：皮损色红，伴心烦易怒、失眠多梦、眩晕心悸、口苦咽干，舌边尖红，脉弦数。

治法：清肝泻火。

方药：龙胆泻肝汤（龙胆 6g，栀子 10g，黄芩 10g，柴胡 10g，木通 6g，泽泻 10g，车前子 10g，生地黄 10g，当归 10g）。

（2）风湿蕴肤

症状：皮损呈淡褐色片状，粗糙肥厚，剧痒时作，夜间尤甚，苔薄白或白腻，脉濡而缓。

治法：疏风利湿。

方药：消风散（荆芥穗、陈皮、人参、僵蚕、防风、川芎、藿香叶、蝉蜕、厚朴、羌活各 10g，茯苓 20g，甘草 6g）。

（3）血虚风燥

症状：皮损灰白，抓如枯木，肥厚粗糙似牛皮，伴心悸怔忡、失眠健忘、女子月经不调，舌淡，脉沉细。

治法：养血祛风润燥。

方药：当归饮子（当归、大黄、柴胡、人参、黄芩各 10g，甘草 6g，白芍 15g，滑石 20g）。

2. 外治法

以止痒为原则。

（1）皮损较薄者，外涂 2 号癣药水、斑蝥醋、百部酊、川槿皮酊等，每天数次。

（2）皮损较厚者，外涂润肤膏、黑油膏、藜芦膏等，每天数次。

第六节 风瘙痒

风瘙痒是指无原发性皮肤损害，而以瘙痒为主要症状的皮肤感觉异常性皮肤病。相当于西医的皮肤瘙痒症。

【病因病机】 多由情志内伤，五志化火，血热内蕴，化热动风而成。

【诊断要点】 瘙痒为本病的主要症状，瘙痒为阵发性，白天轻，夜间重，亦因饮酒、情绪变化、受热、搔抓、摩擦后发作或加重。无原发性皮损，由于连续反复搔抓，可引起抓痕、表皮剥脱和血痂，日久皮肤可出现肥厚、苔藓样变、色素沉着以及湿疹样变。

【辨证论治】

1. 内治法

（1）风热血热

症状：青年患者多见，病属新起，症见皮肤瘙痒剧烈，遇热更甚，皮肤抓破后有血痂，伴心烦、口干、小便黄、大便干结，舌淡红，苔薄黄，脉浮数。

治法：疏风清热凉血。

方药：消风散合四物汤（荆芥穗、陈皮、人参、僵蚕、防风、川芎、藿香叶、蝉蜕、厚朴、当归、羌活各10g，生地黄15g，赤芍、茯苓各20g，甘草6g）。

（2）湿热蕴结

症状：瘙痒不止，抓破后脂水淋漓，伴口干口苦、胸胁闷胀、小便黄赤、大便秘结，舌红，苔黄腻，脉滑数。

治法：清热利湿止痒。

方药：龙胆泻肝汤（龙胆6g，栀子10g，黄芩10g，柴胡10g，木通6g，泽泻10g，车前子10g，生地黄10g，当归10g）。

（3）血虚肝旺

症状：以老年人多见，病程较长，皮肤干燥，抓破后血痕累累，伴头晕眼花、失眠多梦，舌红，苔薄，脉细数或弦数。

治法：养血润燥，祛风止痒。

方药：当归饮子（当归、大黄、柴胡、人参、黄芩各10g，甘草6g，白芍15g，滑石20g）。

2. 外治法

（1）周身皮肤瘙痒者，可选用百部酊、苦参酒外搽，每天数次。

（2）各型皮肤瘙痒，可用药浴或熏洗、熏蒸疗法。如苦参片、白鲜皮、百部、蛇床子、地肤子、地骨皮、花椒等煎水作全身熏浴，或矿泉浴等。

（3）皮肤干燥发痒者，可外用各种润肤膏薄搽。

第七节　白　疕

白疕是一种易于复发的慢性红斑鳞屑性皮肤病。本病相当于西医的银屑病。

【病因病机】 总因营血亏损，化燥生风，肌肤失养所致。

【诊断要点】 根据临床表现一般分为寻常型、脓疱型、关节型和红皮型。临床以寻常型最多见，发病较急，皮损初起为红斑、丘疹，逐渐扩大融合成片，边缘清楚，上覆以多层银白色糠秕状鳞屑，轻轻刮去鳞屑，可见一层淡红色发亮的薄膜，称薄膜现象；刮除薄膜后可见小出血点，称为点状出血现象，为本病特征性皮损，在进行期皮肤外伤或注射针孔处常出现相同损害，称为同形反应；皮损发生在皱折部位则易造成浸渍、皲裂。皮损可累及全身，但以头皮、躯干、四肢伸侧多见。初发病多在青壮年，多数患者冬重夏轻，病程较长，常反复发作。

【辨证论治】

1. 内治法

（1）风热血燥

症状：皮损鲜红，皮损不断出现，红斑增多，刮去鳞屑可见发亮薄膜，点状出血，有同形反应，伴心烦、口渴、大便干、尿黄，舌红，苔黄或腻，脉弦滑或数。

治法：清热解毒，凉血活血。

方药：犀角地黄汤（水牛角 30g，生地黄 20g，赤芍 15g，牡丹皮 10g，甘草 5g）。

（2）血虚风燥

症状：皮损色淡，部分消退，鳞屑较多，伴口干、便干，舌淡红，苔薄白，脉细缓。

治法：养血和血，祛风润燥。

方药：四物汤合消风散（荆芥穗、陈皮、人参、僵蚕、防风、川芎、藿香叶、蝉蜕、厚朴、当归、羌活各 10g，生地黄 15g，赤芍、茯苓各 20g，甘草 6g）。

（3）瘀滞肌肤

症状：皮损肥厚浸润，颜色暗红，经久不退，舌紫暗或有瘀斑、瘀点，脉涩或细缓。

治法：活血化瘀。

方药：桃红四物汤（桃仁 10g，红花 6g，生地黄 12g，赤芍 10g，川芎 10g，当归 6g）。

以上各型可选用中成药抗银片、青黛丸、昆明山海棠片等内服。

2. 外治法

（1）最好用枯矾药浴（枯矾 120g，野菊花 250g，侧柏叶 250g，花椒 120g，芒硝 500g，煎水淋浴或泡洗）以除去鳞屑，增强外用药物疗效，但红皮病型不宜用。

（2）进行期和红皮病型，可选用青黛散麻油调搽，或以黄连膏、5％～10％硼酸软膏外搽。

（3）慢性肥厚性皮损，用 5％～10％硫黄软膏、雄黄膏、疯油膏或2 号癣药水外搽。

第八节　粉　刺

粉刺是一种毛囊、皮脂腺的慢性炎症性皮肤病。因典型皮损能挤出白色半透明状粉汁，故称之粉刺。相当于西医的痤疮。

【病因病机】　素体阳热偏盛，加之青春期生机旺盛，营血日渐偏热，血热外壅，气血郁滞，蕴阻肌肤，而发本病。

【诊断要点】 好发于颜面，亦可见于胸背上部及肩胛部等处，典型皮损为毛囊性丘疹，多数呈黑头粉刺，周围色红，用手挤压，有小米或米粒样白色脂栓排出，少数呈灰白色的小丘疹，以后色红，顶部发生小脓疱，破溃后痊愈，遗留暂时性色素沉着或有轻度凹陷的瘢痕。有时形成结节、脓肿、囊肿等多种形态损害，愈后留下明显瘢痕，皮肤粗糙不平，伴有油性皮脂溢出。

【辨证论治】

1. 内治法

（1）肺经风热

症状：丘疹色红，或有痒痛，舌红，苔薄黄，脉浮数。

治法：清肺散风。

方药：枇杷清肺饮（枇杷叶、桑白皮、黄芩、栀子、野菊花、苦参、赤芍各10g，黄连6g，白茅根30g，生槐米15g）。

（2）湿热蕴结

症状：皮损红肿疼痛，或有脓疱，伴口臭、便秘、尿黄，舌红，苔黄腻，脉滑数。

治法：清热化湿。

方药：枇杷清肺饮合黄连解毒汤加减（枇杷叶、桑白皮、黄芩、栀子、野菊花、苦参、黄柏、赤芍各10g，黄连6g，白茅根30g，生槐米15g，甘草6g）。

（3）痰湿凝结

症状：皮损结成囊肿，或伴有纳呆、便溏，舌淡胖，苔薄，脉滑。

治法：化痰健脾渗湿。

方药：海藻玉壶汤合参苓白术散加减（海藻20g，昆布20g，青皮10g，陈皮10g，半夏10g，贝母6g，连翘10g，甘草6g，当归10g，川芎10g，党参10g，白术10g，茯苓20g，扁豆10g，砂仁6g）。

2. 外治法

用三黄洗剂、颠倒散洗剂、痤疮洗剂等外搽。

第九节 油　　风

油风为一种头部毛发突然发生斑块状脱落的慢性皮肤病，相当于西医的斑秃。

【病因病机】 过食辛辣炙煿、醇甘厚味，或情志抑郁化火，损阴耗血，血热生风，风热上窜巅顶，或久病致气血两虚，肝肾不足，精不化血，血不养发，毛发失于阴血濡养而突然脱落。

【诊断要点】 头发突然成片迅速脱落，脱发区皮肤光滑，边缘的头发松动，很易拔出，拔出时可见发干近端萎缩。脱发区呈圆形、椭圆形或不规则形。数目不等，大小不一，可相互连接成片，或头发全部脱光，而呈全秃。严重者，眉毛、胡须、腋毛、阴毛甚至毳毛等全身毛发脱落而呈普秃。

【辨证论治】

1. 内治法

（1）血热风燥

症状：突然脱发成片，偶有头皮瘙痒，或伴头部烘热、心烦易怒、急躁不安，苔薄，脉弦。

治法：凉血息风，养阴护发。

方药：四物汤合六味地黄汤（熟地黄 15g，山药 15g，山茱萸 6g，牡丹皮 12g，茯苓 15g，川芎 10g，赤芍 12g，当归 10g）。

（2）气滞血瘀

症状：病程较长，头发脱落前先有头痛或胸胁疼痛等症，伴夜多噩梦、烦热难眠，舌有瘀斑，脉沉细。

治法：通窍活血。

方药：通窍活血汤 [赤芍 10g，川芎 10g，桃仁 10g，红花 6g，麝香 1g（冲服），老葱 7 根，大枣 5 枚]。

（3）气血两虚

症状：多发生于病后或产后，头发呈斑块状脱落，并呈渐进性加重，范围由小而大，毛发稀疏枯槁，触摸易脱，伴唇白、心悸、气短懒言、倦怠乏力，舌淡，脉细弱。

治法：益气补血。

方药：八珍汤（当归 10g，川芎 15g，白芍 12g，生地黄 10g，人参 10g，白术 10g，茯苓 20g，炙甘草 6g）。

（4）肝肾不足

症状：病程日久，平素头发焦黄或花白，发病时呈大片均匀脱落，甚或全身毛发脱落，伴头昏、耳鸣、目眩、腰膝酸软，舌淡，苔剥，脉细。

治法：滋补肝肾。

方药：七宝美髯丹（何首乌、黑豆、赤茯苓、白茯苓、牛膝、当归、枸杞子、菟丝子、补骨脂等按照一定比例制成成药）。

2. 外治法

（1）鲜毛姜（或生姜）切片，烤热后涂擦脱发区，每天数次。

（2）用大枣 10 粒浸泡茶油 1 周后涂患处。

第十节 酒 渣 鼻

酒渣鼻是一种主要发生于面部中央的红斑和毛细血管扩张的慢性皮肤病。因鼻色紫红如酒渣故名酒渣鼻。

【病因病机】 由肺胃积热上蒸，复遇风寒外袭，血瘀凝结而成；或嗜酒之人，酒气熏蒸，复遇风寒之邪，交阻肌肤所致。

【诊断要点】 皮损以红斑为主，好发于鼻尖、鼻翼、两颊、前额等部位，少数鼻部正常，而只发于两颊和额部。

【辨证论治】

1. 内治法

（1）肺胃热盛

症状：红斑多发于鼻尖或两翼，压之褪色，常嗜酒，便秘，饮食不节，口干口渴，舌红，苔薄黄，脉弦滑。多见于红斑型。

治法：清泻肺胃积热。

方药：枇杷清肺饮（枇杷叶、桑白皮、黄芩、栀子、野菊花、苦参、赤芍各 10g，黄连 6g，白茅根 30g，生槐米 15g）。

（2）热毒蕴肤

症状：在红斑上出现痤疮样丘疹、脓疱，毛细血管扩张明显，局部灼热，伴口干、便秘，舌红绛，苔黄。多见于丘疹型。

治法：凉血清热解毒。

方药：凉血四物汤合黄连解毒汤（生地黄 12g，黄连 6g，黄芩 10g，黄柏 10g，川芎 10g，赤芍 12g，当归 10g，甘草 6g）。

（3）气滞血瘀

症状：鼻部组织增生，呈结节状，毛孔扩大，舌略红，脉沉缓。多见于鼻赘型。

治法：活血化瘀散结。

方药：通窍活血汤〔赤芍 10g，川芎 10g，桃仁 10g，红花 6g，麝香 1g（冲服），老葱 7 根，大枣 5 枚〕。

2. 外治法

（1）鼻部有红斑、丘疹者，可选用颠倒散洗剂外搽，每天 3 次。

（2）鼻部有脓疱者，可选用四黄膏或皮癣灵外涂，每天 2～3 次。

（3）鼻赘形成者，可先用三棱针刺破放血，颠倒散外敷。

第八讲

中医儿科学入门

第一节　儿科病因特点

小儿疾病的发病原因，与成人有同有异，具有儿科自身的特点。小儿外多伤于六淫及疫疠之邪，内多伤于乳食，先天因素致病是特有的病因，情志失调致病相对略少，意外性伤害和医源性伤害需要引起重视。

一、先天因素

先天因素即胎产因素，指小儿出生前已形成的病因。怀孕之后，若不注意养胎护胎，也易于造成先天性疾病。诸如孕妇营养不足、饮食失节、情志失调、劳逸不当、感受外邪、接触污物、遭受外伤、房事不节、患有疾病、用药犯忌等因素，都可能损伤胎儿。分娩时难产、窒息、感染、产伤等，也会成为许多疾病的病因。

二、外感因素

小儿因外感因素致病者最为多见。外感因素包括风、寒、暑、湿、燥、火六淫和疫疠之气。

风性善行数变，小儿肺常不足，最易为风邪所伤，发生肺系疾病。风为百病之长，它邪常与风邪相合为患。风寒、风热犯人，常见外感表证，正气不足则由表入里。暑为阳邪，其性炎热，易伤气阴；暑多夹湿，困遏脾气，缠绵难解。风、寒、湿或风、湿、热三气杂至，合为痹症。燥性干涩，化火最速，易伤肺胃阴津。火为热之极，六气皆从火化，小儿又易于感受外邪，故小儿所患之热病最多。

三、食伤因素

小儿脾常不足，饮食不知自节，或家长喂养不当，易被饮食所伤，产生脾胃病证。

小儿幼稚不能自调饮食，挑食偏食，造成偏嗜作疾，饮食营养不均衡，或过寒伤阳、过热伤阴、过辛伤肺、甘腻伤脾、肥厚生痰，少进蔬菜成便秘，某些食品致过敏等，都易于造成脾气不充甚至受损，运化不健，好发脾胃病证。

饮食不洁也是儿科常见病因。小儿缺乏卫生知识，脏手取食，或误进污染食物，常引起肠胃疾病，如吐泻、腹痛、肠道寄生虫症，甚至细菌性痢疾、伤寒、病毒性肝炎等传染病。

四、情志因素

小儿思想相对单纯，接触社会较成人少，受七情六欲之伤也就不及成人多见。但是，儿科情志失调致病也不容忽视。例如，婴幼儿乍见异物、骤闻异声，易致惊伤心神，或使已有的肝风惊厥发作加剧；所欲不遂，思念伤脾，会造成食欲缺乏，产生厌食或食积；学习负担过重，家长期望值过高，儿童忧虑、恐惧，产生头痛、疲乏、失眠、厌食，或精神行为异常等。近年来，儿童精神行为障碍性疾病发病率呈上升趋势，值得引起重视。

五、外伤因素

小儿缺少生活经验和自理能力，对外界的危险事物和潜在的危险因素缺乏识别与防范，加之生性好奇，常轻举妄动，因而容易遭受意外伤害。

六、医源因素

进入现代社会，儿童的医源性损害日益受到重视。儿科感染性疾病较多，对住院患儿要尽可能按病种类别安排病室，对传染病患儿更要做到隔离，防止交叉感染。某些西药的副作用较多，如糖皮质激素的库欣综合征、阴伤火旺证候；一些抗生素的胃肠道反应、抑制造血功能、肝肾功能损害、神经系统损害等副作用，都为临床所常见。

第二节　儿科病理特点

小儿在病理方面，也有着与成人不同的特点，主要表现在两个方面。

一、发病容易，传变迅速

小儿脏腑娇嫩，形气未充，机体功能未发育完善，称之为"稚阴稚阳"。这一生理特点决定了他们体质嫩弱，御邪能力不强，不仅容易被外感、内伤诸种病因伤害而致病，而且一旦发病之后，病情变化多而又迅速。

小儿不仅易于发病，既病后又易于传变。小儿发病后传变迅速的病理特点，主要表现为寒热虚实的迅速转化，即易虚易实、易寒易热。例如，小儿不慎冒受外邪而患感冒，可迅速发展成肺炎喘嗽，皆属实证，若邪热壅盛，正气不支，可能产生正虚邪陷，心阳虚衰的虚证变证。又如脾肾阳虚证，若是不慎感受外邪，可在一段时间内表现为阳水实证，或者本虚标实的虚实夹杂证候等，均属临证常见。

寒热是两种不同性质的疾病证候属性。小儿由于"稚阴未长"，故易见阴伤阳亢，表现为热证；又由于"稚阳未充"，故易见阳气虚衰，表现为寒证。寒热和虚实之间也易于兼夹与转化。例如，风寒外束之寒实证，可迅速转化成风热伤卫，甚至邪热入里之实热证。若是正气素虚，又易于转成阳气虚衰的虚寒证或者阴伤内热之虚热证。湿热泻暴泻不止易于产生热盛阴伤之变证，迁延不愈又易于转为脾肾阳虚之阴寒证等。

二、脏气清灵，易趋康复

与成人相比，小儿易于发病，既病后又易于传变，这是小儿病理特点的一个方面。另一方面，小儿患病之后，常常病情好转的也比成人快，治愈率也比成人高。例如，儿科急性病感冒、咳嗽、泄泻、口疮等多数好转的比成人要快；慢性病哮喘、癫痫、紫癜、阴水等的预后也相对好于成人；即使是心阳虚衰、阴伤液竭、惊风神昏、内闭外脱等危重证候，只要抢救及时，能够顺利康复的机会也大于成人。

第三节　胎　黄

胎黄以婴儿出生后皮肤面目出现黄疸为特征。因与胎禀因素有关，故称"胎黄"或"胎疸"。胎黄分为生理性与病理性两类。生理性胎黄大多在生后2～3天出现，4～6天达高峰，7～10天消退，早产儿持续时间较长，除有轻微食欲缺乏外，一般无其他临床症状。若生后24小时内即出现黄疸，3周后仍不消退，甚或持续加深，或消退后复现，均为病理性黄疸。西医学称胎黄为新生儿黄疸，包括新生儿生理性黄疸和血清胆红素增高的一系列疾病，如溶血性黄疸、胆道畸形、胆汁瘀阻、肝细胞性黄疸等。

【病因病机】 形成病理性胎黄的病因很多，主要为胎禀湿蕴，由于孕母素蕴湿盛或内蕴湿热之毒，遗于胎儿，或因胎产之时，出生之后，婴儿感受湿热邪毒所致。

【临床诊断】

（1）黄疸出现早（出生 24h 内），发展快，黄色明显，也可消退后再次出现，或黄疸出现迟，持续不退，日渐加重。肝脾可见肿大，精神倦怠，不欲吮乳，大便或呈灰白色。

（2）血清胆红素、黄疸指数显著增高。

（3）尿胆红素阳性，尿胆原试验阳性或阴性。

（4）母子血型测定，检测 ABO 或 Rh 血型不合引起的溶血性黄疸。

（5）肝功能可正常。

（6）肝炎综合征应作肝炎相关抗原抗体系统检查。

【辨证论治】

1. 湿热郁蒸

症状：面目皮肤发黄，色泽鲜明如橘，哭声响亮，不欲吮乳，口渴唇干，或有发热，大便秘结，小便深黄，舌质红，苔黄腻。

治法：清热利湿。

方药：茵陈蒿汤（茵陈、栀子、大黄、泽泻、车前子、黄芩、金钱草）。

2. 寒温阻滞

症状：面目皮肤发黄，色泽晦暗，持久不退，精神萎靡，四肢欠温，纳呆，大便溏薄色灰白，小便短少，舌质淡，苔白腻。

治法：温中化湿。

方药：茵陈理中汤加减（茵陈蒿、干姜、白术、甘草、党参、薏苡仁、茯苓）。

3. 气滞瘀积

症状：面目皮肤发黄，颜色逐渐加深，晦暗无华，右胁下痞块质硬，肚腹膨胀，青筋显露，或见瘀斑、衄血，唇色暗红，舌见瘀点，苔黄。

治法：化瘀消积。

方药：血府逐瘀汤加减（柴胡、郁金、枳壳、桃仁、当归、赤芍、丹参)。

【其他疗法】

（1）外治疗法　黄柏 30g，煎水去渣，水温适宜时，让患儿浸浴，反复擦洗 10 分钟。1 日 1～2 次。

（2）推拿疗法　胆红素脑病后遗症见肢体瘫痪、肌肉萎缩者，可用推拿疗法，每日或隔日 1 次。方法：在瘫痪肢体上以揉法来回揉 5～10min，按揉松弛关节 3～5min，局部可用搓法搓热，并在相应的脊柱部位搓揉 5～10min。

第四节　水　　痘

水痘是由外感时行邪毒引起的急性发疹性时行疾病。以发热，皮肤分批出现丘疹、疱疹、结痂为特征。因其疱疹内含水液，形态椭圆，状如豆粒，故称水痘。也称水花、水疮、水疱，西医亦称水痘。

【病因病机】　水痘病因为外感时行邪毒，上犯于肺，下郁于脾而发病，其病在肺、脾两经。

【临床诊断】

（1）起病 2～3 周前有水痘接触史。

（2）临床表现　初起有发热、流涕、咳嗽、不思饮食等症，发热大多不高，发热 1～2 天内，头面、发际及全身其他部位出现红色斑丘疹，以躯干部位较多，四肢部位较少。疹点出现后，很快变为疱疹，呈椭圆形，大小不一，内含水液，周围红晕，疱壁薄易破，常伴瘙痒，继则结成痂盖脱落，不留瘢痕。

（3）皮疹分批出现，此起彼落，在同一时期，丘疹、疱疹、干痂并见。

（4）实验室检查　周围血白细胞总数正常或偏低。刮取新鲜疱疹基底物，用瑞氏或姬姆萨染色检查多核巨细胞，用酸性染色检查核内包涵体。

【辨证论治】

1. 内治法

（1）邪伤肺卫

症状：发热轻微，或无发热，鼻塞流涕，伴有喷嚏及咳嗽，1～2日皮肤出疹，疹色红润，疱浆清亮，根盘红晕不明显，点粒稀疏，此起彼伏，以躯干为多，舌苔薄白，脉浮数。

治法：疏风清热，利湿解毒。

方药：银翘散加减（金银花、连翘、竹叶、薄荷、牛蒡子、桔梗、甘草、车前子、滑石）。

（2）毒炽气营

症状：壮热不退，烦躁不安，口渴欲饮，面红目赤，水痘分布较密，根盘红晕显著，疹色紫暗，疱浆混浊，大便干结，小便黄赤，舌红或舌绛，苔黄糙而干，脉洪数。

治法：清热凉营，解毒渗湿。

方药：清胃解毒汤加减（升麻、石膏、黄芩、黄连、牡丹皮、生地黄、紫草、栀子、木通）。

2. 其他疗法

（1）苦参、芒硝各 30g，浮萍 15g。煎水外洗，每日 2 次。用于水痘皮疹较密，瘙痒明显者。

（2）青黛散麻油调后外敷，每日 1 次，用于疱疹破溃、焮红化脓者。

第五节　痄　腮

痄腮是因感受风温邪毒，壅阻少阳经脉引起的时行疾病。以发热、耳下腮部漫肿疼痛为主要临床特征。西医称为流行性腮腺炎。

【病因病机】 痄腮病因为感受风温邪毒，主要病机为邪毒壅阻少阳经脉，与气血相搏，凝滞耳下腮部。足少阳胆经与足厥阴肝经互为表里，热毒炽盛，正气不支，邪陷厥阴，扰动肝风，蒙蔽心包，可出现高热不退、抽风、昏迷等症。

足厥阴肝经循少腹络阴器，邪毒内传，引睾窜腹，则可伴有睾丸肿胀、疼痛或少腹疼痛。肝气乘脾，还可出现上腹疼痛、恶心呕吐等症。

【临床诊断】

（1）当地有腮腺炎流行，发病前 2～3 周有流行性腮腺炎接触史。

（2）临床表现　初病时可有发热，1～2 天后，以耳垂为中心腮部漫肿，边缘不清，皮色不红，压之疼痛或有弹性，通常先发于一侧，继发于另一侧。口腔内颊黏膜腮腺管口可见红肿。

（3）腮腺肿胀经 4～5 天开始消退，整个病程 1～2 周。

（4）常见并发症有睾丸炎、卵巢炎、胰腺炎等，也有并发脑膜炎者。

（5）实验室检查周围血象白细胞总数正常或降低，淋巴细胞相对增多。尿、血淀粉酶增多。

【辨证论治】

1. 内治法

（1）常证

① 邪犯少阳

症状：轻微发热恶寒，一侧或两侧耳下腮部漫肿疼痛，咀嚼不便，或伴头痛，咽痛，纳少，舌红，苔薄白或淡黄，脉浮数。

治法：疏风清热，散结消肿。

方药：银翘散加减（牛蒡子、荆芥、桔梗、甘草、连翘、金银花、板蓝根、夏枯草、赤芍、僵蚕）。

② 热毒壅盛

症状：高热不退，腮部肿胀疼痛，坚硬拒按，张口、咀嚼困难，烦躁不安，口渴引饮，或伴头痛、呕吐，咽部红肿，食欲缺乏，尿少黄赤，舌红苔黄，脉滑数。

治法：清热解毒，软坚散结。

方药：普济消毒饮加减（黄芩、黄连、连翘、板蓝根、升麻、柴胡、牛蒡子、马勃、玄参、桔梗、薄荷、甘草、陈皮、僵蚕）。

（2）变证

① 邪陷心肝

症状：高热不退，神昏，嗜睡，项强，反复抽风，腮部肿胀疼痛，坚硬拒按，头痛，呕吐，舌红，苔黄，脉洪数。

治法：清热解毒，息风开窍。

方药：凉营清气汤加减（栀子、黄连、连翘、生甘草、水牛角、生地黄、牡丹皮、赤芍、竹叶、玄参、芦根、薄荷）。

② 毒窜睾腹

症状：病至后期，腮部肿胀渐消，一侧或两侧睾丸肿胀疼痛，或伴少腹疼痛，痛甚者拒按，舌红，苔黄，脉数。

治法：清肝泻火，活血止痛。

方药：龙胆泻肝汤加减（龙胆、栀子、黄芩、黄连、柴胡、川楝子、延胡索、荔枝核、桃仁）。

2. 其他疗法

（1）青黛散、紫金锭、如意金黄散，任选一种，以醋或水调匀后外敷患处，1日2次。适用于腮部肿痛。

（2）鲜蒲公英、鲜马齿苋、鲜仙人掌（去刺），任选一种，捣烂外敷患处，1日2次。适用于腮部肿痛。

第六节 感　冒

感冒是小儿时期常见的外感性疾病之一，临床以发热恶寒、头痛鼻塞、流涕咳嗽、喷嚏为特征。感冒又称伤风。感冒可分为两种：普通感冒为冒受风邪所致，一般病邪轻浅，以肺系症状为主，不造成流行；时行感冒为感受时邪病毒所致，病邪较重，具有流行特征。西医学将感冒分为普通感冒和流行性感冒，后者相当于中医学时行感冒。

【病因病理】 小儿感冒的病因有外感因素和正虚因素。主要病因为感受外邪，以风邪为主，常兼杂寒、热、暑、湿、燥等，亦有感受时疫毒所致。

【临床诊断】

（1）以发热恶寒、鼻塞流涕、打喷嚏等症状为主，多兼咳嗽，可伴呕吐、腹泻，或发生高热惊厥。

（2）四时均有，多见于冬春季，常因气候骤变而发病。

（3）血白细胞总数正常或减少，中性粒细胞减少，淋巴细胞相对增多，单核细胞增加。

【辨证论治】

1. 内治法

（1）主证

① 风寒感冒

症状：恶寒发热，无汗，头痛，鼻塞流涕，喷嚏，咳嗽，喉痒，舌偏淡，苔薄白，脉浮紧。

治法：辛温解表。

方药：荆防败毒散、葱豉汤加减（葱白、紫苏叶、豆豉、荆芥、防风、杏仁、前胡、桔梗、甘草）。

② 风热感冒

症状：发热重，恶风，有汗或无汗，头痛，鼻塞流脓涕，喷嚏，咳嗽，痰黄黏，咽红或肿，口干而渴，舌质红，苔薄白或黄，脉浮数。

治法：辛凉解表。

方药：银翘散或桑菊饮加减（金银花、菊花、连翘、薄荷、牛蒡子、豆豉、桔梗、前胡）。

③ 暑邪感冒

症状：发热无汗，头痛鼻塞，身重困倦，咳嗽不剧，胸闷泛恶，食欲缺乏，或有呕吐泄泻，舌质红，苔黄腻，脉数。

治法：清暑解表。

方药：新加香薷饮加减（香薷、金银花、连翘、藿香、佩兰、厚朴、白豆蔻、扁豆花）。

④ 时行感冒

症状：全身症状较重，壮热嗜睡，汗出热不解，目赤咽红，肌肉酸痛，或有恶心呕吐，或见疹点散布，舌红苔黄，脉数。

治法：疏风清热解毒。

方药：银翘散合普济消毒饮加减（金银花、连翘、荆芥、羌活、栀子、黄芩、板蓝根、贯众、重楼、薄荷）。

（2）兼证

① 夹痰

症状：感冒兼见咳嗽较剧，咳声重浊，喉中痰鸣，苔滑腻，脉浮数而滑。

治法：偏于风寒者辛温解表、宣肺化痰；偏于风热者辛凉解表、清肺化痰。

方药：在疏风解表的基础上，偏风寒配用二陈汤加减（半夏、陈皮、白前、枳壳）；偏于风热者配用青黛、海蛤壳、浙贝母、瓜蒌皮等清化痰热。

② 夹滞

症状：感冒兼见脘腹胀满，不思饮食，呕吐酸腐，口气秽浊，大便酸臭，或腹痛泄泻，或大便秘结，舌苔垢腻，脉滑。

治法：解表合消食导滞。

方药：佐用保和丸（山楂、鸡内金、麦芽、莱菔子、枳壳）。

③ 夹惊

症状：兼见惊惕啼叫，夜卧不安、磨牙，甚则惊厥抽风，舌尖红，脉弦。

治法：解表清热，镇惊息风。

方药：汤剂中可加用钩藤、蝉蜕、僵蚕平肝息风，煅龙骨、茯苓宁心安神。

（3）复感证

① 肺卫不固

症状：面色欠华，常自汗出，恶风怕冷，鼻塞流涕，发热不甚，反复感邪，舌质淡，苔薄白，脉缓弱。

治法：益气固表。

方药：玉屏风散加味（黄芪、白术、防风、紫苏叶、生牡蛎）。

② 营卫不和

症状：平素汗多，汗出不温，面色㿠白，肌肉松弛，肢凉畏寒，舌淡红，苔薄白或花剥，脉无力。

治法：调和营卫。

方药：黄芪桂枝五物汤加味（黄芪、桂枝、白芍、炙甘草、生姜、大枣）。

③ 肺阴不足

症状：面色潮红，形体消瘦，潮热盗汗，口渴咽干，手足心热，舌红少津，苔少或花剥，脉细。

治法：滋阴养肺。

方药：百合固金汤加减（百合、麦冬、玄参、生地黄、白芍、五味子、桔梗、甘草）。

2. 其他方法

葱白头（连须）3～7个、生姜3～5片，浓煎后加糖适量。用于风寒感冒。

第七节　咳　　嗽

凡因感受外邪或脏腑功能失调，影响肺的正常宣肃功能，造成肺气上逆作咳，咳吐痰涎的，即称"咳嗽"。相当于西医学所称的气管炎、支气管炎。

【病因病机】 形成咳嗽的病因主要是感受外邪，以风邪为主，肺脾虚弱是其内因。病位主要在肺、脾。

【临床诊断】

（1）咳嗽为主要症状，多继发于感冒之后，常因气候变化而发生。

（2）好发于冬春季节。

（3）肺部听诊两肺呼吸音粗糙，或可闻干啰音。

（4）X射线片或透视检查，示肺纹理增粗。

【辨证论治】

1. 内治法

（1）外感咳嗽

① 风寒咳嗽

症状：咳嗽频作，咽痒声重，痰白清稀，鼻塞流涕，恶寒少汗，或有发热头痛，全身酸痛，舌苔薄白，脉浮紧，指纹浮红。

治法：散寒宣肺。

方药：金沸草散加减（金沸草、前胡、荆芥、细辛、半夏、茯苓）。

② 风热犯肺

症状：咳嗽不爽，痰黄黏稠，不易咳出，口渴咽痛，鼻流浊涕，伴有发热头痛，恶风，微汗出，舌质红，苔薄黄，脉浮数，指纹红紫。

治法：疏风肃肺。

方药：桑菊饮（桑叶、菊花、薄荷、连翘、杏仁、桔梗、芦根、甘草）。

（2）内伤咳嗽

① 痰热咳嗽

症状：咳嗽痰黄，稠黏难咳，面赤唇红，口苦作渴，或有发热、烦躁不宁，尿少色黄，舌红苔黄腻，脉滑数，指纹色紫。

治法：清肺化痰。

方药：清宁散加减（桑白皮、前胡、瓜蒌皮、葶苈子、茯苓、浙贝母、车前子、黄芩、鱼腥草、甘草）。

② 痰湿咳嗽

症状：咳嗽重浊，痰多壅盛，色白而稀，胸闷纳呆，苔白腻，脉濡。

治法：化痰燥湿。

方药：二陈汤合三子养亲汤（陈皮、半夏、茯苓、甘草、紫苏子、莱菔子、白芥子）。

③ 阴虚咳嗽

症状：干咳无痰，或痰少而黏，不易咳出，口渴咽干，喉痒声嘶，手足心热，或咳嗽带血，午后潮热，舌红少苔，脉细数。

治法：滋阴润肺，兼清余热。

方药：沙参麦冬汤加减（南沙参、麦冬、玉竹、天花粉、生扁豆、桑叶、生甘草）。

④ 气虚咳嗽

症状：咳而无力，痰白清稀，面色苍白，气短懒言，语声低微，喜温畏寒，体虚多汗，舌质淡嫩，脉细少力。

治法：健脾补肺，益气化湿。

方药：六君子汤加味（党参、白术、茯苓、甘草、陈皮、半夏）。

2. 其他疗法

（1）紫苏、陈皮各 10g，白萝卜汁 12g。加水 120mL，煎成 60mL，加红糖 10g，趁热温服。用于风寒咳嗽。

（2）枇杷叶、桑白皮各 10g，桔梗、白前各 6g。水煎服。用于痰热咳嗽。

（3）川贝母 6g，雪梨 1 个，冰糖 15g。蒸服。用于阴虚咳嗽。

第八节　肺炎喘嗽

肺炎喘嗽是小儿时期常见的肺系疾病之一，以发热、咳嗽、痰壅、气急、鼻煽为主要症状，重者涕泪俱闭、面色苍白发绀。本病包括西医学所称支气管肺炎、间质性肺炎、大叶性肺炎等。

【病因病机】引起肺炎喘嗽的病因主要有外因和内因两大类。外因主要是感受风邪，小儿寒温失调，风邪外袭而为病，风邪多夹热或夹寒为患，其中以风热多见。小儿肺脏娇嫩，卫外不固，如先天禀赋不足，或后天喂养失宜，久病不愈，病后失调，则致正气虚弱，卫外不固，腠理不密，而易为外邪所中。

【临床诊断】

（1）发病较急，轻证仅有发热咳嗽、喉间痰鸣，重证则呼吸急促、鼻翼煽动。

（2）病情严重时，痰壅气逆，喘促不安，烦躁不宁，面色苍白，唇口青紫发绀。

（3）初生儿患本病时，常见不乳、神萎、口吐白沫，可无上述典型证候。

（4）肺部听诊可闻细湿啰音，如病灶融合，可闻及管状呼吸音。

（5）X射线检查见肺纹理增多、紊乱，肺部透亮度降低或增强，可见小片状、斑片状阴影，也可出现不均匀的大片状阴影。

（6）实验室检查　细菌引起的肺炎，白细胞总数较高，中性粒细胞增多，若由病毒引起，白细胞总数减少，稍增或正常。

【辨证论治】

1. 内治法

（1）常证

① 风寒闭肺

症状：恶寒发热，无汗不渴，咳嗽气急，痰稀色白，舌淡红，苔薄白，脉浮紧。

治法：辛温开肺，化痰止咳。

方药：三拗汤合葱豉汤（麻黄、杏仁、甘草、荆芥、豆豉、桔梗、防风）。

② 风热闭肺

症状：发热恶风，微有汗出，口渴欲饮，咳嗽，痰稠色黄，呼吸急促，咽红，舌尖红，苔薄黄，脉浮数。

治法：辛凉宣肺，清热化痰。

方药：银翘散合麻杏石甘汤加减（麻黄、杏仁、生石膏、生甘草、金银花、连翘、薄荷、桔梗、牛蒡子）。

③ 痰热闭肺

症状：壮热烦躁，喉间痰鸣，痰稠色黄，气促喘憋，鼻翼煽动，或口唇青紫，舌红，苔黄腻，脉滑数。

治法：清热宣肺，涤痰定喘。

方药：五虎汤合葶苈大枣泻肺汤（麻黄、杏仁、生石膏、生甘草、细茶、桑白皮、葶苈子、紫苏子、前胡、黄芩、虎杖）。

④ 痰浊闭肺

症状：咳嗽气喘，喉间痰鸣，咳吐痰涎，胸闷气促，食欲缺乏，舌淡苔白腻，脉滑。

治法：温肺平喘，涤痰开闭。

方药：二陈汤合三子养亲汤（法半夏、陈皮、莱菔子、紫苏子、白芥子、枳壳、前胡、杏仁）。

⑤ 阴虚肺热

症状：低热不退，面色潮红，干咳无痰，舌质红而干，苔光剥，脉数。

治法：养阴清肺，润肺止咳。

方药：沙参麦冬汤加减（南沙参、麦冬、玉竹、天花粉、桑叶、款冬花、生扁豆、甘草）。

⑥ 肺脾气虚

症状：病程迁延，低热起伏，气短多汗，咳嗽无力，纳差，便溏，面色苍白，神疲乏力，四肢欠温，舌质偏淡，苔薄白，脉细无力。

治法：健脾益气，肃肺化痰。

方药：人参五味子汤加减（人参、五味子、茯苓、白术、百部、橘红、生甘草）。

（2）变证

① 心阳虚衰

症状：突然面色苍白，发绀，呼吸困难加剧，汗出不温，四肢厥冷，神萎淡漠或烦躁不宁，右胁下肝脏增大、质坚，舌淡紫，苔薄白，脉微弱虚数。

治法：温补心阳，救逆固脱。

方药：参附龙牡救逆汤加减（人参、附子、龙骨、牡蛎、白芍、甘草）。

② 内陷厥阴

症状：壮热神昏，烦躁谵语，四肢抽搐，口噤项强，两目上视，咳嗽气促，痰声辘辘，舌质红绛，指纹青紫，达命关，或透关射甲，脉弦数。

治法：平肝息风，清心开窍。

方药：羚角钩藤汤合牛黄清心丸加减（羚羊角、钩藤、茯神、白芍、甘草、生地黄）。

2. 其他疗法

板蓝根、大青叶、金银花各15g，百部、桑白皮各6g，玄参9g，甘草3g。每日1剂。用于病毒性肺炎。

第九节　哮　喘

哮喘是小儿时期的常见肺系疾病，以发作性喉间哮鸣气促、呼气延长为特征，严重者不能平卧。哮指声响，喘指气息，临床上哮常兼喘。本病包括西医学所称的喘息性支气管炎、支气管哮喘。本病发作有明显的季节性，以冬季及气温多变季节发作为主，年龄以1～6岁多见。95％的发病诱因为呼吸道感染，发病有明显的遗传倾向，起病愈早遗传倾向愈明显。

【病因病机】 本病的发病原因既有内因，又有外因。内因责之于痰饮内伏，与肺、脾、肾三脏有关，外因主要为感受外邪、接触异气。此外，若接触异气，如异味、花粉、煤烟、羽毛等，或嗜食酸咸甜腻之物，也能刺激气管，影响肺的通降功能而诱发哮喘。

【临床诊断】

（1）常突然发病，发作之前，多有喷嚏、咳嗽等先兆症状。发作时不能平卧，烦躁不安，气急，气喘。

（2）有诱发因素，如气候转变、受凉受热或接触某些过敏物质。

（3）可有婴儿期湿疹史或家族哮喘史。

（4）肺部听诊，两肺满布哮鸣音，呼气延长。哮喘如有继发感染或为哮喘性支气管炎，可闻及粗大湿啰音。

（5）血象检查　支气管哮喘，白细胞总数正常，嗜酸性粒细胞可增高；伴肺部感染时，白细胞总数及中性粒细胞可增高。

【辨证论治】

1. 内治法

（1）发作期

① 寒性哮喘

症状：咳嗽气喘，喉间有痰鸣音，痰多白沫，形寒肢冷，鼻流清涕，面色淡白，恶寒无汗，舌淡红，苔白滑，脉浮滑。

治法：温肺散寒，化痰定喘。

方药：小青龙汤合三子养亲汤加减（麻黄、桂枝、细辛、干姜、白芥子、紫苏子、莱菔子、白芍、五味子）。

② 热性哮喘

症状：咳嗽哮喘，声高息涌，咳痰稠黄，喉间哮吼痰鸣，胸膈满闷，身热，面赤，口干，咽红，尿黄便秘，舌质红，苔黄腻，脉滑数。

治法：清肺化痰，止咳平喘。

方药：麻杏石甘汤加味（麻黄、生石膏、杏仁、葶苈子、桑白皮、紫苏子、生甘草）。

③ 外寒内热

症状：恶寒发热，鼻塞喷嚏，流清涕，咳痰黏稠色黄，口渴引饮，大便干结，舌红，苔薄白，脉滑数。

治法：解表清里，定喘止咳。

方药：大青龙汤加减（麻黄、桂枝、生姜、生石膏、生甘草、白芍、五味子）。

④ 肺实肾虚

症状：病程较长，哮喘持续不已，动则喘甚，面色欠华，小便清长，常伴咳嗽、喉中痰吼，舌淡苔薄腻，脉细弱。

治法：泻肺补肾，标本兼顾。

方药：射干麻黄汤合都气丸加减（麻黄、射干、半夏、款冬、紫菀、细辛、五味子、山茱萸、熟地黄、淮山药、茯苓）。

（2）缓解期

① 肺脾气虚

症状：气短多汗，咳嗽无力，常见感冒，神疲乏力，形瘦纳差，面色苍白，便溏，舌淡，苔薄白，脉细软。

治法：健脾益气，补肺固表。

方药：人参五味子汤合玉屏风散加减（人参、五味子、茯苓、白术、黄芪、防风、百部、橘红）。

② 脾肾阳虚

症状：面色㿠白，形寒肢冷，脚软无力，动则气短心悸，腹胀纳差，大便溏泻，舌淡苔薄白，脉细弱。

治法：健脾温肾，固摄纳气。

方药：金匮肾气丸加减（附子、肉桂、山茱萸、熟地黄、淮山药、茯苓、核桃肉、五味子、白果）。

③ 肺肾阴虚

症状：面色潮红，咳嗽时作，甚而咯血，夜间盗汗，消瘦气短，手足心热，夜尿多，舌红苔花剥，脉细数。

治法：养阴清热，补益肺肾。

方药：麦味地黄丸加减（麦冬、百合、五味子、熟地黄、枸杞子、山药、牡丹皮）。

2. 其他疗法

（1）干地龙粉，每次 3g，1 日 2 次，装胶囊内开水吞服。用于热性哮喘。

（2）哮喘断根散：黄芪 100g，蛤蚧（去头足）2 对，白术 100g，防风 50g。打粉，每日早晚各 1 汤匙，开水冲服。用于哮喘缓解期。

第十节　口　疮

口疮是指以口腔黏膜、舌、唇、齿龈、上腭等处发生溃疡为特征的一种小儿常见的口腔疾患。本病相当于西医学的口炎。

【病因病机】 小儿口疮，多由风热乘脾，心脾积热，虚火上炎所致。虚火上炎者，因小儿"肾常虚"，若久患热病，或久泻不止，津液亏耗，肾阴不足，水不制火，虚火上浮，熏灼口舌，发生口疮。

【临床诊断】

（1）齿龈、舌体、两颊、上颚等处出现黄白色溃疡点，大小不等，甚至满口糜烂，疼痛流涎。

（2）外感引起者，初起有时可见口腔疱疹，继则破溃成溃疡，常伴发热、颌下淋巴结肿大。

（3）本病发病多与发热疾患或饮食失调有关。

（4）血象可见白细胞总数及中性粒细胞增高或正常。

【辨证论治】

1. 内治法

（1）风热乘脾

症状：以口颊、上腭、齿龈、口角溃疡为主，甚则满口糜烂，或为疱疹转为溃疡，周围掀红疼痛拒食，烦躁不安，口臭，涎多，小便短黄，大便秘结，或伴发热，咽红，舌红，苔薄黄，脉浮数。

治法：疏风清热解毒。

方药：凉膈散加减（黄芩、金银花、连翘、栀子、大黄、竹叶、薄荷、甘草）。

（2）心火上炎

症状：舌上、舌边溃疡较多，色红疼痛，心烦不安，口干欲饮，小便短黄，舌尖红，苔薄黄，脉数。

治法：清心泻火。

方药：泻心导赤汤加减（黄连、生地黄、竹叶、木通、甘草）。

（3）虚火上炎

症状：口舌溃疡或糜烂，稀散色淡，不甚疼痛，反复发作或迁延难愈，神疲颧红，口干不渴，舌红，苔少或花剥，脉细数。

治法：滋阴降火。

方药：知柏地黄汤加减（生地黄、山药、山茱萸、泽泻、茯苓、牡丹皮、知母、黄柏）。

2. 其他疗法

（1）冰硼散、锡类散、珠黄散、绿袍散、西瓜霜喷剂，任选一种搽口腔患处。

（2）蛋黄油：新鲜鸡蛋煮熟取黄，文火煎出蛋黄油，外敷溃疡面上。实证、虚证均可用，用于溃疡日久不敛者更佳。

第十一节 泄 泻

泄泻是以大便次数增多，粪质稀薄或如水样为特征的一种小儿常见病。西医称泄泻为腹泻，发于婴幼儿者称婴幼儿腹泻。本病以2岁以下的小儿最为多见。虽一年四季均可发生，但以夏秋季节发病率为高，秋冬季节发生的泄泻，容易引起流行。

【病因病机】小儿泄泻发生的原因，以感受外邪、内伤饮食、脾胃虚弱为多见。

【临床诊断】

（1）大便次数增多，每日超过 3～5 次，多者达 10 次以上，呈淡黄色，如蛋花汤样，或黄绿稀溏，或色褐而臭，可有少量黏液，或伴有恶心、呕吐、腹痛、发热、口渴等症。

（2）有乳食不节、饮食不洁或感受时邪病史。

（3）重症腹泻及呕吐严重者，可见小便短少、体温升高、烦渴神疲、皮肤干瘪、囟门凹陷、目眶下陷、啼哭无泪等脱水征，以及口唇樱桃红色、呼吸深长、腹胀等酸碱平衡失调和电解质紊乱的表现。

（4）大便镜检可有脂肪球或少量白细胞、红细胞。

（5）大便病原体检查可有致病性大肠杆菌或病毒检查阳性等。

【辨证论治】

1. 内治法

（1）常证

① 伤食泻

症状：大便稀溏，夹有乳凝块或食物残渣，气味酸臭，或如败卵，脘腹胀满，便前腹痛，泻后痛减，腹痛拒按，嗳气酸馊，或有呕吐，不思乳食，夜卧不安，舌苔厚腻，或微黄。

治法：消食导滞。

方药：保和丸加减（山楂、神曲、莱菔子、陈皮、半夏、茯苓、连翘）。

② 风寒泻

证候：大便清稀，多泡沫，臭气不甚，肠鸣腹痛，或伴恶寒发热，鼻流清涕，咳嗽，舌淡，苔薄白。

治法：疏风散寒，化湿和中。

方药：藿香正气散加减（藿香、紫苏叶、白芷、生姜、大腹皮、厚朴、陈皮、半夏、苍术、茯苓、甘草、大枣）。

③ 湿热泻

症状：大便水样，或如蛋花汤样，泻下急迫，量多次频，气味秽臭，或见少许黏液，腹痛时作，食欲缺乏，或伴呕恶，神疲乏力，或发热烦躁，口渴，小便短黄，舌红，苔黄腻，脉滑数。

治法：清热利湿。

方药：葛根黄芩黄连汤加减（葛根、黄芩、黄连、甘草）。

④ 脾虚泻

症状：大便稀溏，色淡不臭，多于食后作泻，时轻时重，面色萎黄，形体消瘦，神疲倦怠，舌淡苔白，脉缓弱。

治法：健脾益气，助运止泻。

方药：参苓白术散加减（党参、白术、茯苓、甘草、山药、莲肉、扁豆、薏苡仁、砂仁、桔梗）。

⑤ 脾肾阳虚泻

症状：久泻不止，大便清稀，完谷不化，或见脱肛，形寒肢冷，面色㿠白，精神萎靡，睡时露睛，舌淡苔白，脉细弱。

治法：补脾温肾，固涩止泻。

方药：附子理中汤合四神丸加减（党参、白术、甘草、干姜、吴茱萸、附子、补骨脂、肉豆蔻、五味子）。

（2）变证

① 气阴两伤

症状：泻下无度，质稀如水，精神萎靡或心烦不安，目眶及前囟凹陷，皮肤干燥或枯瘪，啼哭无泪，口渴引饮，小便短少，甚至无尿，唇红而干，舌红少津，苔少或无苔，脉细数。

治法：益气养阴，酸甘敛阴。

方药：人参乌梅汤加减（人参、炙甘草、乌梅、木瓜、莲子、山药）。

② 阴竭阳脱

症状：泻下不止，次频量多，精神萎靡，表情淡漠，面色青灰或苍白，哭声微弱，啼哭无泪，尿少或无，四肢厥冷，舌淡无津，脉沉细欲绝。

治法：挽阴回阳，救逆固脱。

方药：生脉散合参附龙牡救逆汤加减（人参、麦冬、五味子、白芍、炙甘草、附子、龙骨、牡蛎）。

2. 其他疗法

（1）苍术、山楂各等份，炒炭存性，研末。每次1～2g，1日3～4次，开水调服。有运脾止泻之功，用于湿浊泻、伤食泻。久泻脾阳伤者加等份炮姜炭粉，用于脾虚泻。

（2）丁香2g，吴茱萸30g，胡椒30粒。共研细末，每次1～3g，用醋调成糊状，敷贴脐部，每日 1 次。用于风寒泻、脾虚泻。

第十二节　厌　食

厌食指小儿较长时期不思进食，厌恶摄食的一种病症。厌食指以厌恶摄食为主症的一种小儿脾胃病症，若是其他外感、内伤疾病中出现厌食症状，则不属于本病。

【病因病机】　小儿时期脾常不足，加之饮食不知自调，挑食、偏食，好吃零食，食不按时，饥饱不一，或家长缺少正确的喂养知识，婴儿期喂养不当，乳食品种调配、变更失宜，或纵儿所好，杂食乱投，甚至滥进补品，均易于损伤脾胃。

【临床诊断】

（1）长期不思进食，厌恶摄食，食量显著少于同龄正常儿童。

（2）可有嗳气、泛恶、脘痞、大便不调等症，或伴面色少华、形体偏瘦、口干喜饮等症，但精神尚好，活动如常。

（3）排除其他外感、内伤等慢性疾病。

【辨证论治】

1. 内治法

（1）脾运失健

症状：厌恶进食，饮食乏味，食量减少，或有胸脘痞闷、嗳气泛恶，偶尔多食后脘腹饱胀，大便不调，精神如常，舌苔薄白或白腻。

治法：调和脾胃，运脾开胃。

方药：不换金正气散加减（苍术、藿香、陈皮、砂仁、鸡内金、焦山楂）。

（2）脾胃气虚

症状：不思进食，食不知味，食量减少，形体偏瘦，面色少华，精神欠振，或有大便溏薄并兼夹不消化物，舌质淡，苔薄白。

治法：健脾益气，佐以助运。

方药：异功散加味（党参、茯苓、白术、甘草、陈皮、焦建曲）。

（3）脾胃阴虚

症状：不思进食，食少饮多，口舌干燥，大便偏干，小便色黄，面黄少华，皮肤失润，舌红少津，苔少或花剥，脉细数。

治法：滋脾养胃，佐以助运。

方药：养胃增液汤加减（沙参、石斛、玉竹、乌梅、白芍、甘草）。

2. 其他疗法

（1）刺四缝　常规消毒后刺出血，3日后重复1次。用于脾运失健证。

（2）艾灸足三里，每日1次。用于脾胃气虚证。

第十三节　食　积

食积是因小儿喂养不当，内伤乳食，停积胃肠，脾运失司所引起的一种小儿常见的脾胃病症。临床以不思乳食、腹胀嗳腐、大便酸臭或便秘为特征。食积又称积滞，与西医学消化不良相近。

【病因病机】 本病病因主要是乳食内积，损伤脾胃。食积日久，损伤脾胃，脾胃虚弱，运纳失常，复又生积，此乃因积致虚。

【临床诊断】

（1）乳食不思或少思，脘腹胀痛，呕吐酸馊，大便溏泻，臭如败卵或便秘。

（2）烦躁不安，夜间哭闹，或有发热等症。

（3）有伤乳、伤食史。

（4）大便检查，有不消化食物残渣或脂肪球。

【辨证论治】

1. 内治法

（1）乳食内积

症状：乳食不思，食欲缺乏或拒食，脘腹胀满，疼痛拒按；或有嗳腐恶心，呕吐酸馊乳食，烦躁哭闹，夜卧不安，低热，肚腹热甚，大便秽臭，舌红苔腻。

治法：消乳消食，化积导滞。

方药：消乳丸或保和丸加减（山楂、神曲、莱菔子、麦芽、陈皮、香附、砂仁、茯苓、半夏、连翘）。

（2）脾虚夹积

症状：神倦乏力，面色萎黄，形体消瘦，夜寐不安，不思乳食，食则饱胀，腹满喜按，呕吐酸馊乳食，大便溏薄并夹有乳凝块或食物残渣，舌淡红，苔白腻，脉沉细而滑。

治法：健脾助运，消补兼施。

方药：健脾丸加减（党参、白术、山楂、神曲、麦芽、枳实、陈皮）。

2. 其他疗法

（1）炙鸡内金 30g，研细末。每次 1g，每日 2～3 次，开水冲服。用于乳食内积证。

（2）炒黑白丑、炙鸡内金各等份，共研细末。每次 0.5～1g，每日 2 次，开水冲服。用于乳食内积便秘者。

（3）白萝卜 500g，切成细丝挤出汁，炖热后内服。每日 1 剂，分 2 次服。用于食肉过多而致的食积。

（4）推拿疗法　揉按中脘 100 下，摩腹 2 分钟，揉按足三里 100 下。

第十四节　疳　证

疳证是由于喂养不当，或因多种疾病的影响，导致脾胃受损，气液耗伤而形成的一种小儿慢性病症。临床以形体消瘦、面黄发枯、精神萎靡或烦躁、饮食异常、大便不调为特征。本病相当于西医学的营养不良。

【病因病机】　本病病因主要为喂养不当、疾病影响，以及先天禀赋不足。

【临床诊断】

（1）饮食异常，大便干稀不调，或肚腹膨胀等明显脾胃功能失调者。

（2）形体消瘦，体重低于正常值 15％～40％，面色不华，毛发稀疏枯黄。严重者形体干枯羸瘦，体重可低于正常值 40％以上。

（3）兼有精神不振，或好发脾气，烦躁易怒，或喜揉眉擦眼，或吮指磨牙等症。

（4）有喂养不当或病后失调，以及长期消瘦病史。

（5）贫血者，血红蛋白及红细胞数都减少。出现肢体水肿，属于营养性水肿者，血清总蛋白量大多在 45g/L 以下，血清白蛋白常在 20g/L 以下。

【辨证论治】

1. 内治法

（1）主证

① 疳气

症状：形体略较消瘦，面色萎黄少华，毛发稀疏，食欲缺乏，或能食善饥，大便干稀不调，精神欠佳，易发脾气，舌淡红，苔薄微腻，脉细。

治法：和脾健运。

方药：资生健脾丸加减（党参、白术、山药、茯苓、薏苡仁、泽泻、藿香、白蔻仁、山楂、神曲、麦芽）。

② 疳积

症状：形体明显消瘦，面色萎黄无华，肚腹膨胀，甚则青筋暴露，毛发稀疏如穗，精神不振或易烦躁激动，睡眠不宁，或伴揉眉挖鼻，咬指磨牙，动作异常，食欲缺乏或多食多便，舌淡，苔薄腻，脉沉细。

治法：消积理脾。

方药：消疳理脾汤加减（三棱、莪术、芜荑、槟榔、使君子、青皮、陈皮、黄连、胡黄连、灯心草、麦芽、神曲、甘草）。

③ 干疳

症状：极度消瘦，呈老人貌，皮肤干瘪起皱，皮包骨头，精神萎靡，啼哭无力且无泪，毛发干枯，腹凹如舟，不思纳食，大便稀溏或便秘，时有低热，口唇干燥，舌淡或光红少津，脉沉细弱。

治法：补益气血。

方药：八珍汤加减（党参、白术、茯苓、炙甘草、当归、熟地黄、白芍、川芎）。

（2）兼证 出现于疳积重证和干疳阶段，常见的有以下几种。

① 眼疳

症状：两目干涩，畏光羞明，时常眨眼，眼角赤烂，目睛失泽，甚则黑睛混浊，白睛生翳，夜晚视物不清等。

治法：养血柔肝，滋阴明目。

方药：石斛夜光丸加减（石斛、天冬、麦冬、生地黄、枸杞子、青葙子、菊花、黄连、牛膝、茯苓、川芎、枳壳）。

② 口疳

症状：口舌生疮，口腔糜烂，秽臭难闻，面赤唇红，烦躁哭闹，小便黄赤，或发热，舌红，苔薄黄，脉细数。

治法：清心泻火。

方药：泻心导赤汤加减（黄连、灯心草、朱茯苓、甘草梢、木通、淡竹叶、连翘、生地黄、玄参、麦冬）。外用冰硼散或珠黄散搽口腔患处。

③ 疳肿胀

症状：足踝、目胞浮肿，甚则四肢浮肿，按之凹陷难起，小便短少，面色无华，全身乏力，舌质淡嫩，苔薄白。

治法：健脾温阳利水。

方药：防己黄芪汤合五苓散加减（黄芪、白术、甘草、桂枝、茯苓、猪苓、泽泻、防己、生姜、大枣）。

2. 其他疗法

鸡肝1具（或猪肝30g）、苍术6g，煮熟，食肝喝汤。每日1次，连服2周。用于眼疳。

第十五节　夜　啼

婴儿白天能安静入睡，入夜则啼哭不安，时哭时止，或每夜定时啼哭，甚则通宵达旦，称为夜啼。多见于新生儿及6个月内的婴儿。

新生儿及婴儿常以啼哭表达要求或痛苦，饥饿、惊恐、尿布潮湿、衣被过冷或过热等均可引起啼哭。此时若喂以乳食、安抚亲昵、更换潮湿尿布、调整衣被厚薄后，啼哭可很快停止，不属病态。

本节主要讨论小婴儿夜间不明原因的反复啼哭，由于伤乳、发热或因其他疾病而引起的啼哭，则不属本证范围。

【病因病机】 本病主要因脾寒、心热、惊恐所致。

【临床诊断】 婴儿难以查明原因的入夜啼哭不安，时哭时止，或每夜定时啼哭，甚则通宵达旦，但白天如常。临证必须详细询问病史，仔细检查体格，必要时辅以有关实验室检查，排除外感发热、口疮、肠套叠、寒疝等疾病引起的啼哭，以免贻误患儿病情。

【辨证论治】

1. 内治法

（1）脾寒气滞

症状：啼哭时哭声低弱，时哭时止，睡喜蜷曲，腹喜摩按，四肢欠温，吮乳无力，胃纳欠佳，大便溏薄，小便较清，面色青白，唇色淡红，舌苔薄白，指纹多淡红。

治法：温脾散寒，行气止痛。

方药：乌药散合匀气散加减（乌药、高良姜、炮姜、砂仁、陈皮、木香、香附、白芍、甘草、桔梗）。

（2）心经积热

症状：啼哭时哭声较响，见灯尤甚，哭时面赤唇红，烦躁不宁，身腹俱暖，大便秘结，小便短赤，舌尖红，苔薄黄，指纹多紫。

治法：清心导赤，泻火安神。

方药：导赤散加减（生地、竹叶、木通、甘草梢、灯心草）。

（3）惊恐伤神

症状：夜间突然啼哭，似见异物状，神情不安，时作惊惕，紧偎母怀，面色乍青乍白，哭声时高时低，时急时缓，舌苔正常，指纹色紫，脉数。

治法：定惊安神，补气养心。

方药：远志丸去朱砂（远志、石菖蒲、茯神、龙齿、人参、茯苓）。

2. 其他疗法

（1）将艾叶、干姜粉炒热，用纱布包裹，熨小腹部，从上至下，反复多次。或用丁香、肉桂、吴茱萸等量研细末，置于普通膏药上，贴于脐部。用于脾寒气滞证。

（2）按摩百会、四神聪、脑门、风池（双），由轻到重，交替进行。患儿惊哭停止后，继续按摩2～3分钟。用于惊恐伤神证。

第十六节　汗　　证

汗证是指不正常出汗的一种病症，即小儿在安静状态下，在日常环境中全身或局部出汗过多，甚则大汗淋漓。多发生于 5 岁以下小儿。

【病因病机】 阴阳、脏腑、气血失调，营卫不和，卫阳不固，腠理开阖不利，则汗液外泄。小儿汗证的发生，多由体虚所致。其主要病因为禀赋不足，调护失宜。

【临床诊断】

（1）小儿在安静状态下，在正常环境中全身或局部出汗过多，甚则大汗淋漓。

（2）寐则汗出，醒时汗止者称盗汗；不分寤寐而出汗者称自汗。

（3）排除维生素 D 缺乏性佝偻病、结核感染、风湿热、传染病等引起的出汗。

【辨证论治】

1．内治法

（1）肺卫不固

症状：以自汗为主，或伴盗汗，以头部、肩背部汗出明显，动则尤甚，神疲乏力，面色少华，平时易患感冒，舌淡，苔薄，脉细弱。

治法：益气固表。

方药：玉屏风散合牡蛎散加减（黄芪、白术、防风、牡蛎、浮小麦、麻黄根）。

（2）营卫失调

症状：以自汗为主，或伴盗汗，汗出遍身而不温，微寒怕风，不发热，或伴有低热，精神疲倦，胃纳不振，舌质淡红，苔薄白，脉缓。

治法：调和营卫。

方药：黄芪桂枝五物汤加减（黄芪、桂枝、芍药、生姜、大枣、浮小麦、煅牡蛎）。

（3）气阴亏虚

症状：以盗汗为主，也常伴自汗，形体消瘦，汗出较多，神萎不振，心烦少寐，寐后汗多，或伴低热，口干，手足心灼热，哭声无力，口唇淡红，舌质淡，苔少或见剥苔，脉细弱或细数。

治法：益气养阴。

方药：生脉散加减（人参、麦冬、五味子、生黄芪）。

（4）湿热迫蒸

症状：自汗或盗汗，以头部或四肢为多，汗出肤热，汗渍色黄，口臭，口渴不欲饮，小便色黄，色质红，苔黄腻，脉滑数。

治法：清热泻脾。

方药：泻黄散加减（石膏、栀子、防风、藿香、甘草、麻黄根、糯稻根）。

2. 其他疗法

（1）五倍子粉适量，用温水或醋调成糊状，每晚临睡前敷脐中，用橡皮膏固定。用于盗汗。

（2）浮小麦 30g，麻黄根 10g。水煎代茶饮。用于自汗。

第十七节　紫　癜

紫癜亦称紫斑，以血液溢于皮肤、黏膜之下，出现瘀点瘀斑，压之不退色为其临床特征，是小儿常见的出血性疾病之一。本病包括西医学的过敏性紫癜和血小板减少性紫癜。

【病因病机】 紫癜以病在血分为主，有虚实之分。外因为外感风热之邪，湿热夹毒蕴阻于肌表血分，迫血妄行，外溢皮肤孔窍，以实证为主。内因为素体心脾气血不足，肾阴亏损，虚火上炎，血不归经所致，以虚证为主。

【临床诊断】 本病发病多较急，出血为其主症。除皮肤、黏膜出现紫癜外，常伴鼻衄、齿衄、呕血、便血、尿血等。出血严重者，可见面色苍白等血虚症状，甚则发生虚脱。

【辨证论治】

1. 内治法

（1）风热伤络

症状：起病较急，全身皮肤紫癜散发，尤以下肢及臀部居多，呈对称分布，色泽鲜红，大小不一，或伴痒感，可有发热、腹痛、关节肿痛、尿血等，舌质红，苔薄黄，脉浮数。

治法：疏风散邪。

方药：连翘败毒散加减（薄荷、防风、牛蒡子、连翘、栀子、黄芩、升麻、玄参、当归、赤芍、红花）。

（2）血热妄行

症状：起病较急，皮肤出现瘀点、瘀斑，色泽鲜红，或伴鼻衄、齿衄、呕血、便血、尿血，血色鲜红或紫红，同时并见心烦、口渴、便秘，或伴腹痛，或有发热，舌红，脉数有力。

治法：清热解毒，凉血止血。

方药：犀角地黄汤加味（水牛角、生地黄、牡丹皮、赤芍、紫草、玄参、黄芩、生甘草）。

（3）气不摄血

症状：发病缓慢，病程迁延，紫癜反复出现，瘀斑、瘀点颜色淡紫，常有鼻衄、齿衄，面色苍黄，神疲乏力，食欲缺乏，头晕心慌，舌淡苔薄，脉细无力。

治法：健脾养心，益气摄血。

方药：归脾汤加减（党参、白术、茯苓、甘草、黄芪、当归、远志、酸枣仁、龙眼肉、木香、生姜、大枣）。

（4）阴虚火炎

症状：紫癜时发时止，鼻衄齿衄，血色鲜红，低热盗汗，心烦少寐，大便干燥，小便黄赤，舌光红，苔少，脉细数。

治法：滋阴降火，凉血止血。

方药：大补阴丸加减（熟地黄、龟甲、黄柏、知母、猪脊髓、蜂蜜）。

2. 其他疗法

（1）乌鸡白凤丸，每次半丸，每日2次。用于血小板减少性紫癜气不摄血证及阴虚火旺证。

（2）鲜白茅根50g，煎汤代茶饮。用于过敏性紫癜伴尿血者。

（3）花生衣5g，大枣20g。水煎服。用于血小板减少性紫癜气不摄血证。

第十八节　儿童多动综合征

　　儿童多动综合征又称"轻微脑功能障碍综合征"，是儿童时期一种较常见的行为异常性疾患。患儿智力正常或接近正常，以难以控制的动作过多、注意力不集中、情绪不稳、冲动任性，并有不同程度学习困难为临床特征。本病预后良好，绝大多数患儿到青春期逐渐好转而痊愈。

【病因病机】 先天禀赋不足，产时或产后损伤，或后天护养不当，病后失养，忧思惊恐过度等为主要发病原因。本病病位涉及心、肝、脾、肾，病理性质为本虚标实，阴虚为本，阳亢、痰浊、瘀血为标。

【临床诊断】

（1）7岁以前起病，病程持续半年以上。

（2）注意力涣散，上课时思想不集中，坐立不安，喜欢作小动作，活动过度。

（3）情绪不稳，冲动任性，动作笨拙。

（4）学习成绩不稳定，但智力正常或近于正常。

（5）体格检查动作不协调，如翻手试验、指鼻和指-指试验阳性。

（6）排除其他精神发育障碍性疾病。

【辨证论治】

1. 内治法

（1）肝肾阴虚

症状：神思涣散，烦躁多动，冲动任性，难以自控，睡眠不安，遇事善忘，五心烦热，口干唇红，形体消瘦，颧红盗汗，大便干结，舌红少津，苔少，脉弦细数。

治法：滋养肝肾，潜阳定志。

方药：杞菊地黄丸加减（熟地黄、山茱萸、山药、枸杞子、菊花、牡丹皮、白蒺藜、青龙齿、远志、龟甲）。

（2）心脾两虚

症状：神思涣散，多动不安，动作笨拙，情绪不稳，头晕健忘，思维缓慢，面色萎黄，神疲乏力，多梦少寐，食欲缺乏，大便溏泻，舌淡苔白，脉细弱。

治法：补益心脾，养血安神。

方药：归脾汤合甘麦大枣汤加减（炙甘草、党参、白术、黄芪、当归、大枣、龙眼肉、淮小麦、茯神、酸枣仁、远志）。

（3）痰火内扰

症状：神思涣散，多语哭闹，任性多动，易于激动，胸闷脘痞，喉间痰多，夜寐不安，目赤口苦，小便黄赤，大便秘结，舌质红，苔黄腻，脉滑数。

治法：清热涤痰，安神定志。

方药：黄连温胆汤加减（半夏、陈皮、枳实、茯苓、胆南星、天竺黄、竹茹、黄连、牡丹皮、连翘、石菖蒲、郁金、珍珠母）。

2. 其他疗法

（1）桑椹，鲜果 10～15g，或干果 5～8g，嚼服。10～15 日为 1 个疗程，服 2～3 个疗程，每疗程之间停服 1 周。本品甘平，滋肝肾，充血液，生津止渴，聪耳明目，安魂镇魄，长精神，久服无弊。用于肝肾阴虚或心脾两虚证。

（2）猪脊髓，淡盐蒸服适量。久服益肾精，补脑髓。用于肝肾阴虚证。

第十九节　惊　风

惊风是小儿时期常见的一种急重病症，以临床出现抽搐、昏迷为主要特征。凡起病急暴，属阳属实者，统称急惊风；凡病势缓慢，属阴属虚者，统称慢惊风。本病西医学称小儿惊厥。其中伴有发热者，多为感染性疾病所致，颅内感染性疾病常见有脑膜炎、脑脓肿、脑炎、脑寄生虫病等；颅外感染性疾病常见有高热惊厥、各种严重感染（如中毒性细菌性痢疾、中毒性肺炎、败血症等）。不伴有发热者，多为非感染性疾病所致，除常见的癫痫外，还有水及电解质紊乱、低血糖、药物中毒、食物中毒、遗传代谢性疾病、脑外伤、脑瘤等。临证时要详细询问病史，细致进行体格检查，并作相应实验室检查，以明确诊断，及时进行针对性治疗。

一、急惊风

【病因病机】 急惊风病因以外感六淫、疫毒之邪为主，偶有暴受惊恐所致。

【临床诊断】

（1）突然发病，出现高热、神昏、惊厥、喉间痰鸣、两眼上翻、凝视或斜视，可持续几秒至数分钟。严重者可反复发作甚至呈持续状态而危及生命。

（2）有接触传染病患者或饮食不洁的病史。

（3）中枢神经系统感染患儿，脑脊液检查有异常改变，神经系统检查出现病理性反射。

（4）细菌感染性疾病，血常规检查白细胞及中性粒细胞常增高。

（5）必要时可作大便常规及大便细菌培养、血培养、X线片、脑脊液等有关检查。

【辨证论治】

1. 内治法

（1）风热动风

症状：发热骤起，头痛身痛，咳嗽流涕，烦躁不宁，四肢拘急，目睛上视，牙关紧闭，舌红苔白，脉浮数或弦数。

治法：疏风清热，息风止痉。

方药：银翘散加减（金银花、连翘、薄荷、防风、蝉蜕、菊花、僵蚕、钩藤）。

（2）气营两燔

症状：起病急骤，高热烦躁，口渴欲饮，神昏惊厥，舌苔黄糙，舌质深红或绛，脉数有力。

治法：清瘟败毒饮加减（连翘、石膏、黄连、黄芩、栀子、知母、生地黄、水牛角、赤芍、玄参、牡丹皮、羚羊角、石决明、钩藤）。

（3）邪陷心肝

症状：高热烦躁，手足躁动，反复抽搐，项背强直，四肢拘急，口眼相引，神识昏迷，舌质红绛，脉弦滑。

治法：清心开窍，平肝息风。

方药：羚角钩藤汤加减（羚羊角、钩藤、僵蚕、菊花、石菖蒲、川贝母、广郁金、龙骨、竹茹、黄连）。

（4）湿热疫毒

症状：起病急骤，突然壮热，烦躁谵妄，神志昏迷，反复惊厥，呕吐腹痛，大便腥臭，或夹脓血，舌质红，苔黄腻，脉滑数。

治法：清化湿热，解毒息风。

方药：黄连解毒汤加味（黄芩、黄连、黄柏、栀子、白头翁、秦皮、钩藤、石决明）。

（5）惊恐惊风

症状：暴受惊恐后突然抽搐，惊跳惊叫，神志不清，四肢欠温，舌苔薄白，脉乱不齐。

治法：镇惊安神，平肝息风。

方药：琥珀抱龙丸加减（琥珀、朱砂、胆南星、天竺黄、人参、茯苓、淮山药、甘草、菖蒲、钩藤、石决明）。

2. 其他疗法

（1）紫雪散（丹）　每次 1.5～3g，1 日 1～3 次。用于急惊风抽搐较甚者。

（2）安宫牛黄丸　每服 1/2～1 丸，1 日 1～2 次。用于急惊风高热抽搐者。

（3）针刺　惊厥取穴水沟（人中）、合谷、内关、太冲、涌泉、百会、印堂。高热取穴曲池、大椎、十宣放血，痰鸣取穴丰隆，牙关紧闭取穴下关、颊车。均采用中强刺激手法。

二、慢惊风

【病因病机】 慢惊风多见于大病久病之后，气血阴阳俱伤；或因急惊风未愈，正虚邪恋，虚风内动；或先天不足，后天失调，脾肾两虚，筋脉失养，风邪入络。

【临床诊断】

（1）具有呕吐、腹泻、脑积水、佝偻病等病史。

（2）起病缓慢，病程较长，面色苍白，嗜睡无神，抽搐无力，时作时止，或两手颤动，筋惕肉瞤，脉细无力。

（3）根据患儿临床表现，结合血液生化、脑电图、脑脊液、头颅CT 等检查，以明确诊断原发疾病。

【辨证论治】

1. 内治法

（1）土虚木亢

症状：形神疲惫，面色萎黄，嗜睡露睛，四肢不温，足跗及面部轻度浮肿，神志不清，阵阵抽搐，大便稀薄，色带青绿，时有肠鸣，舌淡苔白，脉细弱。

治法：温运脾阳，扶土抑木。

方药：缓肝理脾汤加减（党参、茯苓、白术、山药、扁豆、炙甘草、煨姜、桂枝、白芍、钩藤）。

（2）脾肾阳虚

症状：面色苍白或灰滞，囟门低陷，精神极度委顿，沉睡昏迷，口鼻气冷，额汗涔涔，四肢厥冷，手足蠕蠕震颤，大便澄澈清冷，舌质淡，苔薄白，脉沉细无力。

治法：温补脾肾，回阳救逆。

方药：固真汤合逐寒荡惊汤加减（党参、黄芪、白术、茯苓、炙甘草、炮附子、肉桂、川椒、炮姜、灶心土）。

（3）阴虚风动

症状：虚烦疲惫，面色潮红，低热消瘦，震颤瘛疭，或肢体拘挛，手足心热，大便干结，舌光无苔，质绛少津，脉细数。

治法：育阴潜阳，滋水涵木。

方药：大定风珠加减（鸡子黄、阿胶、地黄、石斛、麦冬、龟甲、鳖甲、牡蛎）。

2. 其他疗法

（1）蕲蛇，研细末，吞服。每次 1.5g，1 日 2 次。用于土虚木亢证。

（2）地龙、僵蚕、乌梢蛇、当归、木瓜、鸡血藤各 15g。水煎服。用于慢惊风肢体强直性瘫痪。

第二十节　癫　痫

癫痫又称痫症，是小儿常见的一种发作性神志异常的疾病。临床以突然仆倒、昏不知人、口吐涎沫、两目上视、四肢抽搐、发过即苏、醒后一如常人为特征。本病西医学亦称癫痫，多数原因不明，称原发性癫痫；继发于外伤、感染、中毒、肿瘤、代谢紊乱和先天畸形者为症状性癫痫。

【病因病机】 本病的发病因素很多，先天因素常因胎元不实，元阴不足，或孕期失养，胎中受惊，致气血逆乱。后天因素包括颅脑损伤，积瘀伤络，时疫温毒，凌心犯脑；虫积脑瘤，寄居脑窍，窒息厥脱，药物毒物，损伤心脑；惊恐伤肝，气逆风动；食滞伤脾，湿聚成痰，瘀阻脑络；以及各种原因造成的心、脾、肝、肾亏损。

【临床诊断】

（1）突然发作的全身肌肉痉挛，意识丧失，两眼上翻，口吐白沫，喉头发出叫声，有时可有舌咬伤及二便失禁。发作持续1～5分钟或更长，发作停止后转入昏睡，醒后常诉头痛，全身乏力，精神恍惚。以往有类似发作史。

（2）呈小发作时，出现短暂的意识丧失，语言中断，活动停止，固定于某一体位，不跌倒，无抽搐。发作持续2～10s，不超过30s，很快恢复意识，继续正常活动，对发作情况不能回忆。

（3）呈精神性发作时，精神失常，激怒狂笑，妄哭，夜游或呈一时性痴呆状态。

（4）呈局限性发作时，常见身体局部阵发性痉挛。

（5）有家族史、产伤缺氧、颅脑外伤史等。

（6）脑电图检查出现典型的癫痫波形。头颅 X 射线平片和 CT 扫描可发现某些原发疾病，如脑肿瘤、脑寄生虫病、脑发育畸形等。

（7）须与惊风相鉴别　惊风常由高热、电解质紊乱、低血糖等引起，脑电图检查无典型的癫痫波形，发作时无吼叫声，无口吐白沫。但是"惊风三发便成痫"，惊风若反复发作，日久可发展为癫痫。

【辨证论治】

1. 内治法

（1）惊痫

症状：起病前多有受惊恐史，发作前心中惊恐，发作时吐舌惊叫大啼，恍惚失魂，惊惕不安，面色时红时白，原地转圈，舌苔薄白，脉弦滑。

治法：镇惊安神。

方药：镇惊丸加减（茯神、酸枣仁、珍珠、朱砂、石菖蒲、远志、钩藤、胆南星、天竺黄、水牛角、牛黄、麦冬、黄连、甘草）。

（2）痰痫

症状：发作时突然跌仆，神志模糊，痰涎壅盛，喉间痰鸣，口吐痰沫，抽搐不甚，或精神恍惚而无抽搐，瞪目直视，呆木无知，舌苔白腻，脉弦滑。

治法：涤痰开窍。

方药：涤痰汤加减（橘红、半夏、胆南星、石菖蒲、远志、枳实、竹茹）。

（3）风痫

症状：发作前头昏眩晕，发作时昏仆倒地，人事不知，四肢抽动明显，颈项强直扭转，两目上视或斜视，牙关紧闭，面色红赤，脉弦滑，苔白腻。

治法：息风定痫。

方药：定痫丸加减（羚羊角、天麻、全蝎、钩藤、蝉蜕、石菖蒲、远志、川贝母、胆南星、半夏、竹沥、琥珀、朱砂、茯神）。

（4）瘀痫

症状：多有外伤及产伤史，发作时头晕眩仆，昏不知人，四肢抽搐，头部刺痛，痛处固定，面唇青紫，形体消瘦，肌肤枯燥色暗，大便干结，舌暗有瘀斑，脉细涩。

治法：化瘀通窍。

方药：通窍活血汤加减（桃仁、红花、川芎、赤芍、麝香、老葱、全蝎、地龙、生姜、大枣）。

癫痫缓解期，宜治其本。辨证属脾虚痰盛者，用六君子汤加减（太子参、白术、茯苓、半夏、陈皮、菖蒲、远志、山药等）。心虚胆怯者，用养心汤加减（当归、黄芪、茯苓、川芎、柏子仁、酸枣仁、党参、茯神、龙齿、白芍、炙甘草等）。肝火痰热者，用龙胆泻肝汤合涤痰汤加减（龙胆、黄芩、栀子、半夏、竹黄、胆南星、橘红、石决明等）。肝肾阴虚者，用大补元煎加减（熟地黄、山药、山茱萸、杜仲、枸杞子、当归、人参、龟甲胶、鹿角胶、炙甘草等）。

2. 其他疗法

发作期，取水沟（人中）、合谷、十宣、内关、涌泉，快速进针，用泻法；休止期，取大椎、神门、心俞、合谷、丰隆，用平补平泻法，隔日1次。并灸百会、足三里、手三里，隔日1次。

第二十一节　小儿水肿

小儿水肿是指体内水液潴留，泛溢肌肤，引起面目、四肢甚至全身浮肿，小便短少的一种常见病症。根据其临床表现分为阳水和阴水。阳水多见于西医学的急性肾小球肾炎，阴水多见于西医学的肾病综合征。

【病因病机】 本病的发生，外因为感受风邪、水湿或疮毒入侵，内因主要是肺、脾、肾三脏功能失调。

【临床诊断】

1. 阳水

（1）病程短，病前1～4周常有乳蛾、脓疱疮、丹痧等病史。

（2）浮肿多由眼睑开始，逐渐遍及全身，皮肤光亮，按之随手而起，尿量减少，甚至尿闭。部分患儿出现肉眼血尿，常伴血压增高。

（3）严重病例可出现头痛、呕吐、恶心、抽风、昏迷，或面色青灰、烦躁、呼吸急促等变症。

（4）尿常规镜检有大量红细胞，可见颗粒管型和红细胞管型，尿蛋白增多。

2. 阴水

（1）病程较长，常反复发作，缠绵难愈。

（2）全身浮肿明显，呈凹陷性，腰以下肿甚，皮肤苍白，甚则出现腹水、胸水，脉沉无力。

（3）尿常规示尿蛋白显著增多。

【辨证论治】

1. 内治法

（1）常证

① 风水相搏

症状：水肿大都先从眼睑开始，继而四肢，甚则全身浮肿，来势迅速，颜面为甚，皮肤光亮，按之凹陷即起，尿少或有尿血，伴发热恶风、咳嗽、咽痛、肢体酸痛，苔薄白，脉浮。

治法：疏风利水。

方药：麻黄连翘赤小豆汤加减（麻黄、连翘、赤小豆、杏仁、桑白皮、车前子、生姜、大枣、甘草）。

② 湿热内侵

症状：面、肢浮肿或轻或重，小便黄赤短少或见尿血，常患有脓疱疮、疖肿、丹毒等疮毒，烦热口渴，大便干结，舌红，苔黄腻，脉滑数。

治法：清热解毒，淡渗利湿。

方药：五味消毒饮合五皮饮加减（金银花、野菊花、蒲公英、紫花地丁、天葵子、桑白皮、生姜皮、大腹皮、茯苓皮、陈皮）。

③ 肺脾气虚

症状：浮肿不著，或仅见面目浮肿，面色少华，倦怠乏力，纳少便溏，小便略少，易出汗，易感冒，舌质淡，苔薄白，脉缓弱。

治法：益气健脾，利水渗湿。

方药：参苓白术散合玉屏风散加减（党参、黄芪、白术、山药、莲子、薏苡仁、茯苓、砂仁、防风、甘草）。

④ 脾肾阳虚

症状：全身浮肿，以腰、腹、下肢为甚，按之深陷难起，畏寒肢冷，面白无华，神倦乏力，小便少，大便溏，舌淡胖，苔白滑，脉沉细。

治法：温肾健脾，化气利水。

方药：真武汤加减（附子、补骨脂、白术、茯苓、白芍、生姜）。

（2）变证

① 水气上凌心肺

症状：肢体浮肿，尿少或尿闭，咳嗽，气急，心悸，胸闷，烦躁夜间尤甚，喘息不得平卧，口唇青紫，指甲发绀，苔白或白腻，脉细数无力。

治法：泻肺逐水，温阳扶正。

方药：己椒苈黄丸合参附汤加减（葶苈子、大黄、椒目、防己、人参、附子）。

② 邪陷心肝

症状：头痛，眩晕，视物模糊，烦躁，甚则抽搐、昏迷，舌红，苔黄糙，脉弦。

治法：平肝潜阳，泻火息风。

方药：龙胆泻肝汤合羚角钩藤汤加减（龙胆、栀子、黄芩、泽泻、木通、车前子、羚羊角、钩藤、菊花、生地黄、当归、白芍、甘草）。

③ 水毒内闭

症状：全身浮肿，尿少或尿闭，头晕，头痛，恶心呕吐，口中气秽，腹胀，甚或昏迷，苔腻，脉弦。

治法：辛开苦降，辟秽解毒。

方药：温胆汤合附子泻心汤加减（大黄、黄连、黄芩、陈皮、半夏、附子、生姜、竹茹、枳实、甘草）。

2. 其他疗法

（1）鲜车前草、鲜玉米须各 50～100g，煎水代茶，每日 1 剂。用于阳水。

（2）乌鱼 1 条，赤小豆 30g，不加食盐，煮熟后食用。用于阴水。

（3）薏苡仁、赤小豆、绿豆各 30g，粳米 100g。如常法煮粥服食。用于水肿脾虚夹湿者。

第二十一节　遗　　尿

遗尿是指 3 岁以上的小儿不能自主控制排尿，经常睡中小便自遗，醒后方觉的一种病症。婴幼儿时期，由于形体发育未全，脏腑娇嫩，"肾常虚"，智力未全，排尿的自控能力尚未形成；学龄儿童也常因白天游戏玩耍过度，夜晚熟睡不醒，偶然发生遗尿者，均非病态。

年龄超过 3 岁，特别是 5 岁以上的儿童，睡中经常遗尿，轻者数日一次，重者可一夜数次，则为病态，方称遗尿症。

本病发病男孩高于女孩，部分有明显的家族史。病程较长，或反复发作，重症病例白天睡眠也会发生遗尿，严重者产生自卑感，影响身心健康和生长发育。

【病因病机】遗尿的发病机制虽主要在于膀胱失于约束，然与肺、脾、肾功能失调，以及三焦气化失司都有关系。其主要病因为肾气不固、脾肺气虚、肝经湿热。

【临床诊断】

（1）发病年龄在 3 周岁以上。

（2）睡眠较深，不易唤醒，每夜或隔天发生尿床，甚则每夜遗尿数次者。

（3）尿常规及尿培养无异常发现。

（4）X 射线检查，部分患儿可发现隐性脊柱裂，或作泌尿道造影可见畸形。

1. 内治法

（1）肾气不固

症状：睡中经常遗尿，甚者一夜数次，尿清而长，醒后方觉，神疲乏力，面白肢冷，腰腿酸软，智力较差，舌质淡，苔薄白，脉沉细无力。

治法：温补肾阳，固涩小便。

方药：菟丝子散加减（菟丝子、肉苁蓉、附子、五味子、牡蛎、鸡内金）。

（2）脾肺气虚

症状：睡中遗尿，少气懒言，神倦乏力，面色少华，常自汗出，食欲缺乏，大便溏薄，舌淡，苔薄，脉细少力。

治法：益气健脾，培元固涩。

方药：补中益气汤合缩泉丸加减（黄芪、党参、白术、炙甘草、升麻、柴胡、当归、陈皮、益智、山药、乌药）。

（3）肝经湿热

症状：睡中遗尿，尿黄量少，尿味臊臭，性情急躁易怒，或夜间梦语磨牙，舌红，苔黄或黄腻，脉弦数。

治法：泻肝清热利湿。

方药：龙胆泻肝汤加减（龙胆、黄芩、栀子、泽泻、木通、车前子、当归、生地黄、柴胡、甘草）。

2. 其他疗法

（1）夜尿警觉汤　益智12g，麻黄、石菖蒲各10g，桑螵蛸15g，猪膀胱1个。将猪膀胱洗净，先煎半小时，然后纳诸药再煎半小时，去渣取汁，分2次服。每日1剂，连用4～8剂。用于肾虚痰蒙之遗尿。

（2）五倍子、何首乌各3g，研末，用醋调敷于脐部，外用油纸、纱布覆盖，胶布固定。每晚1次，连用3～5次。用于遗尿虚证。

第二十三节　五迟、五软

五迟是指立迟、行迟、语迟、发迟、齿迟；五软是指头项软、口软、手软、足软、肌肉软，均属于小儿生长发育障碍病症。西医学上的脑发育不全、智力低下、脑性瘫痪、佝偻病等，均可见到五迟、五软证候。五迟以发育迟缓为特征，五软以痿软无力为主症，两者既可单独出现，也常互为并见。多数患儿由先天禀赋不足所致，病情较重，预后不良；少数由后天因素引起者，若症状较轻，治疗及时，也可康复。

【病因病机】 五迟五软的病因主要有先天禀赋不足，亦有后天失于调养者。病机总为五脏不足，气血虚弱，精髓不充，导致生长发育障碍。

【临床诊断】

（1）小儿2～3岁还不能站立、行走为立迟、行迟；初生无发或少发，随年龄增长头发仍稀疏难长为发迟；牙齿届时未出或出之甚少为齿迟；1～2岁还不会说话为语迟。

（2）小儿周岁前后头项软弱下垂为头项软；咀嚼无力，时流清涎为口软；手臂不能握举为手软；2～3岁还不能站立、行走为足软；皮宽肌肉松软无力为肌肉软。

（3）五迟、五软之症不一定悉具，但见一二症者可分别做出诊断。还应根据小儿生长发育规律早期发现生长发育迟缓的变化。

（4）可有母亲孕期患病用药不当史；产伤、窒息、早产史；养育不当史；或有家族史，父母为近亲结婚者。

【辨证论治】

1. 内治法

（1）肝肾亏损

症状：筋骨痿弱，发育迟缓，坐起、站立、行走、生齿等明显迟于正常同龄小儿，头项痿软，天柱骨倒，舌淡，苔少，脉沉细无力。

治法：补肾养肝。

方药：加味六味地黄丸加减（熟地黄、山茱萸、鹿茸、五加皮、山药、茯苓、泽泻、牡丹皮、麝香）。

（2）心脾两虚

症状：语言迟钝，精神呆滞，智力低下，头发生长迟缓，发稀痿黄，四肢痿软，肌肉松弛，口角流涎，咀嚼、吮吸无力，或见弄舌，纳食欠佳，大便多秘结，舌淡苔少，脉细。

治法：健脾养心，补益气血。

方药：调元散加减（人参、黄芪、白术、山药、茯苓、甘草、当归、熟地黄、白芍、川芎、石菖蒲)。

2. 其他疗法

(1) 灸法　灸足踝各3壮，每日1次。用于肝肾亏损证。灸心俞、脾俞各3壮，每日1次。用于心脾两虚证。

(2) 耳针　取心、肾、肝、脾、皮质下、脑干，隔日1次。用于五迟、五软。

第九讲

中医妇科学入门

第一节 月经先期

月经周期提前 1~2 周者，称为"月经先期"，亦称"经期超前"。本病相当于西医学排卵型功能失调性子宫出血的黄体不健和盆腔炎症所致的子宫出血。

【病因病机】 主要机制是冲任不固，经血失于制约，月经提前而至。常见的证型有气虚和血热。

1. 气虚

可分为脾气虚和肾气虚。

(1) 脾气虚 素体虚弱，或劳力过度，忧思不解，饮食失节，损伤脾气，脾伤则中气虚弱，冲任不固，不能统摄经血，故月经提前而至。

(2) 肾气虚 房劳多产，或久病伤肾，肾气虚弱，肾虚则冲任不固，不能制约经血，遂致月经提前而至。

2. 血热

可分阴虚血热、阳盛血热和肝郁化热。

(1) 阴虚血热 素体阴虚，或失血伤阴，产多乳众，耗损精血，或思虑过度，营阴暗耗，阴血虚少，虚热内生，热扰冲任，冲任不固，不能制约经血，遂致月经提前而至。

(2) 阳盛血热 素体阳盛，或过食温燥、辛辣之品，或感受热邪，热伤冲任，迫血妄行，遂致月经提前而至。

(3) 肝郁化热 素性抑郁，或情志内伤，肝气郁结，郁久化热，热伤冲任，迫血妄行，遂致月经提前而至。

【辨证论治】 主要辨其属气虚或血热，治疗以安冲为大法，或补脾固肾益气，或清热泻火，或滋阴清热。

1. 气虚型

(1) 脾气虚证

症状：经期提前，或兼量多，色淡质稀，神疲肢倦，气短懒言，小腹空坠，纳少便溏，舌淡红，苔薄白，脉缓弱。

治法：补脾益气，固冲调经。

方药：补中益气汤（黄芪 15g，升麻 6g，柴胡 6g，甘草 6g，生白芍 12g，甘草 6g，党参 12g，当归 10g，白术 12g，陈皮 6g）。水煎服，每天 1 剂。

（2）肾气虚证

症状：经期提前，量少，色淡暗，质清稀，腰酸腿软，头晕耳鸣，小便频数，面色晦暗或有暗斑，舌淡暗，苔薄白，脉沉细。

治法：补肾益气，固冲调经。

方药：固阴煎（人参 10g，熟地黄 10g，山药 15g，山茱萸 9g，远志 6g，炙甘草 6g，五味子 10g，菟丝子 10g）。水煎服，每天 1 剂。

2. 血热型

（1）阴虚血热证

症状：经期提前，量少，色红质稠，颧赤唇红，手足心热，咽干口燥，舌红，苔少，脉细数。

治法：养阴清热，凉血调经。

方药：两地汤（生地黄 12g，玄参 10g，地骨皮 15g，麦冬 10g，阿胶 10g，白芍 12g）。水煎服，每天 1 剂。

（2）阳盛血热证

症状：经期提前，量多，色紫红，质稠，心胸烦闷，渴喜冷饮，大便燥结，小便短赤，面色红赤，舌红，苔黄，脉滑数。

治法：清热降火，凉血调经。

方药：清经散（牡丹皮 10g，地骨皮 15g，白芍 12g，熟地黄 10g，青蒿 10g，黄柏 10g，茯苓 20g）。水煎服，每天 1 剂。

（3）肝郁化热证

症状：经期提前，量多或少，经色紫红，质稠有块，经前乳房、胸胁、少腹胀痛，烦躁易怒，口苦咽干，舌红，苔黄，脉弦数。

治法：清肝解郁，凉血调经。

方药：丹栀逍遥散（牡丹皮 10g，炒栀子 10g，当归 6g，白芍 12g，柴胡 10g，茯苓 20g，炙甘草 6g）。水煎服，每天 1 剂。

第二节　月　经　后　期

月经周期错后 7 天以上，甚至错后 3～5 个月一行，经期正常者，称为"月经后期"。本病相当于西医学的月经稀发。月经后期如伴经量过少，常可发展为闭经。

【病因病机】 主要发病机制是精血不足或邪气阻滞，血海不能按时满溢，遂致月经后期。常见的分型有肾虚、血虚、血寒、气滞和痰湿。

【辨证论治】 以月经错后、经期基本正常为辨证要点。治疗需辨明虚实，虚证治以温经养血，实证治以活血行滞。

1. 肾虚型

症状：经期错后，量少，色淡暗，质清稀，腰酸腿软，头晕耳鸣，带下清稀，面色晦暗，或面部有暗斑，舌淡暗，苔薄白，脉沉细。

治法：补肾益气，养血调经。

方药：大补元煎（人参 10g，山药 15g，熟地黄 10g，杜仲 10g，当归 15g，山茱萸 10g，枸杞子 15g，炙甘草 6g）。

2. 血虚型

症状：经期错后，量少，色淡质稀，小腹空痛，头晕眼花，心悸失眠，皮肤不润，面色苍白或萎黄，舌淡，苔薄，脉细无力。

治法：补血养营，益气调经。

方药：人参养荣汤（人参 10g，白术 10g，茯苓 20g，炙甘草 6g，当归 15g，白芍 12g，熟地黄 12g，肉桂 6g，黄芪 20g，五味子 6g，远志 6g，陈皮 10g，生姜 3 片，大枣 6 枚）。

3. 血寒型

（1）虚寒证

症状：经期错后，量少，色淡质稀，小腹隐痛，喜热喜按，腰酸无力，小便清长，面色㿠白，舌淡，苔白，脉沉迟无力。

治法：温经扶阳，养血调经。

方药：大营煎（当归 15g，熟地黄 12g，枸杞子 15g，炙甘草 6g，杜仲 10g，牛膝 10g，肉桂 6g）。

（2）实寒证

症状：经期错后，量少，经色紫暗有块，小腹冷痛拒按，得热痛减，畏寒肢冷，舌暗，苔白，脉沉紧或沉迟。

治法：温经散寒，活血调经。

方药：温经汤（人参 10g，当归 15g，川芎 15g，白芍 10g，肉桂 6g，莪术 10g，牡丹皮 10g，甘草 6g，阿胶 10g，吴茱萸 10g）。

4. 气滞型

症状：经期错后，量少，经色暗红或有血块，小腹胀痛，精神抑郁，胸闷不舒，舌象正常，脉弦。

治法：理气行滞，活血调经。

方药：乌药汤（乌药 15g，香附 10g，木香 6g，当归 15g，甘草 6g）。

5. 痰湿型

症状：经期错后，量少，色淡，质黏，头晕体胖，心悸气短，脘闷恶心，带下量多，舌淡胖，苔白腻，脉滑。

治疗法则：燥湿化痰，活血调经。

方药举例：芎归二陈汤（陈皮 10g，半夏 10g，茯苓 20g，甘草 6g，生姜 3 片，川芎 10g，当归 15g）。

第二节　月经过多

月经周期正常，经量明显多于既往者，称为"月经过多"，亦称"经水过多"。本病相当于西医学排卵型功能失调性子宫出血引起的月经过多，或子宫肌瘤、盆腔炎症、子宫内膜异位症等疾病引起的月经过多。宫内节育器引起的月经过多，可按本病治疗。

【病因病机】 主要病机是冲任不固，经血失于制约而致血量多。常见的分型有气虚、血热和血瘀。

【辨证论治】 以月经量多而周期、经期正常为辨证要点，结合经色和经质的变化以及全身的证候分辨虚实、寒热。治疗时要注意经时和平时的不同，平时调经治本，经时固冲止血，需标本同治。

1. 气虚型

症状：行经量多，色淡红，质清稀，神疲体倦，气短懒言，小腹空坠，面色㿠白，舌淡，苔薄，脉缓弱。

治法：补气升提，固冲止血。

方药：安冲汤加升麻（白术 10g，黄芪 20g，生龙骨 30g，生牡蛎 30g，生地黄 10g，白芍 12g，海螵蛸 15g，茜草根 20g，续断 10g，升麻 10g）。

2. 血热型

症状：经行量多，色鲜红或深红，质黏稠，口渴饮冷，心烦多梦，尿黄便结，舌红，苔黄，脉滑数。

治法：清热凉血，固冲止血。

方药：保阴煎加炒地榆、槐花（生地黄 15g，熟地黄 10g，黄芩 10g，黄柏 10g，白芍 10g，山药 15g，续断 10g，甘草 6g，炒地榆 20g，槐花 15g）。

3. 血瘀型

症状：经行量多，色紫暗，质稠有血块，经行腹痛，或平时小腹胀痛，舌紫暗或有瘀点，脉涩有力。

治法：活血化瘀，固冲止血。

方药：桃红四物汤加三七、茜草（当归 6g，熟地黄 10g，白芍 10g，川芎 10g，桃仁 6g，红花 5g，三七 10g，茜草 20g）。

第四节　月经过少

月经周期正常，经量明显少于既往，经期不足 2 天，甚或点滴即净者，称"月经过少"，亦称"经水涩少""经量过少"。本病相当于西医学性腺功能低下、子宫内膜结核、炎症或刮宫过深等引起的月经过少。

【病因病机】　主要机制为精亏血少，冲任气血不足，或寒凝瘀阻，冲任气血不畅，血海满溢不多而致。常见的分型有肾虚、血虚、血寒和血瘀。

【辨证论治】　以经量的明显减少而周期正常为辨证要点，也可伴有经期缩短。治疗须分辨虚实，虚证者重在补肾益精，或补血益气以滋经血之源；实证者重在温经行滞，或祛瘀行血以通调冲任。

1. 肾虚型

症状：经来量少，不日即净，或点滴即止，血色淡暗，质稀，腰酸腿软，头晕耳鸣，小便频数，舌淡，苔薄，脉沉细。

治法：补肾益精，养血调经。

方药：当归地黄饮加紫河车、丹参（当归 15g，熟地黄 10g，山茱萸 10g，杜仲 10g，山药 15g，牛膝 10g，甘草 6g，紫河车 5g，丹参 20g）。

2. 血虚型

症状：经来量少，不日即净，或点滴即止，经色淡红，质稀，头晕眼花，心悸失眠，皮肤不润，面色萎黄，舌淡，苔薄，脉细无力。

治法：补血益气调经。

方药：滋血汤（人参 10g，山药 15g，黄芪 20g，白茯苓 20g，川芎 10g，当归 15g，白芍 10g，熟地黄 10g）。

3. 血寒型

症状：经行量少，色暗红，小腹冷痛，得热痛减，畏寒肢冷，面色青白，舌暗，苔白，脉沉紧。

治法：温经散寒，活血调经。

方药：温经汤（人参 10g，当归 15g，川芎 15g，白芍 10g，肉桂 6g，莪术 10g，牡丹皮 10g，甘草 6g，阿胶 10g，吴茱萸 10g）。

4. 血瘀型

症状：经行涩少，色紫黑有块，小腹刺痛拒按，血块下后痛减，或胸胁胀痛，舌紫暗，或有瘀斑紫点，脉涩有力。

治法：活血化瘀，理气调经。

方药：通瘀煎（当归尾 15g，山楂 20g，香附 10g，红花 6g，乌药 10g，青皮 6g，木香 6g，泽泻 10g）。

第五节　崩　　漏

妇女不在行经期间阴道突然大量出血，或淋漓下血不断者，称为"崩漏"，前者称为"崩中"，后者称为"漏下"。若经期延长达 2 周以上者，应属崩漏范畴，称为"经崩"或"经漏"。本病相当于西医学无排卵型功能失调性子宫出血。生殖器炎症和某些生殖器肿瘤引起的不规则阴道出血亦可参照本病辨证治疗。

【病因病机】 主要病机是冲任损伤，不能制约经血。引起冲任不固的常见原因有肾虚、脾虚、血热和血瘀。

【辨证论治】 崩漏以无周期性的阴道出血为辨证要点，临证时结合出血的量、色、质变化和全身证候辨明寒、热、虚、实。治疗应根据病情的缓急轻重、出血的久暂，采用"急则治其标，缓则治其本"的原则，灵活运用塞流、澄源、复旧三法。

塞流即是止血。崩漏以失血为主，止血乃是治疗本病的当务之急。具体运用止血方法时，还要注意崩与漏的不同。治崩宜固摄升提，不宜辛温行血，以免失血过多导致阴竭阳脱；治漏宜养血行气，不可偏于固涩，以免血止成瘀。塞流之药可酌用十灰散、云南白药、紫地宁血散等。

澄源即是求因治本。崩漏是由多种原因引起的，针对引起崩漏的具体原因，采用补肾、健脾、清热、理气、化瘀等法，使崩漏得到根本上的治疗。塞流、澄源两法常常是同步进行的。

复旧即是调理善后。崩漏在血止之后，应理脾益肾以善其后。历代诸家都认为崩漏之后应调理脾胃，化生气血，使之康复。近代研究指出，补益肾气，重建月经周期，才能使崩漏得到彻底治疗。"经水出诸肾"，肾气盛，月事才能以时下，对青春期、育龄期的虚证患者，补肾调经则更为重要。当然复旧也需兼顾澄源。

总之，塞流、澄源、复旧有区别，又有内在联系，必须结合具体病情灵活运用。

1. 肾虚型

（1）肾阴虚证

症状：经血非时而下，出血量少或多，淋漓不断，血色鲜红，质稠，头晕耳鸣，腰酸膝软，手足心热，颧赤唇红，舌红，苔少，脉细数。

治法：滋肾益阴，固冲止血。

方药：左归丸去川牛膝，加旱莲草、炒地榆（熟地黄 10g，山药 15g，枸杞子 15g，山茱萸 10g，菟丝子 10g，鹿角胶 10g，龟甲胶 10g，旱莲草 15g，炒地榆 15g）。

（2）肾阳虚证

症状：经血非时而下，出血量多，淋漓不尽，色淡质稀，腰痛如折，畏寒肢冷，小便清长，大便溏薄，面色晦暗，舌淡暗，苔薄白，脉沉弱。

治法：温肾助阳，固冲止血。

方药：大补元煎酌加补骨脂、鹿角胶、艾叶炭（人参 10g，山药 15g，熟地黄 10g，杜仲 10g，当归 15g，山茱萸 10g，枸杞子 15g，炙甘草 6g，补骨脂 10g，鹿角胶 10g，艾叶炭 15g）。

2. 脾虚型

症状：经血非时而下，量多如崩，或淋漓不断，色淡质稀，神疲体倦，气短懒言，不思饮食，四肢不温，或面浮肢肿，面色淡黄，舌淡胖，苔薄白，脉缓弱。

治法：健脾益气，固冲止血。

方药：固冲汤（白术 10g，黄芪 20g，煅龙骨 30g，煅牡蛎 30g，山茱萸 10g，白芍 10g，海螵蛸 15g，茜草根 20g，棕榈炭 10g，五倍子 10g）。

3. 血热型

症状：经血非时而下，量多如崩，或淋漓不断，血色深红，质稠，心烦少寐，渴喜冷饮，头晕面赤，舌红，苔黄，脉滑数。

治法：清热凉血，固冲止血。

方药：清热固经汤（生地黄 15g，地骨皮 10g，炙龟甲 10g，牡蛎粉 30g，阿胶 10g，黄芩 10g，藕节 10g，棕榈炭 10g，甘草 6g，焦栀子 6g，地榆 20g）。

4. 血瘀型

症状：经血非时而下，量多或少，淋漓不净，血色紫暗有块，小腹疼痛拒按，舌紫暗或有瘀点，脉涩或弦涩有力。

治法：活血祛瘀，固冲止血。

方药：逐瘀止崩汤（当归 15g，川芎 10g，三七 10g，没药 6g，五灵脂 15g，牡丹皮炭 10g，炒丹参 15g，炒艾叶 10g，阿胶 10g，龙骨 30g，牡蛎 30g，海螵蛸 15g）。

第六节　闭　　经

女子年逾 18 周岁，月经尚未来潮，或月经来潮后又中断 6 个月以上者，称为"闭经"，前者称原发性闭经，后者称继发性闭经，古称"女子不月""月事不来""经水不通""经闭"等。妊娠期、哺乳期或更年期的月经停闭属生理现象，不作闭经论，有的少女初潮2年内偶尔出现月经停闭现象，可不予治疗。

【病因病机】 发病机制主要是冲任气血失调，有虚、实两个方面，虚者由于冲任亏败，源断其流所致；实者因邪气阻隔冲任，经血不通所致。

【辨证论治】 在确诊闭经之后，尚须明确是经病还是他病所致，因他病致闭经者先治他病，然后调经。

辨证重在辨明虚实或虚实夹杂的不同情况。治疗时，虚证者治以补肾滋肾，或补脾益气，或补血益阴，以滋养经血之源；实证者治以行气活血，或温经通脉，或祛邪行滞，以疏通冲任经脉。本病虚证多实证少，切忌妄行攻破之法，犯虚虚实实之戒。

1. 肾虚型

（1）肾气虚证

症状：月经初潮来迟，或月经后期量少，渐至闭经，头晕耳鸣，腰酸腿软，小便频数，性欲淡漠，舌淡红，苔薄白，脉沉细。

治法：补肾益气，养血调经。

方药：大补元煎加丹参、牛膝（人参10g，山药15g，熟地黄10g，杜仲10g，当归15g，山茱萸10g，枸杞子15g，炙甘草6g，丹参20g，牛膝10g）。

（2）肾阴虚证

症状：月经初潮来迟，或月经后期量少，渐至闭经，头晕耳鸣，腰膝酸软，或足跟痛，手足心热，甚则潮热盗汗，心烦少寐，颧红唇赤，舌红，苔少或无苔，脉细数。

治法：滋肾益阴，养血调经。

方药：左归丸（熟地黄10g，山药15g，枸杞子15g，山茱萸10g，菟丝子10g，鹿角胶10g，龟甲胶10g）。

（3）肾阳虚证

症状：月经初潮来迟，或月经后期量少，渐至闭经，头晕耳鸣，腰痛如折，畏寒肢冷，小便清长，夜尿多，大便溏薄，面色晦暗，或目眶暗黑，舌淡，苔白，脉沉弱。

治法：温肾助阳，养血调经。

方药：十补丸（熟地黄 12g，山药 15g，山茱萸 10g，泽泻 10g，茯苓 20g，牡丹皮 10g，肉桂 6g，五味子 10g，炮附子 10g，鹿茸 10g）。

2. 脾虚型

症状：月经停闭数月，肢倦神疲，食欲缺乏，脘腹胀闷，大便溏薄，面色淡黄，舌淡胖有齿痕，苔白腻，脉缓弱。

治法：健脾益气，养血调经。

方药：参苓白术散（人参 10g，白术 10g，茯苓 20g，甘草 6g，砂仁 6g，陈皮 10g，桔梗 10g，扁豆 10g，山药 15g，莲子肉 6g，薏苡仁 20g）。

3. 血虚型

症状：月经停闭数月，头晕目花，心悸怔忡，少寐多梦，皮肤不润，面色萎黄，舌淡，苔少，脉细。

治法：补血养血，活血调经。

方药：小营煎加鸡内金、鸡血藤（当归 15g，熟地黄 10g，白芍 12g，山药 15g，枸杞子 10g，炙甘草 6g，鸡内金 10g，鸡血藤 15g）。

4. 气滞血瘀型

症状：月经停闭数月，小腹胀痛拒按；精神抑郁，烦躁易怒，胸胁胀满，嗳气叹息，舌紫暗或有瘀点，脉沉弦或涩而有力。

治法：行气活血，祛瘀通络。

方药：膈下逐瘀汤（当归 10g，川楝子 10g，五灵脂 10g，赤芍 15g，桃仁 10g，红花 6g，乌药 10g，延胡索 10g，香附 10g，枳壳 10g，甘草 6g）。

5. 寒凝血瘀型

症状：月经停闭数月，小腹冷痛拒按，得热则痛缓，形寒肢冷，面色青白，舌紫暗，苔白，脉沉紧。

治法：温经散寒，活血调经。

方药：温经汤（人参 10g，当归 15g，川芎 15g，白芍 10g，肉桂 6g，莪术 10g，牡丹皮 10g，甘草 6g，阿胶 10g，吴茱萸 10g）。

6. 痰湿阻滞型

症状：月经停闭数月，带下量多，色白质稠，形体肥胖，或面浮肢肿,神疲肢倦,头晕目眩,心悸气短,胸脘满闷,舌淡胖,苔白腻,脉滑。

治法:豁痰除湿,活血通经。

方药:丹溪治湿痰方(苍术 10g,白术 10g,半夏 10g,茯苓 20g,滑石 15g,香附 6g,川芎 15g,当归 15g)。

第七节 痛 经

凡在经期或经行前后,出现周期性小腹疼痛,或痛引腰骶,甚至剧痛晕厥者,称为"痛经",亦称"经行腹痛"。西医学把痛经分为原发性痛经和继发性痛经,前者又称功能性痛经,系指生殖器官无明显器质性病变者,后者多继发于生殖器官某些器质性病变,如盆腔子宫内膜异位症、子宫腺肌病、慢性盆腔炎等。

【病因病机】 本病的发生与冲任、胞宫的周期性生理变化密切相关。主要病机在于邪气内伏或精血素亏,更值经期前后冲任二脉气血生理变化急骤,导致胞宫气血运行不畅,"不通则痛",或胞宫失于濡养,"不荣则痛",故使痛经发作。常见的分型有肾气亏损、气血虚弱、气滞血瘀、寒凝血瘀和湿热蕴结。

【辨证论治】 本病以伴随月经来潮而周期性小腹疼痛作为辨证要点,根据其疼痛发生的时间、部位、性质、喜按或拒按等不同情况,明辨其虚实寒热,在气在血。一般痛在经前、经期,多属实;痛在经后、经期,多属虚。痛胀俱甚、拒按,多属实;隐隐作痛、喜揉喜按,多属虚。得热痛减多为寒,得热痛甚多为热。痛甚于胀多为血瘀,胀甚于痛多为气滞。痛在两侧少腹病多在肝,痛连腰际病多在肾。其治疗大法以通调气血为主。

1. 肾气亏损型

症状:经期或经后小腹隐隐作痛,喜按,月经量少,色淡质稀,头晕耳鸣,腰酸腿软,小便清长,面色晦暗,舌淡,苔薄,脉沉细。

治法:补肾填精,养血止痛。

方药:调肝汤(当归 15g,白芍 15g,山茱萸 10g,巴戟天 10g,甘草 6g,山药 15g,阿胶 10g)。

2. 气血虚弱型

症状：经期或经后小腹隐痛喜按，月经量少，色淡质稀，神疲乏力，头晕心悸，失眠多梦，面色苍白，舌淡，苔薄，脉细弱。

治法：补气养血，和中止痛。

方药：黄芪建中汤加当归、党参［黄芪 15g，桂枝 10g，白芍 12g，饴糖 30g（冲服），生姜 3 片，大枣 3 枚，当归 15g，党参 15g］。

3. 气滞血瘀型

症状：经前或经期小腹胀痛拒按，胸胁、乳房胀痛，经行不畅，经色紫暗有块，块下痛减，舌紫暗，或有瘀点，脉弦或弦涩有力。

治法：行气活血，祛瘀止痛。

方药：膈下逐瘀汤（当归 10g，川楝子 10g，五灵脂 10g，赤芍 15g，桃仁 10g，红花 6g，乌药 10g，延胡索 10g，香附 10g，枳壳 10g，甘草 6g）。

4. 寒凝血瘀型

症状：经前或经期小腹冷痛拒按，得热则痛减，经血量少，色黯有块，畏寒肢冷，面色青白，舌暗，苔白，脉沉紧。

治法：温经散寒，祛瘀止痛。

方药：温经汤（人参 10g，当归 15g，川芎 15g，白芍 10g，肉桂 6g，莪术 10g，牡丹皮 10g，甘草 6g，阿胶 10g，吴茱萸 10g）。

5. 湿热蕴结型

症状：经前或经期小腹灼痛拒按，痛连腰骶，或平时小腹痛，至经前疼痛加剧，经量多或经期长，经色紫红，质稠或有血块，平素带下量多，黄稠臭秽，或伴低热，小便黄赤，舌红，苔黄腻，脉滑数或濡数。

治法：清热除湿，化瘀止痛。

方药：清热调血汤加红藤、败酱草、薏苡仁（牡丹皮 10g，黄连 6g，生地黄 10g，当归 15g，白芍 10g，川芎 15g，红花 6g，桃仁 6g，莪术 6g，香附 10g，延胡索 20g，红藤 15g，败酱草 15g，薏苡仁 20g）。

第八节　经行发热

每值经期或经行前后出现以发热为主的病症，称"经行发热"。本病与西医学的慢性盆腔炎、生殖器结核、子宫内膜异位症及临床症状不明显的感染有关。

【病因病机】 主要发病机制是气血营卫失调，使月经的生理改变而致。其分型有阴虚、肝郁和血瘀。

【辨证论治】 以伴随月经来潮而周期性发热为辨证要点，治疗以调气血、和营卫为原则。

1. 阴虚型

症状：经期或经后午后发热，五心烦热，咽干口燥，两颧潮红，经量少，色鲜红，舌红，苔少，脉细数。

治法：滋阴清热，凉血调经。

方药：蒿芩地丹四物汤（青蒿20g，黄芩10g，地骨皮10g，牡丹皮10g，生地黄12g，川芎10g，当归10g，白芍10g）。

2. 肝郁型

症状：经前或经期发热，头晕目眩，口苦咽干，烦躁易怒，乳房、胸胁、少腹胀痛，经量或多或少，经色深红，舌红，苔微腻，脉弦数。

治法：疏肝解郁，清热调经。

方药：丹栀逍遥散（牡丹皮10g，栀子10g，柴胡10g，当归6g，白芍12g，白术10g，茯苓15g，甘草6g）。

3. 血瘀型

症状：经前或经期发热，乍寒乍热，小腹疼痛拒按，经色紫暗，夹有血块，舌紫暗或舌边有瘀点，脉沉弦或沉涩有力。

治法：活血化瘀，清热调经。

方药：血府逐瘀汤（桃仁10g，红花6g，当归10g，生地黄12g，川芎10g，赤芍12g，柴胡10g，桔梗10g，枳壳10g，牛膝10g）。

第九节 妊娠恶阻

妊娠早期，出现严重的恶心呕吐，头晕厌食，甚则食入即吐者，称为"妊娠恶阻"。本病相当于西医学的妊娠剧吐。

【病因病机】 本病的主要机制是冲气上逆，胃失和降。常见分型有胃虚、肝热、痰滞等。

【辨证论治】 着重了解呕吐物的性状（色、质、气味），结合全身证候、舌脉进行综合分析，以辨寒、热、虚、实。治疗大法以调气和中、降逆止呕为主，并应注意饮食和情志的调节，用药忌升散之品。

1. 胃虚型

症状：妊娠早期恶心呕吐，吐出食物，甚则食入即吐，脘腹胀闷，不思饮食，头晕体倦，怠惰思睡，舌淡，苔白，脉缓滑无力。

治法：健胃和中，降逆止呕。

方药：香砂六君子汤（党参 12g，白术 12g，茯苓 12g，甘草 6g，陈皮 6g，半夏 10g，香附 10g，砂仁 6g）。

2. 肝热型

症状：妊娠早期呕吐酸水或苦水，胸胁满闷，嗳气叹息，头晕目眩，口苦咽干，渴喜冷饮，便秘溲赤，舌红，苔黄燥，脉弦滑数。

治法：清肝和胃，降逆止呕。

方药：加味温胆汤（半夏 10g，陈皮 10g，竹茹 10g，茯苓 20g，枳实 10g，黄芩 10g）。

3. 痰滞型

症状：妊娠早期呕吐痰涎，胸膈满闷，不思饮食，口中淡腻，头晕目眩，心悸气短，舌淡胖，苔白腻，脉滑。

治法：化痰除湿，降逆止呕。

方药：青竹茹汤（鲜竹茹 10g，橘皮 10g，白茯苓 20g，半夏 10g，生姜 6 片）。

第十节　胎 动 不 安

妊娠期出现腰酸腹痛，胎动下坠，或阴道少量流血者，称为"胎动不安"。本病类似于西医学的先兆流产、先兆早产。

【病因病机】 主要机制是冲任气血失调，胎元不固。常见分型有肾虚、气虚、血虚、血热、外伤和癥瘕伤胎等。

【辨证论治】 本病以腰酸、腹痛为主，或伴阴道少量流血，故辨证中应注意腰腹疼痛的性质、程度，阴道流血的量、色、质等征象，以及出现的兼症、舌脉，进行综合分析，指导治疗。对有外伤史、他病史、服药史者，应在诊察胎儿状况的基础上确定安胎还是去胎。安胎以补肾固冲为主，并根据不同情况辅以益气、养血、清热等法，总宜辨证施治。若经治疗后腰酸、腹痛加重，阴道流血增多，以致胎堕难留者，又当去胎益母。

1. 肾虚型

症状：妊娠期腰酸腹痛，胎动下坠，或伴阴道少量流血，色暗淡，头晕耳鸣，两膝酸软，小便频数，或曾屡有堕胎，舌淡，苔白，脉沉细而滑。

治法：补肾益气，固冲安胎。

方药：寿胎丸加人参、白术（人参10g，白术10g，杜仲10g，续断10g，阿胶10g，菟丝子10g，补骨脂10g，桑寄生10g）。

2. 气虚型

症状：妊娠期腰酸腹痛，小腹空坠，或阴道少量流血，色淡质稀，精神倦怠，气短懒言，面色㿠白，舌淡，苔薄，脉缓滑。

治法：益气固冲安胎。

方药：举元煎加续断、桑寄生、阿胶（人参10g，炙黄芪20g，炙甘草6g，升麻6g，白术10g，续断10g，桑寄生10g，阿胶10g）。

3. 血虚型

症状：妊娠期腰酸腹痛，胎动下坠，阴道少量流血，头晕眼花，心悸失眠，面色萎黄，舌淡，苔少，脉细滑。

治法：补血固冲安胎。

方药：苎根汤加川断、桑寄生（干地黄10g，苎麻根20g，当归10g，芍药10g，阿胶10g，甘草6g，续断10g，桑寄生10g）。

4. 血热型

症状：妊娠期腰酸腹痛，胎动下坠，或阴道少量流血，血色深红或鲜红，心烦少寐，渴喜冷饮，便秘溲赤，舌红，苔黄，脉滑数。

治法：清热凉血，固冲安胎。

方药：保阴煎（生地黄，熟地黄，芍药各10g，山药15g，川续断10g，黄芩10g，黄柏10g，生甘草6g）。

5. 外伤型

症状：妊娠期跌仆闪挫，或劳力过度，继发腰腹疼痛，胎动下坠，或伴阴道流血，精神倦怠，脉滑无力。

治法：益气养血，固肾安胎。

方药：加味圣愈汤（当归 6g，白芍 12g，川芎 6g，熟地黄 10g，人参 10g，黄芪 15g，杜仲 10g，续断 10g，砂仁 6g）。

6. 癥瘕伤胎型

症状：孕后阴道不时少量下血，色红或暗红，胸腹胀满，少腹拘急，甚则腰酸，胎动下坠，皮肤粗糙，口干不欲饮，舌暗红或边尖有瘀斑，苔白，脉沉弦或沉涩。

治法：祛瘀消癥，固冲安胎。

方药：桂枝茯苓丸加续断、杜仲（桂枝 10g，茯苓 20g，赤芍 10g，牡丹皮 10g，桃仁 6g，续断 10g，杜仲 10g）。

第十一节　产后腹痛

产妇分娩后，小腹疼痛者，称为"产后腹痛"。本病相当于西医学的产后宫缩痛及产褥感染引起的腹痛。

【病因病机】 产后腹痛的主要机制有不荣而痛与不通而痛虚实两端。

【辨证论治】 产后腹痛有虚实之分。血虚者，小腹隐痛，喜按，恶露量少，色淡；血瘀者，小腹疼痛拒按，恶露量少，色暗有块；热结者，小腹灼痛，按之剧痛，恶露初则量多，继则量少，甚如败脓。

1. 血虚型

症状：产后小腹隐隐作痛，喜揉喜按，恶露量少，色淡，头晕眼花，心悸怔忡，大便秘结，舌淡红，苔薄白，脉细弱。

治法：养血益气。

方药：肠宁汤（当归 10g，熟地黄 10g，阿胶 10g，人参 10g，山药 15g，续断 10g，麦冬 15g，肉桂 6g，甘草 6g）。

2. 血瘀型

症状：产后小腹疼痛拒按，得热痛减，恶露量少，色紫暗，夹有血块，块下痛减，形寒肢冷，面色青白，舌淡暗，脉沉紧或沉弦。

治法：温经活血，祛瘀止痛。

方药：生化汤（当归 15g，川芎 10g，桃仁 6g，炮姜 20g，炙甘草 6g）。

3. 热结型

症状：产后小腹疼痛拒按，或灼热疼痛，恶露初则量多，继则量少，色紫暗或如败脓，其气秽臭，高热不退，口渴欲饮，大便秘结，小便短赤，舌红绛，苔黄而燥，或起芒刺，脉弦数。

治法：泻热逐瘀，活血止痛。

方药：大黄牡丹皮汤（大黄 10g，牡丹皮 10g，桃仁 6g，冬瓜仁 30g，芒硝 10g）。

第十二节 产后发热

产褥期内，高热寒战或发热持续不退，并伴有其他症状者，称为"产后发热"。本病感染邪毒型发热，相当于西医学产褥感染，其重症可危及产妇生命，应予重视。

【病因病机】 引起产妇发热的原因很多，而与本病关系密切的主要病因病机有感染邪毒，正邪交争；外邪袭表，营卫不和；阴血骤虚，阳气外散；败血停滞，营卫不通。

【辨证论治】 产后发热有虚有实，其证各异。在注意多虚多瘀的基础上，治疗应以调和营卫为主。感染邪毒者，其证危，变化多端，必要时中西医结合治疗。

1. 感染邪毒型

症状：产后发热恶寒，或高热寒战，小腹疼痛拒按，恶露初时量多，继则量少，色紫暗，或如败脓，其气臭秽，心烦不宁，口渴喜饮，小便短赤，大便燥结，舌红，苔黄而干，脉数有力。

治法：清热解毒，凉血化瘀。

方药：解毒活血汤加金银花、黄芩（连翘 10g，葛根 20g，柴胡 10g，枳壳 10g，当归 15g，赤芍 10g，生地黄 10g，红花 6g，桃仁 6g，甘草 6g，金银花 10g，黄芩 10g）。

2. 外感型

症状：产后发热恶寒，头痛身痛，鼻塞流涕，咳嗽，苔薄白，脉浮紧。

治法：养血祛风，散寒解表。

方药：荆防四物汤加紫苏叶（荆芥 10g，防风 10g，川芎 10g，当归 15g，白芍 15g，地黄 10g，紫苏叶 10g）。

3. 血虚型

症状：产后失血过多，身有微热，头晕眼花，心悸少寐，恶露或多或少，色淡质稀，小腹绵绵作痛，喜按，舌淡红，脉细弱。

治法：养血益气，和营退热。

方药：八珍汤加黄芪、地骨皮（当归 10g，川芎 15g，白芍 12g，生地黄 10g，人参 10g，白术 10g，茯苓 20g，炙甘草 6g，黄芪 20g，地骨皮 20g）。

4. 血瘀型

症状：产后乍寒乍热，恶露不下，或下亦甚少，色紫暗有块，小腹疼痛拒按，舌紫暗，或有瘀点瘀斑，脉弦涩有力。

治法：活血祛瘀，和营除热。

方药：血府逐瘀汤（桃仁 10g，红花 6g，当归 10g，生地黄 12g，川芎 10g，赤芍 12g，柴胡 10g，桔梗 10g，枳壳 10g，牛膝 10g）。

第十三节　恶露不绝

产后恶露持续 3 周以上，仍淋漓不尽者，称为"恶露不绝"，又称"恶露不尽"。本病相当于西医学产后晚期出血。

【病因病机】 发病机制主要为冲任不固：恶露乃血所化，出于胞中而源于血海，气虚冲任不固，或血热损伤冲任，或血瘀冲任，血不归经，均可导致恶露不绝。

【辨证论治】 应以恶露的量、色、质、气味等辨别寒、热、虚、实。如恶露量多，色淡，质稀，无臭气者，多为气虚；色红或紫，黏稠而臭秽者，多为血热；色暗有块者，多为血瘀。当然也要结合全身症状辨证。治疗应遵循虚者补之、瘀者攻之、热者清之的原则分别施治，且不可轻用固涩之剂，以免助邪，变生他病。

1. 气虚型

症状：产后恶露过期不止，量多，色淡红，质稀，无臭味，精神倦怠，四肢无力，气短懒言，小腹空坠，面色㿠白，舌淡，苔薄白，脉缓弱。

治法：益气摄血。

方药：补中益气汤加阿胶、艾叶、海螵蛸（黄芪15g，升麻6g，柴胡6g，甘草6g，生白芍12g，党参12g，当归10g，白术12g，陈皮6g，阿胶10g，艾叶10g，海螵蛸20g）。

2. 血热型

症状：产后恶露过期不止，量较多，色深红，质稠黏，气臭秽，口燥咽干，面色潮红，舌红，苔少，脉细数无力。

治法：养阴清热，凉血止血。

方药：保阴煎加煅牡蛎、炒地榆（生地黄、熟地黄、芍药各10g，山药15g，川续断10g，黄芩10g，黄柏10g，生甘草6g，煅牡蛎30g，炒地榆20g）。

3. 血瘀型

症状：产后恶露过期不止，淋漓量少，色暗有块，小腹疼痛拒按，块下痛减，舌紫暗，或有瘀点，脉弦涩。

治法：活血化瘀，理血归经。

方药：生化汤加牡蛎、茜草、三七（当归15g，川芎10g，桃仁6g，炮姜20g，炙甘草6g，牡蛎30g，茜草20g，三七10g，益母草30g）。

第十四节 缺 乳

哺乳期间，产妇乳汁甚少或全无，称为"缺乳"。

【病因病机】 发病机制：一为化源不足，二为瘀滞不行。常见分型有气血虚弱、肝气郁滞。

【辨证论治】 缺乳有虚实两端。一般乳房柔软、乳汁清稀者，多为虚证；乳房胀硬而痛，乳汁浓稠者，多为实证。虚者补气养血，实者疏肝解郁，均宜佐以通乳之品。

1. 气血虚弱型

症状：产后乳少，甚或全无，乳汁清稀，乳房柔软，无胀满感，神倦食少，面色无华，舌淡，苔少，脉细弱。

治法：补气养血，佐以通乳。

方药：通乳丹（人参 10g，生黄芪 20g，当归 15g，麦冬 10g，木通 10g，桔梗 10g，七孔猪蹄 1 只）。

2. 肝气郁滞型

症状：产后乳汁涩少、浓稠，或乳汁不下，乳房胀硬疼痛，情志抑郁，胸胁胀闷，食欲缺乏，或身有微热，舌质正常，苔薄黄，脉弦细或弦数。

治法：疏肝解郁，活络通乳。

方药：下乳涌泉散（当归 15g，川芎 10g，天花粉 10g，白芍 10g，生地黄 10g，柴胡 10g，青皮 6g，漏芦 20g，桔梗 10g，通草 6g，白芷 10g，穿山甲 5g，王不留行 15g，甘草 6g）。

第十五节　不　孕　症

女子婚后夫妇同居 2 年以上，配偶生殖功能正常，未避孕而未受孕者，或曾孕育过，未避孕又 2 年以上未再受孕者，称为"不孕症"，前者称为"原发性不孕症"，后者称为"继发性不孕症"。西医学认为女性原因引起的不孕症，主要与排卵功能障碍、盆腔炎症、盆腔肿瘤和生殖器官畸形等疾病有关。

【病因病机】 男女双方在肾气盛、天癸至、任通冲盛的条件下，女子月事以时下，男子精气溢泻，两性相合，便可媾成胎孕，可见不孕主要与肾气不足、冲任气血失调有关。临床常见有肾虚、肝郁、痰湿、血瘀等类型。

【辨证论治】 不孕症的辨证，主要依据月经的变化、带下病的轻重程度，其次依据全身症状及舌脉，进行综合分析，明确脏腑、气血、寒热、虚实，以指导治疗。治疗重点是温养肾气，调理气血，使经调病除，则胎孕可成。此外，还须情志舒畅，房事有节，以利于成孕。

1. 肾虚型

（1）肾气虚证

症状：婚久不孕，月经不调，经量或多或少，头晕耳鸣，腰酸腿软，精神疲倦，小便清长，舌淡，苔薄，脉沉细，两尺尤甚。

治法：补肾益气，填精益髓。

方药：毓麟珠（人参10g，白术10g，茯苓20g，芍药10g，川芎10g，炙甘草6g，当归15g，熟地黄10g，菟丝子10g，鹿角霜10g，杜仲10g，川椒6g）。

（2）肾阳虚证

症状：婚久不孕，月经后期，量少色淡，甚则闭经，平时白带量多，腰痛如折，腹冷肢寒，性欲淡漠，小便频数或失禁，面色晦暗，舌淡，苔白滑，脉沉细而迟或沉迟无力。

治法：温肾助阳，化湿固精。

方药：温胞饮（巴戟天10g，补骨脂10g，菟丝子10g，肉桂5g，附子10g，杜仲10g，白术10g，山药15g，芡实10g，人参10g）。

（3）肾阴虚证

症状：婚久不孕，月经错后，量少色淡，头晕耳鸣，腰酸腿软，眼花心悸，皮肤不润，面色萎黄，舌淡，苔少，脉沉细。

治法：滋肾养血，调补冲任。

方药：养精种玉汤（大熟地黄15g，当归15g，白芍10g，山茱萸10g）。

2. 肝郁型

症状：多年不孕，月经愆期，量多少不定，经前乳房胀痛，胸胁不舒，小腹胀痛，精神抑郁，或烦躁易怒，舌红，苔薄，脉弦。

治法：疏肝解郁，理血调经。

方药：百灵调肝汤（当归15g，赤芍10g，牛膝10g，通草6g，川楝子10g，瓜蒌15g，皂角刺10g，枳实10g，青皮6g，甘草6g，王不留行15g）。

3. 痰湿型

症状：婚久不孕，形体肥胖，经行延后，甚或闭经，带下量多，色白质黏无臭，头晕心悸，胸闷泛恶，面色㿠白，苔白腻，脉滑。

治法：燥湿化痰，理气调经。

方药：启宫丸（经验方）（制半夏10g，苍术10g，香附10g，茯苓20g，神曲10g，陈皮10g，川芎10g）。

4. 血瘀型

症状：多年不孕，月经后期，量少或多，色紫黑，有血块，经行不畅，甚或漏下不止，少腹疼痛拒按，经前痛剧，舌紫暗，或舌边有瘀点，脉弦涩。

治法：活血化瘀，温经通络。

方药：少腹逐瘀汤（小茴香 10g，干姜 10g，延胡索 20g，没药 6g，当归 10g，川芎 10g，肉桂 6g，赤芍 10g，蒲黄 10g，五灵脂 10g）。

第十六节 子宫脱垂

子宫从正常位置向下移位，甚至完全脱出于阴道口外，称为"子宫脱垂"。本病常发生于劳动妇女，以产后损伤为多见。

【病因病机】 主要机制是冲任不固，提摄无力。常见的分型有气虚、肾虚。

【辨证论治】 临床见子宫下移，小腹下坠，四肢无力，精神疲倦，属气虚；若子宫下脱，腰酸腿软，头晕耳鸣，小便频数，属肾虚。治疗应本着《内经》"虚者补之，陷者举之"的原则，以益气升提、补肾固脱为主。重度子宫脱垂对妇女危害较大，是难治之病，宜中西医结合治疗。

1. 气虚型

症状：子宫下移，或脱出阴道口外，劳则加剧，小腹下坠，神倦乏力，少气懒言，小便频数，或带下量多，色白质稀，面色少华，舌淡，苔薄，脉缓弱。

治法：补气升提。

方药：补中益气汤加枳壳（黄芪 15g，升麻 6g，柴胡 6g，生白芍 12g，甘草 6g，党参 12g，当归 10g，白术 12g，陈皮 6g，枳壳 20g）。

2. 肾虚型

症状：子宫下移，或脱出阴道口外，小腹下坠，小便频数，腰酸腿软，头晕耳鸣，舌淡，苔薄，脉沉细。

治法：补肾固脱。

方药：大补元煎加鹿角胶、升麻、枳壳（人参 10g，山药 15g，熟地黄 10g，杜仲 10g，当归 15g，山茱萸 10g，枸杞子 15g，炙甘草 6g，升麻 10g，鹿角胶 10g，枳壳 15g）。

若子宫脱出阴道口外，摩擦损伤，继发湿热证候者，局部红肿溃烂，黄水淋漓，带下量多，色黄如脓，有臭秽气味，不论气虚、肾虚，轻者可于原方加黄柏、苍术、土茯苓、车前子等清热利湿，重者可选用龙胆泻肝汤加减。

第十七节　带　下　病

　　带下的量明显增多，色、质、气味发生异常，或伴全身、局部症状者，称为"带下病"。相当于西医学的阴道炎、子宫颈炎、盆腔炎、妇科肿瘤等疾病引起的带下增多。

【病因病机】主要病因是湿邪，如《傅青主女科》说："夫带下俱是湿证。"湿有内外之别。外湿指外感之湿邪，如经期涉水淋雨，感受寒湿，或产后胞脉空虚，摄生不洁，湿毒邪气乘虚内侵胞宫，以致任脉损伤，带脉失约，引起带下病。内湿的产生与脏腑气血功能失调有密切的关系：脾虚运化失职，水湿内停，下注任带；肾阳不足，气化失常，水湿内停，又关门不固，精液下滑；素体阴虚，感受湿热之邪，伤及任带。总之，带下病系湿邪为患，而脾肾功能失常又是发病的内在条件；病位主要在前阴、胞宫；任脉损伤，带脉失约是带下病的核心机制。临床常见分型有脾阳虚、肾阳虚、阴虚夹湿、湿热下注、湿毒蕴结五种。

【辨证论治】带下病辨证主要根据带下量、色、质、气味，其次根据伴随症状及舌脉辨其寒热虚实。如带下量多、色白或淡黄，质清稀，多属脾阳虚；色白质清稀如水，有冷感者属肾阳虚；量不甚多，色黄或赤白相兼，质稠或有臭气为阴虚夹湿；带下量多色黄，质黏稠，有臭气，或如泡沫状，或色白如豆渣状，为湿热下注；带下量多，色黄绿如脓，或混浊如米泔，质稠，恶臭难闻，属湿毒重证。临证时尚需结合全身症状及病史等综合分析，方能作出正确的辨证。

　　带下病的治法以健脾、升阳、除湿为主，辅以疏肝固肾；但是湿浊可以从阳化热而成湿热，也可以从阴化寒而成寒湿，所以要佐以清热除湿、清热解毒、散寒除湿等法。

1. 脾阳虚型

症状：带下量多，色白或淡黄，质稀薄，无臭气，绵绵不断，神疲倦怠，四肢不温，纳少便溏，两足跗肿，面色㿠白，舌质淡，苔白腻，脉缓弱。

证候分析：脾阳虚弱，运化失职，水湿内停，湿浊下注，损伤任、带二脉，约固无力，故带下量多，色白或淡黄，质稀薄，无臭气，绵绵不断；脾虚中阳不振，则神疲倦怠，四肢不温；脾虚运化失职，则纳少便溏；湿浊内盛，则两足跗肿；脾虚清阳不升，则面色㿠白。舌淡，苔白腻，脉缓弱，为脾阳不足之征。

治法：健脾益气，升阳除湿。

方药：完带汤（白术 30g，山药 30g，人参 10g，白芍 12g，苍术 10g，甘草 6g，陈皮 10g，黑荆芥穗 10g，柴胡 10g，车前子 10g）。

若脾虚湿郁化热，带下色黄黏稠，有臭味者，宜健脾除湿、清热止带，方选易黄汤（山药 30g，芡实 10g，车前子 10g，白果 10g，黄柏 10g）。

2. 肾阳虚型

症状：带下量多，色白清冷，稀薄如水，淋漓不断，头晕耳鸣，腰痛如折，畏寒肢冷，小腹冷感，小便频数，夜间尤甚，大便溏薄，面色晦暗，舌淡润，苔薄白，脉沉细而迟。

治法：温肾助阳，涩精止带。

方药：内补丸（鹿茸 10g，菟丝子 10g，潼蒺藜 10g，黄芪 20g，白蒺藜 10g，紫菀 10g，肉桂 6g，桑螵蛸 15g，肉苁蓉 15g，制附子 10g）。

3. 阴虚夹湿型

症状：带下量不甚多，色黄或赤白相兼，质稠或有臭气，阴部干涩不适，或有灼热感，腰膝酸软，头晕耳鸣，颧赤唇红，五心烦热，失眠多梦，舌红，苔少或黄腻，脉细数。

治法：滋阴益肾，清热祛湿。

方药：知柏地黄丸加芡实、金樱子（熟地黄 12g，山茱萸 10g，山药 12g，茯苓 20g，泽泻 10g，牡丹皮 10g，芡实 10g，金樱子 30g）。

4. 湿热下注型

症状：带下量多，色黄，黏稠，有臭气，或伴阴部瘙痒，胸闷心烦，口苦咽干，纳食较差，小腹或少腹作痛，小便短赤，舌红，苔黄腻，脉濡数。

治法：清热利湿止带。

方药：止带方（猪苓 15g，茯苓 20g，车前子 10g，泽泻 10g，茵陈 20g，赤芍 10g，牡丹皮 10g，黄柏 10g，栀子 10g，牛膝 10g）。

5. 湿毒蕴结型

症状：带下量多，黄绿如脓，或赤白相兼，或五色杂下，状如米泔，臭秽难闻，小腹疼痛，腰骶酸痛，口苦咽干，小便短赤，舌红，苔黄腻，脉滑数。

治法：清热解毒除湿。

方药：五味消毒饮加土茯苓、薏苡仁（蒲公英 20g，金银花 15g，野菊花 10g，紫花地丁 15g，天葵子 15g，土茯苓 30g，薏苡仁 30g）。

第十讲

针灸学入门

——神奇的经络学说

针灸学是研究针刺和艾灸等治法的一门学科，是祖国医学宝贵遗产之一。其内容主要包括经络、腧穴、针灸方法及临床治疗等部分。由于其具有操作简便、适应证广、疗效明显和经济安全等优点，因此数千年来深受广大劳动人民的欢迎。

针法和灸法是两种不同的治疗方法。针法是运用各种金属针刺入穴位，运用不同手法进行治病的方法；灸法是采用艾条、艾炷点燃后熏灼穴位治病的方法。由于两者都是通过调整经络脏腑气血的功能达到治病的目的，常配合使用，所以合称为针灸。

第一节　经络总论

经络学说是祖国医学理论的重要组成部分，是针灸学的理论核心。经络是运行气血的通路。经指经脉，犹如途径，贯通上下，沟通内外，是经络系统中的主干；络为络脉，它譬如网络，较经脉细小，纵横交错，遍布全身，是经络系统中的分支。

经络学说是阐述人体经络系统的循行分布、生理功能、病理变化及其与脏腑相互关系的理论体系，对针灸临床实践具有重要的指导作用。

经络系统由十二经脉、奇经八脉、十五络脉和十二经别、十二经筋、十二皮部及许多孙络、浮络等组成（表10-1）。

表 10-1　经络的组成

经络	经	十二经脉	意义——十二脏腑所属的经脉，又称正经
			作用——运行气血的主要干道
			特点——分手足三阴三阳四组，与脏腑连属，有表里相配，其循环自肺经开始至肝经止，周而复始循环不息，各经均有专定的腧穴
		奇经八脉	意义——不直接连属脏腑，无表里相配，故称奇经
			作用——加强经脉之间的联系，以调节十二经气血
			特点——任督两脉随十二经组成循环通路，并有专定的腧穴，其他六脉不随十二经循环，腧穴都依附于十二经脉
		十二经别	意义——正经旁出的支脉
			作用——加强表里经脉深部的联系，以补正经在体内外循环的不足
			特点——循环路线走向均由四肢别出走入深部(胸、腹)复出浅部(头、颈)

经络	经	十二经筋	意义——十二经脉所属的筋肉体系 作用——联络肢体骨肉,维络周身,主司关节运动 特点——循环走向自四肢末梢走向躯干,终于头身,不入脏腑,多结聚于四肢关节和肌肉丰富之处
		十二皮部	意义——十二经脉所属的皮肤体质 作用——联结皮内,加强十二经脉与体表的联系,是十二经脉在体表一定皮肤部位的反应区 特点——分区基本上和十二经脉在体表的循行部位一致
	络	十五络	意义——本经别走邻经而分出的支络部 作用——加强表里阴阳两经的联系与调节 特点——十二经脉和任督两脉各有一个别络加上脾之大络,共为十五别络
		孙络——络脉最细小的分支,网罗全身	

一、十二经脉

十二经脉的命名是结合脏腑、阴阳、手足三个方面而定的(表10-2)。阳分阳明、少阳、太阳;阴分太阴、厥阴、少阴。十二经脉的作用主要是联络脏腑、肢体和运行气血,濡养全身。

表10-2 十二经脉名称

	阴经 (属脏)	阳经 (属腑)	循行部位 (阴经行于内侧,阳经行于外侧)	
手	太阴肺经	阳明大肠经		前线
	厥阴心包经	少阳三焦经	上肢	中线
	少阴心经	太阳小肠经		后线
足	太阴脾经	阳明胃经		前线
	厥阴肝经	少阳胆经	下肢	中线
	少阴肾经	太阳膀胱经		后线

十二经脉的循行特点是:凡属六脏(五脏加心包)的经脉称"阴经",它们从六脏发出后,多循行于四肢内侧及胸腹部,上肢内侧者为手三阴经,下肢内侧者为足三阴经。凡属六腑的经脉标为"阳经",它们从六腑发出后,多循行于四肢外侧面及头面、躯干部,上肢外侧者为手三阳经,下肢外侧者为足三阳经。十二经脉头、身、四肢的分布规律是:手足三阳经为"阳明"在前,"少阳"在中(侧),"太阳"在后;

手足三阴经为"太阴"在前，"厥阴"在中，"少阴"在后。

十二经脉的走向规律为"手之三阴从胸走手，手之三阳从手走头，足之三阳从头走足，足之三阴从足走腹"。(《灵枢·逆顺肥瘦》)

二、奇经八脉

奇经八脉是任脉、督脉、冲脉、带脉、阴维脉、阳维脉、阴跷脉、阳跷脉的总称。它们与十二正经不同，既不直属脏腑，又无表里配合，故称"奇经"。其生理功能主要是对十二经脉的气血运行，起溢蓄、调节作用。

任脉：为诸条阴经交会之脉，故称"阴脉之海"，具有调节全身阴经经气的作用。

督脉：称"阳脉之海"，诸阳经均与其交会，具有调节全身阳经经气的作用。

冲脉：为"十二经之海"，十二经脉均与其交会，具有涵蓄十二经气血的作用。

带脉：约束诸经。

阴维脉、阳维脉：分别调节六阴经和六阳经的经气，以维持阴阳协调和平衡。

阴跷脉、阳跷脉：共同调节肢体运动和眼睑的开合功能。

三、经络的生理功能和临床应用

（一）生理功能

（1）沟通内外，联系肢体　经络具有联络脏腑和肢体的作用。

（2）运行气血，营养周身　经络具有运行气血，濡养周身的作用。经络运行气血，保证全身各组织器官的营养供给，为各组织器官的功能活动，提供了必要的物质基础。

（3）抗御外邪，保卫机体　由于经络能"行气血则营阴阳，使卫气密布于皮肤之中，加强皮部的卫外作用，故六淫之邪不易侵袭"。

（二）病理反应

（1）反应病候　内脏有病时便可在相应的经脉循环部位出现各种不同的症状和体征。如心火上炎可致口舌生疮；肝火升腾可致耳目肿赤；肾气亏虚可使两耳失聪。

（2）传注病邪　　在正虚邪盛时，经络又是病邪传注的途径。经脉病可以传入内脏，内脏病亦可累及经脉。

（三）诊断方面

由于经络循行有一定部位，并和一定脏腑属络，脏腑经络有病可在一定部位反映出来，因此可以将疾病在各经脉所经过部位的表现，作为诊断依据。如头痛，可根据经脉在头部的循行分布规律加以辨别，如前额痛多与阳明经有关，两侧痛与少阳经有关，枕部痛与太阳经有关，巅顶痛则与足厥阴经有关。

（四）治疗方面

经络学说广泛应用于临床各科疾病的治疗，尤其是对针灸、按摩、药物等具有重要的指导意义。

针灸、按摩治疗，是根据某经或某脏腑的病变，选取相关经脉上的腧穴进行治疗。例如，头痛即可根据其发病部位，选取有关腧穴进行针刺，如前额痛取阳明经，两肋痛取肝经腧穴。

在药物治疗上，常根据其归经理论，选取特定药物治疗某些疾病。如柴胡入少阳经，少阳头痛时常选用柴胡等。

第二节　腧穴总论

腧穴是人体脏腑经络之气输注于体表的特殊部位。腧，本写作"输"，或从简作"俞"，有转输、输注的含义，言经气转输之所；穴，即孔隙的意思，言经气所居之处。腧穴，是对穴位的统称；俞穴，专指特定穴中的的背俞穴。人体的腧穴既是疾病的反应点，又是针灸的施术部位。腧穴与经络、脏腑、气血密切相关，限于篇幅，本书仅介绍临床常用腧穴（详见第三节）。

一、腧穴的分类

人体的腧穴大体上可归纳为十四经穴、奇穴、阿是穴三类。

（1）十四经穴　　是指具有固定的名称和位置，且归属于十二经和任脉、督脉的腧穴。

（2）奇穴　　是指既有一定的名称，又有明确的位置，但尚未归入或不便归入十四经系统的腧穴。这类腧穴的主治范围比较单纯,多数对某些病症有特殊疗效,因而未归入十四经系统,故又称"经外奇穴"。

(3) 阿是穴　是指既无固定名称,亦无固定位置,而是以压痛点或其他反应点作为针灸施术部位的一类腧穴。

二、腧穴的命名

腧穴的名称均有一定的含意,历代医家以腧穴所居部位和作用为基础,结合自然界现象和医学理论等,采用取类比像的方法对腧穴命名。

(1) 根据所在部位命名　即根据腧穴所在的人体解剖部位而命名,如腕旁的腕骨,乳下的乳根,面部颧骨下的颧髎,第7颈椎棘突下的大椎等。

(2) 根据治疗作用命名　即根据腧穴对某种病症的特殊治疗作用命名,如治目疾的睛明、光明,治水肿的水分、水道,治面瘫的牵正。

(3) 利用天体地貌命名　即根据自然界的天体名称如日、月、星、辰等和地貌名称如山、陵、丘、墟、溪、谷、池、泉等,结合腧穴所在部位的形态或气血流注的状况而命名,如日月、上星、大陵、商丘、丘墟、太溪、合谷、水沟、曲泽、涌泉等。

(4) 参照动植物命名　即根据动植物的名称,以形容腧穴所在部位的形象而命名,如伏兔、鱼际、犊鼻、攒竹等。

(5) 借助建筑物命名　即根据建筑物来形容某些腧穴所在部位的形态或作用特点而命名,如天井、印堂、巨阙、库房、地仓、气户、梁门等。

(6) 结合中医学理论命名　即根据腧穴部位或治疗作用,结合阴阳、脏腑、经络、气血等中医学理论命名,如阴陵泉、阳陵泉、心俞、三阴交、百会、气海、血海等。

三、腧穴的作用

(1) 近治作用　是一切腧穴主治作用所具有的共同特点。如所有腧穴均能治疗该穴所在部位及邻近组织、器官的局部病症。

(2) 远治作用　是十四经腧穴主治作用的基本规律。在十四经穴中,尤其是十二经脉在四肢肘膝关节以下的腧穴,不仅能治疗局部病症,还可治疗本经循行所及的较远部位的组织器官病症,有的甚至可影响全身功能。

（3）特殊作用　指某些腧穴所具有的双重性良性调整作用和相对特异性。如"天枢"可治泄泻，又可治便秘；"内关"在心动过速时可减慢心率，心动过缓时，又可提高心率。

四、特定穴的意义和特点

十四经穴中，有一部分腧穴被称之为"特定穴"，它们除具有经穴的共同主治特点外，还有其特殊的性能和治疗作用。特定穴是针灸临床最常用的经穴，掌握特定穴的有关知识，对针灸临床选穴具有重要的指导意义。

（1）五输穴　十二经脉中的每一经脉分布在肘、膝关节以下的五个特定腧穴，即"井、荥、输、经、合"穴，称"五输穴"。

（2）原穴、络穴　十二脏腑原气输注、经过和留止于十二经脉的部位，称为"原穴"，又称"十二原"。十五络脉从经脉分出处各有一腧穴，称之为络穴，又称"十五络穴"。

（3）郄穴　十二经脉和奇经八脉中的阴跷脉、阳跷脉、阴维脉、阳维脉之经气深聚的部位，称为"郄穴"。

（4）背俞穴、募穴　脏腑之气输注于背腰部的腧穴，称为"背俞穴"，又称为"俞穴"。五脏六腑各有一背俞穴，共十二个。

脏腑之气汇聚于胸腹部的腧穴，称为"募穴"，又称为"腹募穴"。五脏六腑各有一募穴，共十二个。

（5）下合穴　六腑之气下合于足三阳经的腧穴，称为"下合穴"。下合穴共有六个，其中胃、胆、膀胱的下合穴位于本经，大肠、小肠的下合穴同位于胃经，三焦的下合穴位于膀胱经。

（6）八会穴　指脏、腑、气、血、筋、脉、骨、髓等精气聚会的八个腧穴，称为八会穴。

（7）八脉交会穴　十二经脉与奇经八脉相通的八个腧穴，称为"八脉交会穴"，又称"交经八穴"。八脉交会穴均位于腕踝部的上下。

（8）交会穴　两经或数经相交会的腧穴，称为"交会穴"。交会穴多分布于头面、躯干部。

五、腧穴的定位

正确取穴与针灸疗效的关系很大。现代临床常用的腧穴定位与取穴方法有以下几种。

1. 骨度分寸法

它是将人体的各个部位分别规定其折算长度（表 10-3、图 10-1）。作为量取腧穴的标准。如前后发际间为 12 寸；两乳间为 8 寸；胸骨体下缘至脐中为 8 寸；脐孔至耻骨联合上缘为 5 寸；肩胛骨内缘至背正中线为 3 寸；腋前（后）横纹至肘横纹为 9 寸；肘横纹至腕横纹为 12 寸；股骨大粗隆（大转子）至膝中为 19 寸；膝中至外踝尖为 16 寸；胫骨内侧髁下缘至内踝尖为 13 寸；外踝尖至足底为 3 寸。

表 10-3　常用骨度分寸表

分部	部位起点	常用骨度	度量法	说明
头部	前发际正中至后发际正中	12 寸	直量	如前后发际不明，从眉心量至大椎作 18 寸。眉心至前发际正中 3 寸，大椎至后发际正中 3 寸
胸腹部	两乳头之间	8 寸	横量	胸部与胁肋部取穴直寸，一般根据肋骨计算，每一肋两穴间作 1 寸 6 分
	胸剑联合至脐中	8 寸	直量	
	脐中至耻骨联合上缘	5 寸		
背腰部	大椎以下至尾骶	21 椎	直量	背部直寸根据脊椎定穴，肩胛骨下角相当第 7（胸）椎，髂嵴相当第 16 椎（第 4 腰椎棘突）。背部横寸以两肩胛内缘作 6 寸
上肢部	腋前纹头至肘横纹	9 寸	直量	用于手三阴经、手三阳经的骨度分寸
	肘横纹至腕横纹	12 寸		
下肢部	耻骨上缘至股骨内侧髁上缘	18 寸	直量	用于足三阴经的骨度分寸
	胫骨内侧髁下缘至内踝尖	13 寸		
	股骨头大转子至膝中	19 寸	直量	用于足三阳经的骨度分寸；"膝中"前面相当于犊鼻，后面相当于委中；臀横纹至膝中，作 14 寸折量
	膝中至外踝尖	16 寸		

2. 解剖标志法

（1）固定标志　指不受人体活动影响而固定不移的标志。如五官、毛发、指（趾）甲、乳头、脐及各种骨节突起和凹陷部。这些自然标志固定不移，有利于腧穴的定位，如两眉之间取"印堂"，两乳之间取

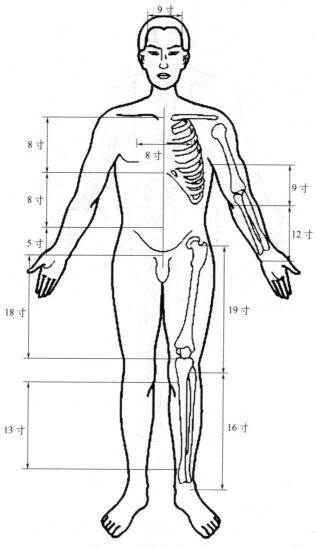

图 10-1 骨度分寸（正面）

"膻中"等。

（2）动作标志　指必须采取相应的动作才能出现的标志。如张口于

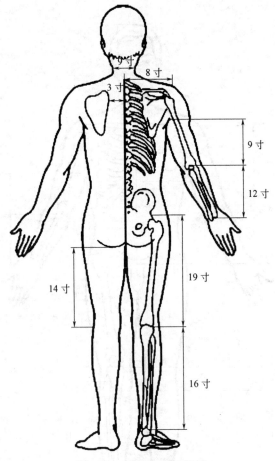

图 10-1　骨度分寸（背面）

耳屏前方凹陷处取"听宫"；握拳于手掌横纹头取"后溪"等。

3. 手指同身寸

手指同身寸是以患者的手指为标准，进行测量定穴的方法。临床常用以下三种方法。

（1）中指同身寸　是以患者的中指中节屈曲时内侧两端横纹头之间作为 1 寸，可用于四肢部取穴的直寸和背部取穴的横寸（图 10-2）。

（2）拇指同身寸　是以患者拇指指关节的横度作为 1 寸，亦适用于

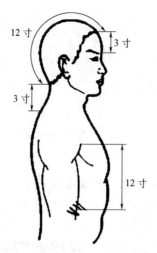

图 10-1　骨度分寸（头部）

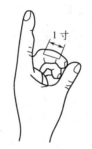

图 10-2　中指同身寸

四肢部的直寸取穴（图 10-3）。

图 10-3　拇指同身寸

　　（3）横指同身寸　又名"一夫法"，是令患者将食指、中指、无名指和小指并拢，以中指中节横纹处为准，四指测量为 3 寸（图 10-4）。

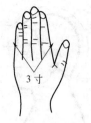

图 10-4　横指同身寸

4. 简便取穴法

临床上常用一种简便易行的取穴方法，如两耳尖直上取"百会"，两手虎口交叉取"列缺"，垂手中指端取"风市"等。

第三节　经络腧穴各论

一、手太阴肺经（图 10-5）

主治概要：主治外感、头痛、项强、咳痰喘等。

1. 中府 ZhōngFǔ

【定位】在胸外侧部，云门下 1 寸，平第 1 肋间隙处，前正中线旁开 6 寸。

【主治】咳嗽，气喘，肺胀满，胸痛，肩背痛。

【刺灸法】向外上斜刺或平刺 0.5～0.8 寸，不可向内深刺，以免伤及肺脏。

2. 尺泽 Chǐzé

【定位】在肘横纹中，肱二头肌腱桡侧凹陷处。

【主治】咳嗽，气喘，咯血，潮热，胸部胀满，咽喉肿痛，小儿惊风，吐泻，肘臂挛痛。

【刺灸法】直刺 0.8～1.2 寸；或点刺出血。

3. 列缺 Lièquē

【定位】在前臂桡侧缘，桡骨茎突上方，腕横纹上 1.5 寸，当肱桡肌与拇长展肌腱之间。

【简便取穴法】两手虎口自然平直交叉，一手食指按在另一手桡骨

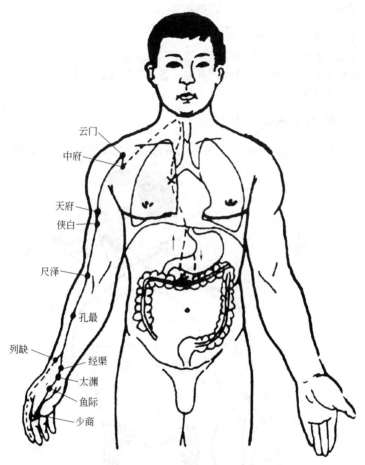

云门
中府
天府
侠白
尺泽
孔最
列缺
经渠
太渊
鱼际
少商

图 10-5　手太阴肺经

茎突上，食指尖下凹陷处是穴。

【主治】伤风，头痛，项强，咳嗽，气喘，咽喉肿痛，口眼歪斜，齿痛。

【刺灸法】向上斜刺 0.3～0.5 寸。

4. 太渊 Tàiyuān

【定位】在腕掌侧横纹桡侧，桡动脉搏动处。

【主治】咳嗽，气喘，咯血，胸痛，咽喉肿痛，腕臂痛，无脉症。

【刺灸法】避开桡动脉，直刺 0.3～0.5 寸。

5. 少商 Shàoshāng

【定位】在拇指末节桡侧，距指甲角 0.1 寸。

【主治】咽喉肿痛，咳嗽，鼻衄，发热，昏迷，癫狂。

【刺灸法】浅刺 0.1 寸，或点刺出血。

二、手阳明大肠经（图 10-6）

主治概要：主治头面、五官、咽喉病，热病及经脉循行部位的其他

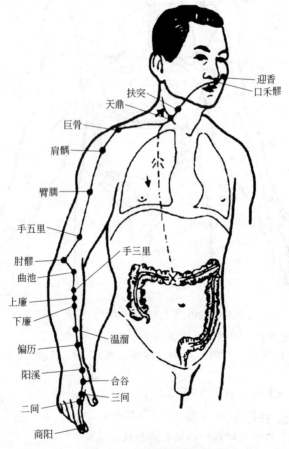

图 10-6　手阳明大肠经

病症。

1. 商阳 shāngyáng

【定位】在食指末节桡侧，距指甲角0.1寸。

【主治】耳聋，齿痛，咽喉肿痛，颔肿，青盲，手指麻木，热病，昏迷。

【刺灸法】浅刺0.1寸，或点刺出血。

2. 合谷 Hégǔ

【定位】在手背，第1、2掌骨间，当第2掌骨桡侧的中点处。

【简便取穴法】以一手的拇指指骨关节横纹，放在另一手拇、食指之间的指蹼缘上，当拇指尖下是穴。

【主治】头痛，目赤肿痛，鼻衄，齿痛，牙关紧闭，口眼歪斜，耳聋，痄腮，咽喉肿痛，热病无汗，多汗，腹痛，便秘，经闭，滞产。

【刺灸法】直刺0.5～1寸。

3. 手三里 Shǒusānlǐ

【定位】在前臂背面桡侧，当阳溪与曲池连线上，肘横纹下2寸处。

【主治】齿痛颊肿，上肢不遂，腹痛，腹泻。

【刺灸法】直刺0.8～1.2寸。

4. 曲池 Qǔchí

【定位】在肘横纹外侧端，屈肘，当尺泽与肱骨外上髁连线的中点。

【主治】咽喉肿痛，齿痛，目赤痛，瘰疬，瘾疹，热病，上肢不遂，手臂肿痛，腹痛吐泻，高血压，癫狂。

【刺灸法】直刺1～1.5寸。

5. 肩髃 Jiānyú

【定位】在臂外侧，三角肌上，臂外展，或向前平伸时，当肩峰前下方向凹陷处。

【主治】肩臂挛痛不遂，瘾疹，瘰疬。

【刺灸法】直刺或向下斜刺0.8～1.5寸。

6. 迎香 Yíngxiāng

【定位】在鼻翼外缘中点旁，当鼻唇沟中间。

【主治】鼻塞，鼽衄，口歪，面痒，胆道蛔虫症。

【刺灸法】斜刺或平刺0.3～0.5寸。

三、足阳明胃经（图10-7）

　　主治概要：主治胃肠病、头面、目鼻、口、齿痛，神志病及经脉循

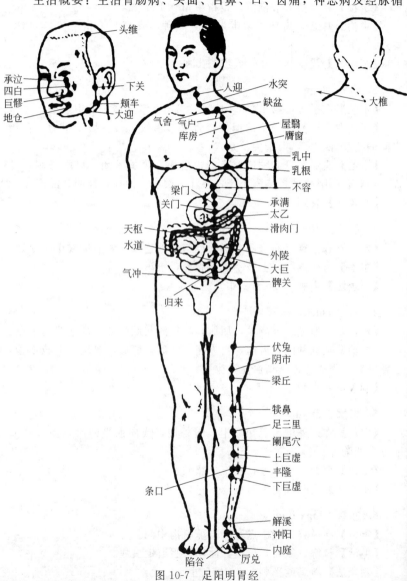

图 10-7　足阳明胃经

行部位的其他病症。

1. 承泣 Chéngqì

【定位】在面部，瞳孔直下，当眼球与眶下缘之间（图 10-8）。

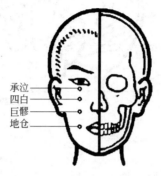

承泣
四白
巨髎
地仓

图 10-8

【主治】目赤肿痛，流泪，夜盲，眼睑瞤动，口眼歪斜。

【刺灸法】以左手拇指向上轻推眼球，紧靠眶缘缓慢直刺 0.5～1.5 寸，不宜提插，以防刺破血管引起血肿。

2. 四白 Sìbái

【定位】在面部，瞳孔直下，当眶下孔凹陷处（图 10-8）。

【主治】目赤痛痒，目翳，眼睑瞤动，口眼歪斜，头痛眩晕。

【刺灸法】直刺或斜刺 0.3～0.5 寸，不可深刺。

3. 地仓 Dìcāng

【定位】在面部，口角外侧，上直对瞳孔（图 10-8）。

【主治】口歪，流涎，眼睑瞤动。

【刺灸法】斜刺或平刺 0.5～0.8 寸。

4. 颊车 Jiáchē

【定位】在面颊部，下颌角前上方约 1 横指（中指），当咀嚼时咬肌隆起，按之凹陷处（图 10-9）。

【主治】口歪，齿痛，颊肿，口噤不语。

【刺灸法】直刺 0.3～0.5 寸，平刺 0.5～1 寸。

5. 下关 Xiàguān

【定位】在面部耳前方，当颧弓与下颌切迹所形成的凹陷中（图 10-9）。

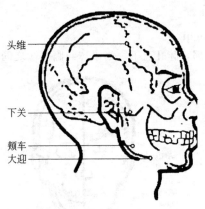

图 10-9

【主治】耳聋，耳鸣，聤耳，齿痛，口噤，口眼歪斜。

【刺灸法】直刺 0.5～1 寸。

6. 头维 Tóuwéi

【定位】在头侧部，当额角发际上 0.5 寸，头正中线旁 4.5 寸（图 10-9）。

【主治】头痛，目眩，口痛，流泪，眼睑瞤动。

【刺灸法】平刺 0.5～1 寸。

7. 梁门 Liángmén

【定位】在上腹部，当脐中上 4 寸，距前正中线 2 寸（图 10-10）。

【主治】胃痛，呕吐，食欲缺乏，腹胀，泄泻。

【刺灸法】直刺 0.8～1.2 寸。

8. 天枢 Tiānshū

【定位】在腹中部，距脐中 2 寸（图 10-10）。

【主治】腹胀肠鸣，绕脐痛，便秘，泄泻，痢疾，月经不调。

【刺灸法】直刺 1～1.5 寸。

9. 犊鼻 Dúbí

【定位】屈膝，在膝部，髌骨与髌韧带外侧凹陷中（图 10-11）。

【主治】膝痛，下肢麻痹，屈伸不利，脚气。

【刺灸法】向后内斜刺 0.5～1 寸。

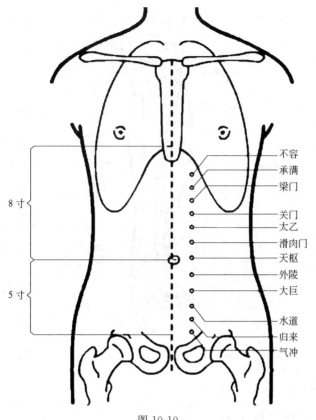

不容
承满
梁门
关门
太乙
滑肉门
天枢
外陵
大巨
水道
归来
气冲

8寸

5寸

图 10-10

10. 足三里 Zúsānlǐ

【定位】在小腿前外侧，当犊鼻下 3 寸，距胫骨前缘一横指（中指）（图 10-11）。

【主治】胃痛，呕吐，噎膈，腹胀，泄泻，痢疾，便秘，乳痈，肠痈、下肢痹痛，水肿，癫狂，脚气，虚劳羸瘦。本穴有强壮作用，为保健要穴。

【刺灸法】直刺 1～2 寸。

11. 丰隆 Fēnglóng

【定位】在小腿前外侧，当外踝尖上 8 寸，条口外侧，距胫骨前缘两横指（中指）（图 10-11）。

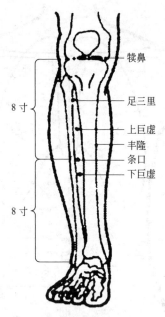

图 10-11

【主治】头痛，眩晕，痰多咳嗽，呕吐，便秘，水肿，癫狂痫，下肢痿痹。

【刺灸法】直刺 1～1.5 寸。

四、足太阴脾经（图 10-12）

主要概要：主治脾胃病、妇科病、前阴病及经脉循行部位的其他病症。

1. 隐白 Yǐnbái

【定位】在足大趾末节内侧，距趾甲角 0.1 寸。

【主治】腹胀，便血，尿血，月经过多，崩漏，癫狂，多梦，惊风。

【刺灸法】浅刺 0.1 寸。

2. 公孙 Gōngsūn

【定位】在足内侧缘，当第 1 跖骨基底部的前下方。

【主治】胃痛，呕吐，腹痛，泄泻，痢疾。

【刺灸法】直刺 0.6～1.2 寸。

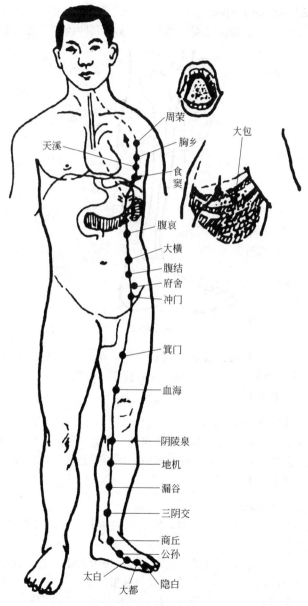

周荣

胸乡

食窦

大包

天溪

腹哀

大横

腹结

府舍

冲门

箕门

血海

阴陵泉

地机

漏谷

三阴交

商丘

公孙

太白

大都

隐白

图 10-12　足太阴脾经

3. 三阴交 Sānyīnjiāo

【定位】在小腿内侧，当足内踝尖上3寸，胫骨内侧缘后方（图10-13）。

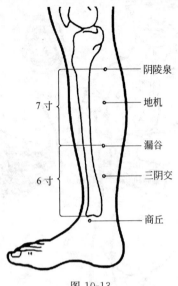

图 10-13

【主治】肠鸣腹胀，泄泻，月经不调，带下，阴挺，不孕，滞产，遗精，阳痿，遗尿，疝气，失眠，下肢痿痹，脚气。

【刺灸法】直刺1～1.5寸。

4. 阴陵泉 Yīnlíngquán

【定位】在小腿内侧，当胫骨内侧髁后下方凹陷处（图10-13）。

【主治】腹胀，泄泻，水肿，黄疸，小便不利或失禁，膝痛。

【刺灸法】直刺1～2寸。

5. 血海 Xuèhǎi

【定位】屈膝，在大腿内侧，髌底内侧端上2寸，当股四头肌内侧头的隆起处。

【简便取穴法】患者屈膝，医者以左手掌心按于患者右膝髌骨上缘，2～5指向上伸直，拇指约呈45°斜置，拇指尖下是穴。对侧取法仿此。

【主治】月经不调，崩漏，经闭，瘾疹，湿疹，丹毒。

【刺灸法】直刺1～1.5寸。

五、手少阴心经（图 10-14）

主治概要：主治心、胸、神经病及经脉循行部位的其他病症。

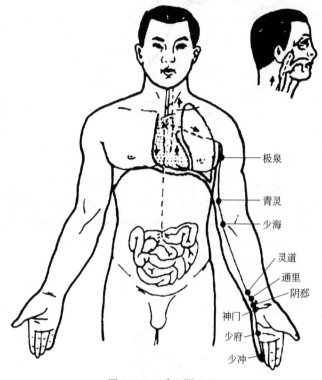

图 10-14　手少阴心经

1. 极泉 Jíquán

【定位】在腋窝顶点，腋动脉搏动处（图 10-15）。

【主治】心痛，咽干烦渴，胁肋疼痛，瘰疬，肩臂疼痛。

【刺灸法】避开腋动脉，直刺或斜刺 0.3～0.5 寸。

2. 少海 Shàohǎi

【定位】屈肘，当肘横纹内侧端与肱骨内上髁连线的中点处（图 10-15）。

【主治】心痛，肘臂挛痛，瘰疬，头项痛，腋胁痛。

【刺灸法】直刺 0.5～1 寸。

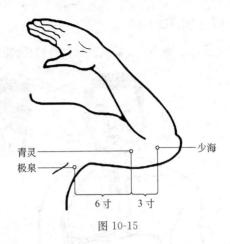

图 10-15

3. 神门 Shénmén

【定位】在腕部，腕掌侧横纹尺侧端，尺侧腕屈肌腱的桡侧凹陷处。

【主治】心病，心烦，惊悸，怔忡，健忘，失眠，癫狂痫，胸胁痛。本穴为治疗失眠的要穴。

【刺灸法】直刺 0.3～0.5 寸。

4. 少冲 Shàochōng

【定位】在小指末节桡侧，距指甲角 0.1 寸（图 10-16）。

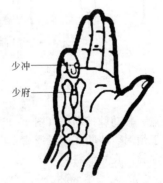

图 10-16

【主治】心悸，心痛，胸胁痛，癫狂，热病，昏迷。

【刺灸法】浅刺 0.1 寸或点刺出血。

六、手太阳小肠经（图 10-17）

主治概要：主治头、项、耳、目、喉咽病，热病，神志病及经脉循行部位的其他病症。

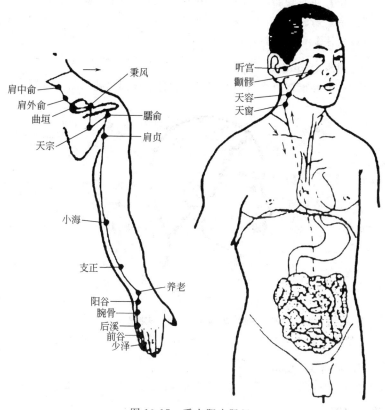

图 10-17　手太阳小肠经

1. 少泽 Shàozé

【定位】在小指末节尺侧，距指甲角 0.1 寸。

【主治】头痛，目翳，咽喉肿痛，乳痈，乳汁少，昏迷，热病。

【刺灸法】浅刺 0.1 寸或点刺出血。

2. 肩贞 Jiānzhēn

【定位】在肩关节后下方，臂内收时，腋后纹头上 1 寸。

【主治】肩臂疼痛，瘰疬，耳鸣。

【刺灸法】直刺 1～1.5 寸。

3. 天宗 Tiānzōng

【定位】在肩胛部，当冈下窝中央凹陷处，与第 4 胸椎相平。

【主治】肩胛疼痛，气喘，乳痈。

【刺灸法】直刺或斜刺 0.5～1 寸。

4. 颧髎 Quánliáo

【定位】在面部，当目外眦直下，颧骨下缘凹陷处（图 10-18）。

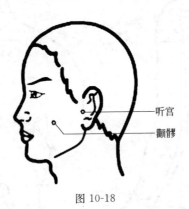

听宫

颧髎

图 10-18

【主治】口眼歪斜，眼睑瞤动，齿痛，颊肿。

【刺灸法】直刺 0.3～0.5 寸，斜刺或平刺 0.5～1 寸。

5. 听宫 Tīnggōng

【定位】在面部，耳屏前，下颌骨髁状突的后方，张口时呈凹陷处（图 10-18）。

【主治】耳鸣，耳聋，聤耳，齿痛，癫狂痫。

【刺灸法】张口，直刺 1～1.5 寸。

七、足太阳膀胱经（图 10-19）

主治概要：主治头、项、目、背、腰、下肢部病症及神志病，背部第一侧线的背俞穴及第二侧线相平的腧穴，主治与其相关的脏腑病症和有关的组织器官病症。

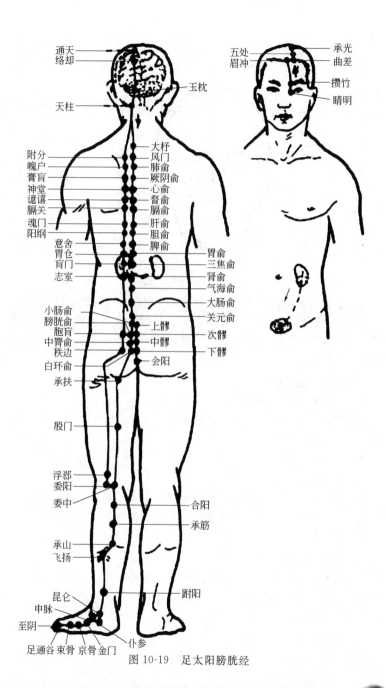

图 10-19　足太阳膀胱经

1. 睛明 Jīngmíng

【定位】在面部，目内眦角稍上方凹陷处（图 10-20）。

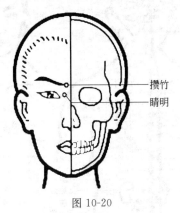

攒竹

睛明

图 10-20

【主治】目赤肿痛，流泪，视物不明，目眩，近视，夜盲，色盲。

【刺灸法】嘱患者闭目，医者左手轻推眼球向外侧固定，左手缓慢进针，紧靠眶缘直刺 0.5～1 寸。不捻转，不提插（或只轻微地捻转和提插）。出针后按压针孔片刻，以防出血。本穴禁灸。

2. 攒竹 Cuánzhú

【定位】在面部，当眉头陷中，眶上切迹处（图 10-20）。

【主治】头痛，口眼歪斜，目视不明，流泪，目赤肿痛，眼睑瞤动，眉棱骨痛，眼睑下垂。

【刺灸法】平刺 0.5～0.8 寸。禁灸。

3. 风门 fēngmén

【定位】在背部，当第 2 胸椎棘突下，旁开 1.5 寸（图 10-21）。

【主治】伤风，咳嗽，发热头痛，项强，胸背痛。

【刺灸法】斜刺 0.5～0.8 寸。

4. 肺俞 fèishū

【定位】在背部，当第 3 胸椎棘突下，旁开 1.5 寸（图 10-21）。

【主治】咳嗽，气喘，吐血，骨蒸，潮热，盗汗，鼻塞。

【刺灸法】斜刺 0.5～0.8 寸。

5. 心俞 Xīnshū

【定位】在背部，当第 5 胸椎棘突下，旁开 1.5 寸（图 10-21）。

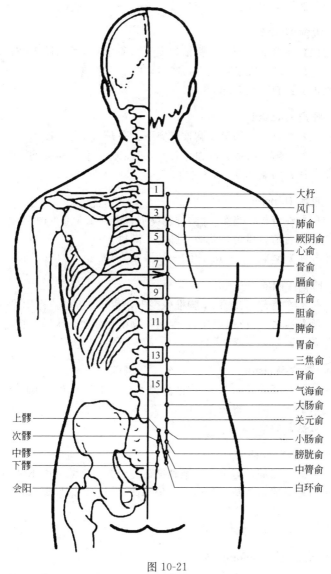

图 10-21

【主治】心痛，惊悸，咳嗽，吐血，失眠，健忘，盗汗，梦遗，癫痫。

【刺灸法】斜刺 0.5~0.8 寸。

6. 膈俞 Géshū

【定位】在背部，当第 7 胸椎棘突下，旁开 1.5 寸（图 10-21）。

【主治】呕吐，呃逆，气喘，咳嗽，吐血，潮热，盗汗。

【刺灸法】斜刺 0.5~0.8 寸。

7. 肝俞 Gānshū

【定位】在背部，当第 9 胸椎棘突下，旁开 1.5 寸（图 10-21）。

【主治】黄疸，胁痛，吐血，目赤，目眩，雀目，癫狂痫，脊背痛。

【刺灸法】斜刺 0.5~0.8 寸。

8. 胆俞 Dǎnshū

【定位】在背部，当第 10 胸椎棘突下，旁开 1.5 寸（图 10-21）。

【主治】黄疸，口苦，胁痛，肺痨，潮热。

【刺灸法】斜刺 0.5~0.8 寸。

9. 脾俞 Píshū

【定位】在背部，当第 11 胸椎棘突下，旁开 1.5 寸（图 10-21）。

【主治】腹胀，黄疸，呕吐，泄泻，痢疾，便血，水肿，背痛。

【刺灸法】斜刺 0.5~0.8 寸。

10. 胃俞 Wèishū

【定位】在背部，当第 12 胸椎棘突下，旁开 1.5 寸（图 10-21）。

【主治】胸胁痛，胃脘痛，呕吐，腹胀，肠鸣。

【刺灸法】斜刺 0.5~0.8 寸。

11. 肾俞 Shènshū

【定位】在腰部，当第 2 腰椎棘突下，旁开 1.5 寸（图 10-21）。

【主治】遗尿，遗精，阳痿，月经不调，白带，水肿，耳鸣，耳聋，腰痛。

【刺灸法】直刺 0.5~1 寸。

12. 大肠俞 Dàchángshū

【定位】在腰部，当第 4 腰椎棘突下，旁开 1.5 寸（图 10-21）。

【主治】腹胀，泄泻，便秘，腰痛。

【刺灸法】直刺 0.8~1.2 寸。

13. 小肠俞 Xiǎochángshū

【定位】在骶部，当骶正中嵴旁 1.5 寸，平第 1 骶后孔（图 10-21）。

【主治】遗精，遗尿，尿血，白带，小腹胀痛，泄泻，痢疾，疝气，腰腿痛。

【刺灸法】直刺或斜刺 0.8～1 寸；灸 3～7 壮。

14. 膀胱俞 Pángguāngshū

【定位】在骶部，当骶正中嵴旁 1.5 寸，平第 2 骶后孔（图 10-21）。

【主治】小便不利，遗尿，泄泻，便秘，腰脊强痛。

【刺灸法】直刺或斜刺 0.8～1.2 寸。

15. 委中 Wěizhōng

【定位】在腘横纹中点，当股二头肌腱与半腱肌肌腱的中间（图 10-22）。

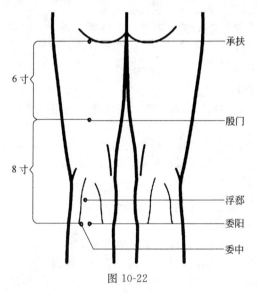

图 10-22

【主治】腰痛，下肢痿痹，腹痛，吐泻，小便不利，遗尿，丹毒。

【刺灸法】直刺 1～1.5 寸，或用三棱针点刺腘静脉出血。

16. 承山 Chéngshān

【定位】在小腿后面正中，委中与昆仑之间，当伸直小腿或足跟上提时腓肠肌肌腹下出现尖角凹陷处。

【主治】痔疾，脚气，便秘，腰腿拘急疼痛。

【刺灸法】直刺 1～2 寸。

17. 至阴 Zhìyīn

【定位】在足小趾末节外侧，距趾甲角 0.1 寸。

【主治】头痛，目痛，鼻塞，鼻衄，胎位不正，难产。

【刺灸法】浅刺 0.1 寸。胎位不正用灸法。

八、足少阴肾经（图 10-23）

主治概要：主治妇科病，前阴病，肾、肺、咽喉病及经脉循行部位的其他病症。

1. 涌泉 Yǒngquán

【定位】在足底部，卷足时足前部凹陷处，约当第 2、3 趾缝纹头端与足跟连线的前 1/3 与后 2/3 交点上（图 10-24）。

【主治】头顶痛，头晕，眼花，咽喉痛，舌干，失音，小便不利，大便难，小儿惊风，足心热，癫疾，霍乱转筋，昏厥。

【刺灸法】直刺 0.5～0.8 寸；可灸。

2. 太溪 Tàixī

【定位】在足内侧，内踝后方，当内踝尖与跟腱之间的凹陷处（图 10-25）。

【主治】头痛目眩，咽喉肿痛，齿痛，耳聋，耳鸣，咳嗽，气喘，胸痛咯血，消渴，月经不调，失眠，健忘，遗精，阳痿，小便频数，腰脊痛，下肢厥冷，内踝肿痛。

【刺灸法】直刺 0.5～0.8 寸；可灸。

3. 照海 Zhàohǎi

【定位】在足内侧，内踝尖下方凹陷处（图 10-25）。

【主治】咽喉干燥，痫证，失眠，嗜卧，惊恐不宁，目赤肿痛，月经不调，痛经，赤白带下，阴挺，阴痒，疝气，小便频数，不寐，脚气。

【刺灸法】直刺 0.5～0.8 寸；可灸。

4. 阴谷 Yīngǔ

【定位】在腘窝内侧，屈膝时，当半腱肌肌腱与半膜肌肌腱之间。

【主治】阳痿，疝痛，月经不调，崩漏，小便难，阴中痛，癫狂，膝股内侧痛。

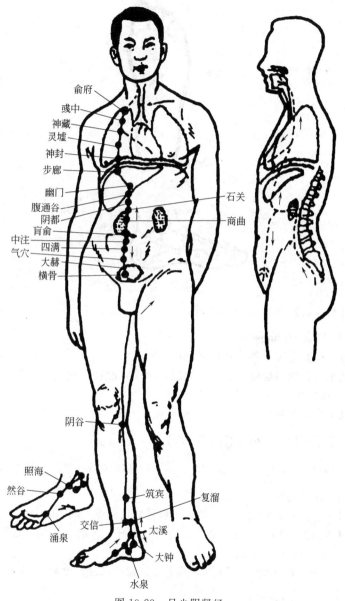

俞府
彧中
神藏
灵墟
神封
步廊
幽门
腹通谷
阴都
肓俞
中注
气穴
大赫
横骨

石关
商曲

阴谷

照海
然谷
筑宾
复溜
交信
太溪
涌泉
大钟
水泉

图 10-23　足少阴肾经

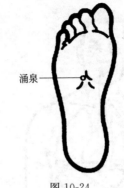

涌泉

图 10-24

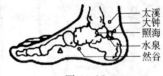

太溪
大钟
照海
水泉
然谷

图 10-25

【刺灸法】直刺 0.8～1.2 寸；

5. 肓俞 Huāngshū

【定位】在腹中部，当脐中旁开 0.5 寸。

【主治】腹痛绕脐，呕吐，腹胀，痢疾，泄泻，便秘，疝气，月经不调，腰脊痛。

【刺灸法】直刺 0.8～1.2 寸；可灸。

九、手厥阴心包经（图 10-26）

主要概要：主治心、胸、胃、神志病及经脉循行部位的其他病症。

1. 曲泽 Qǔzé

【定位】在肘横纹中，当肱二头肌腱的尺侧缘（图 10-27）。

【主治】心痛，善惊，心悸，胃痛，呕吐，转筋，热病，烦躁，肘臂痛，上肢颤动，咳嗽。

【刺灸法】直刺 0.8～1 寸，或者用三棱针刺血；可灸。

2. 内关 Nèiguān

【定位】在前臂掌侧，当曲泽与大陵的连线上，腕横纹上 2 寸，掌

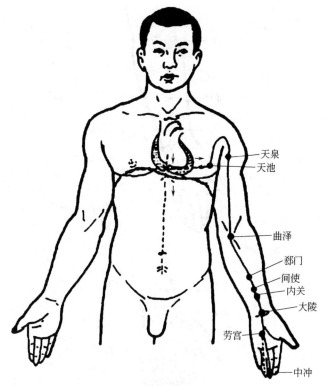

天泉
天池
曲泽
郄门
间使
内关
大陵
劳宫
中冲

图 10-26　手厥阴心包经

长肌腱与桡侧腕屈肌腱之间（图 10-27）。

　　【主治】心痛，心悸，胸痛，胃痛，呕吐，呃逆，失眠，癫狂，痫证，郁证，眩晕，中风，偏瘫，哮喘，偏头痛，热病，产后血晕，肘臂挛痛。

　　【刺灸法】直刺 0.5～1 寸；可灸。

3. 劳宫 Láogōng

　　【定位】在手掌心，当第 2、3 掌骨之间偏于第 3 掌骨，握拳屈指的中指尖处（图 10-28）。

　　【主治】中风昏迷，中暑，心痛，癫狂，痫证，口疮，口臭，鹅掌风。

　　【刺灸法】直刺 0.3～0.5 寸；可灸。

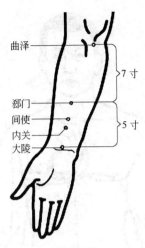

图 10-27

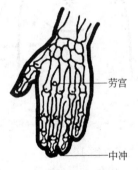

劳宫

中冲

图 10-28

4. 中冲 Zhōngchōng

【定位】在手中指末节尖端中央（图 10-28）。

【主治】中风昏迷，舌强不语，中暑，昏厥，小儿惊风，热病，舌下肿痛。

【刺灸法】浅刺 0.1 寸；或用三棱针点刺出血。

十、手少阳三焦经（图 10-29）

主治概要：主治侧头、耳、目、胸胁、咽喉病，热病及经脉循行部位的其他病症。

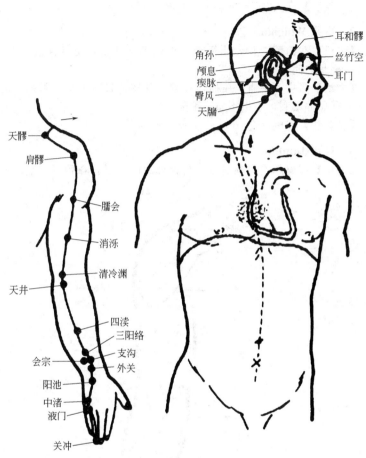

图 10-29　手少阳三焦经

1. 关冲 Guānchōng

【定位】在手第 4 指末节尺侧，距指甲角 0.1 寸（指寸）。

【主治】头痛，目赤，耳聋，耳鸣，喉痹，舌强，热病，心烦。

【刺灸法】浅刺 0.1 寸，或用三棱针点刺出血；可灸。

2. 阳池 Yángchí

【定位】在腕背横纹中，当指伸肌腱的尺侧缘凹陷处。

【主治】腕痛，肩臂痛，耳聋，疟疾，消渴，口干，喉痹。

【刺灸法】直刺 0.3～0.5 寸；可灸。

3. 外关 Wàiguān

【定位】在前臂背侧，当阳池与肘尖的连线上，腕背横纹上 2 寸，尺骨与桡骨之间。

【主治】热病，头痛，颊痛，耳聋，耳鸣，目赤肿痛，胁痛，肩背痛，肘臂屈伸不利，手指疼痛，手颤。

【刺灸法】直刺 0.5～1 寸；可灸。

4. 肩髎 Jiānliáo

【定位】在肩部，肩髃后方，当臂外展时，于肩峰后下方呈现凹陷处（图 10-30）。

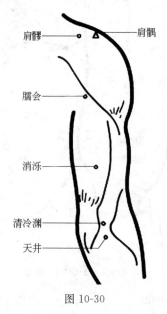

图 10-30

【主治】臂痛，肩重不能举。

【刺灸法】直刺 0.5～1 寸；可灸。

5. 翳风 Yìfēng

【定位】在耳垂后方，当乳突与下颌角之间的凹陷处。

【主治】耳鸣，耳聋，口眼㖞斜，牙关紧闭，颊肿，瘰疬。

【刺灸法】直刺 0.8～1 寸；可灸，勿直接灸。

从零开始学中医——中医入门十讲

十一、足少阳胆经（图10-31）

主治概要：主治侧头、目、耳、咽喉病，神志病，热病及经脉循行部位的其他病症。

1. 瞳子髎 Tóngzǐliáo

【定位】在面部，目外眦旁，当眶外侧缘处。

【主治】头痛，目赤，目痛，怕光羞明，迎风流泪，远视不明，内障，目翳。

【刺灸法】向后刺或斜刺 0.3～0.5 寸；或用三棱针点刺出血。

2. 头临泣 Tóulínqì

【定位】在头部，当瞳孔直上入前发际 0.5 寸，神庭与头维连线的中点处。

【主治】头痛，目眩，目赤痛，流泪，目翳，鼻塞，鼻渊，耳聋，小儿惊痫，热病。

【刺灸法】平刺 0.5～0.8 寸；可灸。

3. 风池 Fēngchí

【定位】在项部，当枕骨之下，与风府相平，胸锁乳突肌与斜方肌上端之间的凹陷处。

【主治】头痛，眩晕，颈项强痛，目赤痛，目泪出，鼻渊，鼻衄，耳聋，气闭，中风，口眼歪斜，疟疾，热病，感冒，瘿气。

【刺灸法】针尖微下，向鼻尖方向斜刺 0.5～0.8 寸，或平刺透风府；可灸。

4. 环跳 Huántiào

【定位】在股外侧部，侧卧屈股，当股骨大转子最凸点与骶管裂孔连线的外 1/3 与中 1/3 交点处。

【主治】腰胯疼痛，半身不遂，下肢痿痹，遍身风疹，挫闪腰痛，膝踝肿痛不能转侧。

【刺灸法】直刺 2～2.5 寸；可灸。

5. 风市 Fēngshì

【定位】在大腿外侧部的中线上，当腘横纹上 7 寸。或直立垂手时，中指尖处。

【主治】中风半身不遂，下肢痿痹、麻木，遍身瘙痒，脚气。

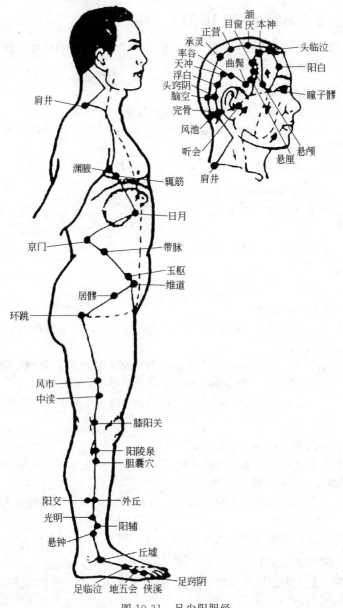

肩井
渊腋
辄筋
日月
京门
带脉
玉枢
维道
居髎
环跳
风市
中渎
膝阳关
阳陵泉
胆囊穴
阳交
外丘
光明
阳辅
悬钟
丘墟
足临泣　地五会　侠溪
足窍阴

颔厌
目窗　本神
正营
承灵　头临泣
率谷
天冲　曲鬓
浮白　阳白
头窍阴
脑空　瞳子髎
完骨
风池
听会　悬颅
悬厘
肩井

图 10-31　足少阳胆经

【刺灸法】直刺 1～1.5 寸；可灸。

6. 阳陵泉 Yánglíngquán

【定位】在小腿外侧，当腓骨小头前下方凹陷处（图 10-32）。

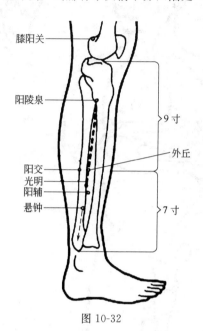

图 10-32

【主治】半身不遂，下肢痿痹、麻木，膝肿痛，脚气，胁肋痛，口苦，呕吐，黄疸，小儿惊风，破伤风。

【刺灸法】直刺或斜向下刺 1～1.5 寸；可灸。

十二、足厥阴肝经（图 10-33）

主治概要：主治肝病、妇科病、前阴病及经脉循行部位的其他病症。

1. 太冲 Tàichōng

【定位】在足背部，当第 1 跖骨间隙的后方凹陷处。

【主治】头痛，眩晕，疝气，月经不调，癃闭，遗尿，小儿惊风，癫狂，痫证，胁痛，腹胀，黄疸，呕逆，咽痛咽干，目赤肿痛，膝股内侧痛，足跗肿，下肢痿痹。

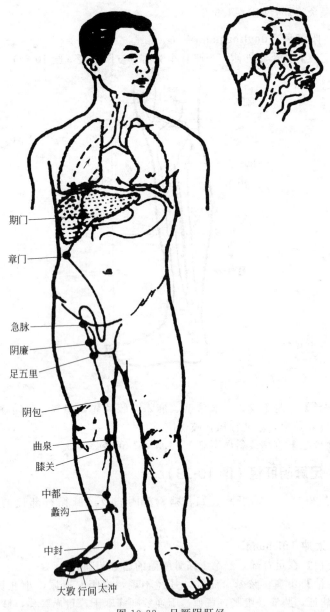

期门

章门

急脉

阴廉

足五里

阴包

曲泉

膝关

中都

蠡沟

中封

大敦 行间 太冲

图 10-33　足厥阴肝经

【刺灸法】直刺 0.5～0.8 寸；可灸。

2. 曲泉 Qūquán

【定位】在膝内侧，屈膝，当膝关节内侧端，股骨内侧髁的后缘，半腱肌、半膜肌止端的前缘凹陷处（图 10-34）。

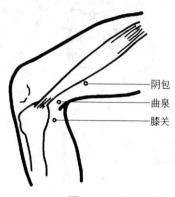

图 10-34

【主治】月经不调，痛经，白带，阴挺，阴痒，产后腹痛，遗精，阳痿，疝气，小便不利，头痛，目眩，癫狂，膝膑肿痛，下肢痿痹。

【刺灸法】直刺 1～1.5 寸；可灸。

3. 期门 Qīmén

【定位】在胸部，当乳头直下，第 6 肋间隙，前正中线旁开 4 寸。

【主治】胸胁胀满疼痛，呕吐，呃逆，吞酸，腹胀，泄泻，饥不欲食，胸中热，咳喘，奔豚，疟疾，伤寒热入血室。

【刺灸法】斜刺 0.5～0.8 寸；可灸。

十三、督脉（图 10-35、图 10-36）

主治概要：主治神志病，热病，腰骶、背、头项局部病症及相应的内脏疾病。

1. 长强 Chángqiáng

【定位】在尾骨端下，当尾骨端与肛门连线的中点处（图 10-37）。

【主治】泄泻，痢疾，便秘，便血，痔疾，癫狂，脊强反折，癃淋，阴部湿痒，腰脊、尾骶部疼痛。

【刺灸法】斜刺，针尖向上与骶骨平行刺入 0.5～1 寸。不得刺穿直

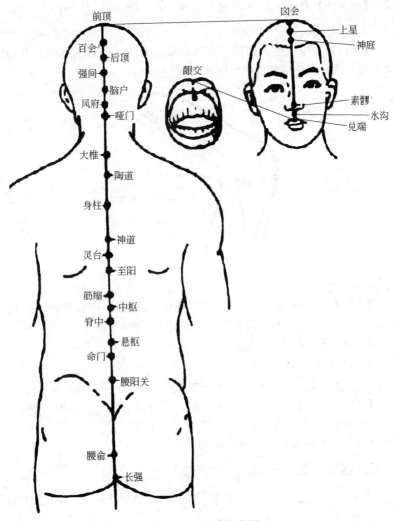

图 10-35　督脉穴位图

肠，以防感染，不灸。

2. 腰俞 Yāoshū

【定位】在骶部，当后正中线上，适对骶管裂孔（图10-37）。

【主治】腰脊强痛，腹泻，便秘，痔疾，脱肛，便血，癫痫，淋浊，

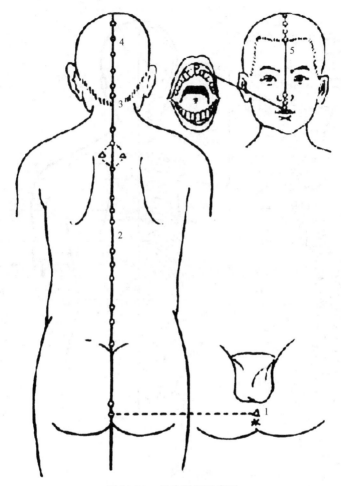

图 10-36　督脉循行示意图

月经不调，下肢痿痹。

　　【刺灸法】向上斜刺 0.5～1 寸；可灸。

3. 腰阳关 Yāoyángguān

　　【定位】在腰部，当后正中线上，第 4 腰椎棘突下凹陷中（图 10-37）。

　　【主治】腰骶疼痛，下肢痿痹，月经不调，赤白带下，遗精，阳痿，便血。

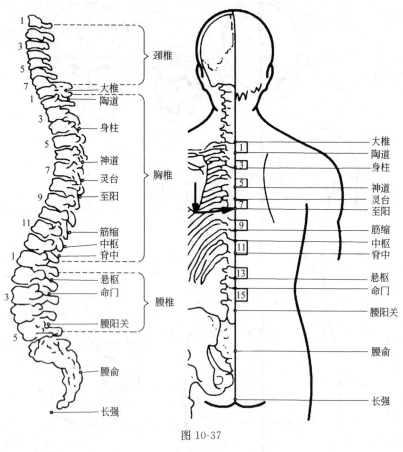

颈椎

大椎
陶道
身柱

神道
灵台
至阳

胸椎

筋缩
中枢
脊中

悬枢
命门

腰椎

腰阳关

腰俞

长强

大椎
陶道
身柱

神道
灵台
至阳

筋缩
中枢
脊中

悬枢
命门

腰阳关

腰俞

长强

图 10-37

【刺灸法】直刺 0.5～1 寸；可灸。

4. 命门 Mìngmén

【定位】在腰部，当后正中线上，第 2 腰椎棘突下凹陷中（图 10-37）。

【主治】虚损腰痛，脊强反折，遗尿，尿频，泄泻，遗精，白浊，阳痿，早泄，赤白带下，胎屡坠，五劳七伤，头晕耳鸣，癫痫，惊恐，手足逆冷。

【刺灸法】直刺 0.5～1 寸；可灸。

5. 大椎 Dàzhuī

【定位】在后正中线上，第 7 颈椎棘突下凹陷中（图 10-37）。

【主治】热病，疟疾，咳嗽，喘逆，骨蒸潮热，项强，肩背痛，腰脊强，角弓反张，小儿惊风，癫狂痫，五劳虚损，七伤乏力，中暑，霍乱，呕吐，黄疸，风疹。

【刺灸法】斜刺 0.5～1 寸；可灸。

6. 风府 Fēngfǔ

【定位】在项部，当后发际正中直上 1 寸，枕外隆凸直下，两侧斜方肌之间凹陷处。

【主治】癫狂，痫证，癔病，中风不语，悲恐惊悸，半身不遂，眩晕，颈项强痛，咽喉肿痛，目痛，鼻衄。

【刺灸法】伏案正坐位，使头微前倾，项肌放松，向下颌方向缓慢刺入 0.5～1 寸。针尖不可向上，以免刺入枕骨大孔，误伤延髓。

7. 百会 Bǎihuì

【定位】在头部，当前发际正中直上 5 寸，或两耳尖连线中点处。

【主治】头痛，眩晕，惊悸，健忘，尸厥，中风不语，癫狂，痫证，癔病，耳鸣，鼻塞，脱肛，痔疾，阴挺，泄泻。

【刺灸法】平刺 0.5～0.8 寸；可灸。

8. 神庭 Shéntíng

【定位】在头部，当前发际正中直上 0.5 寸。

【主治】头痛，眩晕，目赤肿痛，泪出，目翳，雀目，鼻渊，鼻衄，癫狂，痫证，角弓反张。

【刺灸法】平刺 0.3～0.5 寸；可灸。

9. 水沟 Shuǐgōu

【定位】在面部，当人中沟的上 1/3 与中 1/3 交点处。

【主治】昏迷，晕厥，暑病，癫狂，痫证，急慢惊风，鼻塞，鼻衄，风水面肿，齿痛，牙关紧闭，黄疸，消渴，霍乱，瘟疫，脊膂强痛，挫闪腰痛。

【刺灸法】向上斜刺 0.3～0.5 寸，或用指甲按掐；不灸。

十四、任脉（图 10-38、图 10-39）

主治概要：主治腹、胸、颈、头、面的局部病症及相应的内脏器官

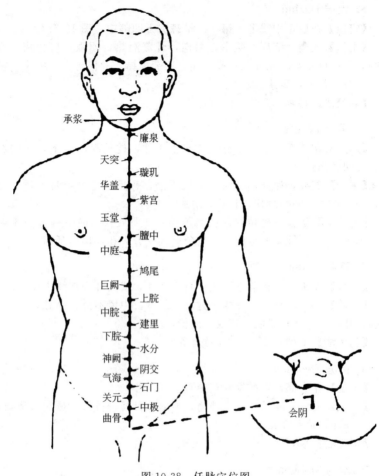

图 10-38　任脉穴位图

疾病。少数腧穴有强壮作用或可治神志病。

1. 会阴 Huìyīn

【定位】在会阴部，男性当阴囊根部与肛门连线的中点，女性当大阴唇后联合与肛门连线的中点。

【主治】溺水窒息，昏迷，癫狂，惊痫，小便难，遗尿，阴痛，阴痒，阴部汗湿，脱肛，阴挺，疝气，痔疾，遗精，月经不调。

【刺灸法】直刺 0.5～1 寸，孕妇慎用；可灸。

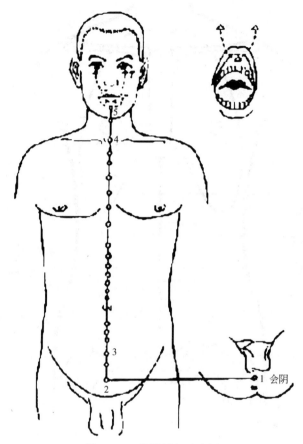

图 10-39　任脉循行示意图

2. 关元 Guānyuán

【定位】在下腹部，前正中线上，当脐中下 3 寸（图 10-40）。

【主治】中风脱证，虚劳冷惫，羸瘦无力，少腹疼痛，霍乱吐泻，痢疾，脱肛，疝气，便血，溺血，小便不利，尿频，尿闭，遗精，白浊，阳痿，早泄，月经不调，经闭，经痛，赤白带下，阴挺，崩漏，阴门瘙痒，恶露不止，胞衣不下，消渴，眩晕。

【刺灸法】直刺 0.5～1 寸；可灸。

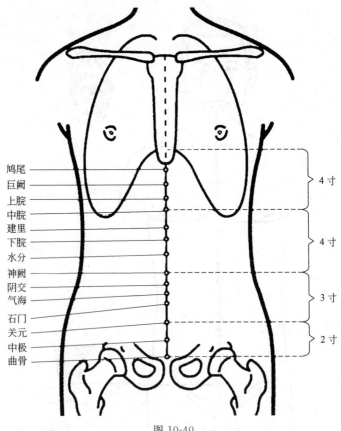

鸠尾
巨阙
上脘
中脘
建里
下脘
水分
神阙
阴交
气海
石门
关元
中极
曲骨

4寸

4寸

3寸

2寸

图 10-40

3. 气海 Qìhǎi

【定位】在下腹部，前正中线上，当脐中下 1.5 寸（图 10-40）。

【主治】绕脐腹痛，水肿臌胀，脘腹胀满，水谷不化，大便不通，泄痢不禁，癃淋，遗尿，遗精，阳痿，疝气，月经不调，痛经，经闭，崩漏，带下，阴挺，产后恶露不止，胞衣不下，脏气虚惫，形体羸瘦，四肢乏力。

【刺灸法】直刺 0.5～1 寸；可灸。孕妇慎用。

4. 神阙 Shénquè

【定位】在腹中部，脐中央（图 10-40）。

【主治】中风虚脱，四肢厥冷，尸厥，风痫，形惫体乏，绕脐腹痛，水肿臌胀，脱肛，泄利，便秘，小便不禁，五淋，妇女不孕。

【刺灸法】禁刺；可灸。

5. 中脘 Zhōngwǎn

【定位】在上腹部，前正中线上，当脐中上 4 寸（图 10-40）。

【主治】胃脘痛，腹胀，呕吐，呃逆，翻胃，吞酸，纳呆，食不化，痞积，膨胀，黄疸，肠鸣，泄利，便秘，便血，胁下坚痛，虚劳吐血，哮喘，头痛，失眠，惊悸，怔忡，脏躁，癫狂，痫证，尸厥，惊风，产后血晕。

【刺灸法】直刺 0.5～1 寸；可灸。

6. 天突 Tiāntū

【定位】在颈部，当前正中线上，胸骨上窝中央（图 10-41）。

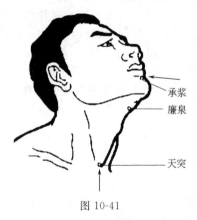

承浆
廉泉
天突

图 10-41

【主治】咳嗽，哮喘，胸中气逆，咯唾脓血，咽喉肿痛，舌下急，暴喑，瘿气，噎膈，梅核气。

【刺灸法】先直刺 0.2～0.3 寸，然后沿胸骨柄后缘，气管前缘缓慢向下刺入 0.5～1 寸；可灸。

【注意】本穴针刺不能过深，也不宜向左右刺，以防刺伤锁骨下动脉及肺尖。如刺中气管壁，针下有硬而轻度弹性的感觉，病人出现喉痒欲咳等现象；若刺破气管壁，可引起剧烈的咳嗽及血痰等现象。如刺中无名静脉或主动脉弓时，针下可有柔软而有弹力的阻力或病人有疼痛感觉，应立即退针。

第四节 刺法和灸法

一、毫针刺法

毫针分为五个部分：以铜丝或铅丝紧密缠绕的一端为针柄；针柄的末端多缠绕成圆筒状称针尾；针尖端锋锐的部分称针尖；针柄与针尖之间的部分称针身；针柄与针身的连接之处为针根。

（一）针刺前的准备

（1）选择针具　应根据病人的性别、年龄、肥瘦、体质、病情、病位及所取腧穴，选取长短、粗细适宜的针具。

（2）选择体位　为了使患者在治疗中有较为舒适而又能持久的体位，既便于取穴、操作，又能适当留针，因此在针刺时必须选择好体位。临床常用的有仰靠坐位、俯伏坐位、仰卧位、侧卧位等。

（3）消毒　包括针具消毒、腧穴部位的消毒和医者手指的消毒。针具可用高压蒸汽消毒或 75％酒精浸泡 30min 消毒。同时应注意尽可能做到一穴一针。至于医者手指，应先用肥皂水洗净，再用 75％酒精棉球擦拭即可。

（二）刺法

1. 进针法

在针刺时，一般用右手持针操作，称"刺手"，左手爪切按压所刺部位或辅助针身，称"押手"。具体方法有以下几种。

（1）指切进针法　又称爪切进针法，用左手拇指或食指端切按在腧穴位置旁，右手持针，紧靠左手指甲面将针刺入（图 10-42）。此法适宜于短针的进针。

（2）夹持进针法　用左手拇、食两指持捏消毒干棉球，夹住针身下端，将针尖固定在腧穴表面，右手捻动针柄，将针刺入腧穴（图 10-43）。此法适用于长针的进针。

（3）舒张进针法　用左手食、拇指将所刺腧穴部位的皮肤向两侧撑开，使皮肤绷紧，右手持针，使针从左手拇、食两指的中间刺入（图 10-44）。此法主要用于皮肤松弛部位的腧穴。

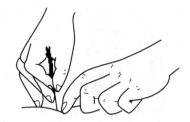

图 10-42　指切进针法

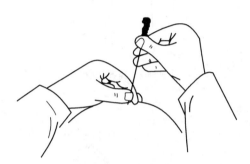

图 10-43　夹持进针法

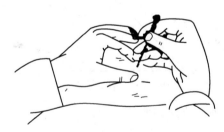

图 10-44　舒张进针法

（4）提捏进针法　用左手拇、食两指将针刺部位的皮肤捏起，右手持针，从捏起的上端将针刺入。此法主要用于皮肉薄部位的进针，如印堂等（图 10-45）。

2. 针刺的角度和深度

（1）角度　指进针时的针身与皮肤表面所形成的夹角（图 10-46）。它是根据腧穴所在位置和医者针刺时所要达到的目的结合而定，一般有以下几种。

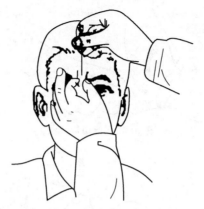

图 10-45　提捏进针法

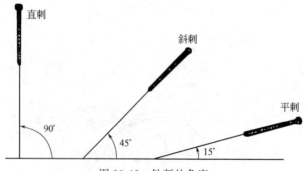

图 10-46　针刺的角度

① 直刺：针身与皮肤表面呈 90°左右垂直刺入。此法适于大部分腧穴。

② 斜刺：针身与皮肤表面呈 45°左右倾斜刺入。此法适用于肌肉较浅薄处或内在重要脏器或不宜于直刺、深刺的穴位。

③ 平刺：即横刺、沿皮刺，是针身与皮肤表面呈 15°左右沿皮刺入。此法适于皮薄肉少的部位，如头部腧穴等。

（2）深度　指针身刺入人体内的深浅程度。每个腧穴的针刺深度，在腧穴各论中已有详述，在此仅根据下列情况作介绍。

① 体质：身体瘦弱者浅刺，身强体肥者深刺。

② 年龄：年老体弱及小儿娇嫩之体宜浅刺；中青年身强体壮者宜深刺。

③ 病情：阳证、新病宜浅刺；阴证、久病宜深刺。

④ 部位：头面和胸背及皮薄肉少处宜浅刺，四肢、臀、腹及肌肉丰满处宜深刺。

3. 行针与得气

行针也叫运针，是指将针刺入腧穴后，为了使之得气而施行的各种刺针手法。得气也称针感，是指将针刺入腧穴后所产生的经气感应。当得气时，医者会感到针下有徐和或沉紧的感觉，同时患者也会在针下有相应的酸、麻、胀、重感，甚或沿着一定部位，向一定方向扩散传导的感觉。若没有得气，则医者感到针下空虚无物，患者亦无酸、胀、麻、重等感觉。

得气与否及气至的迟速，不仅直接关系到疗效，而且可以窥测疾病的预后。因此，临床上若刺之而不得气时，就要分析原因，或因取穴不准，手法运用不当，或为针刺角度有误。

行针手法分为基本手法和辅助手法两类。

（1）基本手法　有以下两种。

① 提插法：是将针刺入腧穴一定深度后，使针在穴内进行上、下进退的操作方法（图 10-47）。把针从浅层向下刺入深层为插；由深层向上退到浅层为提。

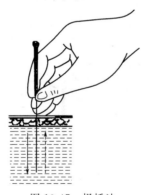

图 10-47　提插法

② 捻转法：是将针刺入腧穴一定深度后，以右手拇指和中、食两指持住针柄，进行一前一后来回旋转捻动的操作方法（图 10-48）。

以上两种手法，既可单独应用，也可相互配合运用，可根据情况灵法运用。

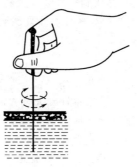

图 10-48　捻转法

（2）辅助手法　是针刺时用以辅助行针的操作方法，常用的有以下几种。

① 循法：是以左手或右手于所刺腧穴的四周或沿经脉的循行部位，进行徐和的循按或循摄的方法。此法在未得气时用之可通气活血，有行气、催气之功，若针下过于沉紧时，用之可宣散气血，使针下徐和。

② 刮柄法：是将针刺入一定深度后，用拇指或食指的指腹抵住针尾，用拇指、食指或中指爪甲，由下而上频频刮动针柄的方法（图 10-49）。此法在不得气时，用之可激发经气，促使得气。

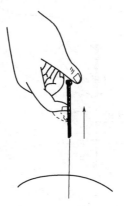

图 10-49　刮柄法

③ 弹针法：是将针刺入腧穴后，以手指轻轻弹针柄，使针身产生轻微震动，而使经气速行（图 10-50）。

④ 搓柄法：是将针刺入后，以右手拇指 、食指、中指持针柄单向

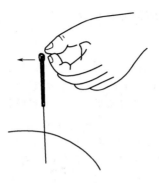

图 10-50　弹针法

捻转，如搓线状，每次搓 2～3 周或 3～5 周，但搓时应与提插法同时配合使用，以免针身缠绕肌肉纤维。此法有行气、催气和补虚泻实的作用。

　　⑤ 摇柄法：是将针刺入后，手持针柄进行摇动，如摇橹或摇辘轳之状，可起行气作用。

　　⑥ 震颤法：针刺入后，左手持针柄，用小幅度、快频度的提插捻转动作，使针身产生轻微的震颤，以促使得气或增强祛邪、扶正的作用。

4. 针刺补泻

　　补法泛指能鼓舞人体正气，使低下的功能恢复旺盛的方法。泻法泛指能疏泄病邪、使亢进的功能恢复正常的方法。针刺补泻就是通过针刺腧穴，采用适当的手法激发经气以补益正气，疏泄病邪而调节人体脏腑经络功能，促使阴阳平衡而恢复健康。

5. 留针与出针

　　（1）留针　是指进针后，将针置穴内不动，以加强针感和针刺的持续作用。留针与否和留针时间的长短依病情而定。一般病症，只要针下得气，施术完毕后即可出针或酌留 10～20min。但对一些慢性、顽固性、疼痛性、痉挛性病症，可适当增加留针时间，并在留针中间间歇行针，以增强疗效。留针还可起到候气的作用。

　　（2）出针　出针时，以左手拇指、食指按住针孔周围皮肤，右手持针轻微捻转并慢慢提至皮下，然后迅速拔出并用干棉球按压针孔防止出血，最后检查针数，防止遗漏。

（三）异常情况的处理及预防

1. 晕针

[原因] 患者精神紧张、体质虚弱、饥饿疲劳、大汗大泄大出血后，或体位不当，或医者手法过重而致脑部暂时缺血。

[症状] 患者突然出现精神疲倦、头晕目眩、面色苍白、恶心欲呕、多汗、心慌、四肢发冷、血压下降、脉象沉细或神志昏迷、仆倒在地、唇甲青紫、二便失禁、脉微细欲绝。

[处理] 首先将针全部取出，使患者平卧，头部稍低，注意保暖，轻者在饮温开水或糖水后即可恢复正常；重者在上述处理的基础上，可指掐或针刺水沟（人中）、素髎、内关、足三里，灸百会、气海、关元等穴，必要时应配合其他急救措施。

[预防] 对于初次接受针刺治疗和精神紧张者，应先做好思想工作，消除顾虑；正确选择舒适持久的体位（尽可能采取卧位），取穴不宜太多，手法不宜过重；对于过度饥饿、疲劳者，不予针刺。留针过程中，医者应随时注意观察病人的神色，询问病人的感觉，一旦出现晕针先兆，可及早采取处理措施。

2. 滞针

[原因] 患者精神紧张，针刺入后，局部肌肉强烈收缩，或因毫针刺入肌腱，行针时捻转角度过大或连续进行单向捻转而使肌纤维缠绕针身。

[现象] 进针后出现提插捻转及出针困难。

[处理] 嘱患者消除紧张状态，使局部肌肉放松。因单向捻转而致者，需反向捻转。如属肌肉一时性紧张，可留针一段时间，再行捻转出针。也可以按揉局部，或在附近部位加刺一针，转移患者注意力，随之将针取出。

[预防] 对精神紧张者，先做好解释工作，消除紧张顾虑，进针时避开肌腱，行针时捻转角度不宜过大，更不可单向连续捻转。

3. 弯针

[原因] 医者进针手法不熟练，用力过猛，或碰到坚硬组织；留针中患者改变体位；针柄受到外物的压迫和碰撞以及滞针未得到及时正确的处理。

[现象] 针身弯曲，针柄改变了进针时刺入的方向和角度，提插捻

转及出针均感困难，患者感觉疼痛。

〔处理〕如系轻微弯曲，不能再行提插捻转，应慢慢将针退出；弯曲角度过大时，应顺着弯曲方向将针退出；如因患者改变体位而致，应嘱患者恢复原体位，使局部肌肉放松，再行退针，切忌强行拔针。

〔预防〕医生手法要熟练，指力要轻巧，患者体位要舒适，留针时不得随意改动体位，针刺部位和针柄不能受外物碰撞和压迫，如有滞针及时正确处理。

4. 断针

〔原因〕针具质量欠佳，针身或针根有剥蚀损坏；针刺时，针身全部刺入；行针时，强力捻转提插，肌肉强烈收缩或患者改变体位；滞针和弯针现象未及时正确处理。

〔现象〕针身折断，残端留在患者全内。

〔处理〕嘱患者不要紧张，不要乱动，以防断端向肌肉深层陷入。如断端还在体外，可用手指或镊子取出；如断端与皮肤相平，可挤压针孔两旁，使断端暴露于体外，用镊子取出；如针身完全陷入肌肉，应以X线定位，外科手术取出。

〔预防〕认真检查针具，对不符合质量要求的应剔除不用。选针时，针身的长度要比准备刺入的深度长5分。针刺时，不要将针身全部刺入，应留一部分在体外。进针时，如发生弯针，应立即出针，不可强行刺入。对于滞针和弯针，应及时正确处理，不可强行拔出。

5. 血肿

〔原因〕针尖弯曲带钩，使皮肉受损或针刺时误伤血管。

〔现象〕出针后，局部呈青紫色或肿胀疼痛。

〔处理〕微量出血或针孔局部小块青紫，是小血管受损引起，一般不必处理，可自行消退。如局部青紫较重或活动不便者，在先行冷敷止血后再行热敷，或按揉局部，以促使局部瘀血消散。

〔预防〕仔细检查针具，熟悉解剖部位，避开血管针刺。

（四）针刺注意事项

（1）过于饥饿、疲劳、精神高度紧张者，不宜针刺。体质虚弱者，刺激不宜过强，并尽可能采取卧位。

（2）怀孕3个月以下者，下腹部禁针。3个月以上者，上下腹部、腰骶部及一些能引起子宫收缩的腧穴如合谷、三阴交、昆仑、至阴等均不宜针刺。月经期间，如月经周期正常者，最好不予针刺。月经周期不正常者，为了调经可以针刺。

（3）小儿囟门未闭时，头顶部腧穴不宜针刺。此外，因小儿不能配合，故不宜留针。

（4）避开血管针刺，防止出血；常有自发性出血或损伤后出血不止的患者不宜针刺。

（5）皮肤感染、溃疡、瘢痕或肿瘤部位不宜针刺。

（6）防止刺伤重要脏器，如眼球、胸廓、大血管处等。

二、灸法

灸法是用艾绒为主要材料制成的艾炷或艾条点燃以后，在体表的一定部位熏灼，给人体以温热性刺激以防治疾病的一种疗法，也是针灸学的一个重要组成部分。

（一）常用灸法

1. 艾炷灸

将纯净的艾绒放在平板上，用手指搓捏成圆锥形，称为艾炷（图10-51）。每燃烧一个艾炷称为一壮。艾炷灸分为直接灸和间接灸两类。

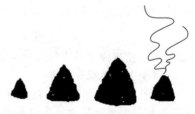

图10-51　艾炷

（1）直接灸　将艾炷直接放在皮肤上施灸称直接灸（图10-52），分为瘢痕灸和无瘢痕灸。

①无瘢痕灸：将艾炷置于穴位上点燃，当艾炷燃到2/5左右，病人感到灼痛时，即更换艾炷再灸。一般灸3～5壮，使局部皮肤充血起红晕为度。

②瘢痕灸：又称"化脓灸"，施灸前用大蒜捣汁涂敷施灸部位后，放置艾炷施灸。每炷必须燃尽方可继续加炷施灸，一般灸5～10壮。因

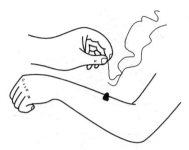

图 10-52　直接灸

施灸时疼痛较剧，灸后产生化脓并留有瘢痕，所以灸前必须征得患者的同意。对施灸中的疼痛，可用手在施灸部位周围轻轻拍打，以缓解灼痛。在正常情况下，灸后 1 周左右，施术部位化脓（称"灸疮"），5～6 周后，灸疮自行痊愈，结痂脱落，留下瘢痕。

（2）间接灸　艾炷不直接放在皮肤上，而是用药物隔开放在皮肤上施灸，有以下几种。

① 隔姜灸：用鲜生姜切成 0.2～0.3cm 厚的薄片，中间以针刺数孔，置于施术处，上面再放艾炷灸之（图 10-53）。

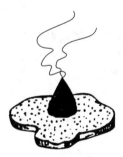

图 10-53　隔姜灸

② 隔附子饼灸：用附子粉末和酒，做成小硬币大的附子饼，中间以针刺数孔，置于施术处，上面放艾炷灸之。

③ 隔盐灸：用食盐填敷于脐部，上置大艾炷连续施灸，至症候改善为止。

2. 艾条灸

艾条是取艾绒 24 克，平铺在 26 厘米长、20 厘米宽、质地柔软疏

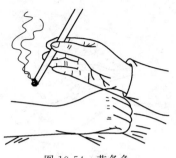

图 10-54　艾条灸

松而又坚韧的桑皮纸上，将其卷成直径约 1.5 厘米的圆柱形，封口即成。也有在艾绒中掺入其他药物粉末的，称药条。

艾条灸（图 10-54）分温和灸、雀啄灸两类。

（1）温和灸　将艾条的一端点燃，对准施灸处，距皮肤 2～3cm 进行熏烤，使患者局部有温热感而无灼痛。一般每处灸 3～5min，至皮肤稍起红晕为度。

（2）雀啄灸　将艾条燃着的一端，与施灸处不固定距离，而是像鸟雀啄食一样，上下移动或均匀地向左右方向移动或反复旋转施灸。

3. 温针灸

温针灸是针刺与艾灸结合使用的一种方法，适用于既需要留针又必须施灸的疾病。方法是，先针刺得气后，将毫针留在适当深度，再将艾绒捏在针柄上点燃直到艾绒燃完为止。或在针柄上穿置一段长 1～2cm 的艾条施灸，使热力通过针身传入体内，达到治疗目的（图 10-55）。

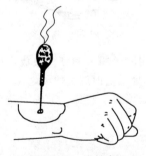

图 10-55　温针灸

从零开始学中医——中医入门十讲

（二）灸法的作用

（1）艾灸有温经通络、行气活血、祛湿散寒的作用。可用来治疗风寒湿邪为患的病症及气血虚引起的眩晕、贫血、乳少、闭经等。

（2）艾灸有温补中气、回阳固脱的作用，可用治久泄、久痢、遗尿、崩漏、脱肛、阴挺及寒厥等。

（3）艾灸有消瘀散结的作用，对于乳痈初起、瘰疬、疔肿未化脓者，有一定疗效。

（4）常灸关元、气海、足三里等腧穴，可鼓舞人体正气，增强抗病能力，起防病保健的作用。

（5）隔姜灸有解表散寒、温中止呕的作用，可用于外感表证、虚寒性呕吐、腹泻、腹痛等。

（6）隔蒜灸有清热、解毒、杀虫的作用，可用于疔肿疮疡、毒虫咬伤，对哮喘、脐风、肺结核、瘰疬等也有一定疗效。

（7）隔附子饼灸有温肾壮阳作用，可用于命门火衰而致的遗精、阳痿、早泄等。

（8）隔盐灸有温中散寒、扶阳固脱的作用，可用于虚寒性呕吐、泄泻、腹痛、虚脱、产后血晕等。

（9）温针灸具有针刺和艾灸的双重作用，一般针刺和艾灸的共同适应证均可运用。

（三）注意事项

1. 施灸的程度

临床操作一般先灸上部、痛部，后灸下部、腹部；先灸头身，后灸四肢。但在特殊情况下，必须灵活运用，不可拘泥。

2. 施灸的禁忌

（1）施灸时应注意安全，防止艾绒脱落，烧损皮肤或衣物。

（2）凡实证、热证及阴虚发热者，一般不宜用灸法。

（3）颜面五官和大血管部位不宜施瘢痕灸。

（4）孕妇腹部和腰骶部不宜施灸。

3. 灸后处理

施灸后，局部皮肤出现微红灼热，属正常现象，无需处理，很快即可自行消失。如因施灸过量，时间过长，局部出现小水疱，只要注意不擦破，可任其自然吸收。如水疱较大，可用消毒毫针刺破水疱，放出水液，或用注射器抽出水液，再涂以甲紫（龙胆紫），并以纱布包裹。如行化脓灸者，灸疱化脓期间，要注意适当休息，保持局部清洁，防止污染，可用敷料保护灸疮，待其自然愈合。如因护理不当并发感染，灸疮脓液呈黄绿色或有渗血现象者，可用消炎药膏或玉红膏涂敷。

第五节　常见病症的针灸治疗

一、中风

本病以突然昏仆、不省人事或口眼歪斜、半身不遂、语言不利为主症。其发生多由肝阳偏亢，气血上逆所致。中风包括脑出血、脑血栓形成、脑栓塞等脑血管意外疾病。

1. 闭证

主症：神志昏沉，牙关紧闭，两手紧握，面赤气粗，喉中痰鸣，二便闭塞，脉弦滑而数。

治法：以督脉和十二井穴为主，平肝息风，开窍启闭，用毫针泻法或点刺出血。

处方：水沟、十二井、太冲、丰隆、劳宫。

加减：牙关紧闭加颊车、合谷；语言不利加哑门、廉泉、通里、关冲。

2. 脱证

主治：目合口张，手撒遗溺，鼻鼾息微，四肢逆冷，脉象细弱等。

治法：取任脉经穴为主，用大艾炷灸之。

处方：关元，神阙（隔盐灸）。

二、感冒

1. 风寒感冒

主症：头痛、四肢酸楚，鼻塞流涕，咽痒咳嗽，咳稀痰，恶寒发热（或不热），无汗，脉浮紧，舌苔薄白。

治法：以手太阴、手阳明和足太阳经穴为主，毫针浅刺用泻法；体虚者平补平泻，并可用灸法。

处方：列缺、风门、风池、合谷。

2. 风热感冒

主症：发热汗出，微恶寒，咳嗽痰稠，咽痛，口渴，鼻燥，脉浮数，苔薄微黄。

治法：以手太阴、手阳明、手少阳经穴为主。毫针浅刺用泻法。

处方：大椎、曲池、合谷、鱼际、外关。

三、中暑

1. 轻症

主症：身热少汗，头晕，头痛，胸闷，恶心，烦渴，倦怠思睡，舌苔白腻，脉濡数。

治法：以督脉和手阳明经穴为主，毫针刺用泻法。

处方：大椎、曲池、合谷、内关。

2. 重症

主症：暑热蒙心，则见壮热口渴、唇燥肤热、烦躁神昏、甚至转筋、抽搐、苔黄、舌红、脉洪数；气阴两脱，则见面色苍白、汗出气短、血压下降、四肢抽搐、神志不清、舌淡、脉细数。

治法：以督脉和任脉经穴为主。暑热蒙心证针刺用泻法；气阴两脱证可用灸法。

处方：百会、人中、十宣、曲泽、委中、阳陵泉、承山、神阙、关元。

四、哮喘

1. 实证

主症：风寒外袭，症见咳嗽、咳吐稀痰、形寒无汗、头痛口不渴、脉浮紧、苔薄白；因痰热者多见咳痰黏腻色黄、咳痰不爽、胸中烦满、咳引胸痛，或见身热口渴、大便秘结、脉骨数、苔黄腻。

治法：以手太阴经穴为主。毫针刺用泻法，风寒可酌用灸法；痰热可兼取足阳明经穴，不宜灸。

处方：膻中、列缺、肺俞、尺泽。

加减：风寒加风门；痰热加丰隆；喘甚加天突、定喘。

2. 虚证

主症：病久肺气不足，症见气息短促、语言无力，动则汗出，舌质淡或微红，脉细数或软无力。如喘促日久，以致肾虚不能纳气，则神疲，气不得续，动则喘息，汗出，肢冷，脉象沉细。

治法：以调补肺肾之气为主。毫针用补法，可酌情用灸法。

处方：肺俞、膏肓俞、气俞、足三里、太渊、太溪。

五、呕吐（附：呃逆）

主症：寒客胃脘，症见时吐清水或稀涎、进食则吐、苔白脉迟、喜暖畏寒，或大便溏薄；热蕴胃脘，则为见多食即吐、呕吐酸苦热臭、口渴、喜寒恶热、便秘、脉数、苔黄；痰饮蓄脘，多见胸痞眩晕、呕吐痰涎、或见心悸、苔白脉滑；宿食不消，则见脘腹胀满或疼痛、食入更甚、嗳气食臭、便秘矢气、苔厚腻脉滑实；肝气横逆，多见胁痛呕酸、脉弦；胃气虚弱，则呕吐时作、食不甘味，纳少、便溏、神疲、脉弱、苔薄腻。

治法：以足阳明经穴为主。寒者留针多灸；热则疾出不灸；肝气犯胃，泻足厥阴经穴，补足阳明经穴；中虚宜兼补脾气。

处方：中脘、内关、足三里、公孙。

加减：热吐加合谷、金津、玉液；寒吐加上脘、胃俞；痰饮加膻中、丰隆；食积者配下脘、璇玑；肝逆则加太冲；中气虚者兼用脾俞、章门。

六、泄泻

泄泻又称腹泻，是指大便次数增多，便质稀溏或呈水样。包括急慢性肠炎、肠结核等疾患。

1. 急性泄泻

主症：若偏寒湿则粪质清稀、水谷相杂、肠鸣腹痛、口不渴、身寒喜温、脉迟、舌苔白滑；偏于湿热则所下黄糜热臭、腹痛、肛门灼热、尿短赤、脉濡数、舌苔黄腻或兼有身热口渴等。

治法：以疏调肠胃气机为主。偏寒者可留针，并用艾条或隔姜灸；偏热者用泻法。

处方：中脘、天枢、足三里、阴陵泉。

2. 慢性泄泻

主症：如属脾虚则面色萎黄、神疲肢软、纳差、畏寒喜暖、便溏、脉濡缓无力、舌嫩苔白；肾虚则每日黎明前，腹微痛、痛即欲便，或腹鸣而不痛，腹部与下肢畏寒，脉沉细，舌淡，苔白。

治法：以健脾胃与温肾阳为主。针用补法，可多灸。

处方：脾俞、中脘、章门、天枢、足三里。肾虚者加命门、关元。

七、便秘

粪便常在肠内滞留 2 天以上，粪质坚硬，排便时艰涩难下者，称为便秘。分实秘、虚秘。

1. 主症

实秘：便次减少，常须三五日一次或更长时间。便则努争，坚涩难下。如属热邪壅结，则身热、烦渴、口臭、喜凉、脉滑实、苔黄燥；气机郁滞者，每见胁腹胀满或疼痛、噫气频作、纳食减少、脉弦、苔薄腻。

虚秘：属气血虚弱者，则见面色唇甲光白无华、头眩心悸、神疲气怯、舌淡苔薄、脉虚细等。如阴寒凝结，可有腹冷痛、喜热畏寒、脉沉迟、舌痰、苔白润等症。

2. 治法

以大肠经俞、募穴及下合穴为主。实秘用泻法，虚秘针用补法，寒秘可则灸。

3. 处方

大肠俞、天枢、支沟、上巨虚。

加减：热结加合谷、曲池；气滞加中脘、行间；气血虚弱加脾俞、肾俞；寒秘灸气海、神阙。

八、癃闭

本病以排尿困难，甚或小便闭塞不通为主症。病势缓，点滴而下者谓之"癃"；病势急小便不通，欲溲不下者称为"闭"。

1. 肾气不足

主症：小便淋沥不爽，排尿无力，面色㿠白，神气怯弱，腰膝酸软，舌淡，脉沉细而尺弱。

治法：以足少阴经穴为主，辅以膀胱经背俞穴，针用补法或用灸法。

处方：阴谷、肾俞、三焦俞、气海、委阳。

2. 湿热下注

主症：小便量少，热赤，甚至闭塞不通，小腹胀，口渴，舌红苔黄，脉数。

治法：以足太阴经穴为主，针用泻法，不灸。

处方：三阴交、阴陵泉、膀胱俞、中极。

3. 外伤

主症：小便不利，欲解不下，小腹胀满，有外伤或手术病史。

治法：以通调膀胱气机为主，酌选针灸。

处方：中极、三阴交。

九、遗精

可分梦遗和滑精。凡有梦而遗精者名梦遗；无梦而精自滑出者为滑精。

主症：梦遗每在睡梦中发生遗泄，睡眠不安，阳事易举。如久遗而又频繁者，可有头晕、精神不振、耳鸣腰酸等症。滑精则不拘昼夜，动念则常有精液滑出，形体瘦弱，脉细软，甚至心悸、阳痿等。

治法：梦遗以交通心肾为主，针用平补平泻法；滑精以补肾为主，针用补法或针灸并用。

处方：关元、大赫、志室。

加减：梦遗加心俞、神门、内关；滑精加肾俞、太溪、足三里。

十、不寐

不寐是以经常不易入睡或睡不深熟为特征的一种病症。

主症：难以入寐，寐而易醒，醒后不易再睡，亦有时寐时醒，甚或彻夜不寐等。病因不同，各有兼症；如属心脾亏损，则见多梦易醒、心悸、健忘、易汗出、脉多细弱；肾虚则头晕、耳鸣、遗精、腰酸、舌红、脉细数；心胆气虚则见心悸多梦、喜惊易恐、舌淡、脉弦细；情志抑郁，肝阳上扰则见性情急躁易怒、头晕、头痛、胁肋胀痛、脉弦；胃中不和则见脘闷嗳气或脘腹胀痛、苔厚腻、脉滑等。

治法：以安神为主。根据辨证选穴，针用补法或平补平泻法，或针灸并用。

处方：神门、三阴交。

加减：心脾亏损加心俞、厥阴俞、脾俞；肾亏加心俞、太溪；心胆气虚加心俞、胆俞、大陵、丘墟；肝阳上扰配肝俞、间使、太冲；脾胃不和配胃俞、足三里。

十一、眩晕

眩是眼花，晕为头晕。轻者平卧闭目片刻即安；重者如乘坐舟车，旋转起伏不定，以致站立不稳。本症可见于高血压、动脉硬化、贫血、神经官能症、耳源性疾病及脑部肿瘤等。

1. 气血不足

主症：头晕目眩，两目昏黑，泛泛欲吐，四肢乏力，面色㿠白，心悸失寐，怯冷倦卧，脉微细。

治法：以培补脾肾两经为主，用补法，可灸。

处方：脾俞、肾俞、关元、足三里。

2. 肝阳上亢

主症：头晕目眩，泛泛欲吐，腰膝酸软，舌红，脉弦。

治法：以肝胆两经为主，针用泻法。

处方：风池、肝俞、肾俞、行间、侠溪。

3. 痰湿中阻

主症：头晕目眩，胸痞欲呕，纳差，心烦苔厚腻，脉滑。

治法：以和中化浊为主，针用泻法。

处方：中脘、内关、丰隆、解溪。

十二、头痛

头痛系患者的一种自觉症状。常见于高血压、颅内肿瘤、神经功能性头痛、感染发热性疾病等。

1. 风袭经络

主症：发时痛势阵作，如锥如刺、痛有定处，甚则头皮肿起成块，一般无其他兼症。

治法：按头痛部位分经取穴。毫针刺用泻法、留针。

处方：巅顶痛取百会、通天、阿是穴、行间。前头痛取上星、头维、阿是穴、合谷。后头痛取后顶、天柱、阿是穴、昆仑。

2. 肝阳亢逆

主症：头痛目眩，尤以头之两侧为重，心烦善怒，面赤口苦，脉弦数，舌红苔黄。

治法：以足厥阴，足少阳经穴为主。用泻法。

处方：风池、百会、悬颅、侠溪、行间。

3. 气血不足

主症：痛势绵绵，头目昏重，神疲无力，面色不华，喜暖畏冷，操劳或用脑过度则加重，脉弱，苔薄白。

治法：以任、督脉经穴和背俞穴为主。毫针刺用补法，可灸。

处方：百会、气海、肝俞、脾俞、肾俞、合谷、足三里。

十三、痹症

外邪侵袭经络，气血闭阻不畅，引起关节、肢体等处出现酸、痛、麻、重及屈伸不利等症状，名为痹症。包括风湿热、风湿性关节炎、类风湿关节炎、纤维组织炎及神经痛等。

1. 主症

（1）风寒湿痹 关节酸痛或部分肌肉酸重麻木，迁延日久可致肢体拘急，甚则关节肿大。又可分为以下三型。

① 行痹：肢体关节走窜疼痛，痛无定处，有时兼有寒热，舌苔黄腻，脉浮。

② 痛痹：遍身或局部关节疼痛，痛有定处，得热稍缓，遇冷则剧，苔白，脉弦紧。

③ 着痹：关节酸痛，肌肤麻木，痛有定处，阴雨风冷每可使其发作，苔白腻，脉濡缓。

（2）热痹 关节酸痛，局部热肿，痛不可近，关节活动障碍，可涉及单个或多个关节，并兼有发热、口渴、苔黄燥、脉滑数等症状。

2. 治法

以循径与患部穴为主，亦可采用阿是穴。行痹、热痹用毫针泻法浅刺；痛痹多灸，深刺留针，如疼痛剧烈的可隔姜灸；着痹针灸并施或兼用温针灸和拔罐等法。

3. 处方

肩部：肩髎、肩髃、肩髆。

肘臂：曲池、合谷、天井、外关、尺泽。

腕部：阳池、外关、阳溪、腕骨。

背脊：水沟、身柱、腰阳关。

髀部：环跳、居髎、悬钟。

股部：秩边、承扶、阳陵泉。

膝部：犊鼻、梁丘、阳陵泉、膝阳关。

踝部：申脉、照海、昆仑、丘墟。

加减：行痹加膈俞、血海；痛痹加肾俞、关元；着痹加足三里、商丘；热痹加大椎、曲池。

十四、痿证

痿证，是指肢体痿弱无力、不能随意活动或伴有肌肉萎缩的一类病症。常见于多发性神经炎、小儿麻痹后遗症、早期急性脊髓炎、重症肌无力、癔病瘫及周期性瘫痪等。

1. 主症

四肢筋肉弛缓无力，失去运动功能。初起多有发热。继则上肢或下肢，偏左或偏右，痿软无力；重者下肢完全不能运动，肌肉日渐瘦削，但无疼痛症状。

（1）肺热　兼有发热、咳嗽、口渴、尿黄、舌红苔黄、脉细数。

（2）湿热　兼有身重、小便混浊、胸闷或两足发热、得冷则舒、舌苔黄腻、脉濡数。

（3）肝肾两亏　兼有腰脊酸软、遗精早泄、头晕目眩、脉细数、舌红。

2. 治疗

以阳明经穴为主。上肢多取手阳明，下肢多取足阳明（参阅中风治法）。属肺热及湿热者，单针不灸用泻法；肝肾阴亏者，针用补法。

3. 处方

上肢：肩髃、曲池、合谷、阳溪。

下肢：髀关、梁丘、足三里、解溪。

加减：肺热者加肺俞、尺泽；温热型加阴陵泉、脾俞；肝肾两亏者加肝俞、肾俞、悬钟、阳陵泉；发热者加大椎。

十五、面瘫

面瘫即面神经麻痹，临床以周围性面瘫多见。

主症：起病突然，每在睡眠醒来时，发现一侧面部板滞、麻木、瘫痪，不能作蹙额、皱眉、露齿、鼓颊等动作，口角向健侧歪斜、露睛流泪、额纹消失、患侧鼻唇沟变浅或消失。少数病人初起时有耳后、耳下及面部疼痛。严重者可出现患侧舌前 2/3 味觉减退或消失、听觉过敏等。

治疗：以手、足阳明经为主，手、足少阳、太阳经为辅，采取局部取穴与循经远取相结合的方法。近取诸穴酌予浅刺、平刺透穴或斜刺。

处方：风池、阳白、攒竹、四白、地仓、合谷、太冲。

加减：鼻唇沟平坦加迎香；人中沟歪斜加水沟（人中）；颏唇沟歪斜加承浆；乳突部疼痛加翳风。

十六、坐骨神经痛

坐骨神经痛是指坐骨神经通路及其分布区的疼痛，可由多种病因引起。

主症：一侧腰腿部阵发性或持续性疼痛。主要是臀部、大腿后侧、小腿后侧或外侧及足部发生烧灼样或针刺样疼痛，行动时加重。直腿抬离试验阳性。

治法：以足太阳和足少阳经穴为主。一般均用泻法，亦可配合灸治或拔罐。

处方：肾俞、大肠俞、腰 3～5 夹脊、秩边、环跳、殷门、委中、承山、阳陵泉、绝骨。

十七、痛经

妇女在行经前后或行经期间，少腹部出现较剧烈的疼痛称痛经。

1. 实证

主症：经行不畅，少腹疼痛。如腹痛拒按，经色紫而夹有血块，下血块后痛即缓解，脉沉涩者为血瘀；胀甚于痛，或胀连胸胁，胸闷泛恶，脉弦者为气滞。

治法：以任脉、足太阴经穴为主。毫针刺用泻法，酌量用灸法。

处方：中极、次髎、地机、三阴交。

2. 虚证

主症：腹痛多在经净后，痛势绵绵不休；少腹柔软喜按，经量减少，每伴腰酸肢倦、纳少、头晕、心悸，脉细弱，舌淡。

治法：取任脉、督脉、足少阴和足阳明经穴。毫针刺用补法，并用灸法。

处方：命门、肾俞、关元、足三里、大赫。

十八、胎位不正

胎位不正指妊娠 30 周后，胎儿在子宫体内位置不正。常见于经产妇或腹壁松弛的孕妇。产妇本身多无自觉症状，经产科检查后才能确诊。

治法：选至阴，以艾条灸两侧至阴 15～20min。每天 1～2 次，至胎位转正为止。据报道，成功率达 80％以上，以妊娠 7 个月者成功率最高。

附注：造成胎位不正的原因很多，须详细检查。如由骨盆狭窄、子宫畸形等引起，应做其他处理。

十九、扭伤

扭伤指四肢关节或躯体部的软组织损伤，如皮肤、肌腱、韧带、血管等，而无骨折、脱臼、皮肉破损的症候。

主症：主要表现为受伤部肿胀疼痛、关节活动障碍等。

治法：以受伤局部取穴为主，毫针刺用泻法。陈伤留针加灸或用温针。

处方：肩部取肩髎、肩髃、肩贞。

肘部取曲池、小海、天井。

腕部取阳池、阳溪、阳谷。

腰部取肾俞、腰阳关、委中。

髀部取环跳、秩边、承扶。

膝部取膝眼（犊鼻）、梁丘、阳关。

踝部取解溪、昆仑、丘墟。

二十、耳鸣、耳聋

多由暴怒、惊恐、肝胆风火上逆，以致少阳经气闭阻或因外感风寒、壅遏清窍，或因肾虚气弱、精气不能上达于耳而成。

1. 主症

实证：暴病耳聋或耳中觉胀，鸣中不断，按之不减。肝胆火逆多由面赤、口干、烦躁、善怒、脉弦。外感风邪多见寒热头痛、脉浮等症。

虚证：久病耳聋或耳鸣时作时止，操劳时加剧，按之鸣声减弱，多兼头昏、腰酸、遗精带下、脉虚细。

2. 治法

以手、足少阳经穴为主。实证针用泻法；虚证兼取足少阴经穴，针用补法。

3. 处方

翳风、听会、侠溪、中渚。

加减：肝胆火盛加太冲、丘墟；外感风邪加外关、合谷；肾虚加肾俞、关元。

二十一、牙痛

牙痛为口腔疾患中的常见症状，其发生主要与胃经郁火和肾阴不足有关。

主症：牙痛甚剧，兼口臭、苔黄、口渴、便秘、脉洪等，乃阳明火邪为患；痛甚龈肿兼形寒身热、脉浮数等者为风火牙痛；如隐隐作痛，时作时息，口不臭，脉细或齿浮动者，属肾虚牙痛。

治法：以手、足阳明经穴为主。毫针刺用泻法，循经远道可左右交叉刺。

处方：合谷、颊车、内庭、下关。

加减：风火牙痛加外关、风池；阴虚者加太溪、行间。

二十二、痫证

痫证是一种发作性神志失常的疾病，俗称羊痫风。

主症：本病一般多属实证，但反复发作可致正虚。发病之前，可有头晕、胸闷、神疲等先兆，旋即昏仆、不省人事、面色苍白、牙关紧闭、双目上视、手足抽搐、口吐涎沫，甚则二便失禁。发后头昏、肢软、神疲、苔薄腻、脉弦滑，久病则脉细。

治法：以任脉、督脉为主，佐以豁痰开窍。

处方：鸠尾、大椎、腰奇、间使、丰隆。

二十三、淋证

淋证是指小便频数、淋沥刺痛、溲之不尽等证而言，包括现代医学的泌尿系感染和泌尿系结石等。

主症：排尿时茎中涩痛、淋沥不尽；或见小腹胀满，点滴难下；甚或突然腰痛；有兼尿中见血者；或尿时挟沙石；或小便混浊、黏稠如膏。亦有不耐劳累，遇劳而发作者。

　　治法：以疏利膀胱气血、利尿定痛为主，针用泻法或平补平泻。

　　处方：膀胱俞、中极、阴陵泉、行间、太溪。

　　加减：尿血加血海、三阴交；小便如膏加肾俞、照海；少腹痛满加曲泉；尿中结石加委阳、然谷；遇劳即发者去行间加灸百会、气海。

参 考 文 献

[1] 郭霞珍，王键，王承平等．中医基础理论．上海：上海科学技术出版社，2006.

[2] 朱文锋等．中医诊断学．北京：中国中医药出版社，2007.

[3] 张廷模等．临床中药学．上海：上海科学技术出版社，2007.

[4] 邓中甲等．方剂学．北京：中国中医药出版社，2008.

[5] 田德禄，蔡淦等．中医内科学．上海：上海科学技术出版社，2006.

[6] 梁繁荣等．针灸学．上海：上海科学技术出版社，2006.

[7] 李曰庆等．中医外科学．北京：中国中医药出版社，2008.

[8] 刘巧等．中医皮肤病诊疗学．北京：人民卫生出版社，2014.

[9] 汪受传，虞坚尔等．中医儿科学．北京：中国中医药出版社，2012.

[10] 马宝璋，齐聪等．中医妇科学．北京：中国中医药出版社，2012.